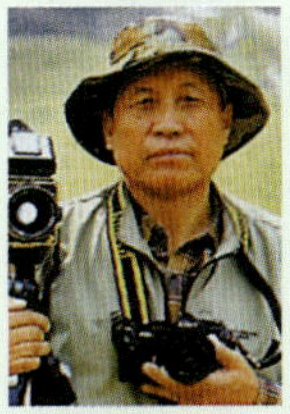

사진 제공
김운기
충청일보 사진부장, 국장
한국사진작가협회 청주지부장 역임
충북대학교 석좌교수
청주시 문화상, 충청북도 문화상,
서울시 언론인상 수상

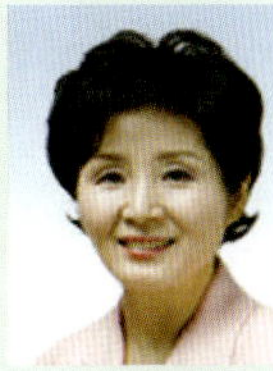

감수
이종임
고려대학교 식품공학박사 학위취득
한양대학교 식품영양학과 겸임교수
대한식문화연구원 원장
수도요리전문학교 학장

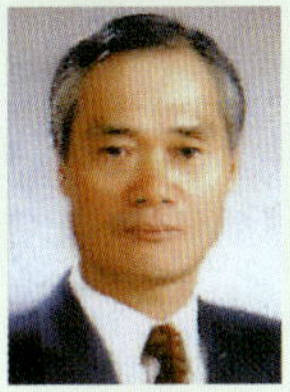

사진 제공
이일로
KBS 기술본부장역임
KBS〈아트비전〉 대표사장 역임
한국 방송 산업협회 회장
(사)한국사진작가협회 자문위원
저서 "한국의 초가", "한국의 초가집이야기"

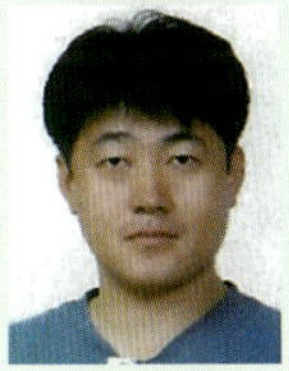

감수
홍윤기
전라북도농업기술원 허브시험장 연구원
전북대학교 생물학과(석사)
약용 자원연구소 허브시험실장
전주기전대학 객원교수 역임
전라북도 허브나라 실장

약용식물과 우리 먹거리

가격 : 32,000원

2026년 03월 17일 초판인쇄
2026년 03월 27일 초판발행

기획, 편집	이일로
감수	이종임, 홍윤기
사진	김운기, 이일로
편저	조연조
펴낸 곳	한국사진문화원
발행인	조연조
편집 디자인	하늘디자인(대표 조영만)
인쇄	씨앤제이프린팅(대표 조계완)

등록일 : 1984년 11월 22일
주소 : 서울특별시 용산구 이태원로29 전쟁기념관 440호
전화 : 02-2266-4848, 02-2277-8787
E-mail : jyj4848@hanmail.net

참고문헌

한국 본초도감 / 식품조리재료학 / 질병으로 분류한 약초백과사전 / 웰빙채소 재배의 이론과 실제
한국과 일본에 자생하는 약용식물 허브 5종 기르기강좌 / 세계 화훼장식 식물도감 / 한국의 원예식물도감

Contents

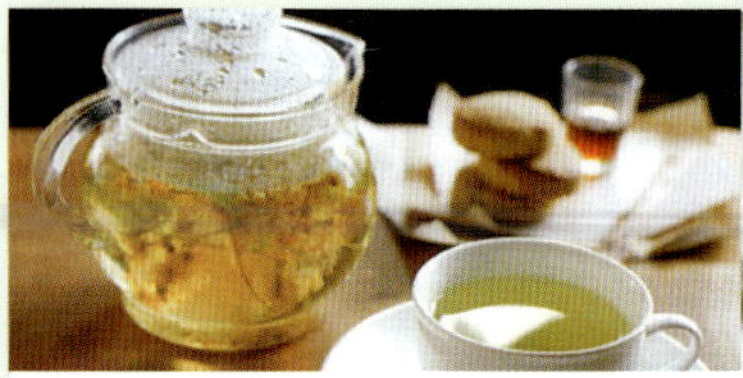
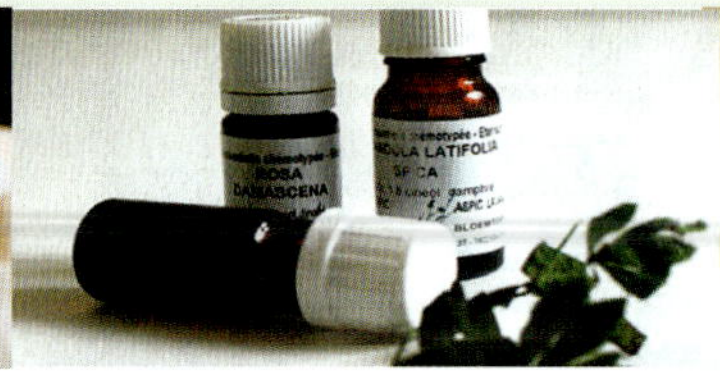
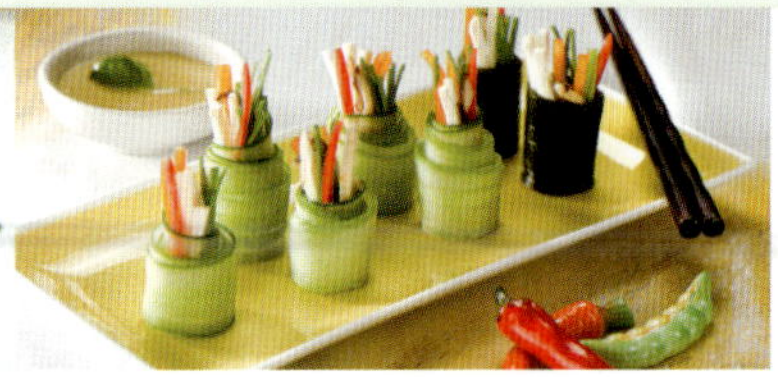
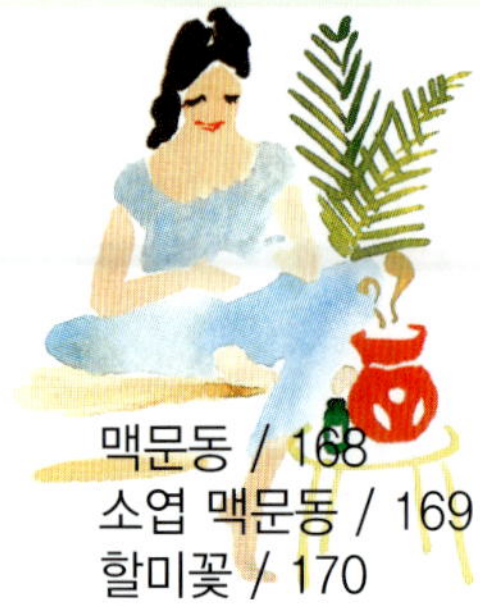

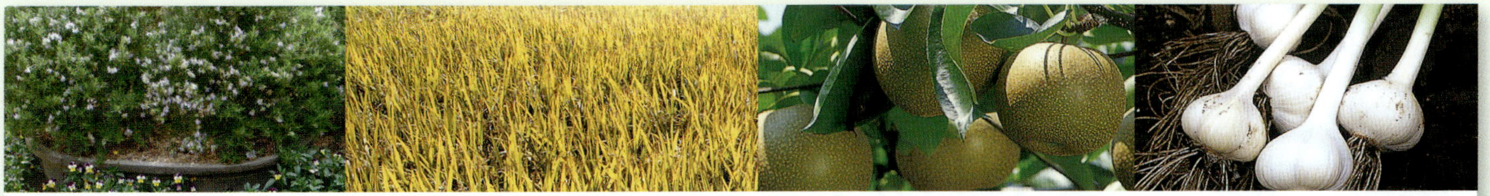

발간사

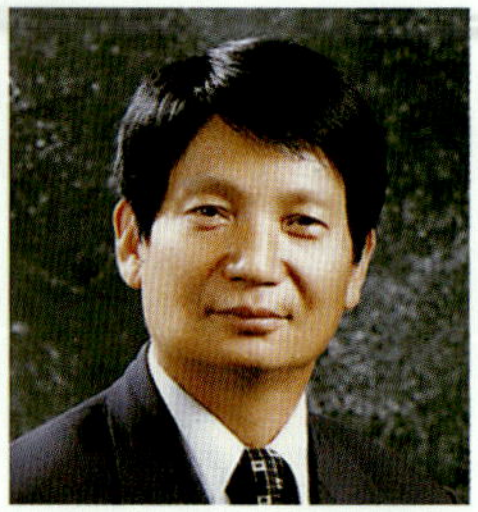

편저자 **조연조**

약용식물과, 우리먹거리

인간이 삶을 영위하기 위해서는 무엇인가를 먹고 마시고 하여야 한다. 밥을 통해서는 전분〈탄수화물〉, 채소와 과일을 통해서는 비타민류 및 여러 가지 영양분의 섭취와 그리고 약용식물을 통해서는 병의 예방과 치료를 한다. 그런데 편자는 본서를 발간키 위해 자료들을 정리하면서 매우 흥미로운 사실들을 발견하고 놀라움을 금치 못하였다. 이유는 처음 '약용식물의 효능과 기르기'를 펴내고자 약용식물의 효능들을 조사하다가, 과실, 곡물, 채소류 등이 각기 가지고 있는 효능들이 약용식물 못지않아서이다.

옛날 인간들은 웬만큼 위중한 병이 아니고는 의원〈의사〉과 관계없이 조상 대대로 내려오는 민간요법으로 병을 치료해 왔으며 그 전통이 지금까지 이어져 오고 있다. 그러나 현대사회는 의료시설이 완비된 이상, 약용 식물들의 사용은 가벼운 증상에 한해서이다. 즉 몸에 조그만 이상이 있으면 약을 먹고 병원에 가고 하는데, 이것은 현명한 방법이 아니다. 얼마 전 모 방송에 여의사가 말하길, 의사가 수술받기를 좋아하고 약사가 약 먹기를 좋아하는 걸 보았느냐고 하는 말은 상당히 정곡을 찌르는 말이다.

이 말은 그만큼 폐해가 크다는 말일 것이다. 심지어 "약을 먹는 것은" 만원 빚을 갚기위해 만 오천원 이자 돈을 얻는 것과 같다고도 한다. 그만큼 약을 먹는 것은 얻는 것 보다 잃은 것이 많다는 말이기도 하다. 다시 말하면, 몸의 가벼운 증상에는 약용 식물들을 사용해 보고 효과가 없을 때는 반드시 의사, 약사 등의 의료전문가와 상담하고 치료를 받아야 한다. 요즈음 우후죽순처럼 약초에 관한 도서들이 발간되고 있다. 이것이 마치 모든 병을 고치는 것처럼 기술하고 있고, 여기에 일부 방송들도 덩달아 거들고 있는 것이 작금의 현실이다. 그리고 일반인들, 즉 약초에 약자도 모른 사람들에게 무조건 산에 오르면 약초를 캘 수 있는 양 화면에 캐는 모습을 아무런 여과없이 보인다. 이것은 자연 파괴를 부추기는 것이다. 편자는 감히 말한다. 알지도 못한 약초를 캔다고 자연 파괴하지 말라고. 그리고 전문 약초 채취꾼들이 아니고는 캘 수도 없다고. 하여 그 대안으로 전국 약재상에 가면 없는 약재가 없고 가격 또한 저렴하니 필요한 약제들은 그곳을 이용하라고 다만 농약과 기타 살충제들의 잔류는 잘 파악하여 대처하여야 할 것이다.

그리고 약용식물의 신비로운 효과나 병의 치료를 기대하는 것은 매우 위험한 생각이다. 왜냐하면병은 반드시 초기에 다스려야 하고,

약초 중에는 유독성인 것도 있기 때문에 전문가의 도움 없이 함부로 사용하는 것은 매우 위험한 일이다. 또한, 주변의 잘못된 정보로 약초를 맹신하고 계속 사용하여 병을 키우면, 호미로 막을 걸 가래로도 못 막는 결과를 초래할 수도 있다. 지금이 어느 때인가? 모든 분야의 발달은, 특히 의료분야의 발전은 가히 말로 표현키 어렵다. 지금이 원시 시대인가? 반문해 본다. 그러니 지나치게 약초가 만병통치로 믿는 것은 매우 위험하고 잘 못된 생각이라고 본다.

이러므로 편자는 건전한 대안으로 허브류, 풀류, 나무류, 과실, 곡물, 채소 등이 각기 갖고있는 약성과 영양소들을 사진과 함께 자세히 기술하였다. 특히 향초 즉 허브의 약용성과 기르기에 대해서 자세히 설명하였다. 2009년도 서울시에 의하면 서울의 옥상 면적이 166㎢로 서울시 면적 665㎢의 27.4%에 이른다 한다. 이러한 공간들 다시 말하면, 텃밭, 아파트 베란다, 현관 앞, 옥상, 전원주택 등 공간을 사용하여 직접 재배하여 차로 마실 수 있도록 하여 농약으로부터 자유롭고 또 자기가 직접 허브〈향초〉들을 직접 기르기 하여 차로 마실 수 있는 것은, 여가선용에 매우 좋을 뿐 아니라 얼마나 즐거운 일인가.

아울러 편자는 약용식물과 곡물, 과실, 채소들의 영양소와 효능들을 보고, 그것들을 우리국민이 많이 소비를 하고 있는 줄 알았는데, 재배하는 농민들의 말을 들어 보니 채산성이 맞지 않아 재배에 많은 어려움들이 있다고 한다. 앞으로 농정당국은 책상머리 구상만 하지말고 보다 근본적인 제도가 뒤 따라야 할 것 이다. 그리하여 국민들이 먹거리들을 안심하고 먹을 수 있고, 그에 따라 농민들도 수입이 배가되어 같이 더불어 잘 살아야 할 줄로 안다.

본 "약용식물의 효능과 기르기"의 발간 목적은 우리 먹거리의 올바른 이해로, 과거 먹을거리가 없어서 생배를 곯던 시절과는 달리 일부를 제외 하고는, 먹을 것을 취사선택 하여 먹는데에 많은 도움이 되리라 확신 하는 바이다. 끝으로 본서를 발간할 수 있도록 물심양면의 도움을 주신 이일로 사진작가님과, 사진을 제공해 주신 김운기 작가님, 감수를 해주신 이종임 박사님 그리고 편집 디자인을 해준 이정은 실장, 제작을 해준 조계완 사장에게 온 마음으로 고마움을 표하며 발간사를 갈음 하는 바이다.

2026년 봄

편저자 조 연 조

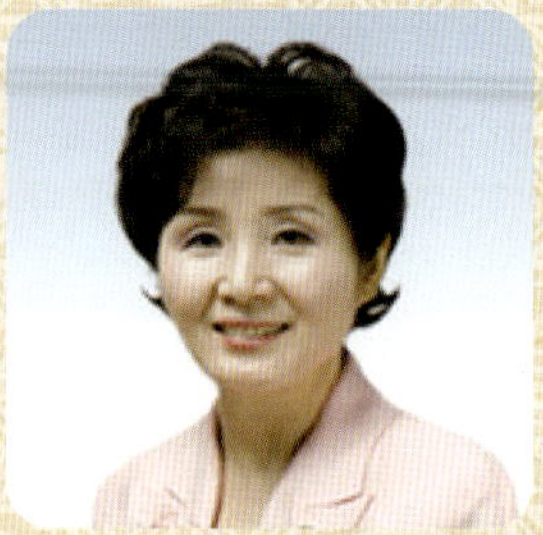

우리 먹거리의 바른 이해

식품공학박사 **이종임**

먹거리란, 인간이 살고 느끼며 활동하기 위해서는 음식물을 먹고 그것을 통해 영양분을 섭취하는 것이다. 식즉명야(食卽命也), 약식동원(藥食同源) 이란 말이 있듯이, 음식은 잘만 섭취하면 사전에 병을 예방하고 치료할 수 있는 약(藥)과 같이 먹거리〈식품〉는 인간에게 너무나 중요하다. 예로부터 식보(食補)라는 말이 있다. 바꾸어 말하면 "밥이 보약(補藥)이다." 그리고 어른들이 "음식은 골고루 먹어야 한다."고도 하였다. 그래야 몸에 필요한 영양분을 섭취하여 더욱 건강하게 살 수 있다는 말일 것이다.

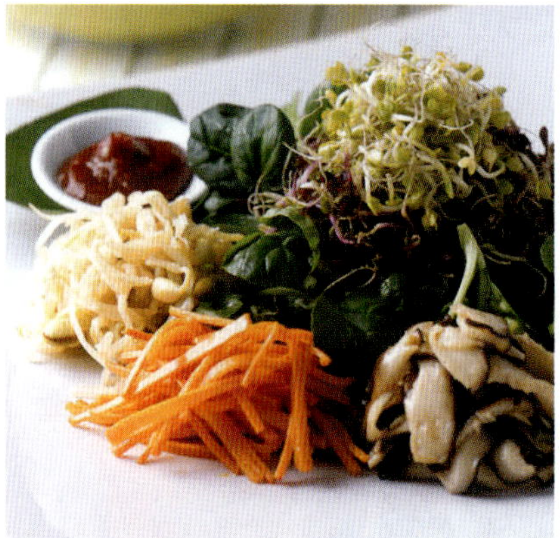

또한, 이 말에는 먹거리의 중요성을 한층 폭넓게 함축하고 있다고 본다. 현대사회는 과거와는 달리 풍요로움으로 먹거리에 대한 관심 더 나아가서는 건강에 대한 인식이 높아짐에 따라, 운동이나 생리적 기능보다도 더욱 중요해지고 있다. 인간이 먹거리〈식품〉를 섭취하게 되는 목적은, 먹거리에 함유된 영양소〈Nutrient〉를 공급받아 그 에너지원으로 활동력을 얻기 위해서이다. 그리고 식물은 종류에 따라 각기 특징적이고 공통적으로 좋은 점은 바로 파이토케미칼이라는 항산화 물질을 함유하고 있어 항산화 작용을 한다는 점이다.

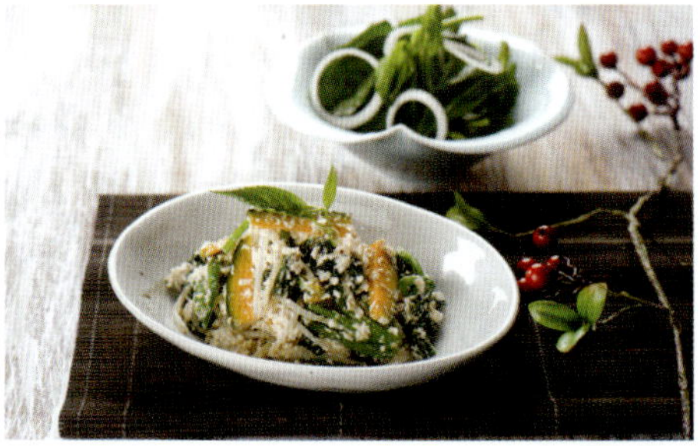

이것은 노화방지와 혈액순환을 좋게 하고 생활습관에서 생기는 병을 예방해 준다. 이런 항산화작용의 특성을 어떻게 잘 활용 하느냐가 먹거리〈식물〉를 활용하는 포인트이다. 흔히 말하는 신진대사 증후군은 병이 아니고 병이 나기 전의 증후군을 말하는 것으로서, 이 증후군은 운동이나 식사로 다스릴 수 있는 일시적인 현상인데, 이것을 시급히 약으로만 다스리려고 한다. 이것은 현명한 대처법이 아니다. 음식으로 치료할 수 없는 것은 약으로도 치유되기가 어렵기 때문이다.

물론 약으로 일시적인 효과는 있겠지만, 장기적으로 또 예방적으로 현명한 대처가 아니라고 본다. 이때에 대안으로 약용식물류, 곡물류, 채소류, 과실류 등이 각각 함유하고 있는 영양 성분과 효능들을 잘 이해하고 그것들을 골고루 섭취하는 것이 병의 예방적 차원에서 대안이 될 수 있다고 본다. 이렇게 함으로써 자기 자신은 물론이고 사랑하는 가족들의 건강을 이해하고 조절하여서 보다 건강한 삶이 되도록 하여야 한다.

요즈음 먹거리는 대량생산을 통해 값싸게 공급되는 의심스러운 것들이 무차별적으로 우리 식탁을 점령함에 따라 아토피성 환자나 생활 습관성 질병들을 유발하는 것이 지금의 현실이다. 이러한 현상은 잔류 농약, 표백제, 항생제, 살충제, 식품첨가물, 화학조미료 등 그리고 인스턴트와 가공식품의 유해한 먹거리들이 갈수록 늘어감에 따라 우리 국민들의 건강을 심각하게 위협하고 있는 현실이어서 유감스럽고 안타까운 일이 아닐 수 없다.

또한, 식량 자급율이 낮아지면서 수입농산물의 증가로 여러 가지 위험성이 나타나고 있는 현실에, 정말 먹거리들을 마음 놓고 먹을 수 없다는 불안감이 국민들에게 팽배해 있는 것이 지금의 현실이다. 요즈음 일부 방송들이 약용식물에 관한 정보들을 아무 여과 없이 보도들을 하고 있다. 약용식물에 대한 성분과 효능만 말할 뿐이지 그에 대한 독성의 부작용은 간과(看過)하고 있으며, 거기에 더해 누구나 산에만 오르면 약초들을 캘 수 있는양 부추기는가 하면 심지어는 산 이곳저곳을 파헤치는 장면들까지 아무런 여과 없이 내보내고 있다. 이것은 자연파괴요 식물의 종을 말살시키는 행위이니, 보다 근본적인 해결책이 있어야 한다. 우리 인간이 먹거리를 통해 영양소들을 섭취하는 목적은, 먹거리 중에 함유되어 있는 여러 가지 영양소들을 공급받아 에너지와 활동력을 얻기 위해서이다. 다시 말하면 인체 내에서 만들지 못하는 필수지방산, 필수아미노산, 당질, 무기질, 비타민류 및 효소 등을 먹거리로부터 얻기 위한 것이다.

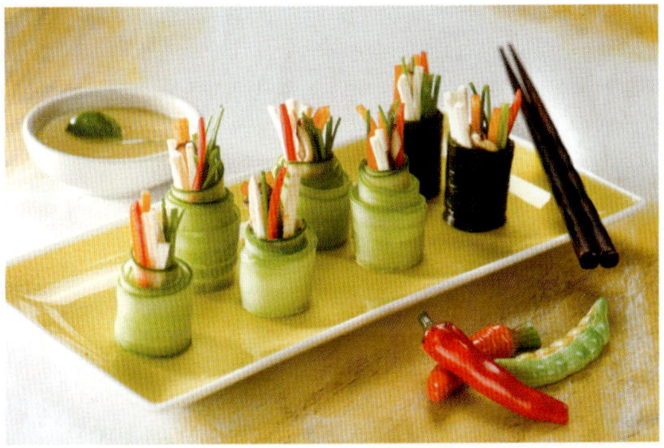

이번 "한국사진문화원에"에서 먹거리 전반, 즉 허브류는 직접 길러서 차로 마실 수 있는 방법과 효능들을, 곡물과 과실 및 채소 등을 사진과 함께 각기 그것들이 갖고 있는 영양과 효능들을, 약용식물들에 관해 효능과 이용법 그리고 부작용에 대한 자세한 기술로 우리 먹거리의 바른 이해를 하는데 많은 도움이 되리라 확신하며, 특히 우리 먹거리에 대한 사진과 함께 기술된 "약용식물의 효능과 기르기" 가 자라나는 세대들에게 많은 교육 자료가 되리라고 본다. 적어도 "벼"를 보고 쌀나무라고 하지는 않을 것이니까.

이러한 때에 식품공학을 하는 사람으로서 본 도서의 출간이 퍽 고무적이라 생각하며, 추천사를 대신 하는 바이다.

약용식물의 이해로 창조創造 건강관리를

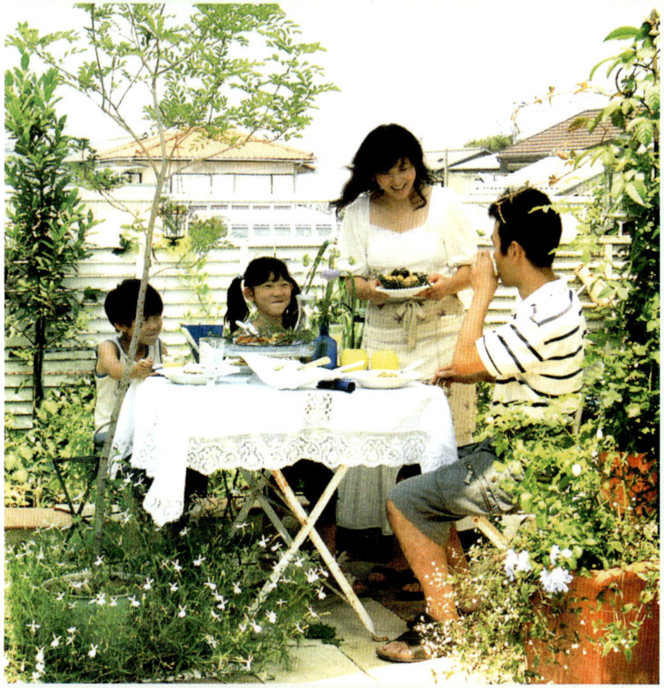

모든허브식물의이용은 인간생활로 연결된다.

허브는 라틴어로 「헬바, 즉 「풀」이라는 뜻이다. 그리고 인간생활에 도움이 되는 유용한 식물」이라는 것이 그 정의이지만 이 말에는 보다 넓은 의미가 있다.
「허브」라는 말속에는 의식주 다시 말하면 인간이 생활하는데 필요한 식물로써, 우리나라에서는 향초 즉 향기 나는 식물이라고 인식되고 있는 것이 보편적인 현실이다. 또한 지중해에서 자라는 자소(紫蘇)과의 식물, 예를 들면 로즈마리, 캐모마일, 민트, 라벤다, 장미 등의 이런 종류들이 우리나라의 대표적인 허브로 취급되고 있으나 유럽이나 미국에서는 채소나 과실까지도 허브로 다루어 지고 있는 것이 현실이다.
그러므로 채소, 과실, 스파이스, 모든 식물 [향초]들은 허브와 구별이 없으며, 허브는 우리 인간에게 「식물 있는 살림」이라는 의미로 인식되고 있으며 또한 많은 이용이 활발하게 이뤄지고 있는 것이 작금의 현실이다.

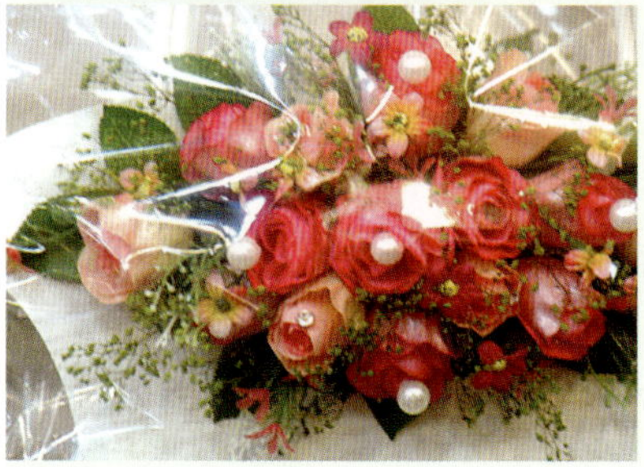

▲ 사진①

허브는 재배하여 식품, 염색, 의료, 아로마 테라피, 포푸리, 화장품 등 폭넓은 종류가 있지만 최초로 국내에 들어오기 시작한 것은 포푸리 (사진①)이다.

그리고 프랑스 요리와 이태리 요리가 들어 오면서 쿠킹허브(사진②)로써 소개되기 시작했고 메디컬 허브로 소개되기 시작한 것은 극히 최근의 일이다. 이렇게 제각기 들어온 허브 문화이지만 중복된 점이 많이 있다.
예컨대 쪽빛 염색은 허브로, 염색 뿐만 아니라 살균효과도 있어서 염색된 옷을 입고 작업하다가 상처를 입어도 살균과 지혈효과라는 의료적인 기능도 갖고 있다. 그리고 스파게티 · 바지리코는 향기도 좋고 맛도 있으며, 노화방지와 건강관리에 도움이 되기도 한다.

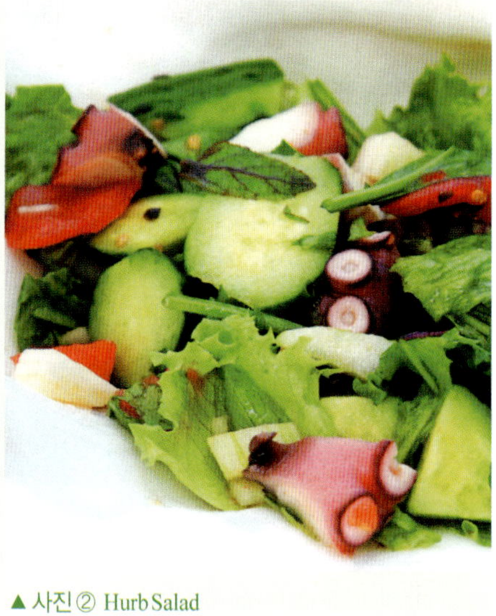

▲ 사진② Hurb Salad

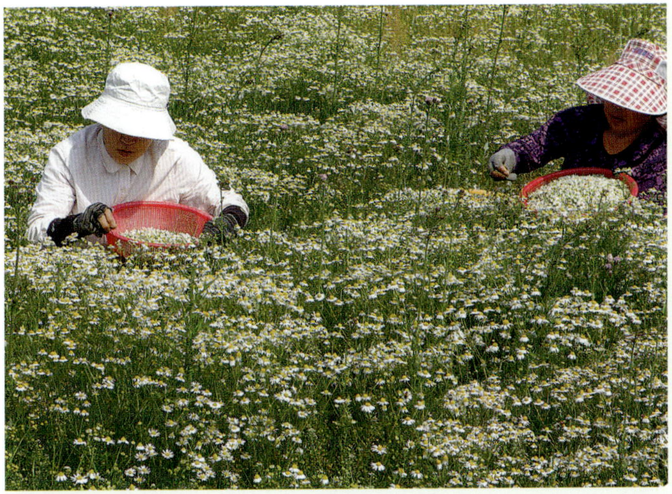

약용식물은 경험적인것이기때문에신뢰할 수 있다.

우리나라는 옛날부터 식물을 생활에 잘 활용해서 살아온 전통있는 나라다. 그러나 우리나라의 허브식물과 외국의허브식물이 서로 혼동되고 있다.
예컨대 민들레는 잡초 같지만, 온 세계에 널리 퍼져 있고, 삼백초는 아시아 여러 나라에서 자라고 있으나, 약용식물의 대상으로의 생각은 유럽에서 미국을 거쳐 우리나라에 들어왔지만, 우리나라에서는 옛날부터 우리 생활 속에 자리잡고 있었던 식물이었기 때문에 이것이 약용식물이라고 해도 위화감 없이 받아 들여져 왔던 것이다.

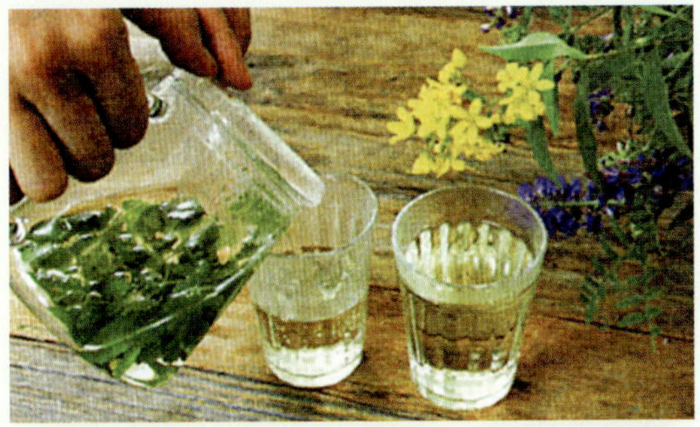

옛날에는 자연소재 밖에 구할 수가 없었기 때문에 집과 세간이나 연장도 모두 식물로 만들 수 밖에 없었다. 식사도 특히 리놀산이나 비타민C 나 D와같은 것은 사람의 몸 안에서 만들어 지지 않기 때문에 식물에서 필요한 영양소를 섭취하지 않으면 안 되었으며 의료에 있어서도 식물은 필요했던 것이다.
그런 생활 환경속에서는 약용식물이 왜 효과가 있느냐라는 이유보다는 효과가 있다는 사실이 중요했던 것이다. 그래서 쓸모없는 식물이나 부작용이 심한 식물은 사용하지 않게 되었고, 그런 오랜 세월 속에서의 취사선택 때문에 결과적으로 인간에게 유용한 식물만을 이용하게 되었던 것이다.
예를 들면「상징주의」라고 해서 식물의 기능을 식물의 생김새에서 상상하는 습관이 있다. 이것은 얼핏 생각하면 황당무계하게 느껴지지만, 실제는 상당히 정곡을 찌르는 경우가 있어서 흥미가 있는 것이다.

예컨대 민들레(사진③)를 꺾어 들어보면 텁텁한 하얀 액체가 나온다. 이것을 젖이 적은 산모에게 먹이면 모유가 잘 나온다고 옛날 사람들은 미루어 생각했었다. 또한 황달이라고 하는 간장병은 살결이 노랗게 된다. 민들레꽃은 노랗기 때문에 그 뿌리를 황달 걸린 병자에게 먹이면 효과가 있다. 그런 경험적 시대를 거쳐서 오늘날 사람들의 약용식물에 대한 생각도 모두 우뇌적(右腦的)이었던 것이 좌뇌적(左腦的)이 되어져 왔다는 역사가 있다. 그러므로 약용식물은 경험적이기 때문에 우리 인간들이 신뢰할 수 있게 되었다.

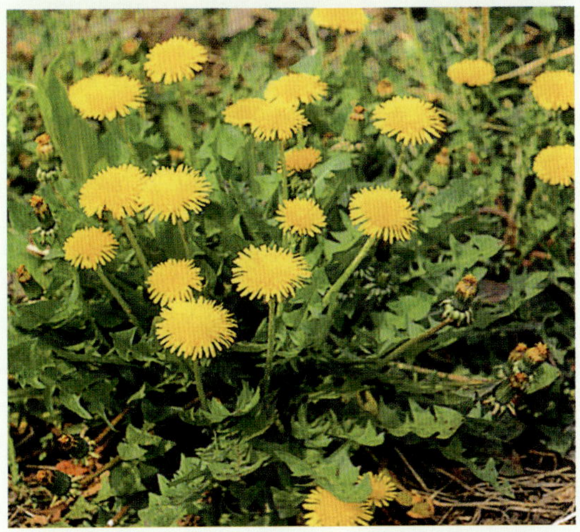

▲ 사진③

먹는다, 마신다 – 식사, 허브 차

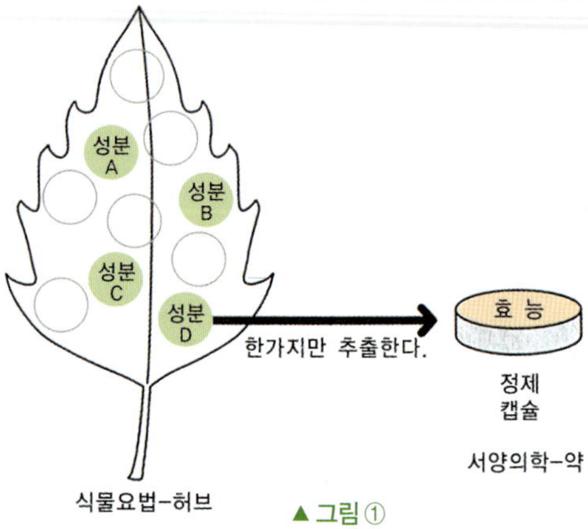

▲그림 ①

날마다 건강유지에 도움

우리 인간은 아프면 약을 먹지만, 식사는 날마다 먹는 것이라「맛이 있든지, 없든지 먹어야!」한다. 한마디로「식물은 먹는다」로 말 할 수 있다.

그러나 그것과「몸에 좋다」라는 관계를 보다 폭 넓게 이해하면 한층 더 흥미로운 일이다. 옛날부터 우리에게는「식보(食寶)」라는 말이 있는데 약용식물은 서양식 식보 같은 것으로서 나날의 건강관리에 크게 도움이 되는 일이다.

식사는 예방의학적으로 대단히 중요하다. 아프고 나서 치료하기보다는 예방하는 편이 비용도 적게 들고 또한 건강유지는 미용하고도 깊은 관계여서, 특히 여성에게 있어서는 중요한 과제이기도 하다. 그러나 전문가가 매일 부엌까지 와서「이것이 좋다. 저것이 좋다」라고 할 수는 없는 일이어서 자기 스스로 알아서 관리하고 이용해야 한다.

항산화작용+개성을 잘 다룬다.

약용식물의 기능

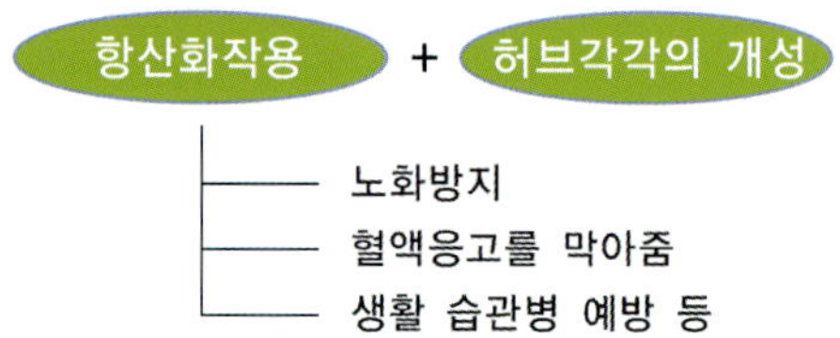

▲그림 ②

약용식물에는 종류에 따라 각각의 개성적인 데가 있다.
공통적으로 좋은 점은 바로 항산화작용을 한다는 점이다.
노화방지, 혈액 순환을 좋게 하고 생활습관에서 생기는 병을 예방 해준다. 거기에는 예컨대 블루베리라면 보라색의 색소가 눈에 약이 된다는 식의 개성이 있는 점이다. 이런 항산화작용+개성을 어떻게 잘 이용하느냐가 약용식물을 이용할 때의 포인트(그림②)이다. 흔히 일컬어지고 있는 신진대사증후군은 병이 아니고 증후군으로서 병이 있기 이전의 증후가 있는 기간을 말하는 것으로서 운동이나 식사로 다스릴 수는 일시적 현상인데 우리는 당장 약으로 다스릴려고 한다. 이것은 현명한 방법이 아니다. 물론 일시적으로 효과는 있지만, 예방수준에서는 약을 먹는 것은 정도가 아니며, 이런 때에 약용식물이 어느 정도 대책이 된다. 약용식물을 이용할 때에는 될수록이면 통째로 먹어야 한다. 장수하는 사람들의 식생활은 통째로 전부 먹는 습관이 있다고 한다. 오늘날 현대인들은 요리를 하면서 가장 영양이 풍부한 부분을 버리는 경우가 있다. 이렇게 버릴 것이 아니라 통째로 전부 먹어야 한다. 이것은 식물에 한해서 뿐만 아니라 생선이면 통째로 한 마리를, 무라면 잎에서 뿌리까지 전부를 먹어야 한다. 왜냐하면 생선은 어두진미라고 머리에 영양이 많고 무에는 각종 무기질과 비타민이 시금치 못지않게 잎에 많이 들어있다. 약용식물도 이와 마찬가지로 어느 일부분의 성분만 섭취하는 것이 아니라 통째로 섭취하는 것이 효과가 높고 흡수력도 좋아진다.

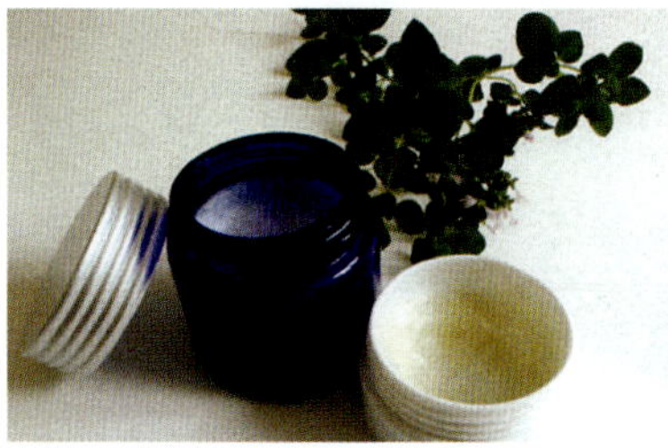

미용과 건강을 허브차로 연결

미용도 어느 단계에 이르면 화장품을 사용하여 얼굴을 아름답게 가꾸는 의미뿐만이 아니라 신체를 깨끗하게 한다는 사고방식을 갖게 된다 건강(미용)에는 균형 잡힌 식사와 마음 상태에 따라 변화와 영향을 받게 된다.

인간이 허브식물차를 마시는 것은 체내의 산화방지, 노화방지를 위해서이다. 같은 의미에서 미용이라는 것은 피부의 표면이 산화하는 것을 방지하는 의미가 있다. 항상 피부는 공기와 접촉하고 있기 때문에 산화되기 쉽고 거칠어지기 때문에 약용식물을 이용하여 산화 방지를 예방해 주는 기능을 한다 . 지금까지는 미용과 건강은 다르다고 생각되어져 왔으나, 세포라는 관점에서 보면 생활 습관병도 주름이나 기미도 거의 마찬가지이다. 체내에서 약용식물이 효과가 있다면 겉으로도 효과가 있다는 것이다.

허브 식물차의 효능

레몬버베나 | 소화촉진, 진정, 이뇨작용
캐모마일 | 두통완화, 피로개선, 여성의 신경성 진정
로즈마리 | 식용, 머리를 맑게, 미용제, 혈행촉진, 고창억제
레몬밤 | 소화촉진, 고창이나 산통 억제, 감기몸살 개선
로즈힙 | 비타민 C가 풍부하여 비타민 C의 공급원
펜넬 | 식욕증진, 갱년기 완화, 변비, 이뇨작용, 소화불량
세이지 | 강장작용, 정혈작용, 기억력 향상, 항균 항염 작용
페퍼민트 | 구취예방, 소화촉진, 구강염 개선
히비스커스 & 로즈힙 | 육모촉진, 탈모방지, 두피 활성화

허브차 – 가장 손쉽게 잘 마시는 법

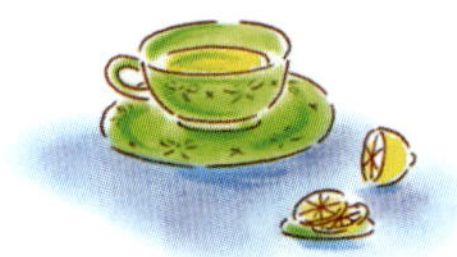

식물의 유익한 성분을 차로 만들어 마시는 일이다. 식사 후나, 일하는 사이사이에 약용식물을 마시는 습관을 가짐으로써 몸이나 마음의 상태를 안정시켜 생활에 활력과 여유를 갖는 것이다.

▼그림 ③

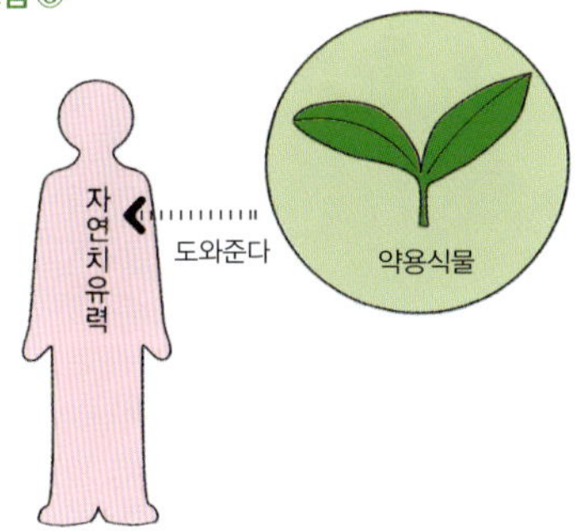

중국에서 발견된 한그루의 차나무에서 차를 만들어 마신다는 습관은 온 세계로 여러 가지 이야깃거리를 알려지게 했다. 그러한 흐름 속에서 약용차 또는 독자적으로 전파되어 갔고, 마침내 이파리, 꽃, 과실, 종자, 뿌리, 뿌리줄기, 거죽을 온수로 우려내는 음료수의 총칭처럼 되어 버렸다. 기호품으로 즐길 뿐만 아니라 마음과 몸을 다스리는 민간요법의 한가지로서, 예로부터 약용식물차는 유럽을 중심으로 해서 애용되어져 왔다. 이 종류는 약 3000종류 이상이라고 알려지고 있으며 사람 몸에 대한 효능별로 분류되어지고 있다. 물론 그렇다고 해서 식물의 모든 효능이 증명되어 있지는 않지만, 과학적 근거와는 별도로 오랫동안 사람들의 생활속에서 그 역할은 뚜렷하게 자리하고 있다. 우리나라에서 약용식물차가 널리 알려진 것은 그다지 오래되지는 않았으나 예로부터 음식이나 음료를 가지고 신체의 건강을 다스린다는 습관이 있었기 때문에 차의 깊은 맛을 생활문화로 여겼고, 근래에는 커피나 홍차도 많이 마시기 때문에 이런 것을 보면 약용식물차도 머지않아 많은 이들의 관심거리가 될 것이며, 되고 있는 것이 지금의 실태다. 현대인의 거의가 신체의 어느 부분인가에 고르지 못함을 느끼면서 살고 있다고 할 수 있는바, 허브가 주목되기에 이른점도 그러한 현대인의 고뇌 때문이라고 할 것이며, 그것은 허브의 효능 때문인 것이다. 따라서 약용식물은 건강을 위한 실용물이라는 대문을 활짝 열게 된 자리에 서 있다고 할 것이다.

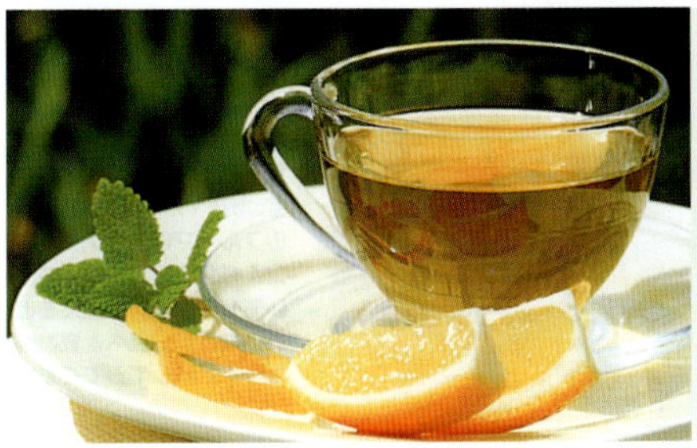

자기 몸에 알맞은 허브차를 선택한다

허브식물 차는 식물을 생채로, 또는 말린 것을 뜨거운 물로 우려내어서 먹는 것이다. 생채로 만든 경우, 이것을 플래시 허브티라고 하는데 그야말로 신선한 맛과 향ㅋ기를 그 계절감과 더불어 즐길 수 있다. 단지 계절에 따라야 하기 때문에 계속적으로 오래 복용할 수가 없다. 또 어떤 효과를 기대해서 마시고자 할 경우에는 말린 약용식물의 3~10배 정도의 분량이 있어야 한다. 그런 효과를 원한다면 건조한 것이 그 식물의 성분이 응축된 것이기 때문에 효과적이다. 아래에 몸과 마음에 유용하게 작용시키기를 목적으로 하는 드라이차의 선택법, 마시는 법을 설명한다.

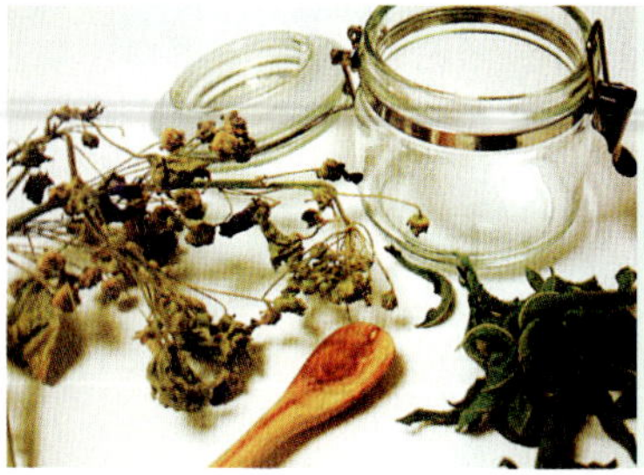

허브용품점에 가면 많은 종류의 약용식물차를 팔고 있다. 우선 어떤 목적으로 약용식물차를 마시고자 하는가를 알아야 한다. 머리를 맑고 시원하게 하고 싶다는 식의 감각적인 경우라도 좋고 마음이 침울해져서 힘이 없거나 차갑거나, 얼굴이 상기되어 있다든가, 약간의 감기기운이 있는 등 구체적인 증상을 개선하고 싶을 때의 경우에 맞추어서 약용식물차를 선택하고자 할 때, 허브샵 주인에게 물어보거나 또는 제품에 붙어 있는 상표를 보고 선택하면 된다.

식물 부위별 효능의 차이점

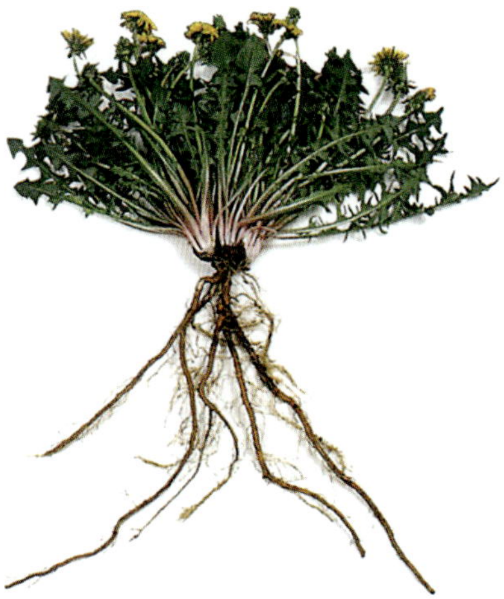

식물은 그 부위로 나누면 꽃, 잎, 뿌리로 대별된다. 그리고 이 식물의 부위의 효능은 대강 사람의 부위와 비슷한 데가 있다고 하는 경험에서 오는 법칙성이 있다. 말하자면 꽃은 사람의 머리, 잎은 어깨에서 배까지의 상반신, 뿌리는 하반신에 맞게 각각 그 효능이 잘 듣는다는 생각인 것이다. 예를 들면 부위로서는 꽃인 라벤다나 오렌지 플라워의 차는 마음을 평안하게 해 준다든가 하는 바로 머리의 신경계통을 조절하는 작용이 있다. 또한 호흡기계의 조절작용이 있는 마레인이나 페파민트는 바로 잎이 가지고 있는 효능인 것이며 자양강장이나 면역력의 향상에 작용하는 것이 민들레의 뿌리라는 점 등이다. 모든 것이 이렇게 꼭 들어맞지는 않지만, 그리고 효능은 여러 가지 조건과 복잡하게 얽히게 되지만, 상식적으로 알아둘 만한 일이다. 음식에서도 연근이 폐에 좋다고 일컬어지듯이 모양이 비슷한 것이 잘 듣는다는 말과 비슷한 착상이기도 하다.

동양의학에서도 신체의 상태를 「승(升)」과 「강(降)」으로 나누어 생각하는 방식이 있다(그림④). 승은 고혈압이나 핏기가 올라와서 상 된다든지 흥분해서 증상이 위로 솟구쳐서 내리지 않는 상태를 말한다. 강은 이와는 반대로 아래로 처진다든가 솟는 힘이 없는 상태, 다시 말하면 저혈압이나 무기력, 다뇨(多尿)의 증상을 말한다.

월경곤란은 승, 월경과다는 강에 해당된다. 이런 것들을 없애기 위해 반대방향을 띈 것을 가지고 약 처방을 냄으로써 밸런스를 잡아주도록 한다. 예컨대 승과 같이 내려가지 않는 상태를 끌어내리기 위해서는 하강방향(下降方向)의 꽃이나 잎을 사용하고, 반대로 강과 같이 올라가지 않는 상태를 올라가게 하기 위해서는 상승방향(上昇方向)의 뿌리를 사용하게 되는 것이다. 그러니까, 자기의 체질을 대강 살펴보아서 크게 승 체질인가, 강 체질인가를 알면 그에 알맞은 약용식물차를 고르는 데 많은 도움이 될 것이다.

▼ 그림④

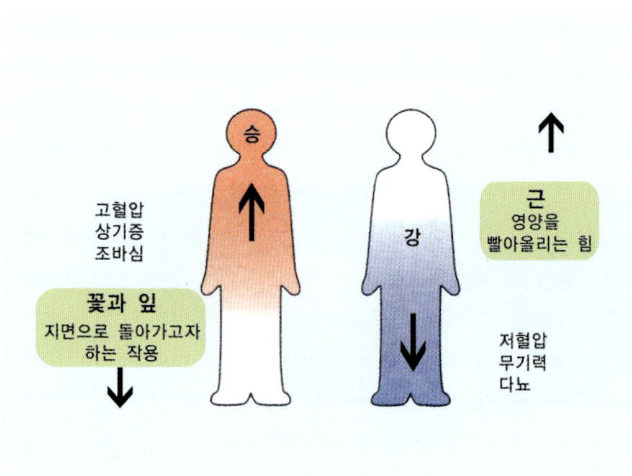

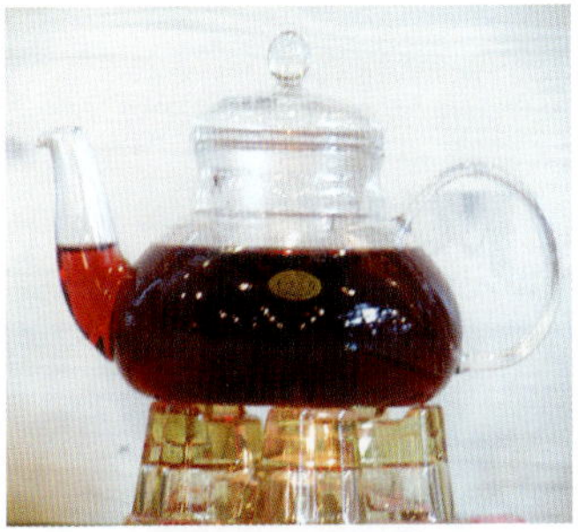

※주의점
1. 열탕의 온도는 95도 이상
2. 반드시 뚜껑을 덮는다
3. 추출시간은 3분 이상

약용허브식물차를 만드는 법

①말리지 않는 생 허브나 말린 허브를 컵에 넣어서 뜨거운 물을 붓는다.
②컵의 뚜껑을 덮고 3분정도 지나면 음용 한다.

지금 가장 마시고 싶은 식물차를 티포트로 우려내는 것은 아주 손쉽고 간단한 방법이지만, 되도록 효과적으로 마시기 위해서는 약간의 주의가 필요하다. 우려내는 법과 마시는 법에 따라서 약용식물의 효능이 달라지기 때문이다.

티 포트에 식물을 잘게 찢어서 열탕이 닿는 면적을 되도록 넓어지게 한다. 그리고 말린 것을 한줌(약 1g, 세손가락으로 가볍게 집을 정도)을 넣는다.

뚜껑을 반드시 닫으라고 하는 이유는 식물의 유익한 휘발성분이 증발하는 것을 막기 위함이요 티 컵에 바로 부어야 할 경우에는 컵 받이 접시로 한동안 컵을 덮어 두어야 한다. 또 씨나 열매, 뿌리같은 것의 유익한 성분을 추출하기 힘든 딱딱한 부분은「오래 달인다」라는 방법이 있다. 삼백초나 월년초, 보리차 같은 것은 물로 달이는 방법을 쓴다. 이 달인다는 것은 재료를 오래 달임으로써 유효성분을 차분하게 우려내는 것을 말한다. 이러한 경우에는 재료를 미리 물에 담가 두어서 부드럽게 하든지, 잘게 썰든지, 빻아 둔다든지 하는 준비가 필요하다. 그것을 뚜껑있는 냄비에 넣어서 달인 다음 체로 걸러서 식힌 후에 마신다.

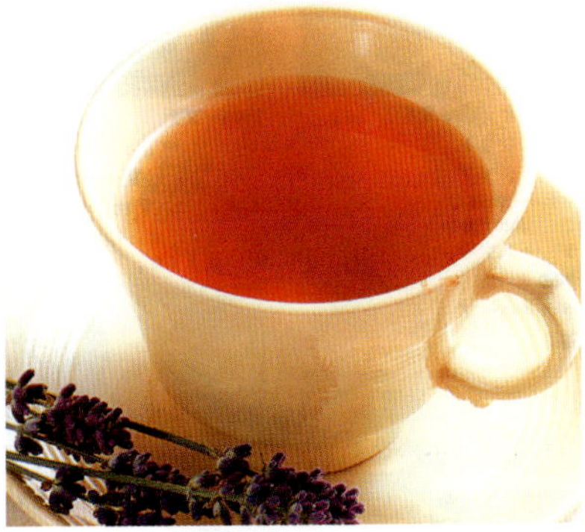

하루에도 몇 번인가 나누어 마신다.

티포트로 차를 우릴 때 달인 것을 마시는 것은 하루 3번 정도. 식후에 마시는 것이 기본. 약용식물차의 유효성분은 수용성이어서 이것을 마셔서 소화기 계통을 직접 통과하면서 체내에 흡수되어 그것이 혈액과 섞여서 체내를 순환함으로써 효과를 얻게 되는 것이다. 그러므로 몸 안에 들어간 것은 몇 시간이 지나면 땀이나 소변으로 배설되어버린다. 그러므로 한꺼번에 많이 마시는 것보다는 몇 번으로 나누어서 마시는 것이 효과가 더 있다. 식후에 마시기를 싫어하는 사람은 식전에라도 상관은 없다. 몸 안으로의 섭취는 공복 시가 빠르므로 아침에 일어날 때에 한 잔, 자기 전에 한 잔 마시는 것도 무방한 것이다. 단지「간격을 두고 몇 번이고」그것은 식물의 효능 때문인 것이며, 이것이 식물은 건강을 위한 실용물이라는 대문을 활짝 열게 된 자리에 서 있다고 할 것이다.

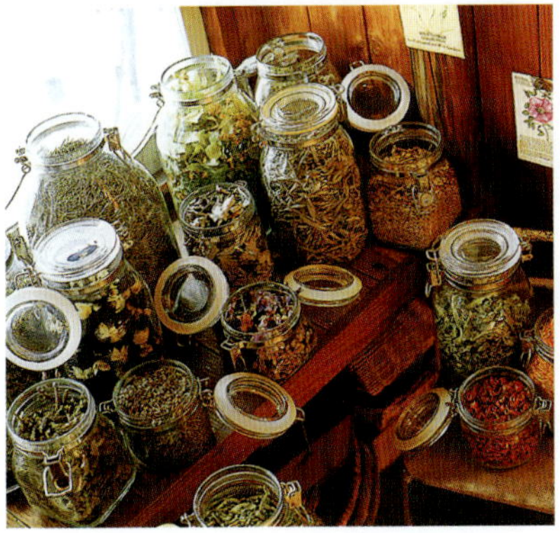

허브차 만드는 법과 보관방법

시판되고 있는 약용식물차는 우리나라에서는 재배하기 힘든 여러 종류의 차가 팔리고 있다. 그러나 여러 사람 중에는 자기가 재배한 약용식물차를 한번 마시고 싶은 사람도 있을 것이다. 정원이나 베란다에서 키운 식물을 바로 수확하여 티포트에 넣고 신선한 차를 만들어 마시는 것도 즐거운 일이다. 수확한 식물은 통풍이 잘되는 곳에 거꾸로 매달아 놓으면 된다. 이것이 완전히 마르면 잎만 가지에서 훑어내면 된다. 꽃이 붙어 있거든 꽃은 마르면서 저절로 떨어져 버리기 때문에 말리기 위해 매달 때는 꽃만 종이봉투에 감싸두면 된다. 또한, 마리골드나 장미같이 꽃만 이용하는 경우에는 바구니에 신문지 등을 깔고 따낸 꽃을 그 안에 늘어놓는다.

물론 꽃끼리 겹치지 않도록 말려야 할 것이며 뿌리도 이처럼 하는데, 뿌리는 다 마르기 전에 잘게 썰어 둔다.

보존방법은 습기를 막기 위하여 뚜껑이 있는 유리병이나 밀폐할 수 있는 도자기나 질그릇에 넣어서 보관한다.

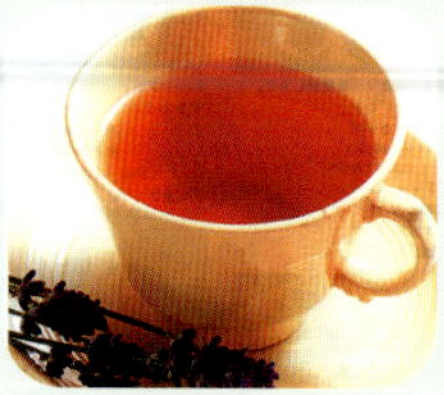

- 약용식물은 맑은 날의 아침 10시경까지, 필요한 분량만을 수확한다. 이때, 잎이 상한 것이나 너무 빳빳한 것은 버린다.
- 프레시한 허브는 가지마다 살짝 물에 씻고, 마른 수건 등으로 물기를 닦아 낸다.
- 민트와 레몬밤 등과 같이, 줄기 끝부분이 부드러운 것은 줄기가 달린 채라도 상관없지만, 줄기가 단단한 부분은 사용하지 말도록 한다.
- 레몬버베나와 로즈마리 등과 같이 줄기가 단단한 것은 잎 부분만을 이용한다.

<프레시한 허브차>

신선한 꽃과 잎의 향기와 색, 그리고 계절마다 향긋한 맛을 즐길 수 있다. 캐모마일, 레몬그라스 등은 프레시한 것이 풍미가 더 있다.

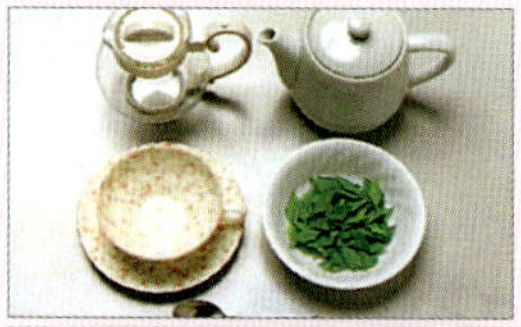

① 재료를 준비한다.
티포트, 티컵, 열탕, 프레시 허브, 티스푼

※티포트와 티컵은 미리 따뜻하게 해 둔다.

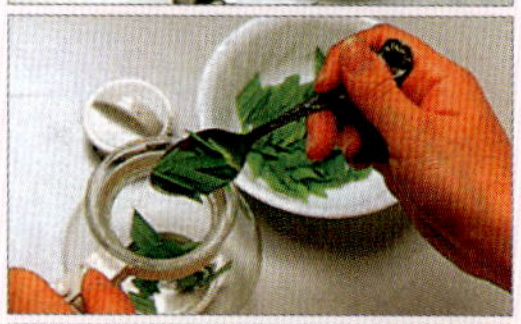

② 티포트에 프레시한 식물을 넣는다. 1인분(컵 1잔분)에 대하여 티스푼 3~5잔 정도로 한다. 잎 모양이 고른 것을 스푼으로 넣는다.

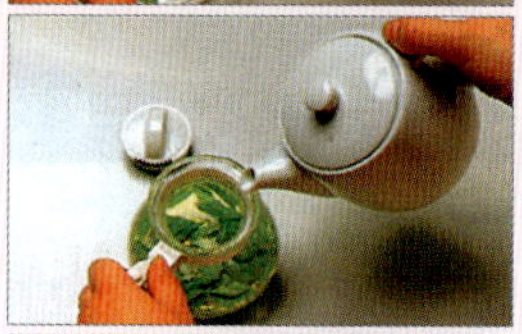

③ 티포트에 인원수 분의 뜨거운 물을 따른다. 향기가 달아나지 않도록 신속히 뚜껑을 닫고, 3~5분 정도 뜸을 들인다.

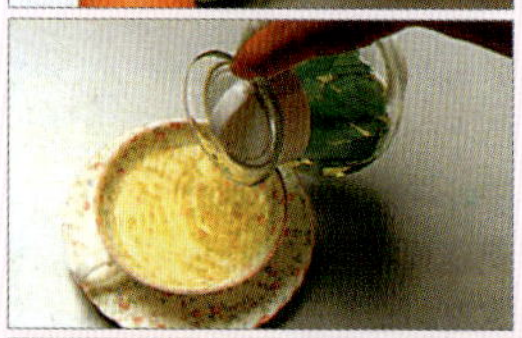

④ 식물의 진함이 골고루 섞이도록 티포트를 2~3회 옆으로 흔들고 나서 티컵에 따른다.

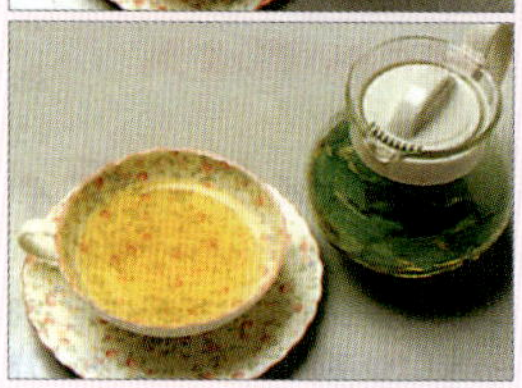

⑤ 가능한 한 식기 전에 마신다.

Fresh
Hurb Tea

생채로 이용 함으로써,
신선한 맛과 향을 즐긴다.

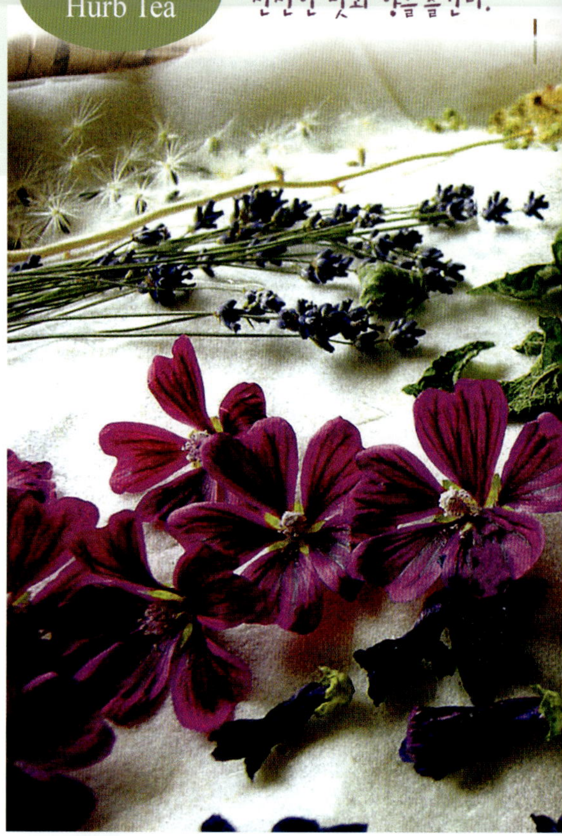

허브차 잘 마시는 법

프레시한 티의 경우, 달이는데 있어 2번째는 풍미가 떨어진다. 한 번 달이는 것만으로 충분히 풍미를 즐길 수 있다. 내추럴한 테이스트만 아니고, 좋아하는 레몬과 벌꿀을 첨가해 마시는 것도 한 방법이다.

Dry
Hurb Tea

유효성분이 응축되어 있어 이용하기에 편리.

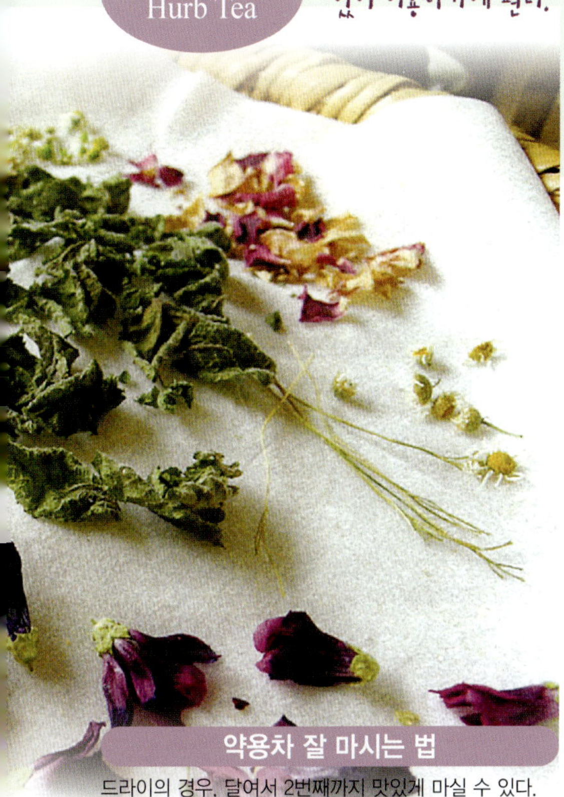

- 레몬그라스 등과 같이 잎이 긴 것은 가위로 2cm정도로 자르고 나서 사용한다.
- 캐모마일과 말로우 등의 경우에는 꽃만을 사용한다.
- 시판중인 드라이 허브차는 잎과 꽃이 잘게 썰어져 있는 것에서, 홀 모양 (원형 그대로)인 것이 있다.
- 홀 모양 쪽 가격이 약간 비싼 편이다.
- 포트로 천천히 즐기는 경우에는 홀 모양인 것을 이용을 권한다.

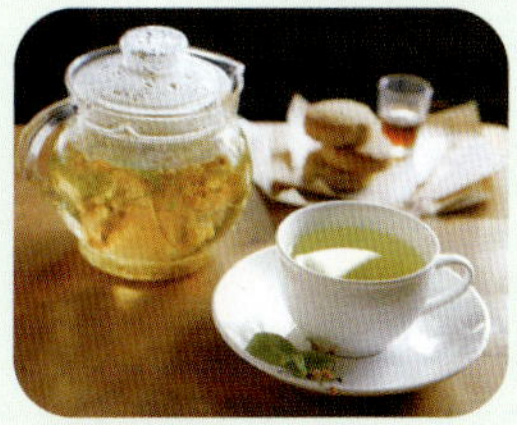

약용차 잘 마시는 법

드라이의 경우, 달여서 2번째까지 맛있게 마실 수 있다. 내츄럴한 테이스트는 물론, 좋아하는 레몬과 벌꿀을 첨가해도 좋다.

아이스티를 넣는 법

기본적으로 뜨거운 경우와 같지만, 식물의 분량은 뜨거운 물 보다 약간 적게 하고, 진하게 넣는다.
핫 티를 포트나 보존용의 병에 넣고, 냉장고에서 식히든가, 얼음을 넣은 유리잔에 직접 따른다.

<드라이 허브차>

계절을 불문하고 좋아하는 향초로 즐길 수가 있다.
드라이한 식물은 보존이 간편하며, 약효도 보다 높다.

① 도구와 재료를 준비한다. 티포트, 티컵, 티스푼, 열탕, 드라이 식물차를 거르는 쇠 그물, 조리

※티포트와 티컵은 미리 따뜻하게 해둔다.

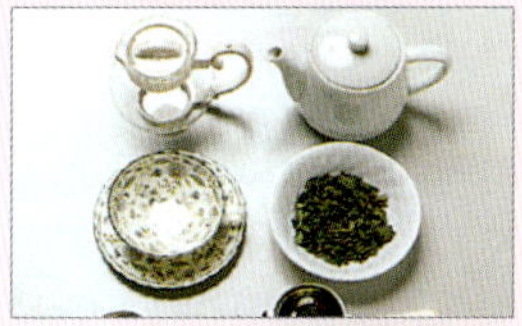

② 티포트에 드라이한 식물을 넣는다. 1인분에 티스푼 1로 하지만, 식물의 종류와 잎의 모양, 맛의 기호에 따라 더하거나 뺀다. 또, 한 번에 약 2잔 이상일 경우 포트 분으로서 1잔 더 넣는 경우도 있다.

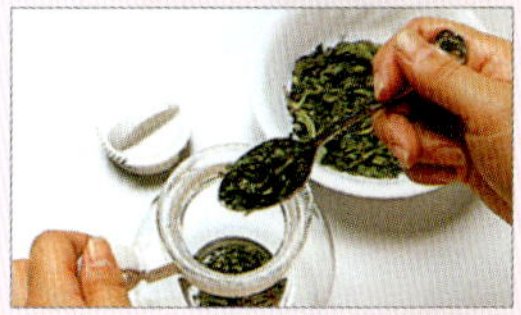

③ 티포트에 인원수 만큼 열탕을 따르고, 향기가 달아나지 않도록 신속히 뚜껑을 닫는다. 잎과 꽃의 경우에는 3~5분정도, 목질부(나무와 같이 단단해져 있는 부분)와 뿌리의 경우에는 8~9분쯤 뜸을 들인다.

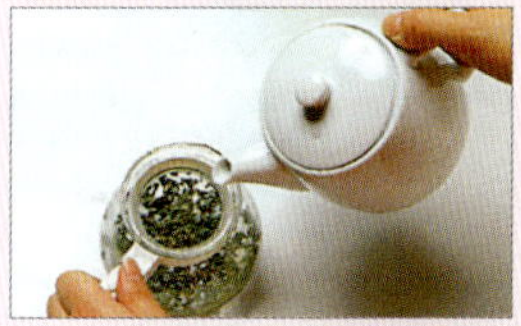

④ 식물의 진함이 균일하게 되도록 티포트를 2~3회 옆으로 흔들고 나서 잎쇠 그물을 사용하고(잔잎이 컵에 들어가지 않도록) 티컵에 따른다.

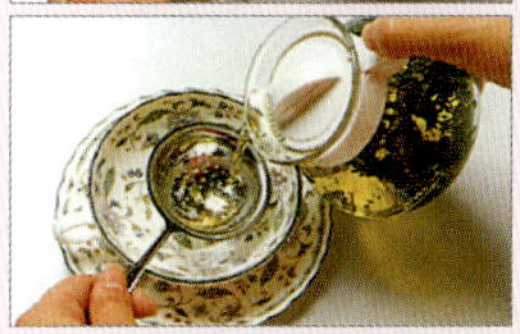

⑤ 완성.
식기 전 따뜻할 때 마신다.

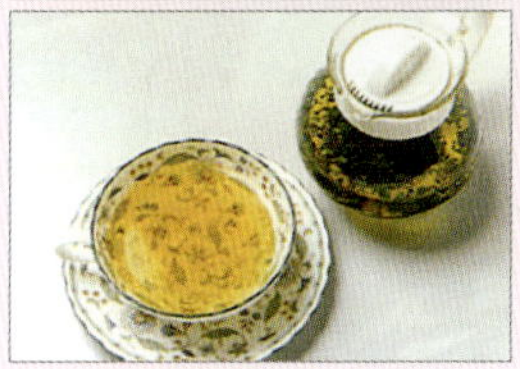

로즈마리

Rosemary

- 학 명 : Rosmarinus officnalis
- 별 명 : 미질향
- 과 목 : 상록 소저목 꿀풀과 / 다년초
- 원 산 지 : 지중해연안
- 화 초 키 : 20~200cm
- 이 식 : 4~6월 9~10월
- 수 확 : 4~11월 다음해 이후
- 증 식 법 : 휘묻이 4~5월 삽목 9~10월

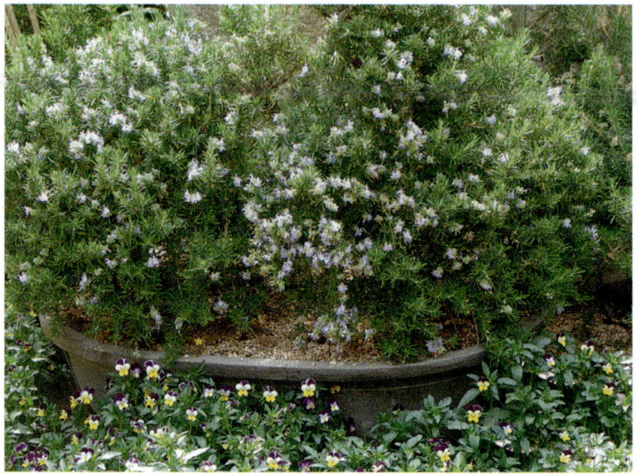

향기로 생활의 활력 되찾기

머리를 상쾌하게 하는 향기의 로즈마리. 젊음을 되찾는 향초로 잘 알려지져 있고, 기억력을 높이고, 피부와 모발 개선에도 유용하고, 지친 피부를 활력 있게 해준다. 우울한 상태에 빠져 있을 때에 생기를 불어넣어주는 향기를 지닌 이 향초는 말린 것은 대부분 육류요리에 향을 내기 위해 이용하며 특히 양고기와 돼지고기를 굽거나 끓이는데 많이 쓰인다. 그 밖에 생선, 감자 등의 요리 할 때 이용하며 특유의 은은한 향이 나서 생선 요리시 비릿한 냄새를 없애준다. 서양에서는 악마를 내쫓는 지킴이로서도 이용되고 있고, 리스와 크라프트로 이용하기도 한다. 특히 로즈마리는 바람이 부는 곳에 놔두면 향기가 발하여 머리가 맑아져 수험생들에게는 더 없이 좋다.

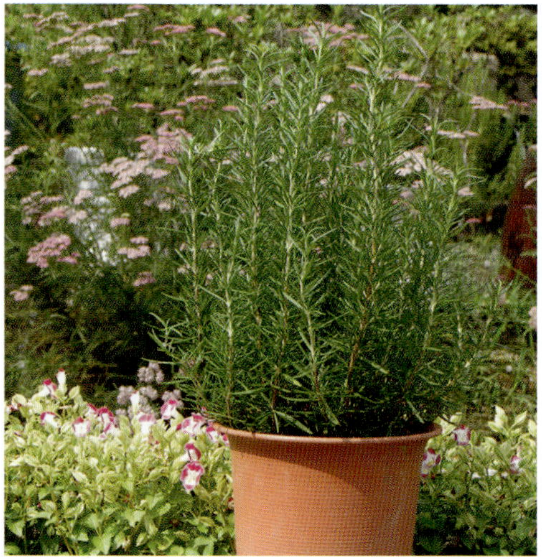

기르기 전에

기 후 : 햇볕과 통풍이 잘되고 배수가 잘되는 토지에서 잘 자란다.
증식법 : 삽목 · 휘묻이

재배 포인트

종묘의 이식, 파종은 봄과 가을에. 잎의 수확은 1년 내내 언제든지 가능하다, 클리핑로즈마리는 다른 종에 비해 추위에 약하여 우리나라 남부지방 일부를 제외한 그 외 지역은 월동에 신경써야 하며 일부에서는 옥외에서 월동할 수 있고, 겨울부터 초여름에 걸쳐서 꽃을 피운다. 묘의 이식은 한여름과 한겨울 이외에는 수시로 가능하다.

수확을 하면

이용부분 : 잎 · 꽃 · 줄기
이 용 법 : 요리, 차, 음료, 허브바스, 크라프트 등
효능 · 효용 : 강장 · 건위 · 수렴 · 두뇌 명석화 · 혈행촉진 진통 · 혈압상승 · 담즙분비촉진 · 류머티즘 · 모발 성장촉진 차는 두통과 감기치료 및 신경증 그리고 피부미용에 좋다.

로즈마리의 종류

로즈마리는 가지가 똑바로 위로 뻗는 직립성, 가지가 땅을 기는 듯이 옆으로 퍼지는 포복성, 그 중간인 반포복성이 있다. 기르는 방법은 같으나, 좁은 공간에서는 직립성이 기르기에 적당하며 일반적으로 로즈마리는 추위에 약하므로, 겨울에는 멀칭을 하거나 실내에 들여 놓아 기른다.

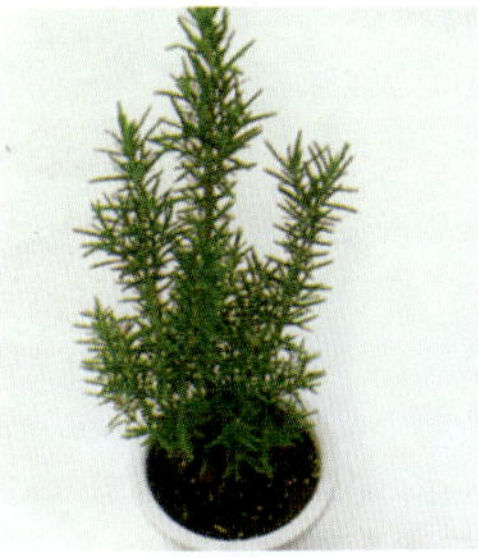

〈토스카나 블루〉
이태리의 토스카나지방에서 발견된 직립성 타입의 로즈마리로, 높이 1~2m. 밝은 녹색의 잎으로, 엷은 보라색의 꽃을 피운다. 반(半)내한성

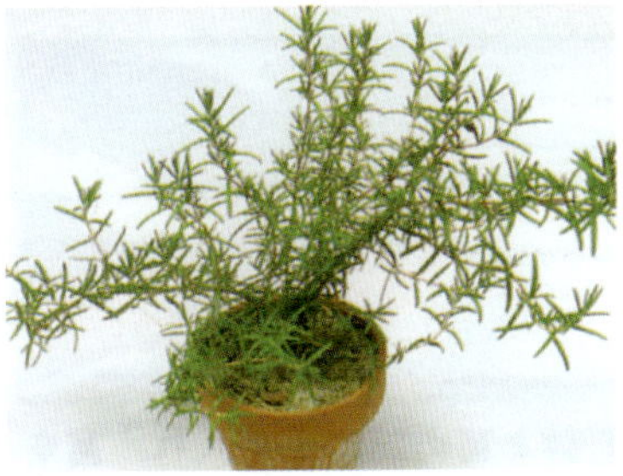

〈슈퍼에메랄드〉
포복성 타입으로, 높이는 30~50cm는 되지만, 거기에서 옆으로 퍼지거나, 부드럽게 가지를 아래로 늘어뜨린다. 꽃은 아름다운 담청색.

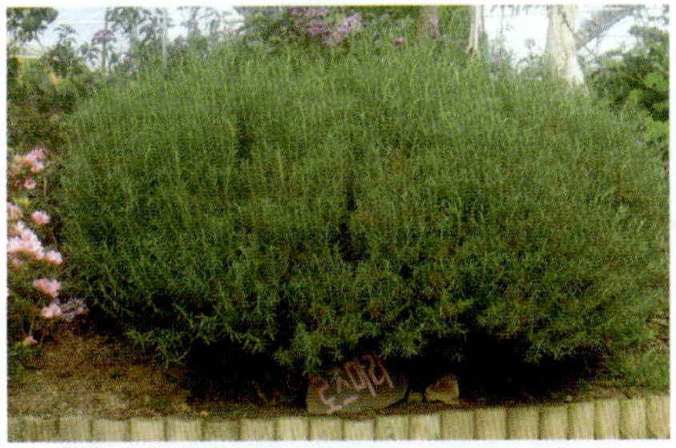

〈블루 라군〉
반포복성 타입으로 높이 30~60cm정도. 잎은 약간 가는 편으로 짙은 녹색의 두꺼운 잎. 꽃 색은 담청색. 꽃 시기는 겨울과 여름의 2회.

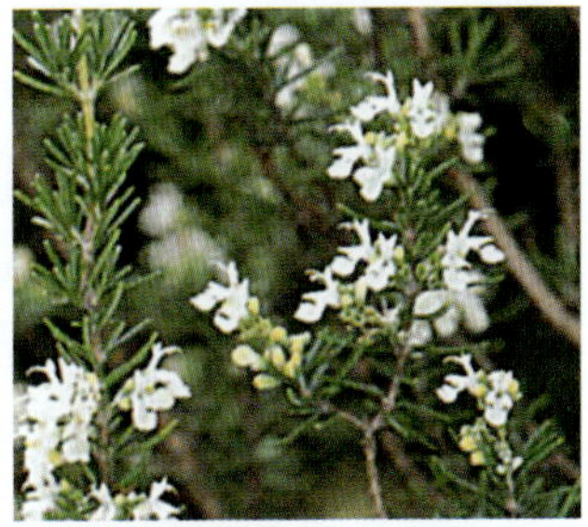

〈로즈마리(백화)〉
진귀한 백화 종. 나무는 직립성 타입으로, 높이 60~100cm가 되지만, 성장은 느려서 화분에 심기에 좋다.

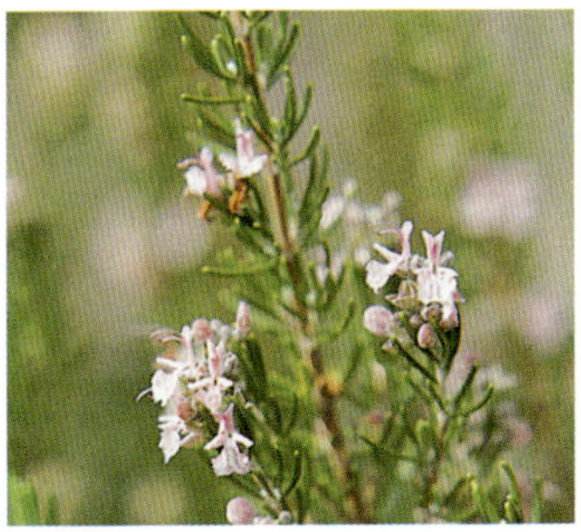

〈마졸카 핑크〉
밝은 녹색의 잎에 밝은 핑크색의 꽃을 피운다. 반 내한성품종. 나무는 직립성 타입으로 높이 1~1.2m가 되지만, 다소 가지가 흐트러지기도 한다

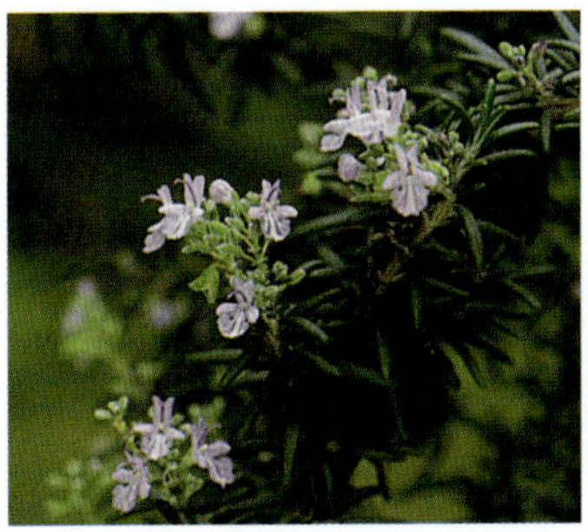

〈프로스트라타스〉
전형적인 포복성 타입으로 운동장가에 심기가 적합하고, 잎은 생선, 육류의 냄새를 제거 하는데 이용하며, 향기를 강하게 내 허브티 등에 이용. 반 내한성.

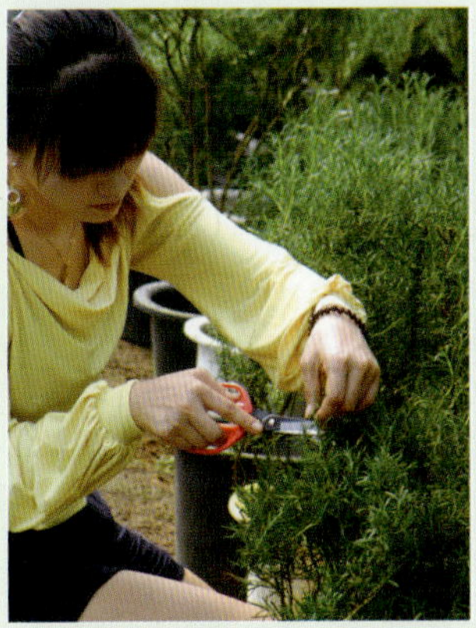

우리나라 7, 80년대까지 주방에서 밥과 국솥으로 이용했던 양은솥이 이제는 전기밥솥에 밀려 길가에 버려진 것을 이용하여 로즈마리를 삽목과 휘물이취목(나무가지를 휘어 그 한끝을 땅속에 내려 뿌리가 내린 뒤에 그 가지를 잘라 땅에 심어 한 개체를 만드는 것. 식물의 인공 번식법의 한가지)로 기르고 있다.

※ 남도지방 어느 강가에서 촬영하는데, 어디서 진한향기가 발하여 살펴보니 도로 옆 둔덕에 심어져 있는 로즈마리에서 진한 향기가 났다. 이 로즈마리는 시골아주머니가 버려진 양은솥을 화분으로 만들어 거기에 심었다. 그리고 자란 가지를 삼목하여 이웃들과 자식들에게 나누어주었다고 한다. 그런데 얼마 후 그곳을 가보니 누군가가 솥을 통째로 가져가버렸다고 한다. 시골아주머니는 매우 안타까워했다.

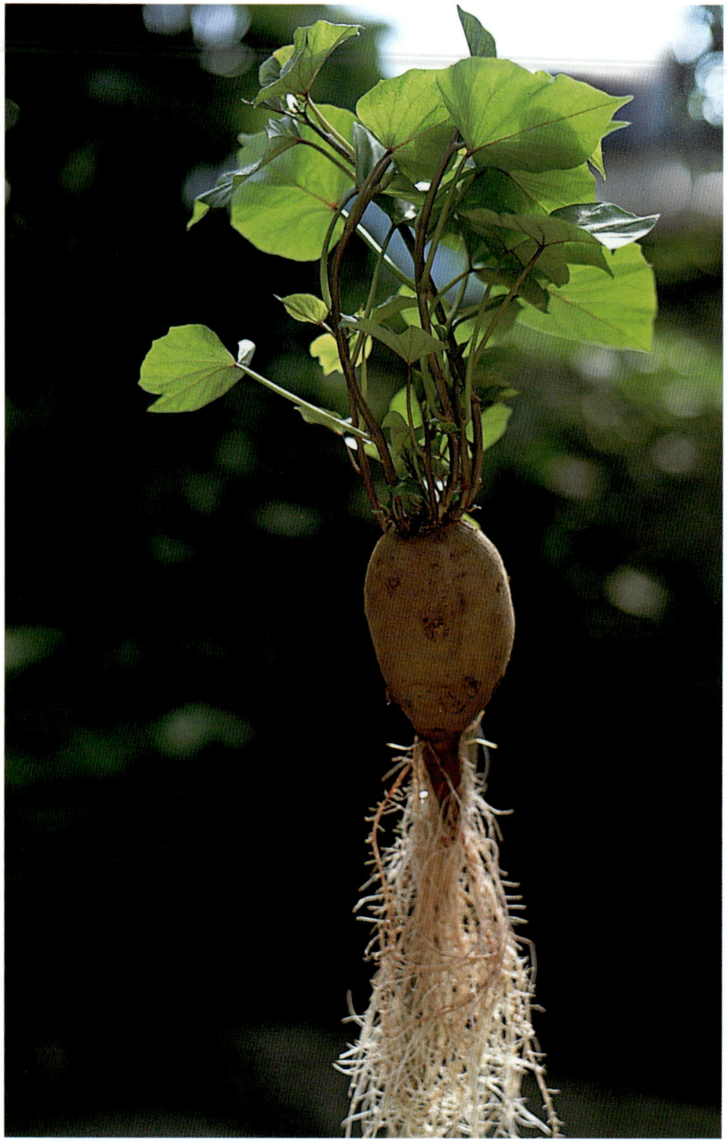

감기 感氣 몸살

감기는 감기 바이러스나 인플루엔자 바이러스가, 사람들 간의 접촉으로 인하여 공기를 통해 감염된다. 아울러 스트레스 및 피로와 과로, 영양부족, 날씨 등에 의해서도 발생한다. 증상으로는 재채기, 콧물, 피로와 목소리가 더러 쉬기도 하고 미열, 두통, 식욕저하 등이 일어난다.
그리고 몸살은 몸이 몹시 피로하여 일어나는 질병이다. 감기가 원인이 되는 경우가 많고 과로를 한다든지 어떤 질병이나 심적 고통으로 인하여 심신이 괴로움을 당할 때 일어나는 증상으로 몸이 나른하고 팔다리가 힘이 없고 아프며 열이 나는 경우도 있고 밥맛이 없고 만사가 귀찮아진다. 몸살은 감기가 왔을 때 합병으로 오는 경우가 많으므로 한방에서는 감기와 몸살을 함께 치료를 다루고 있다.
감기몸살을 소홀히 하면 만병의 근원이다. 아울러 폐렴, 중이염, 신장염, 축농증 기타 질병 등의 합병증을 초래할 수 있으므로 고열을 동반한 감기증상이 계속되면 의사의 치료가 필요하다. 이때에 비염, 인두염, 편도선염, 후두염 등은 이비인후과를, 그리고 인플루엔자, 기관지염, 폐렴 등은 내과의를 방문 치료를 받아야 한다.

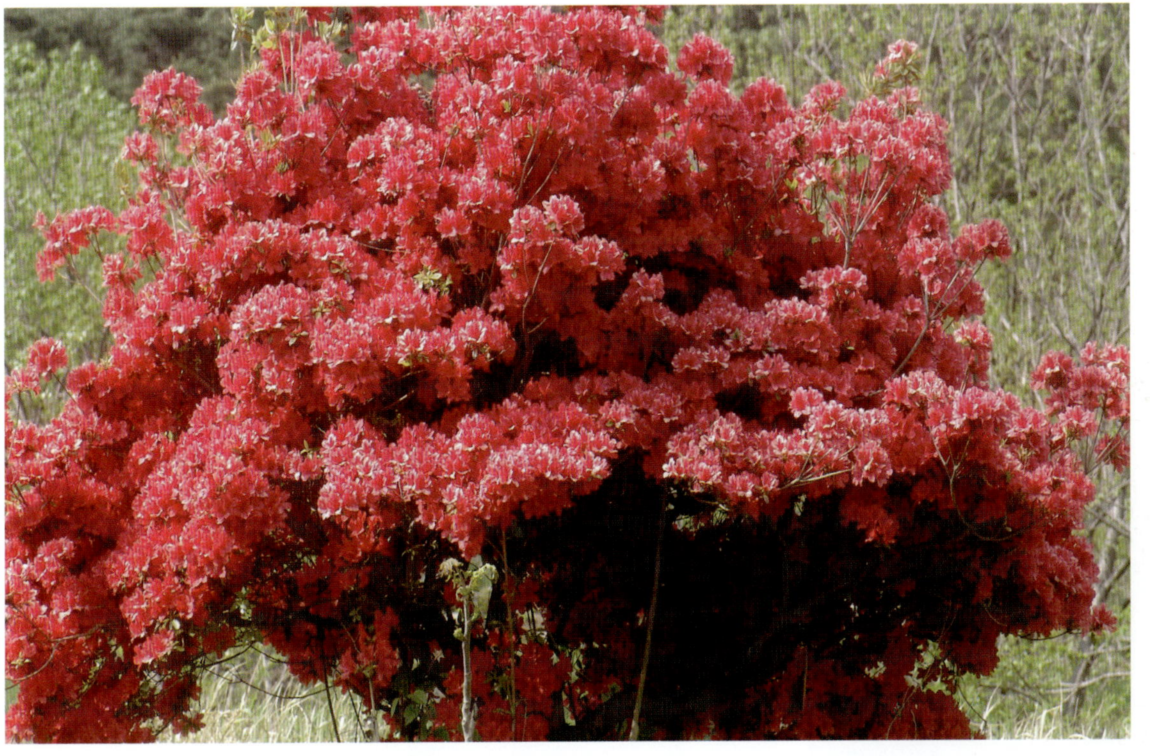

고혈압 高血壓

고혈압이란, 혈압이 최고, 최저 모두 비정상적으로 높은 병적 현상이다. 보통 수축기 혈압이 160mHg 이상, 확장기 혈압이 95mhg 이하인 것을 말한다. 일상적으로 혈압이 높으면 두통과 어지럼증, 심계항진〈가슴이 두근거리는 현상〉, 피로가 나타나기도 한다. 고혈압에 의해 동맥경화가 진행되면 비출혈 코피 혈뇨 및 어지럼증 그리고 시야 흐림 등이 나타나며 심부전에 의한 협심증, 호흡곤란 등의 증상이 나타나기도 한다.

특히 당뇨병과 동반되는 고혈압의 경우는 유의하여야 한다. 만일 당뇨병이 있는 사람이 혈압이 높으면 당뇨병의 미세혈관 합병증과 대 혈관 합병증을 촉발하거나 병을 심하게 할 수 있기 때문에 먼저 혈압을 정상적으로 치료하는 것이 중요하다. 당뇨병이 있으면 그렇지 않은 경우보다 심혈관계 질환이 2~6배 많이 발생한다.

또한, 고혈압이 있는 사람이 당뇨병이 있으면 사망 위험이 크게 높아질 뿐만이 아니라 당뇨병의 흔한 합병증의 하나인 망막 합병증과 신장 합병증이 더욱더 촉발된다. 고혈압과 당뇨병이 있는 사람이 고혈압을 치료하면, 당뇨병의 합병증이 진행을 막거나 상태를 늦출 수가 있다. 그러므로 당뇨병의 치료는 혈압과 밀접한 관계가 있음을 아는 것이 중요하다.

익모초

Motherwort

- 학　　명 : Leonurus sibiricus
- 과　　목 : 꿀풀과 / 2년초
- 분포지역 : 한국 · 일본 · 중국
- 화 초 키 : 1m ~ 1.5m
- 개 화 기 : 7~8월

특　　징

들이나 산야에 남. 줄기는 1.5m 가량, 잎은 마주나며, 여름에 담홍자색 꽃이 핌. 암눈비앗

수확을 하면

한방에서는 익모초의 옹근풀로 말린 것을 익모초라 하여 약재로 쓰는데 맛은 맵고 쓰며 성질은 약간 차다. 꽃 필 때 익모초의 전초를 말린 것, 산후나 갱년기를 완화시키는 진통약으로 이용하며 혈압을 낮추는 효과가 있는 것은 배당체 때문인 것으로 알려져 있다. 출산 후 자궁을 수축시키고 생리불순이나 갱년기 증상도 치료한다. 월경 곤란의 치료약으로 상당히 알려져 있으며, 특히 무월경 치료에 탁월하며 기능적 불임 치료에도 도움을 준다. 그리고 여름 식욕이 없을 때 생즙을 먹으면 밥맛을 나게 한다.

수확을 하면

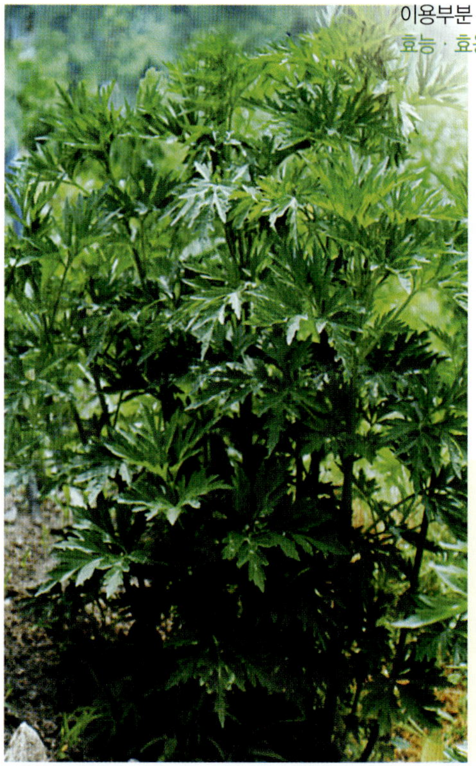

이용부분 : 꽃 · 잎 · 줄기　　　이 용 법 : 약용

효능 · 효용 : 산후출혈 · 복통 · 월경불순 강장제 · 이뇨제 · 타박상 · 진통제 · 더위 먹어 입맛이 없을 때

해설: 1, 부인과 질환에 상용하는 약물로 , 생리가 없을 때와 생리통에 생리 조절 작용을 나타내고 2, 산후 자궁 수축 불량으로 출혈이 있거나 복통이 있을 때에 어혈을 제거 시키면서 자궁 수축에 탁월한 반응을 나나 낸다. 3, 가벼운 이뇨 작용이 있어서 소변의 양이 적으면서 잘 나오지 않을 때와 몸이 부었을 때에 다른 약물들과 배합해서 사용한다. 4, 습진, 가려움증에도 내복 하거나 외용 한다. 종자는 생리 조절 작용이 있으며 시력 증강에도 쓰인다.

약리: 1, 자궁에 직접 흥분 작용을 나타내고 2, 실험성 폐내 현전에 일정한 용해 작용을 나타낸다. 3, 심장과 관상동맥의 혈류량을 증가 시키고 4, 호흡 흥분 작용 5, 이뇨작용 6, 피부 진균 억제 작용을 나타낸다.

임상 보고: 1, 급성신우신염으로 인한 부종에 이 약물 12~20g을 물을 붓고 달여서 1일 3회로 나누어 복용 하였고 2, 관상동맥 질환에 약침 제제로 효험을 높였다. 3, 고혈압에 취오동臭梧桐, 희렴曦簾, 하고초夏枯草와 함께 사용하여 효험을 보았다. 4, 생리불순에 15~20g에 물을 붓고 달여서 1일 3회 복용하여 효과를 얻었다.

〈익모초의 전설〉

옛날 효자 아들이 있었는데 어머니가 산후 조리를 잘못하여 비가 오려 하면 산후통으로 몸이 몹시 아픈데, 집안이 몹시 궁핍하여 약 지을 돈이 없어 걱정하고 있다가 돈을 조금 준비하여 약 캐는 노인을 찾아가 약초를 조금 사와 어머니에게 달여 드렸더니 병이 다 나았다 한다. 그런데 보름 후 다시 약효가 떨어져 병이 도져서 약을 살려고 해도 돈이 없어서 꾀(지혜)를 내서 약 캐는 노인의 뒤를 따라가 그가 캐는 약초를 캐 집으로 가져와 달여 놓고 약을 어머니가 먹어도 괜찮을지 몰라 자기가 먼저 먹어본 다음 어머니에게 드렸더니 그 약을 먹고 병이 나았다 한다. 그래서 어머니에게 유익하다 하여 익모초(益母草)라 하는 전설이 지금까지 전해져 내려오고 있다.

라벤다

Lavender

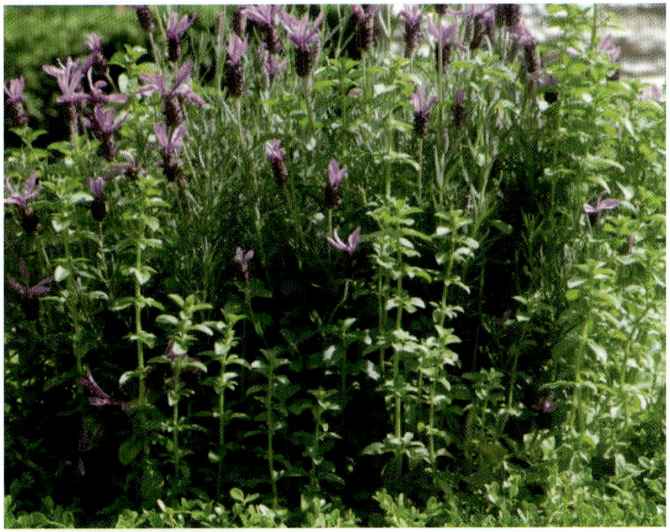

- 학　　명 : Lavendula angustifolia
- 과　　목 : 상록 소저목 꿀풀과/다년초
- 원 산 지 : 지중해연안
- 화 초 키 : 20~100cm
- 이　　식 : 4~6월, 9~10월
- 손　　질 : 비료 8~10월
- 개 화 기 : 6~9월
- 수　　확 : 5~7월 다음해 이후
- 증 식 법 : 삽목 · 포기나누기
  4~6월 삽목 9~10월

기르기

기　후 : 건조하여 햇볕이 잘 드는 장소, 배수가 잘되는 흙을 좋아한다.
증식법 : 삽목 · 포기나누기

재배 포인트

라벤다의 이식은 종묘가 있으면 한여름과 한겨울 이외는 가능하지만, 봄과 가을이 좋다. 파종은 봄과 가을에 가능하지만, 꽃이 피는 것은 2년째의 여름 이후부터 핀다.

수확을 하면

이용부분 : 잎 · 꽃 · 줄기
이 용 법 : 허브티, 오일, 포푸리, 크라프트, 드라이플라워, 꽃꽂이, 정원용 등
효능 · 효용 : (주로 정유)혈압강하 · 항우울증 · 항신경 장해 · 진정 · 소염 · 소독 · 해독 · 담즙분비촉진 · 통경 · 분만촉진 · 항바이러스 (단, 임신초기의 임산부는 이용을 삼가)

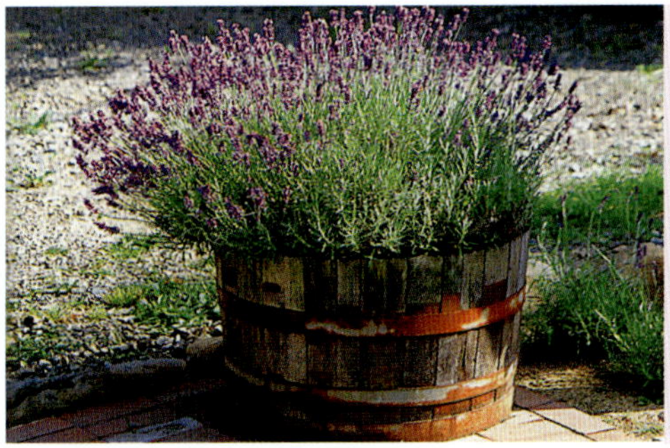

보라 빛 꽃이 자욱한 향초의 여왕

라벤다 향기에는 사람 마음의 긴장을 풀어주는 작용이 있고, 피곤해서 집으로 돌아왔을 때, 방안에 라벤다의 향기가 가득 풍기면 마음이 안정되고 휴식에 많은 도움을 준다. 또한 화분과 크라프트에서 감도는 듯 하는 상쾌한 향기는 하루의 피로를 풀게 해주는 요소이다.
정원에 이식하면 풍성한 큰 포기가 되고, 꽃이 보라색으로 퍼지는 아름다운 모습과 싱그러운 포기에서 방향으로 즐겁게 해준다. 또한, 정유에는 피부의 세포를 활성화시켜서 피부의 분비를 정돈해 주는 작용이 있다. 그 인기도 그렇지만, 아로마테라피에도 좋은 만능의 향초이다.

캐모마일

Chamomile

- 학 명 : Matricaria chamomilla
- 별 명 : 캐미루레, 캬밀레
- 과 목 : 국화과 / 1년 초(저먼종), 다년초(로만종 · 다이야스종 · 더블플라워종
- 원 산 지 : 지중해연안
- 화 초 키 : 20~60cm
- 이 식 : 4~5월
- 손 질 : 웃거름 5~6월
- 수 확 : 4~7월 로만종 다음 해 이후
- 증 식 법 : 파종 · 포기나누기 4~5월, 9~10월

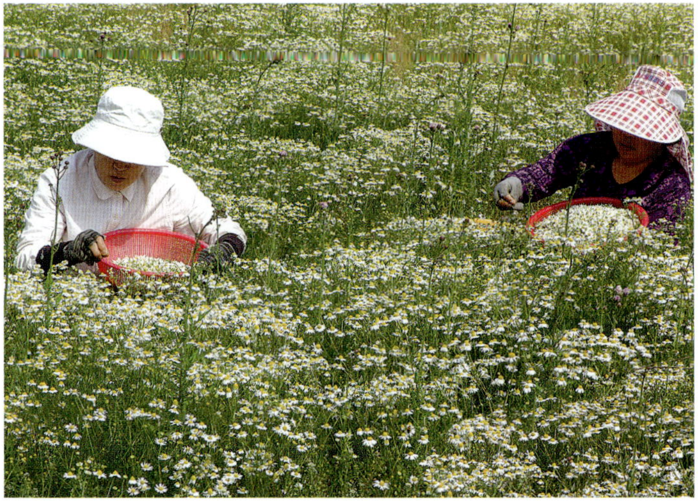

귀여운 꽃인,「대지의 사과」

봄에 가련한 꽃을 피우는 캐모마일.「대지의 사과」란 별명 그대로, 달콤한 사과와 같은 산뜻한 향기가 감돈다. 불안과 긴장을 해소해 주는 이 허브는 차로서 감기일 때에 허브바스로 하여 차가운 몸을 따뜻하게 하고, 스페이샤스팀의 미용에도 권장하지만, 귀여운 그 꽃은 꽃꽂이와 어레인지멘트에도 인기가 있다. 추위에 강하고, 떨어진 씨앗에서도 이듬해 싹터 자라므로 매년 꽃을 즐길 수 있다. 사람을 건강하게 해주는 그 에너지는 다른 식물에도 작용, 함께 심으면 서로 건강하게 해주는 상생 작용을 한다.

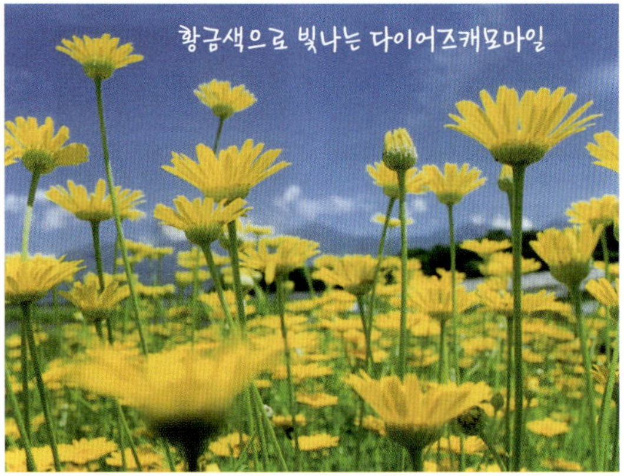

기르기 전에

기 후 : 햇볕과 통풍이 잘되는 토지
증식법 : 파종 · 포기나누기

재배 포인트

종묘의 이식은 4월과 10월, 파종은 3~4월과 9월~10월이 적기이다. 봄 파종의 개화는 6~7월, 가을 파종의 개화는 4~5월이 된다.

수확을 하면

이용부분 : 꽃
이 용 법 : 꽃꽂이, 드라이플라워, 허브티, 요리, 허브바스, 포푸리, 정원용, 미용 등
효능 · 효용 : 진정, 발한, 감기, 보습, 해열, 항 알레르기, 소염, 피부연화, 통경

타임

Thyme

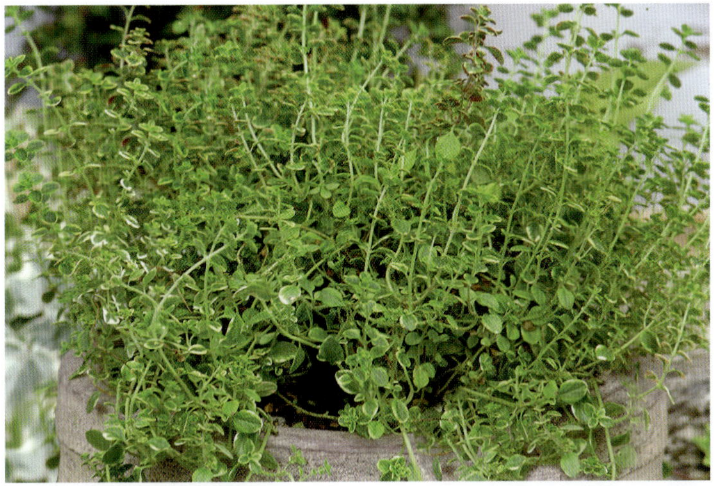

- 학　명 : Thymus vulgaris
- 별　명 : 향초
- 과　목 : 꿀풀과 / 다년초 상록 소저목
- 원산지 : 지중해연안
- 화초키 : 10~35cm
- 이　식 : 4~6월 9~10월
- 손　질 : 되 자르기 · 웃거름
- 수　확 : 1~12월 다음해 이후
- 증식법 : 삽목 4~5월, 삽목 9~10월

여러 가지로 사용할 수 있는 스파이스 허브

괴롭고 슬픈 일이 있을 때에, 당신을 활력 있게 해주는 향기의 타임. 예로부터 우리 인간에게 친숙해져 왔던 허브로, 모든 요리에 이용되고, 육류의 냄새를 없애고, 감칠맛과 풍미를 더해준다. 차로 이용하면 구취 · 저혈압 · 화분증꽃가루의 개선과 방충효과도 있고, 강한 방향을 갖기 때문에 초여름의 핑크의 작은 꽃과 함께, 정원 곁에 심어서 타임의 샛길을 만들면 싱그러운 향기의 정원으로. 포푸리와 리스 등 갖가지 크라프트에 이용된다. 또, 대단히 튼튼한 허브이므로, 초보자라도 간단하게 기를 수 있다.

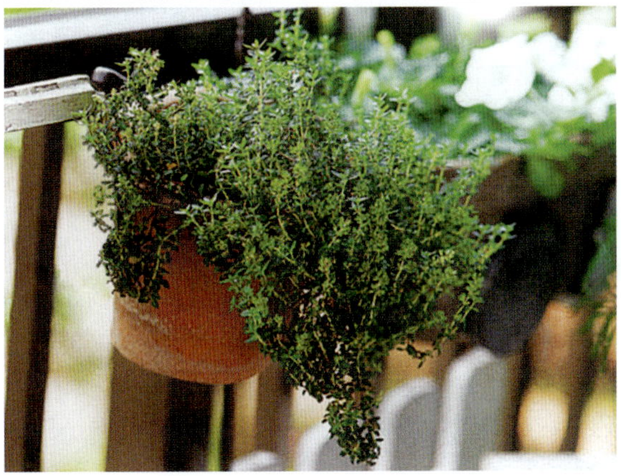

기르기 전에

기　후 : 햇볕과 통풍이 잘되고 배수가 잘되는 흙으로, 흙의 산성을 싫어한다. 증식법 : 삽목 · 포기나누기 · 휘묻이

재배 포인트

종묘의 이식은 한여름과 한겨울 이외에는 수시로 파종은 봄은 3~6월, 가을에는 9월~10월에. 개화는 2년째의 초여름이 된다. 수확은 1년 내내 가능하고, 추위에도 강하여 우리나라 남부지방의 옥외에서 월동할 수 있다.

수확을 하면

이용부분 : 꽃 · 줄기 · 잎
이 용 법 : 약용차, 요리, 포푸리, 허브버스, 꽃꽂이, 드라이플라워 등
효능 · 효용 : 강장 · 거담 · 구충 · 혈압상승 · 살충 · 류머티즘 · 부패방지 · 통경

건강어드바이스 조탁법 鳥啄法

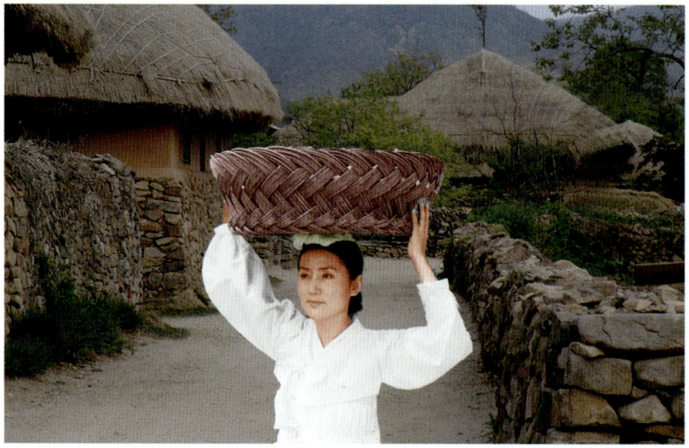

신기한(?) 할머니 이야기입니다. 연세가 傘壽(산수=80세)로 병원을 모르고 사셨다고 합니다. 그런데도 건강은 그야말로 만점입니다. 염색을 안 해도 머리는 새까맣고 시력도 젊은이 못지않습니다. 치아도 멀쩡합니다. 하도 희어서 틀니를 끼고 계신 줄로 착각을 할 정도입니다.

오장육부의 기능도 멀쩡합니다. 위장, 대장, 방광 등 어느 한 곳도 이상이 없다고 합니다. 진찰을 하면서 복부의 모혈 자리들을 눌러 확인했다고 합니다. 노인 여성들에게 흔한 요실금 증세나 퇴행성 관절염도 전혀 없는 분입니다. 손발이 차거나 배가 찬 것도 없고 뼈에 바람이 든다는 등 그런 것도 전혀 모르는 분이지요. 정말 놀랄만한 일입니다.
그래서 비결을 물었습니다.

그 대답이 바로 조탁법(鳥啄法) 입니다.

"조탁법 鳥啄法"

鳥(새 '조') 啄(쪼을 '탁')이라는 글자입니다.
"양쪽 손의 10개 손가락만 있으면 끝입니다"
손가락 끝으로 머리 전체를 마치 새가 모이를 쪼듯이 가볍게 톡톡 두드리는 겁니다. 하루에 몇 번을 해야 한다는 기준은 없습니다. 시간 날 때마다 자주하면 자주 할 수록 좋습니다. 세게 두드릴 필요도 없습니다. 많이 아픈 사람은 가볍게 두드리고 거의 아프지 않은 사람은 좀 강하게 두드리면 됩니다.

건강한 사람은 머리를 아무리 세게 두드려도 아프지 않습니다. 시원합니다. 두드릴 때 아프던 머리가 점차 아프지 않게 된다면 이는 몸의 상태가 좋아졌다는 증거입니다.
꾸준히 해 보시기 바랍니다!

특히 빼먹지 말고 꼭 해야 할 곳은 귀 주변과 뒷골 부위입니다. 이 부분을 잘 두들겨 주면 중풍이 예방되며 중풍이 걸린 사람도 점차 증세가 호전됩니다. 중풍이 염려되는 사람이라면 꼭 해야 합니다. 조탁법은 머리카락 난 부분은 물론이고 얼굴 부위와 귀 부위까지도 두드려 주는 것입니다. 얼굴 부위도 두드리다 보면 이상하게 아픈 곳과 아프지 않은 곳이 있습니다. 아픈 곳은 무조건 많이 두드려 주어야 합니다.

그럼 조탁법은 왜 건강이 좋아지는가?

이 질문에 대해서 설명해 보겠습니다.
우리 몸에는 기가 흐르는 통로인 경락이라는 것이 있습니다. 경락 중에서 대표적인 것이 12개의 정경입니다. 이 12개의 정경은 6개의 양경락과 6개의 음경락으로 이루어집니다.
양경락 6개는 모두 머리 쪽으로 올라갑니다. 그래서 머리를 두들겨 주면 양경락 6개가 모두 자극을 받습니다. 양경락 6개가 자극을 받으면 해당 장부 6개가 모두 풀립니다. 12장부 중에서 절반이 해결되는 것이지요. 또

기경 중에서도 가장 중요한 기경인 독맥이 머리 중앙선을 지납니다. 독맥은 우리 몸에서 가장 중요합니다. 특히 독맥의 상부인 머리 부분을 자극한다는 것은 온 몸을 자극하는 것과 같은 효과를 냅니다. 머리 꼭대기 부위를 손으로 자주 두드려 주면 신기하게도 치질이 해결됩니다.

아래 부위의 병은 위에서 치료한다는 것이 한의학의 기본원리입니다. 온 몸을 치료하되 머리 부분에서만 치료하는 치료법으로 두피침, 이침, 안침 등이 있습니다. 즉 머리카락이 난 부분에만 침을 놓거나 귀에만 침을 놓거나 혹은 눈 주위에만 침을 놓아 온 몸의 질병을 치료할 수 있다는 겁니다. 그러니 조탁법으로 머리 전체에 자극을 주면 온 몸이 골고루 좋아지는 현상이 나타납니다. 의사가 아니어도 전문지식이 없어도 걱정없습니다.

그러니 많이 아픈 부위를 집중적으로 자극하다 보면 우리 몸에서 가장 중요한 부분이 바로 뇌입니다.
뇌가 "根" 즉 뿌리라면 척추는 "本" 즉 기둥이라고 할 수 있습니다. 팔 다리는 잘린다고 해도 삽니다. 대부분의 장부의 일부를 잘라내도 삽니다.

그러나 뇌는 전혀 다릅니다. 뇌는 조금만 손상을 받아도 치명적입니다. 뇌 혹은 머리는 동양의학적으로 보면 "天" 즉 하늘입니다. 몸통 전체가 "地" 즉 땅이지요. 땅도 중요하지만 땅보다도 더 중요한 것이 바로 하늘입니다. 그러니 몸통도 중요하지만 머리가 중요하지 않을 수가 없는 것이지요.

우리 몸에는 상단전 중단전 하단전이라는 3개의 단전이 있습니다. 상단전은 머리 속 가운데이고 중단전은 가슴 중앙의 속 부위이며 하단전은 하복부의 중앙입니다. 하단전에 문제가 생기면 나쁜 기운들이 위로 올라갑니다.
그래서 상단전 쪽으로 나쁜 기운이 몰립니다. 그 결과 목이나 머리 부위에서 열이나고 머리가 아파지며 눈이 침침해집니다. 이때 가장 단순하고도 좋은 방법이 "조탁법"입니다.

쉽게 이야기해서 상단전 부위를 이불이나 담요 먼지 털듯이 털어 내는 겁니다. 상단전의 나쁜 기운이 다 빠지면 온 몸 전체가 맑아지게 됩니다.

"너무너무 좋은 정보라 혼자 알기가 아까워요. 여러분도 꾸준히 실천해서 건강한 '삶' 사시길 바랍니다."

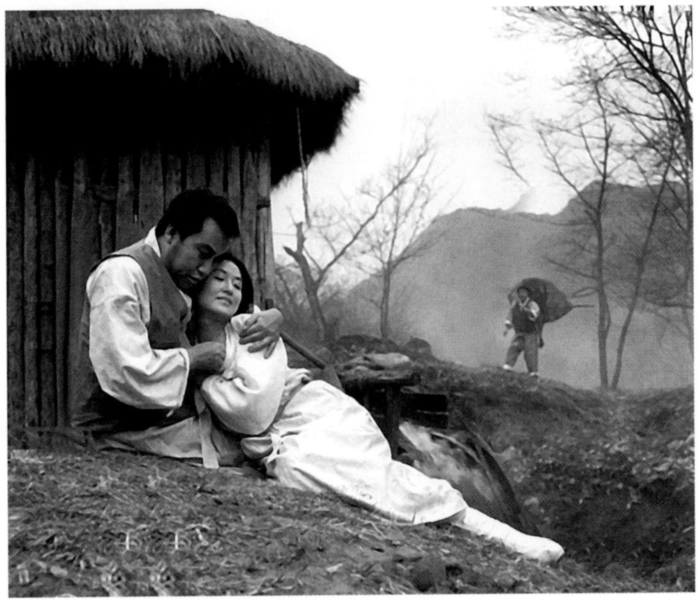

치 매

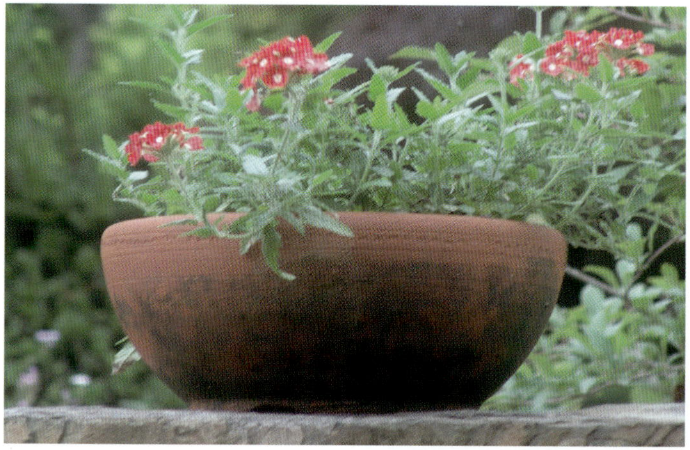

<치매>는 자신은 물론 가족과 이웃 지인들 모두를 곤혹스럽게 만드는 무서운 질병으로 치료법이 없다는게 현재까지의 정설입니다.

– 글 – 안홍조(강원도 철원 출신 몽골 사업가)

1956년생(70세)인 제가 고향 철원에서 운영하던 사업체(주. 삼흥관광)를 동생에게 물려준 후, 이역만리 몽골로 들어와 외국인 최초로 토지(2,311 평방미터)를 매입 후, 건물을 축조하고, "동대문"이라는 상호로 몽골 최초 한국식 대형 사우나를 설립, 운영하였더니 순풍에 돛단듯 사업이 번창하기 시작한 얼마 후, <치매>의 조짐을 느껴 경희의료원의 진료를 받게 되었습니다.
담당의는 박기정 교수님! 교수님께서 문진을 마치신 후, 말씀하신 한마디, "치매(痴呆)!입니다."

천둥소리처럼 들린 이 한마디가 70평생을 살아온 저의 인생을 송두리채 흔들어 놓았습니다. 이어서 하시는 말씀, "음식을 싱겁게 드십시요"
집에 돌아온 후, 모든 음식에서 소금을 배제한, 저염식단으로 바꿨지만 치매는 야속하게도 점점 더 심해져 갔고, 사업은 물론 일상생활조차도 어려워 졌습니다.

거래 상대방의 이름과 상호, 현금 입, 출금 및 거래내역조차 기억하지 못하면서, 길을 나서면 "내가 어디를 가려고 했지?" 목적지에 도착하면, "내가 왜 여기에 왔지? 차를 타고서도, "어디가는 차지?" 내가 뭘 사긴 샀는데, 물건은 어디 있지?

반복되는 건망증과 소지품의 유실(流失)로 신경은 극도로 날카로워졌고, 가족과의 마찰도 극도로 심해졌습니다. 사소한 이유로도 아내를 책망하고 핍박했습니다. 여러 병원을 찾아 꾸준히 처방 약을 복용했지만, 차도는 커녕, 내 자신이 나를 생각해도 한심할 정도로 상태는 악화되었고, 모든 일에서 자신감을 상실했습니다.

몽골로 돌아 온 어느 여름날, 동부 몽골농장을 다녀오다가 "도르노드 아이막 마타드 솜" 군수님댁에 잠시 들려 당시 나눈 대화가 불현듯 생각났습니다.
당시 88세되신 군수님이 먼길을 왔다고 "자기 집에 들려 차 한잔 하고 가시라" 하여 집에 들렸는데, 백발 노파가 계셔서 "저분은 누구십니까?" 여쭸더니, "에찌(어머니)라고 하여, 깜짝 놀라 연세를 물어보니, "123세" 라고 하셔서, "사람이 어떻게 이렇게 오래 사실수 있나?" 물었던 바 "어머님이 몽골에서 가장 나이가 많은 분"이라 하셨습니다.
"무엇을 좋아하시고 많이 드십니까?" 물었던 바, 우리 어머님은 "고기와 소금" 말고는 아무 것도 안드신다 하여 깜짝 놀랐습니다.

그 후 저는, 의사의 저염식(低鹽食) 권고를 무시하고 "소금섭취량"을 대폭 늘려 "국"도 소금을 더해 짜게 먹었고, 커피와 차도 "설탕"대신 "소금"으로 간을 맞춰 먹었는데, 놀랍게도 치매가 호전되기 시작했습니다. 병원 진료를 거부하고, 내복약을 끊은 후, 아내에게 신신당부 기존에 섭취하던 소금의 양을 2배로 늘려 달라 하였더니 아내가 기겁을 하여 놀란 목소리로 "당신 미쳤냐?" 하기에, 제가 차분한 목소리로 "소금먹고 죽은 사람 봤더냐?"하고 되물었습니다.

그로부터 1개월 후, 기억력이 조금 살아난듯 해서, 병원진료를 끊고 약 4-5년 동안 소금의 양을 점차 늘려 섭취한 결과, 치매 발병 전의 상태로 거의 돌아오게 되었습니다.
그리고 나서 그동안 치매로 미뤄두었던 러시아 사업 재개를 위해, 흑해(黑海)변에 소재한 크라스노다르 (우크라이나와 카자흐스탄 사이/러시아 최 남단) 지방으로 인생 3막을 개척하기 위해 떠나려 준비중입니다.

지금, 황금, 소금, 이 세가지가 우리 인생의 3大 금〈金〉임을 명심하시고 소금으로 건강한 인생을 만끽하며 살아가시기를 바랍니다.
저는 소금의 양을 늘려 섭취한 이 후, 지금까지 감기 한번 걸리지 않고 몽골 울란바타르에서 건강하게 잘 살고 있습니다.

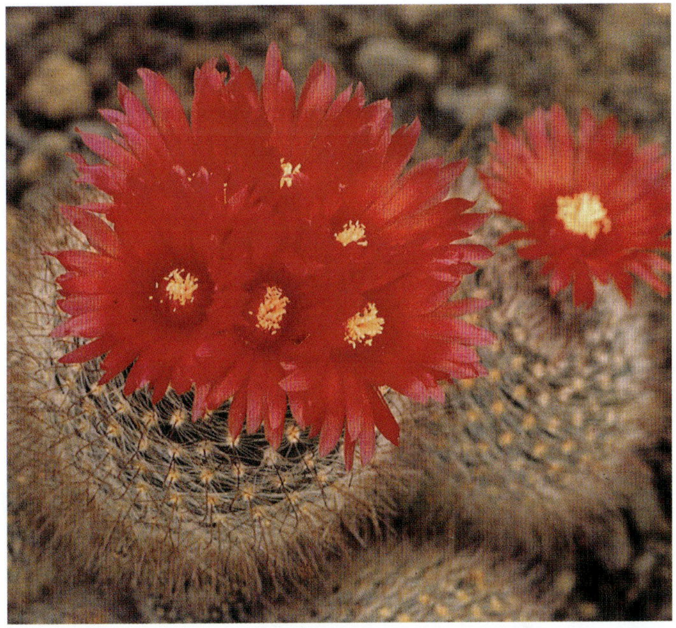

양의는 저염식을 권한다. 그런데 한의들은 소금을 많이 복용해도 괜찮다고 한다. 어느것이 옳을까? 고, 인산 김일훈(1909~1992) 선생은 9번 볶은 죽염은 만병 통치약이라고 하면서 〈죽염〉이라는 신약을 만들어 놓고 별세하셨다. 소제는 죽염을 한달동안 안 먹었더니 눈곱이 끼이며 안구건조증 증세를 보였다. 그래서 소금을 하루에 티스푼으로 한 숟갈씩 뜨신물에 타서 마시니까 정상으로 돌아왔다.

그래서, 저는 소금을 많이 먹어야 좋다고 생각하는 사람이다.
여기 이 글에 보이는 징기스 안이라는 사람도 저염식 하라는 의사의 말에 반하여 오히려 소금을 많이 먹었더니 치매가 씻은 듯이 나았다.
부디 소금 많이 드시기를 바랍니다.

스테비아

Stevia

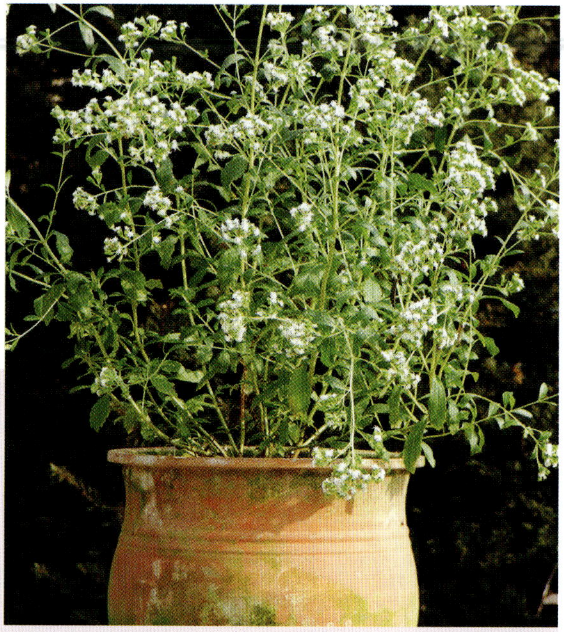

- 학 명 : Stevia rubaudiana
- 과 목 : 국화과 / 다년초
- 원산지 : 파라과이 · 브라질 · 아르헨티나 등의 국경 산간지
- 화초키 : 50~100cm
- 이 식 : 3~5월
- 손 질 : 되 자르기 · 웃거름
- 개화기 : 8~9월
- 수 확 : 5~11월 다음 해 이후
- 증식법 : 포기나누기 3~4월, 삽목 6~7월, 9~10월

설탕의 200배의 당도로 저칼로리로 주목받는 향초

항산화 식품으로 최근에는 과자와 차 등의 성분표로도 그 이름을 자주 보는 감미료의 스테비아. 잎을 뜯어 입에 넣으면 설탕의 200~300배 정도의 달콤함을 느낄 수 있다. 파라과이에서는 옛날부터 스테비아잎을 감미료로 이용해 왔는데, 최근 합성감미료인 사카린의 유해성이 문제가 되자, 다시 주목을 끌게 되었다. 차를 만들어 마시거나 껌 대용으로 하며 청량음료의 감미료로 사용한다. 차를 마실 때는 한잔에 스테비아 잎 2~3장이 적당하다.

단 맛을 내는 모든 요리에 쓸 수 있다. 칼로리가 낮아, 당뇨병 환자의 이용에도 매우 유용한 식물이다.

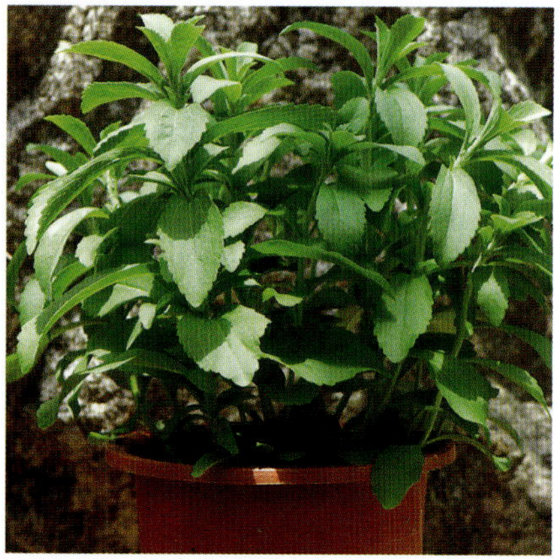

기르기 전에

기 후 : 햇볕이 잘 들고 비옥한 토양을 좋아한다.

증식법 : 포기나누기 · 삽목

재배 포인트

종묘의 이식은 봄에. 초여름부터 가을까지 수확 할 수 있다. (씨앗으로 부터의 경우는 4~5월)여름에 꽃이 피므로, 꽃이 끝난 후에 답례비료를 준다. 겨울의 추위에는 약하므로 화분을 실내에 들여 놓는다.

수확을 하면

이용부분 : 잎 · 줄기

이 용 법 : 허브티, 풍미 곁들기

효능 · 효용 : 당뇨병, 면역력 향상, 혈액순환, 촉진, 세포증식, 간기능 강화

스테비아 용기에 기르기

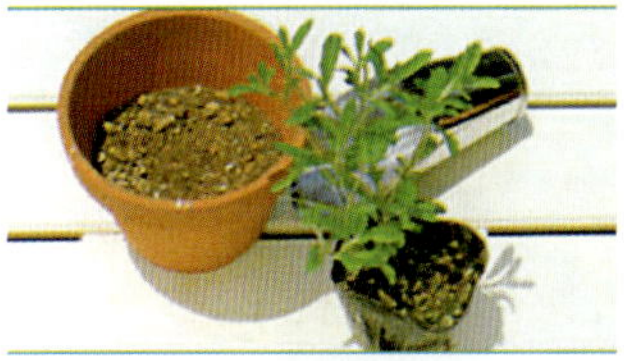

① 봄에 잎의 단맛이 좋은 종묘를 고르고, 배수 · 촉촉한 흙을 준비한다. 또한 밑거름을 잊지 말고 주도록 한다.

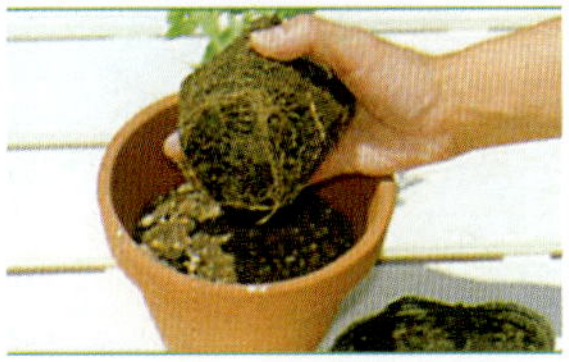

② 5호분 이상의 용기에 이식한다. 배수가 잘되면 잘 자라므로, 용기는 유약을 바르지 않고 구운 화분이 좋다.

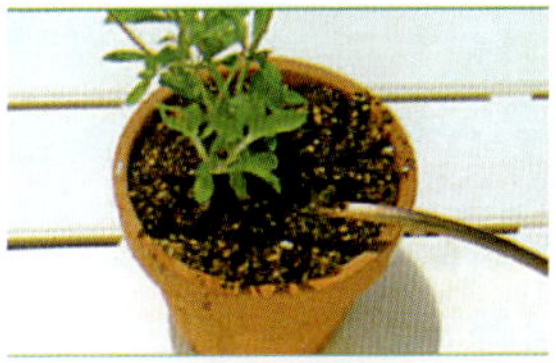

③ 화분바닥에서 흘러나올 정도로 듬뿍 물을 주고, 2~3일간 그늘에 둔다.

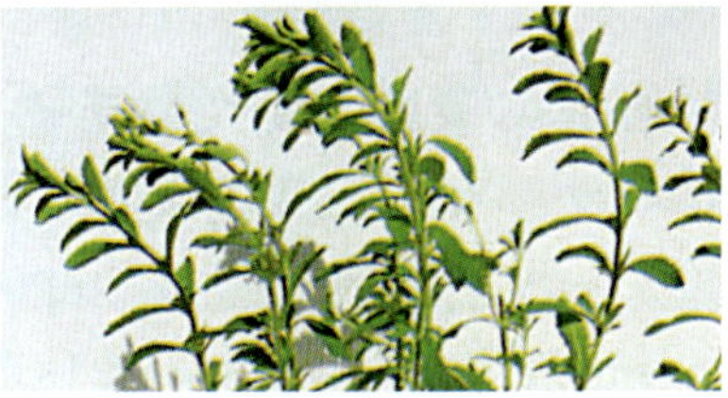

④ 초여름에서 여름에 걸쳐서 가지가 잘 뻗고, 잎도 달린다. 비료를 주면 잎도 많이 달리므로 웃거름을 잊지 말고 주도록.

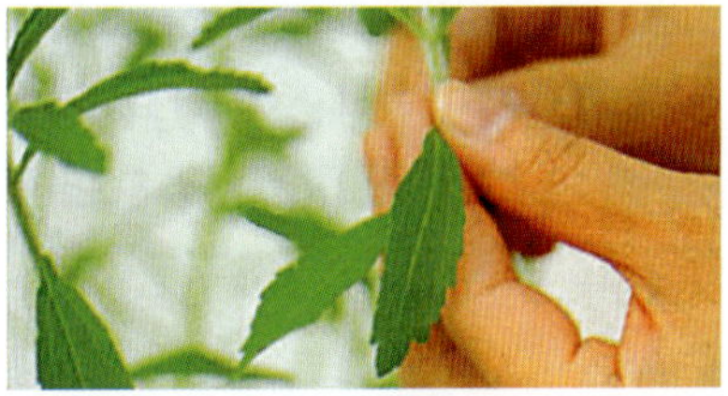

⑤ 색이 좋은 잎을 따서 이용한다. 가지가 너무 웃자라 있는 경우에는 가지마다 잘라준다. 잎을 한 잎 따서 입에 넣으면 단맛이 입안에 퍼진다.
허브티에 감미가 필요할 때에는, 한컵 당 1~2잎의 스테비아 잎을 넣는다. 설탕보다도 고상한 감미가 퍼진다. 허브티의 젤리에도 빠뜨릴 수 없는 존재로, 드라이로 해서 냉장고에서 보존할 수 있다.

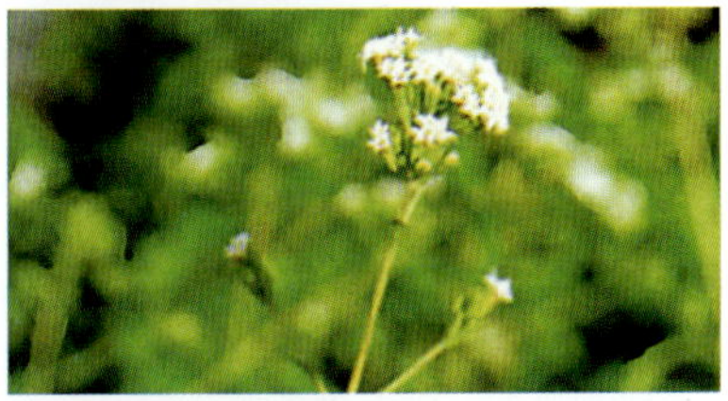

⑥ 8~9월에 가지 끝에 희고 작은 꽃이 달린다. 건조보존 하고 싶을 때에는 개화직전에 가지마다 잘라서 건조시킨다.

〈포인트〉

스테비아는 약간 그늘에서도 잘 자라지만, 배수, 물기가 있게 하는 일이 중요하다.
너무 습기가 있으면 뿌리가 썩어버리고, 너무 말라있으면 말라버린다. 생육 중에는 촉촉한 상태를 보존하도록, 흙이 마르기 전에 물을 준다.

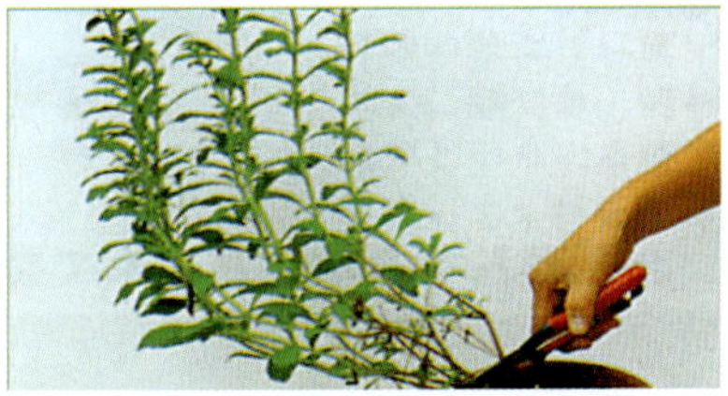

⑦ 꽃이 다 피면, 포기의 부담을 줄이기 위해 뿌리 밑동 근처를 베어낸다.(잘라 되 심기). 그 후 프로믹 등의 웃거름을 준다.
이것을 답례비료라고 하며, 다시 새싹이 나온다.

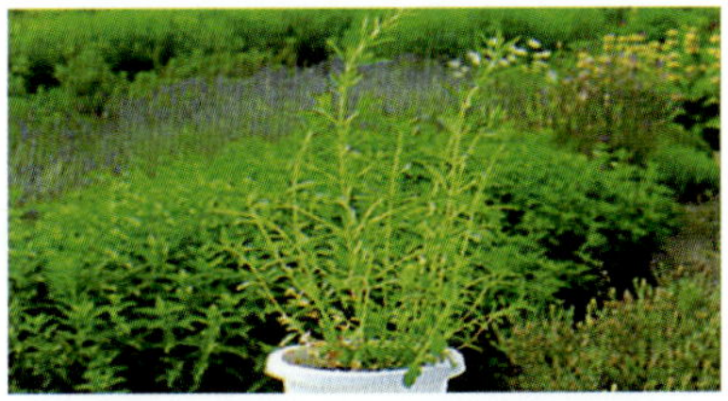

⑧ 스테비아는 다년초이므로 몇 년이고 즐길 수 있다.
포기가 커지면 큰 용기에 이식한다. 이때에 포기나누기를 하면, 또 새로운 포기를 만들 수 있다.
삽목으로도 간단하게 증식시킬 수 있으므로, 오래된 스테비아를 포기나누기로 갱신해 준다.

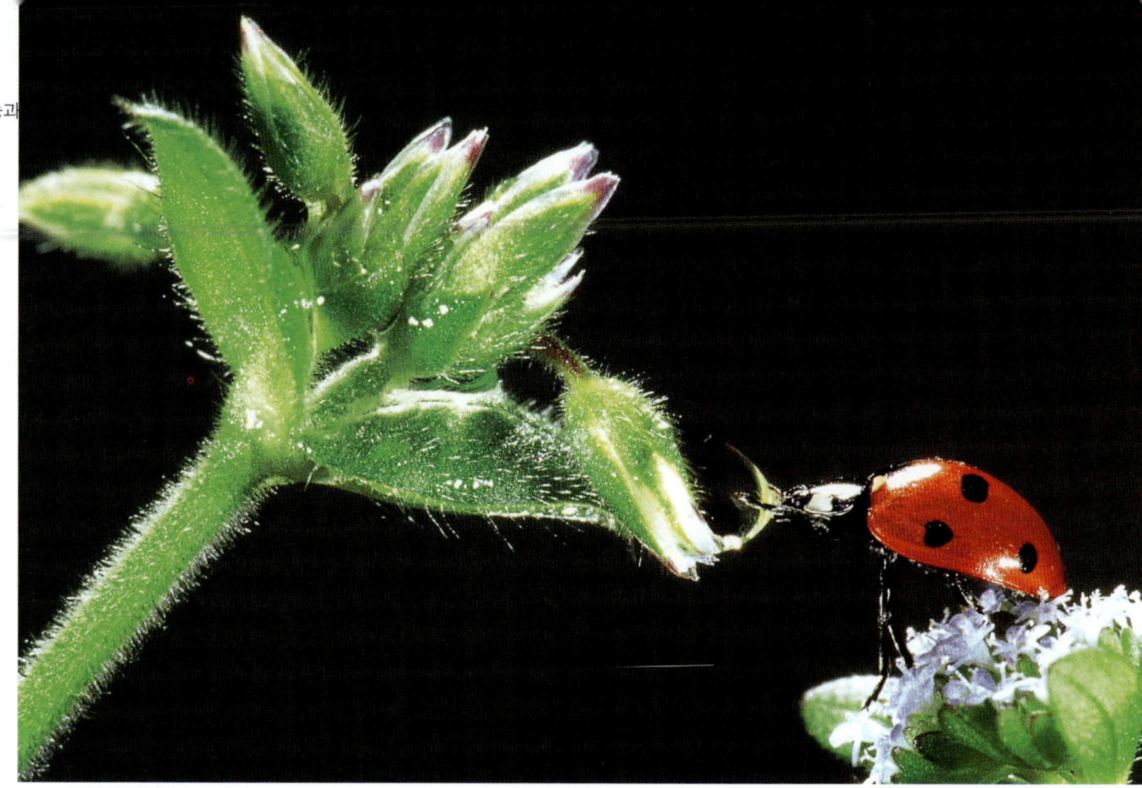

중풍 中風

중풍은 뇌출혈, 지주막하 출혈, 뇌혈전 등에 의해 전신, 반신, 또는 어떤 국부가 마비되는 병이다. 원인은 지나친 음주, 흡연, 정신적 스트레스, 과로, 오한, 고혈압, 심장병 등이 원인이다. 중풍은 갑자기 심한 두통이 있고 없고 하여 의식을 잃고 심하면 몸을 움직일 수 없고 구토와 경련을 일으키기도 한다. 다만 소뇌로 출혈된 경우는 의식은 확실하지만 말투는 어눌하다.

중풍은 대부분 갑자기 나타난 것이 아니라 몇 년을 거처 서서히 손발이 힘이 없고 말투가 어눌해지는 전조증상이 있다. 이때 빨리 병원을 찾아 전문의의 진찰과 처치를 받아야 한다. 필자의 경우는 몇 년 동안 오른쪽 손발이 힘이 없고 말투가 어눌해해 지는데, 이것이 중풍의 전조증상인 것을 모르고, 차를 타고 다니며 운동부족으로 착각하고 방치하다가 그만 잠을 자고 일어나니 한쪽이 마비되어 몸을 움직일 수가 없어, 병원에 실려가 24시간 양팔에 혈전제를 투여한 결과, 오른 쪽 마비로 반신불수가 되는 결과를 초래하였다. 전조증상을 깨닫지 못한 결과 호미로 막을 걸 가래로도 못 막아, 결과적으로 반신불수 되어 살아가는 우를 범하였다.

중풍은 3시간 안에 처치를 하여야지 만일 그렇지를 못하면 뇌신경이 죽어 치료하여도 중증 장애인이나 사망에 이를 수도 있다 한다. 중풍이 발생 하였을 때는 환자를 두들기거나 흔들어서는 안 된다. 옷이 넉넉하도록 풀어주고 얼굴은 약간 옆으로 돌려 구토로 인해 목구멍이 막히지 않도록 하며, 머리를 낮게 해 안정을 취하게 하고 의사의 치료를 받아야 한다. 필자의 경우는 비록 전조증상을 인식하지 못해 일찍 치료를 받지 못함을 후회하고 있다. 아무튼, 과거 같으면 평생을 아니면 식물인간으로 몇 년 살다가 생을 마감할 터인데, 지금은 의학의 발전과 도움으로 인해, 살아가는 것이 어디 필자뿐이겠는가? 자문해 본다. 아울러 중풍은 전조증상을 빨리 알고 대처를 해야 건강한 삶을 살 수 있음을 거듭 설명한다.

민트 박하

Mint

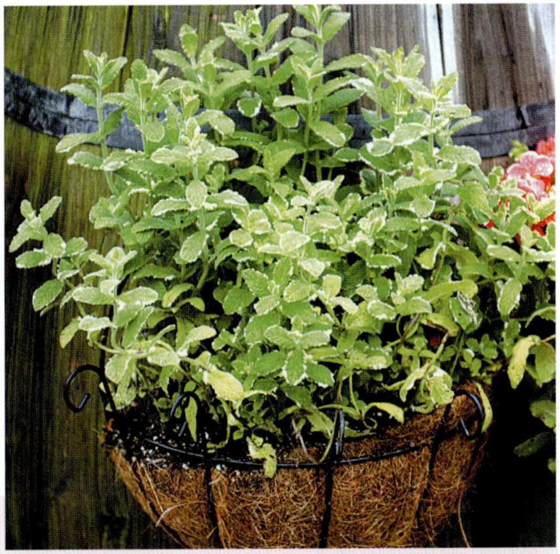

- 학 명 : Mentha spp
- 별 명 : 서양박하
- 과 목 : 꿀풀과 / 다년초
- 원산지 : 지중해연안
- 화초키 : 20~100cm
- 이 식 : 3~6월, 9~10월
- 손 질 : 웃거름 4~6월, 9~10월
- 개화기 : 7~10월
- 수 확 : 3~11월, 다음 해 이후
- 증식법 : 삽목 · 포기나누기
  4~6월 삽목 9~10월

수확을 하면

이용부문: 꽃, 잎, 줄기

이 용 법 : 허브차, 요리, 과자, 치약, 포프리 등

효능 : 거담, 구충, 혈관수축, 진통, 두뇌 명석화 등

청량감이 있는 상쾌한 향초…

껌과 캔디 등으로 친숙한 민트. 그 상쾌한 향기는 초조함과 피로를 제거하고, 목욕과 아로마테라피에 이용해도, 멘톨의 성분으로 시원한 청량감을 느끼게 한다. 페퍼민트 등이 잘 알려져 있으나, 사과향기인 애플민트, 파인애플의 향기인 파인애플 민트 등의 플루티한 향기를 지닌것이 있으므로, 좋아하는 향기를 이용하는 것도 좋을 것이다. 민트는 향이 강하여 육류 요리에 첨가하면 고기 누린내를 잡을 수 있고 방향성이 있어 아이스크림과 음식의 풍미를 더해 준다. 그 밖에 음료 등에 첨가해서 먹고, 디저트, 티에 곁들이는 것만으로 멋진 디저트가 완성된다. 그리고 간단하게 기를수 있는 것이 장점이다.

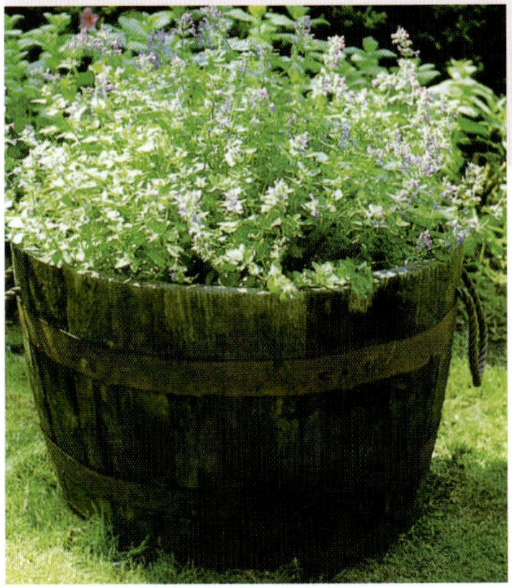

해설: 1, 발산 작용이 강해 외감성으로 인한 감기로 열이 나고 두통과 땀이 나는 증상을 다스린다. 2, 또한 이 약물은 가벼워서 신체의 상부에 작용 하므로 두통과 눈의 충혈을 제거하며 3, 이후염과 편도선염에도 길경桔梗과 형개荊芥를 배합해서 사용한다. 4, 호홍역 초기에 반진이 솟지 않을 때와 피부 가려움증에도 쓰인다. 5, 간장 질환으로 가슴이 답답하고 脇痛이 있을 때에도 시호柴胡와 작약芍藥을 배합해 사용하며 6, 여름철에 습기와 병원균이 침습해서 복통 및 설사와 구토에 곽향藿香을 배합해서 쓴다.

약리: 1, 정유 성분은 국부 출혈을 일으킨다. 2, 땀을 내며, 해열, 소염, 건위 작용 및 담즙 분비 촉진 작용과 위장 평활근의 수축 작용을 일으키는 동시에 호흡기 기도의 점액 분비를 증가 시킨다. 3, 모세혈관 확장 작용을 하고 4, 중추 신경 계통의 흥분 작용, 5, 자궁 수축 작용이 나타난다.

임상 보고: 1, 만성담마진, 2, 급성 결장염, 3, 급성 유선염에 효력이 있었다.

말로우 당아욱

Mallows

- 학 명 : Althaea officinalis
- 별 명 : 연 주홍 접시꽃, 블루말로우
- 과 목 : 접시꽃과 / 다년초
- 원산지 : 유럽
- 화초키 : 60~150cm
- 이 식 : 4~5월
- 손 질 : 7~8월 비료
- 개화기 : 7~9월
- 수 확 : 7~8월 다음 해 이후
- 증식법 : 삽목 4~5월 9~10월

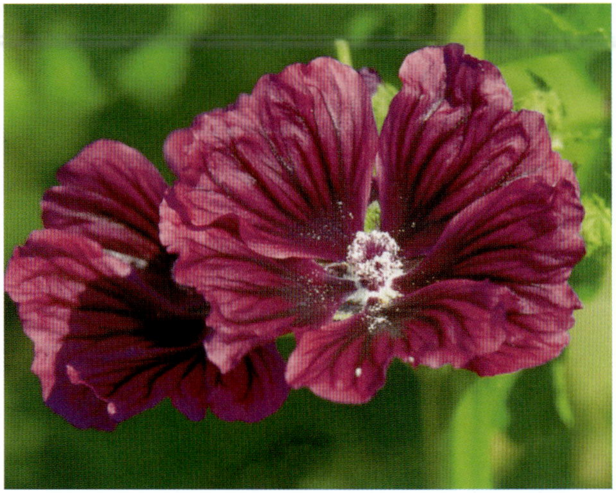

불가사의한 차를 즐길 수 있는 아름다운 꽃이 매력

과자의 마시멜로는, 열매는 말로우의 동료인 마시멜로의 뿌리의 분말로부터 탄생한 것. 아름다운 보라색의 꽃을 차로 하면, 블루에서 핑크로 변하는 심플한 차로 완성된다. 남은 차를 코튼에 묻혀 패팅을 하면, 피부를 윤택하게 해준다.

대표적인 품종으로는 가장 약효가 뛰어난 마시멜로, 흔히 멜로라고 불리며 허브차의 빛깔이 푸른색인 블루 말로우, 사향 냄새가 나는 머스크 말로우 등이 있다.

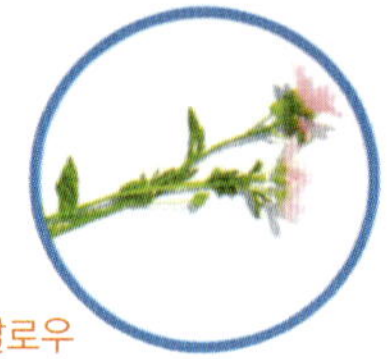

머스크 말로우

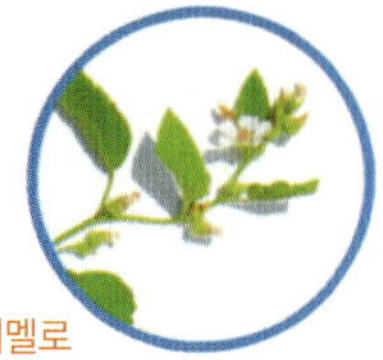

마시멜로

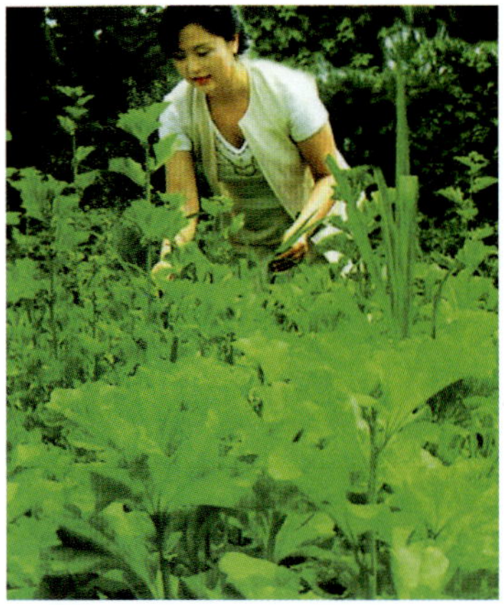

기르기 전에

기 후 : 햇볕과 배수가 잘되고, 비옥한 토지에서. 추위에 강함.

증식법 : 삽목 · 포기나누기

재배 포인트

종묘의 이식과 파종은 봄에. 일반적인 코몬 말로우와 자코(머스크)의 향기의 머스크 말로우는 약간 건조 상태로 하는 편이 좋을 것이다. 마시멜로는 반대로 습기 있는 흙을 좋아한다.

수확을 하면

이용부분 : 꽃 · 잎

이 용 법 : 허브티, 요리, 허브바스, 포푸리 등

효능 · 효용 : 알레르기, 기관지염, 피부유연화 개선

캄프리

Comfrey

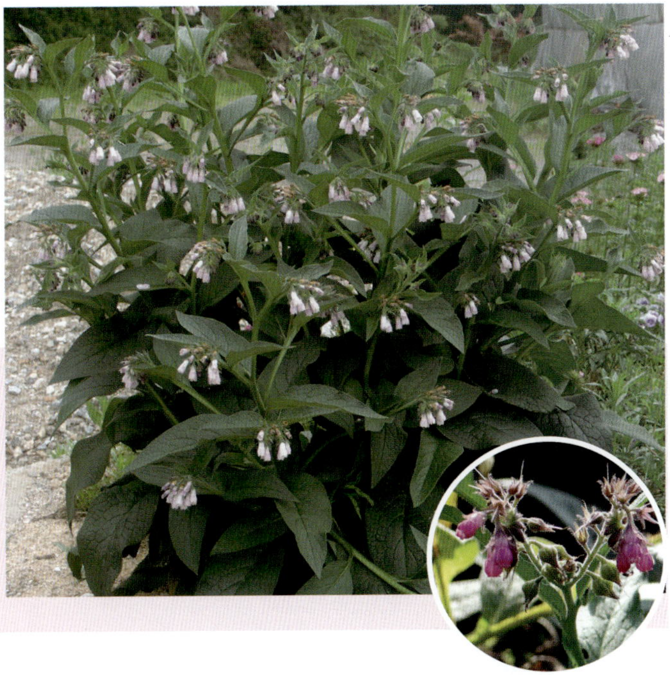

- 학 명 : Symphytum officinale
- 형 태 : 여러해살이풀
- 과 목 : 지치과 / 다년초
- 원산지 : 유럽
- 화초키 : 80~120cm
- 손 질 : 7~8월 비료
- 개화기 : 6~9월 비료
- 수 확 : 4~10월
- 증식법 : 3~5월, 9~10월 파종 · 포기나누기

풀 전체 및 뿌리를 약으로 쓰는…

비타민C나 칼륨이 많고, 오이와 같은 맛의 신선한 잎과 줄기는 볶거나 튀김 등에 이용한다. 뿌리에 녹말이 있으므로 먹을 수 있고, 식물체는 사료로 사용한다. 달인 액은 거칠거나 튼 피부에 효과적이고, 목욕물에 넣어 사용해도 효과는 같다. 조직과 뼈를 치료 하고 세포증식 효과가 있으며, 피부로 흡수되어 조직결합, 뼈, 연골의 성장을 촉진한다. 귀여운 조종 모양의 꽃을 한 송이 정도 따서 병에 꽂는것도 생활에 운치와 멋을 더 해준다.

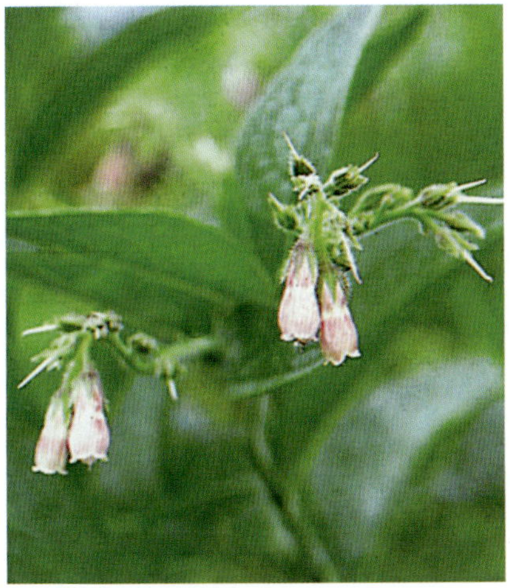

기르기 전에

기 후 : 그늘을 좋아하고, 습기가 있는 흙을 좋아함.
증식법 : 파종 · 포기나누기

재배 포인트

상당히 크게 자라므로 포기 사이는 70cm 이상의 간격을 두어야 한다. 봄이나 가을에 물기가 있는 좋은 흙에 씨앗을 뿌리든가, 포기나누기를 한 포기를 이식한다. 병해충 등도 발생하지 않고, 방치해 두어도 잘 자라고, 10년 이상을 이용할 수 있다. 단, 생육이 빠르므로, 생육 중에는 흙의 표면이 마르면 듬뿍 물을 준다. 파종이나 포기나누기로 간단하게 늘린다. 포기나누기는 봄이나 가을이 좋다.

수확을 하면

이용부분 : 잎 · 줄기 · 뿌리
이 용 법 : 약용, 사료용, 차
효능 · 효용 : 소화기능 향상, 보혈, 위염, 장염, 기침, 가래, 지혈

민들레

Dandleion

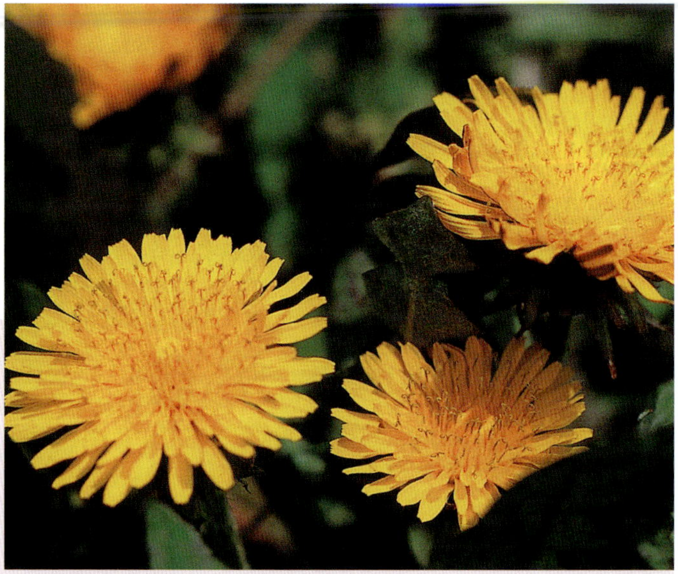

- 학 명 : Taraxacum mongolicum
- 한국명 : 서양민들레
- 별 명 : 식용민들레
- 과 목 : 국화과 / 다년초
- 화초키 : 잎 길이 6~15cm, 폭 1.2~5cm
- 파종적기 : 3~4월, 9~10월
- 포기나누기적기 : 3~4월, 11월
- 개화기 : 3~8월

민들레 씨는 바람에 날려 다니다가 땅에 떨어져 싹이 난다.

유럽이 원산이지만, 세계각지에 귀화하고 있다. 우리나라는 오래전부터 야채로도 이용되고, 또한 전국에서 야생화 되어 자라고 있다. 높이 10cm 전후. 잎은 가늘고 끝이 뾰족하며, 가장자리에는 톱니바퀴 모양처럼 생겼고, 「라이온의 이빨」이라고 도 하는 영어이름의 유래는 이 잎의 모양에 의한다. 가늘고 직립한 꽃대 끝에, 직경 3cm정도의 국화모양의 꽃을 1개씩 맺는다. 식용으로 개량한 품종을 사용하는 일이 많다. 꽃을 와인에 넣고, 여린 잎을 샐러드나 튀김으로 한다. 또, 가을에 뿌리를 파내서 건조한 것은 불에 볶아 커피대신의 음료가 된다.

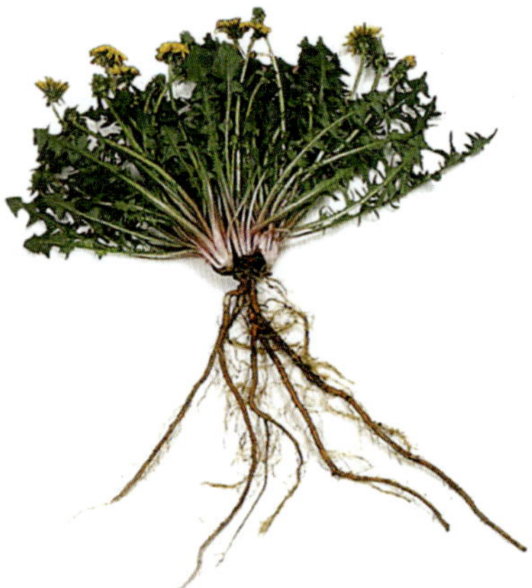

▲ 굵고 긴 뿌리가 땅속 깊이 뻗어 있다.

기르기 전에

기 후 : 들판의 볕이 잘 드는 곳에서 자라지만 건조에는 약함.
증식법 : 파종 · 포기나누기

재배 포인트

민들레는 햇볕과 배수가 잘되면 기르는데 특별한 문제는 없다. 물 빠짐이 좋은 분흙에 심어주고 마르지 않도록 관리한다. 그렇다고 과습하지 않도록 주의한다. 물을 줄때는 날씨가 좋은 날 오전에 주어야 동해를 입을 위험을 피할 수 있다.

수확을 하면

이용부분 : 꽃 · 잎 · 뿌리 · 줄기
이 용 법 : 샐러드 등의 요리, 관상, 티(뿌리), 목욕, 포푸리, 약용
효능 · 효용 : 건위, 강장, 이뇨, 해열, 이담, 완화 효과

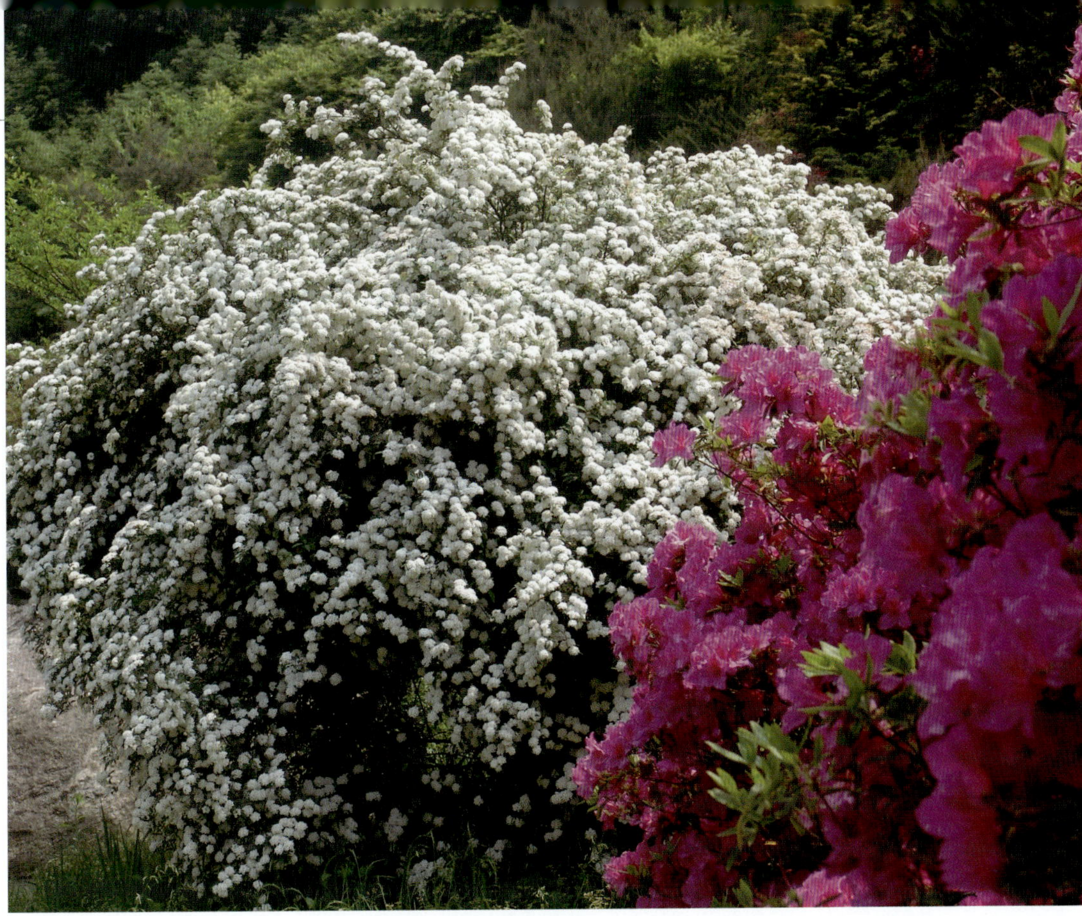

부인병 婦人病

부인병은 여성에게만 있는가 하면, 또한 잘 나타나는 질환이다. 좁은 뜻으로는 여성 생식기에 발생하는 질환의 총칭이다. 여성은 임신과 출산 그리고 출산한 아기를 기르기 위하여 수유한다. 여성의 체내 기관은 위의 목적에 부합한 구조와 기능을 가지고 있으며, 난소나 자궁의 주기적 변화도 수정이나 수태에 대한 준비체이며, 월경〈생리적 출혈〉은 수태가 이루어지지 않았을 경우에 떨어져 나온 자궁 내막의 배출물이다.

여성이 갖는 특징은, 초경으로 시작하여 청춘기에 이르고, 그 후 약 30여 연간 건강한 여성은 매월 정기적으로 월경한다. 그리고 폐경으로 수태기능을 잃고 갱년기를 맞이하는 연대가 이루어진다. 여성의 몸은 이상과 같이 독특한 기능을 갖고 있어, 그 기능에 이상을 일으키기 쉽다. 따라서 여성의 질환에는 이들 기관의 이상이나 조직의 변화와 관련된 것이 많다.

성기의 염증이나 종양도 남성에 비하면 훨씬 많이 발생한다. 이것이 나이에 따라 생기기 쉬운 질환으로 각각 그 특징이 나타난다. 일반적으로 내과에서 다루는 질환이기는 하나 호르몬이나 자율신경 실조로 인한 여성 특유의 증세도 부인병이라 한다. 이 외에도 불임증, 비만증, 피부질환 등의 대표적인 부인병이 있다.

우리 먹거리의 이해

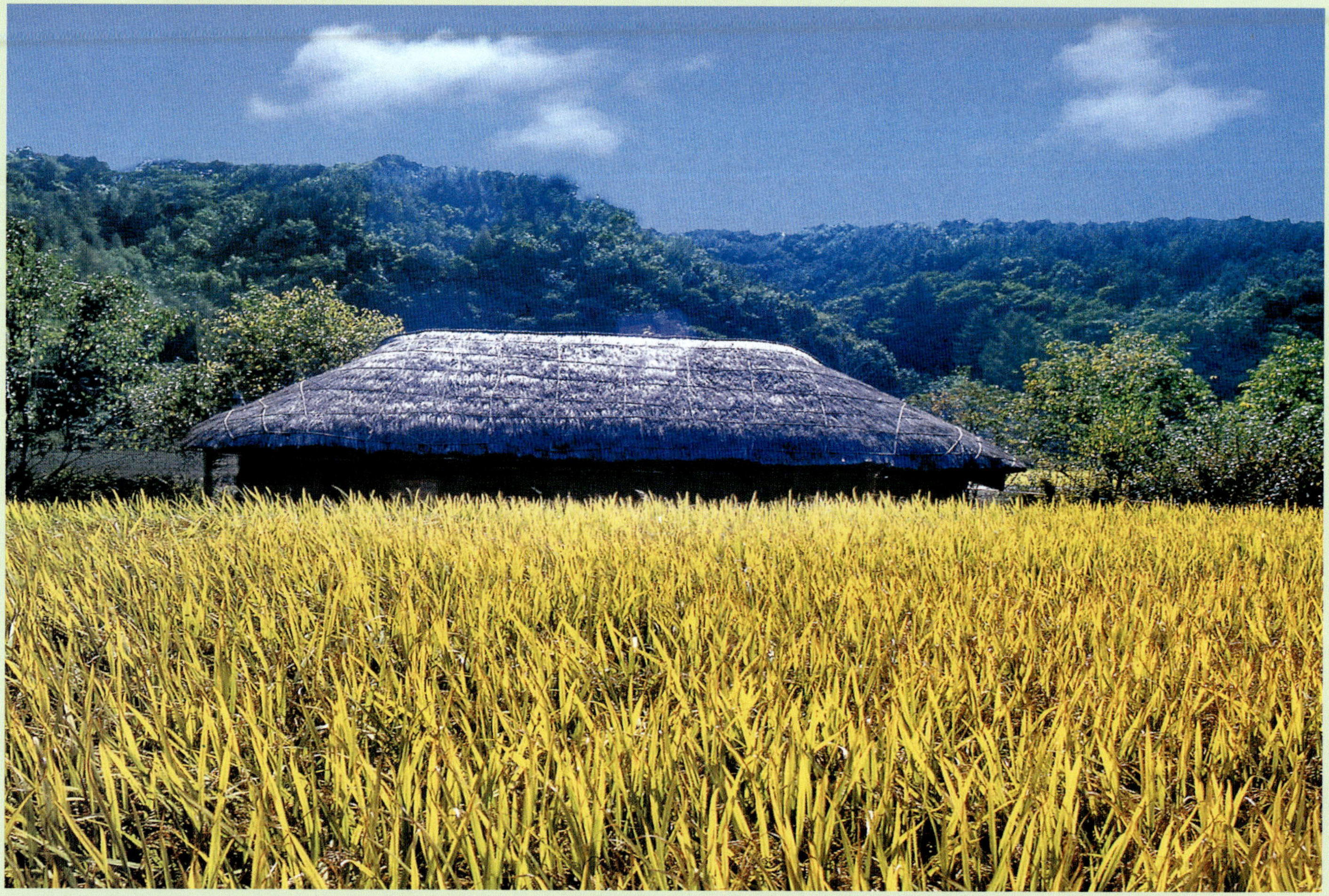

인간이 삶을 영위 하기 위해서는 무엇인가를 먹고 마시고 해야 한다. 밥을 통해서는 전분〈탄수화물〉 채소와 과실들을 통해서는 여러가지 비타민류를 섭취해야 한다. 옛말에 "밥이 보약이다"고 했다. 이 말은 먹거리의 중요함을 한층 폭 넓게 함축하고 있다 하겠다. 생배를 곯던 시절과는 달리 일부를 제외 하고는, 곡물, 과실, 채소가 각기 갖고 있는 성분과 효능 및 민간요법 그리고 이용 방법 등을 이해를 해 취사선택取捨選澤을 해 먹을 수 있도록 사진과 함께 자세하게 설명했다.

토마토 • 가지과 햇빛이 열매에 영양분을 듬뿍 저장해 주어, 탐스러운 과채의 하나

<tomato> Gold appl, love apple

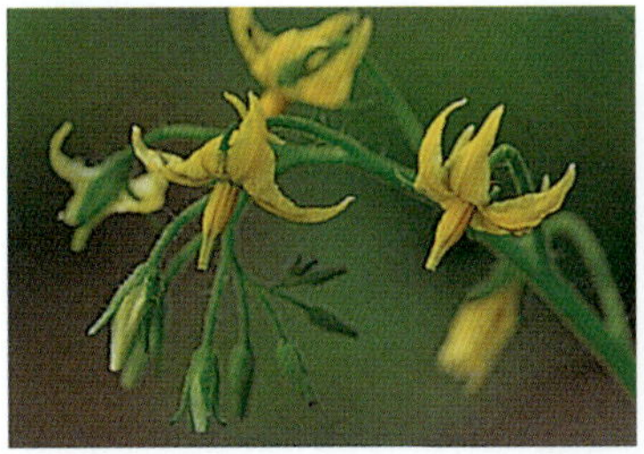

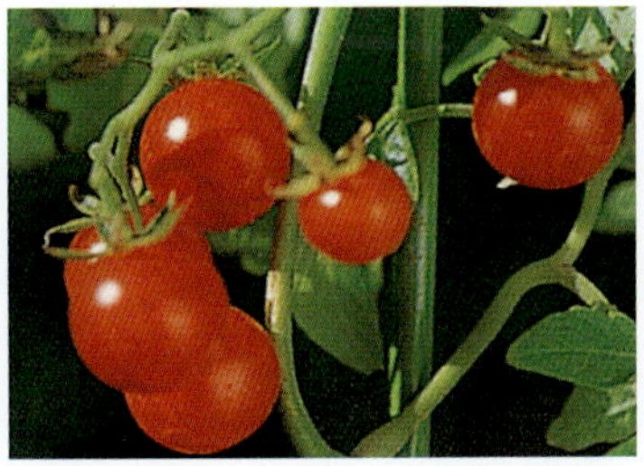

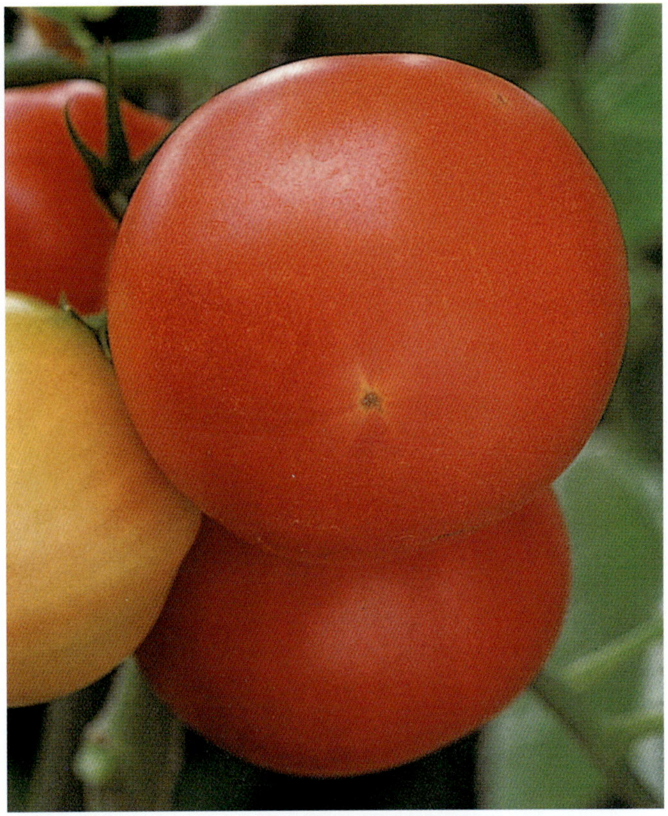

토마토는 수분이 94% 정도이며 여러 가지 비타민을 골고루 함유하고 있다. 특히 비타민C는 열에도 변화가 적은 환원형을 많이 함유하고 있어서 흔히 비타민 식품의 보고로 불린다. 토마토 색소는 카로틴〈Carotene〉 나이코틴〈Lycotin〉이라고 한다. 혈압을 내리고 피부를 곱게하고, 육식으로 인한 해독을 중화시켜 간장을 좋게 하며 피로회복에 효과가 있다.

해설

1. 갈증을 그치게 하고 2. 식욕을 높인다.

약리

1. 콜레스테롤 강하 작용이 나타나고, 2. 혈압을 내리며,
3. 평활근의 흥분작용, 4. 피부진균 억제작용, 5. 소염작용이 증명되었다.

한방요법

고기나 생선 등 지방이 많은 음식을 먹을 때 토마토를 곁들여 먹으면 소화를 촉진시키고 위의 부담을 줄여 주며 산성 식품을 중화시켜 주는 역할을 한다. 또한 토마토에는 루틴이라는 물질이 있어 혈관을 튼튼하게 하고 혈압을 내리는 작용을 하여 고혈압 환자에게 매우 좋다. 무기질로 칼륨이 많기 때문에 소금에 찍어 먹는 것이 설탕과 함께 먹는 것보다 좋다.

오이 • 박과 전 세계에서 가장 많이 재배하며 사랑 받는 채소

Cucumber

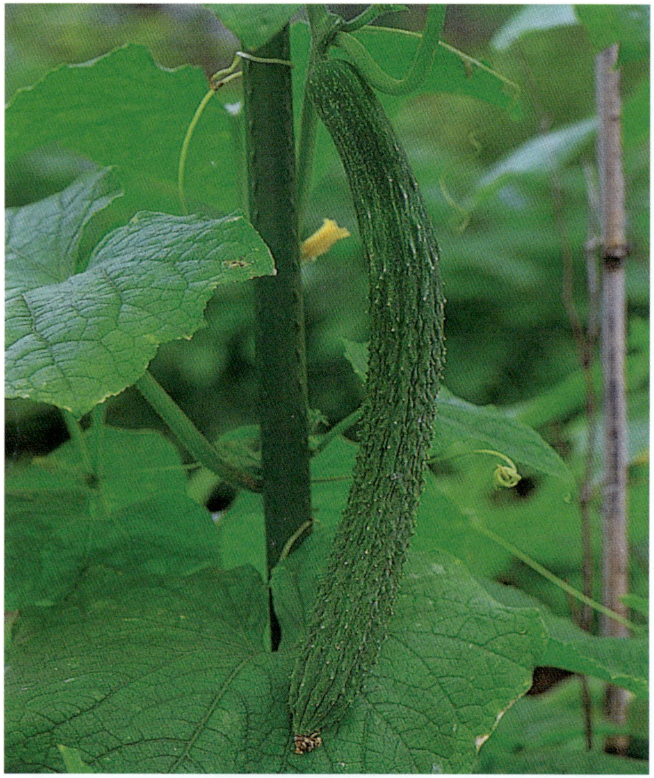

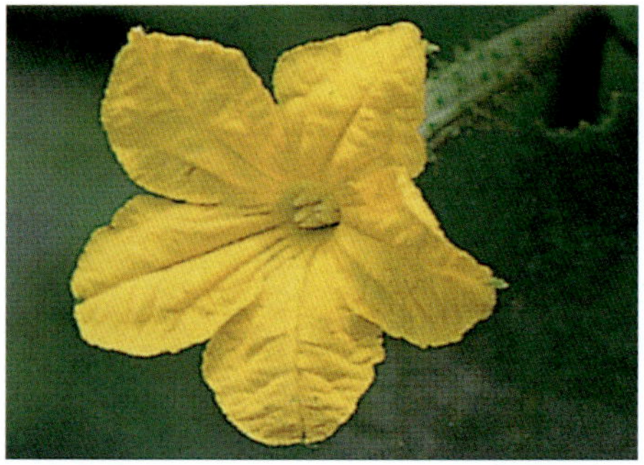

오이의 주성분은 탄수화물과 펜토산 그리고 펜크린 등이다. 단백질은 거의 없고 칼리와 인산이 많이 들어 있다. 96%의 수분을 함유하고 있고 에라케린〈Elateran〉이라고 하는 쓴맛 성분이 소화를 순조롭게 할 수 있도록 도와준다. 또한, 칼리 성분이 많이 들어 있어 생리적 배수를 도와 준다. 오이 100g당 19kcal로 열량은 상당히 낮으며 칼륨함량이 높은 알칼리성 식품이다. 오이의 쓴맛 성분은 열에 강하여 삶아도 파괴되지 않는다.

오이의 녹색 성분은 엽록소인데, 오이지나 오이 소박이를 담그면 갈색으로 변하는 것은 생성 된 산 때문에 엽록소가 분해 되기 때문이다. 일반 과채보다 영양 성분의 함량은 적으나 독특한 향미가 있고 촉감이 좋아 많은 이용이 되고 있다.

해설 : 1. 열을 내리므로 가슴이 답답하면서 열이 나는 증상과 갈증을 풀어준다. 2. 눈이 충혈되고 아픈 것을 치료하며, 3. 불이나 물에 데었을 때는 짓찧어서 환부에 붙인다. 4. 이뇨 작용을 나타낸다.

약리 : 항종양 작용을 나타낸다.

효능

오이는 이뇨의 효과가 있고 위에도 좋으며 갈증 방지 효과도 크다. 몸이 부을 때 오이의 넝쿨을 달여 먹으면 효과가 있다. 오이 줄기를 잘라서 나오는 물을 땀띠에 바르면 효과가 있을 뿐만 아니라 피부를 곱게 하는 화장수로도 쓰인다.

〈얼굴 오이 맛사지〉 오이는 용도가 다양하여 미각이 신선하고 독특한 향기가 있어 다른 식품과 조화가 잘 되어 간접적으로 나타나는 미각 효과가 매우 크다.

관절질환에 명약 오이

무릎이나 허리나 관절질환에 제일 좋은 명약을 한가지 소개해드립니다. 관절질환들에 칼슘제제나 소염진통제나 연골주사 등등의 치료와 함께 각종 영양제들을 많이 드시는데 제가 임상경험상 최고로 좋은 명방 한가지 알려드리겠습니다. 바로 오이입니다. 하루에 생오이 한두개씩 꼭 드셔보십시요. 특히 무더운 여름철에는 오이냉채나 오이냉국 오이김치 등 다양한 오이반찬을 만들어서 드시기를 적극 권유드립니다. 만병통치약이 있다면 저는 현대병에는 단연 오이라고 말씀드립니다.
오이에는 뼈나 관절에 직접적으로 작용하는 성분이 들어있는것은 아닙니다. 관절에 직접적으로 도움이 된다는 약이나 영양제들을 많이 먹어보았지만 관절이 좋아지셨는지요? 당분간만 오이 한두개씩 매일 드셔보세요. 그 효과를 금방 체험하게 되실겁니다.
– 정일경 한의학박사 –

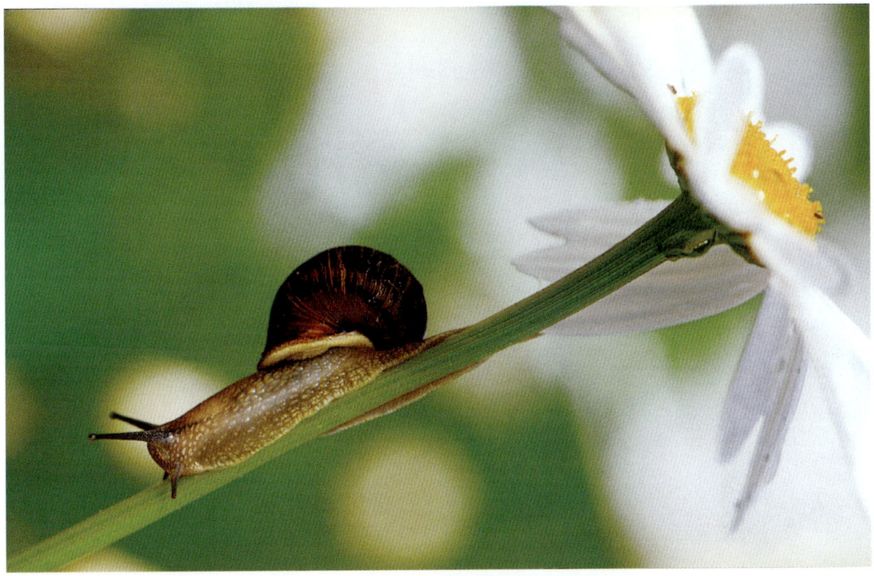

가지 • 가지과 어떤 요리, 조리에도 어울리는 채소

Eggplant

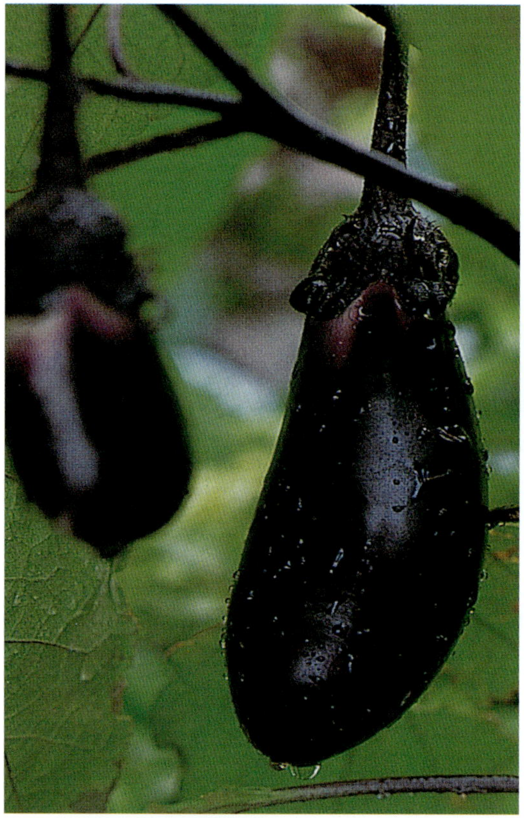

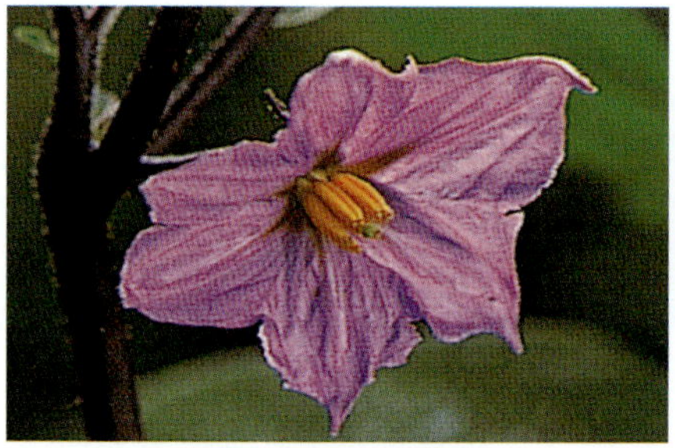

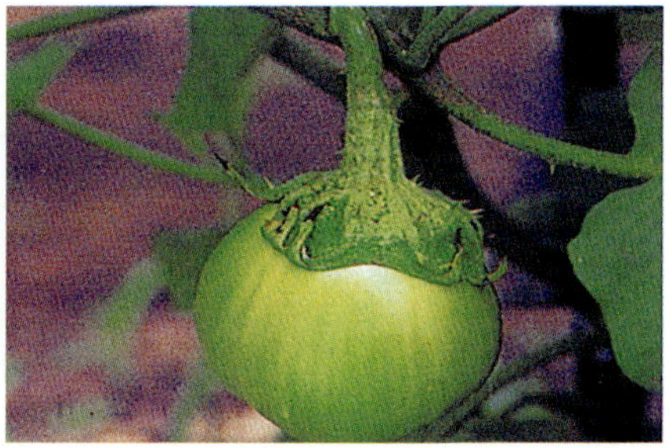

가지의 가식부 100g당 성분은 수분 94%, 단백질 1.1%, 지질 0.3%, 당질 3.8%, 섬유질 0.9%, 회분 0.4%, 칼륨 180~230mg 등으로 구성하고 있으며 특징으로는 채소 중 비타민이 가장 적고 안토아닌 색소에 의해 껍질이 청자색을 띤다. 가지의 탄수화물에는 환원당이 가장 많고 그 밖에 자당과 소량의 전분과 떫은맛 등이다.
잎을 가엽, 뿌리를 가근 꽃을 가화라고 한다.

약리 : 가지(열매)는 1. 혈중 콜레스테롤치를 내리고, 2. 이뇨작용이 나타난다. 뿌리에서는 항균작용이 입증되었다.

임상보고 : 가지는 1. 여러 종류의 외과 질환에 쓰이고, 2. 피부 궤양에도 태워서 가루를 내어 붙이며 3. 유선염, 종기에도 가루를 내어 붙여 치료하였다. 가엽도 유방암의 궤양 부위에 가루를 내어 뿌리자 피부 점막 위의 습진, 피부염이 개선되었다. 만성기관지염에 가근에 물을 붓고 달여서 내복하자 거담 작용 및 천식이 가라앉고 폐 부위의 탁음(濁音)이 소실되었다.

민간요법

가지의 잎은 마취제, 씨앗은 자극제로 쓰인다. 건상 효과로는 빈혈, 대장 카타르, 피 섞인 변, 기관지염에 좋으며 특히 편도선염에는 가지를 검게 구워서 뜨거운 물에 넣어 차로 마시면 효과가 있다.

옥수수 · 벼과 여름을 대표하고, 잇몸에 유익한 과채의 하나

Corn

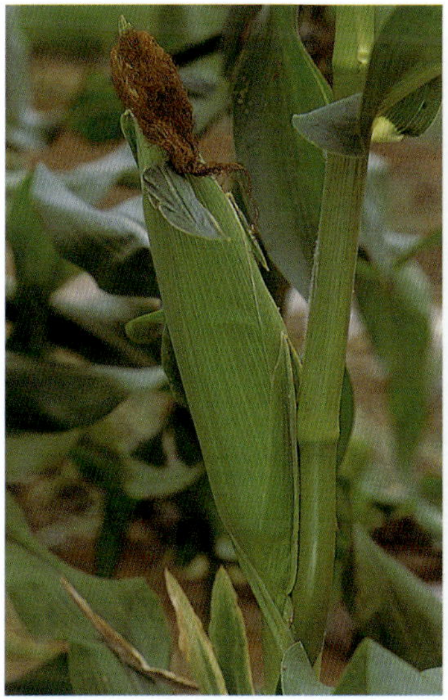
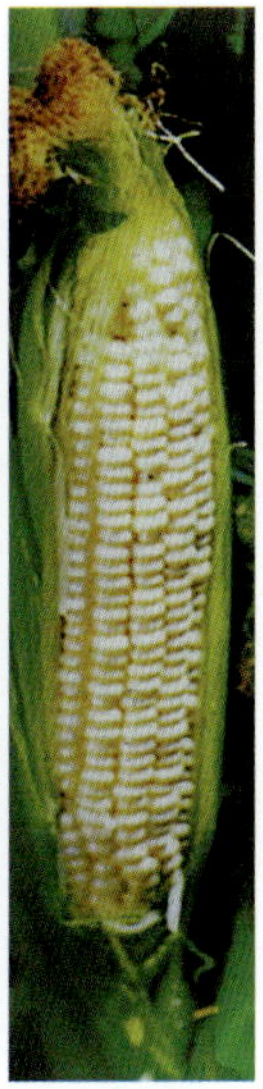
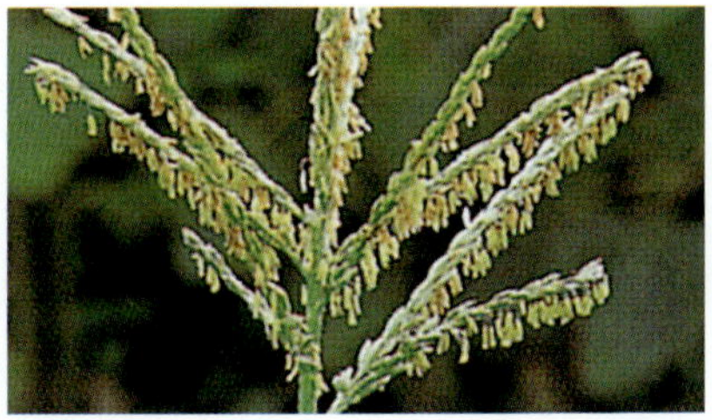
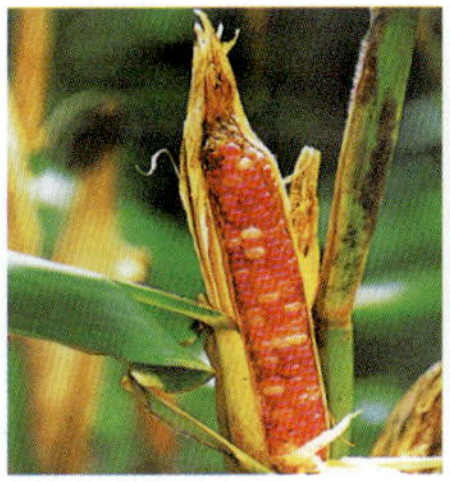
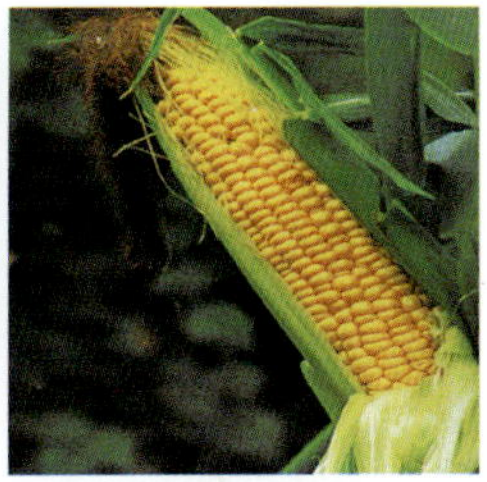

옥수수의 성분은 약 70%가 탄수화물이며, 단백질이 8%, 지방분이 4% 그리고 비타민A와 E가 많이 포함되어 있다. 비타민E는 노화된 간장 세포를 재생시킨다. 소화율은 삶거나 구우면 30% 가량이지만, 가루로 섭취할 경우 80-90%로 높아진다.

어린이의 성장기에 별도의 단백질을 섭취하지 않고 옥수수 만 먹으면 필수 아미노산인, 트리토판과 리신 그리고 비타민B 복합제가 거의 존재하지 않아 발육 부진과 성장이 멈추는 텔라그라 병에 걸리기 쉬우므로 이것을 방지하려면, 우유와 생선 그리고 채소 등을 혼식하여, 옥수수에 부족한 아미노산과 칼슘 그리고 비타민 등을 보충해 주어야 한다.

옥수수의 속대에는 베타시트스테롤이란 성분이 있어 잇몸을 튼튼하게 해주는 효능이 탁월하다. 옥수수를 삶아서 먹은 다음의 속대는 효과가 반감된다. 그러므로 옥수수를 말린 다음 낱알을 따내고 속대를 푹 삶아서 그 물을 차로 음용하면 잇몸 병 예방과 치료에 매우 유효하다.

해설 : 1. 신우염으로 몸이 부었을 때 물을 붓고 달여서 복용하고, 대변을 볼 때 동통을 참을 수 없을 때, 그리고 소변의 양이 적으면서 잘 나오지 않는 증상에도 효과를 나타낸다. 2. 간염, 담낭염, 담낭결석, 등에 인진(茵蔯)과 배합해서 쓴다. 3. 고혈압에서 혈압 강하 작용을 나타낸다.

임상보고 : 1. 만성신우염에 6개월간 복용으로 신장기능개선, 부종, 단백뇨의 소실 및 경감 효과를 부작용 없이 개선 시켰다.

한방요법

옥수수의 수염은 한방에서 신장염과 당뇨병에 효능이 인정 되었고 또한 옥수수 차는 고혈압에 좋고 소화를 도와 주며 피로 회복에 좋다. 그리고 옥수수의 배아 부분에는 고급 불포화 지방산이 많아 노화 방지 및 불임 예방에 탁월한 효능을 발휘 한다. 그리고 암 예방의 프로테아제를 고 농도로 함유하고 있다. 밀가루 전분보다 옥수수 전분을 섭취 한 사람이 충치의 비율이 낮다.

연근 (蓮根) • 연근과

Lotus root

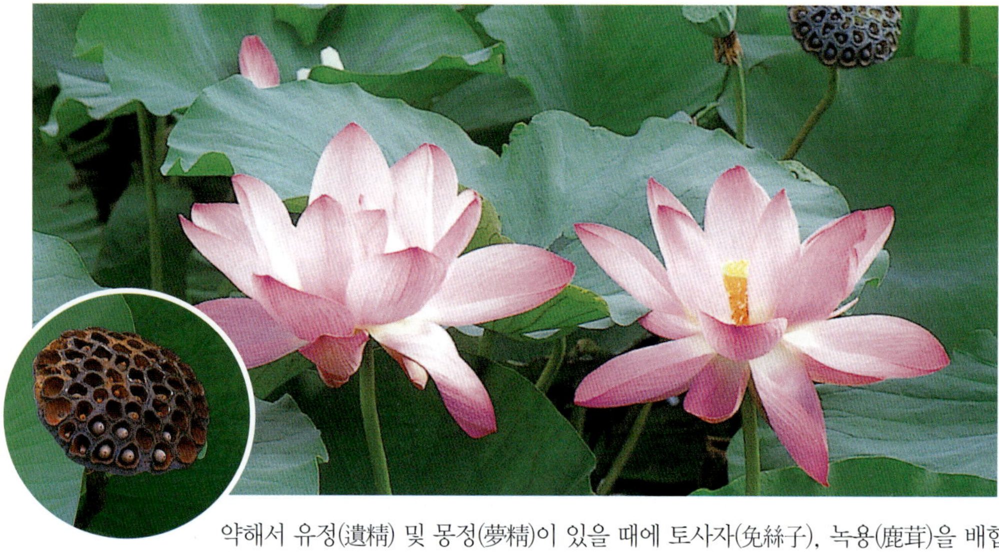

연근의 주성분은 당질로 탄수화물이 10% 정도이며 그 외에는 대부분이 전분이다. 비타민 B1이 0.05mg 비타민C가 50mg 정도 들어있다. 연근은 일반 식물에 적은 비타민 12가 포함되어 있는 것이 특징이다. 연근의 달인 물은 입안의 염증이나 편도선염에 좋고 즙은 폐결핵, 각혈, 하열 치료에 좋다. 잎을 하엽, 뿌리를 우절, 과방을 연방, 암술을 연수, 종자 안의 녹색 배아를 연자심이라 한다.

해설 : 1. 연자육은 비脾 기능이 허약해서 설사를 할 때에 비 기능을 보하여 설사를 멈추게 하는 작용을 한다. 2 신(腎)기능이 약해서 유정(遺精) 및 몽정(夢精)이 있을 때에 토사자(免絲子), 녹용(鹿茸)을 배합해서 쓰고, 3. 음혈이 훼손되어 가슴이 뛰고 잘 놀라며 잠을 못자는 증상에 산조인(酸棗(仁), 맥문동(麥門(冬)을 배합해서 사용하면 그 효험이 매우 우수하다.4 신경이 예민한 사람은 밥에 넣어 먹기도 한다. 하엽은 토혈, 코피, 대변 출혈과 자궁 출혈을 그치게 하고 산후에 어혈로 인한 어지럼증을 치료한다. 우절은 약성이 평범하고 각혈, 토혈, 코피, 대변출혈, 치질 출혈, 소변 출혈, 자궁출혈에 등에 치료 효과가 탁월 하다. 연방은 자궁 출혈, 월경과다, 대변 출혈을 그치게 하고 치질과 탈항, 악창에도 활용된다.

약리 : 1. 비암과 인후암을 억제하는 작용이 있고, 연자심 liensinine은 혈압을 지속적으로 내리는 작용을 한다.
*변비가 있는 사람은 피하는 것이 좋다.

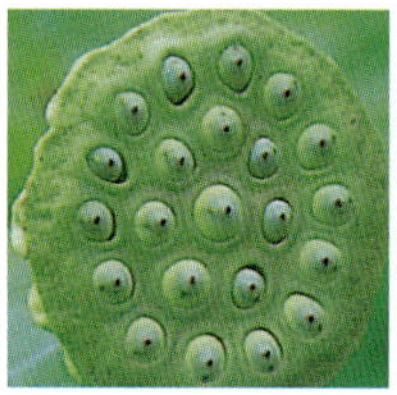

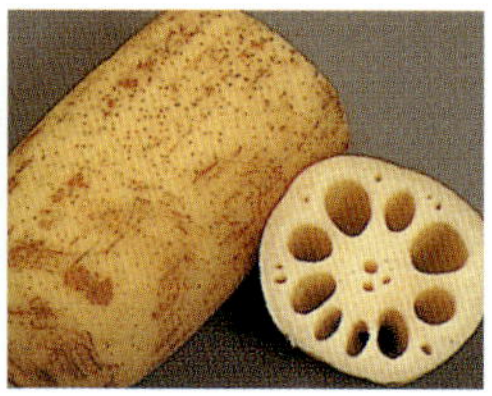

연수는 꿈이 많고 몽정, 유정을 할 때에도 효력이 있으며 토혈과 자궁 출혈, 대하에도 활용되고 이질에도 유효하다. 연자심은 번민이 많고 불안하고 헛 꿈을 꾸고 구갈과 유정이 있는 것을 치료한다. 토혈을 그치게 하고 안구 출혈로 눈이 붓고 아픈 것을 다스린다.

약리: 비암과 인후염을 억제하는 작용이 있고, 연자심은 혈압을 지속적으로 내리는 작용을 한다.

호박 · 박과 늙을수록영양만점인과채

Pumpkin Squash

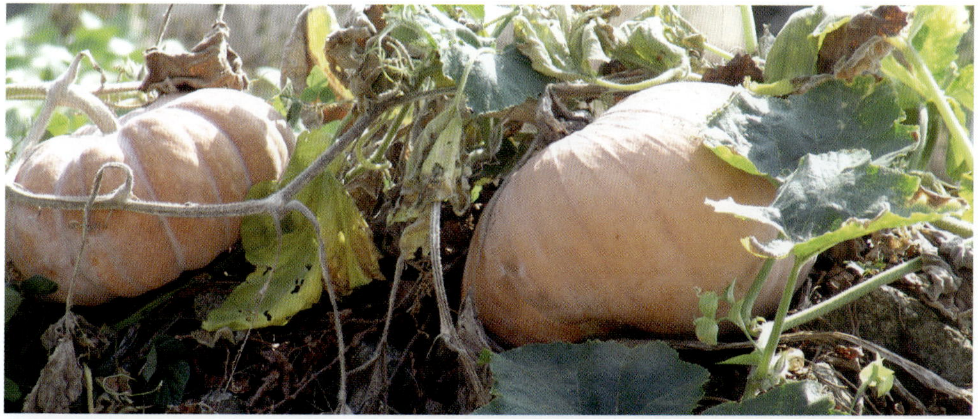

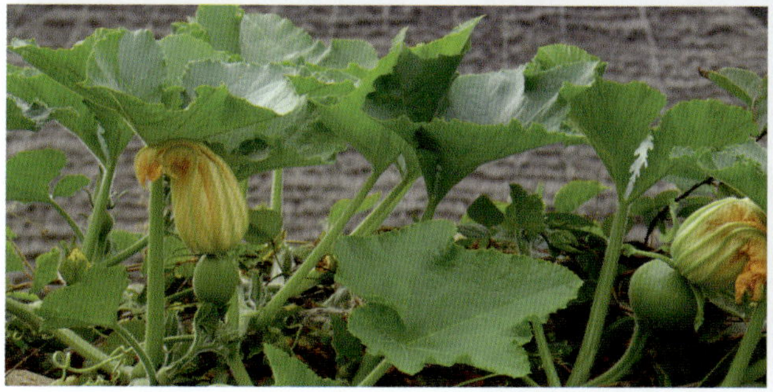

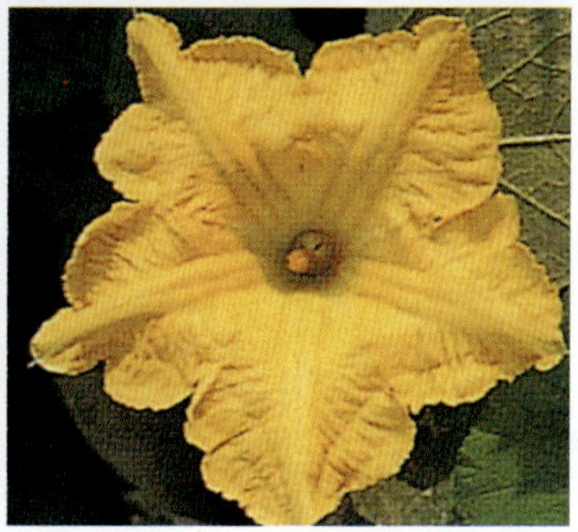

생약 명 : 남과(南瓜)
용 도 : 약용, 식용
약 용 : 황달, 이질, 가래, 구충효과, 해독, 진통, 이뇨,백일해, 소염, 피부염

이용부위 씨와 과육

이용법

가래가 심할 때에는 과육을 구워먹으면 가래가 쉽게 나온다.
구충에는 생잎을 7~8시간 그늘에서 말린 후 가루를 내어 차 스푼 하나 정도를 하루분으로 하여 3회 정도 나누어 1주일 정도 먹으면 효과가 있다. 백일해에는 꼭지나 씨를 검게 태워서 설탕을 넣고 잘 반죽하여 먹으면 좋다. 산모가 젖이 잘 나오지 않을 때는 종자 30~50 정도를 볶은 후 까서 알맹이를 먹는 것도 효과가 있다. 피부염에는 호박씨를 짓찧어 환부에 발라 치료한다.

호박은 위가 약하고 마른 사람, 회복기 환자, 임산부의 부기를 빼는데 효과가 있다. 아울러 전신부종, 임신부종, 천식으로 인한 부종 등에 효과가 매우 좋다. 특히 늙은 호박으로 만든 한통 〈엿기름을 우려낸 물〉 생강을 넣어 만든 식혜가 천식에 좋다. 또한, 당뇨와 고혈압 그리고 전립선 비대증에 효과가 있다. 특히 호박에는 레시틴이라는 비타민C가 많이 들어 있어 발암 물질을 억제하며 야맹증과 각막 건조증에 효과가 있다.

피망 · 가지과 종류도 다양하고 색상도 선명한 비타민의 보고

<Pim<i>ento>

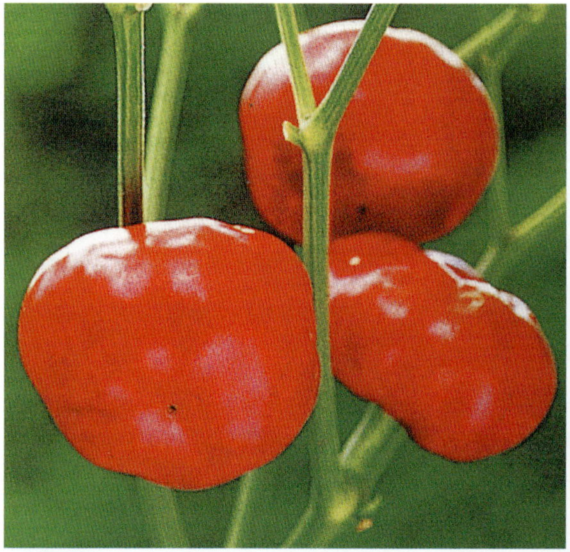

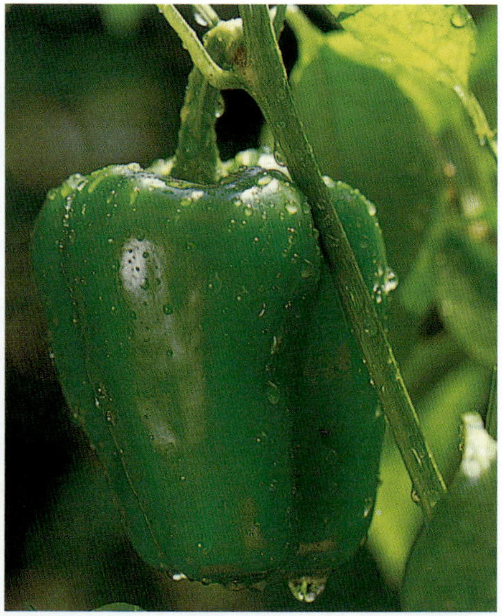

• **신경통(神經痛)** 신경통은 신경을 신경섬유가 둘러싸고 있는 막〈신경초〉에 염증이 생기거나, 신경에 영양을 공급하는 혈관에 장애가 생겨 일어난다. 신경이 늘어나거나 당겨질 때 주위의 종창 때문에 신경이 밀려나면서 통증이 생긴다. 주로 중년 이후에 많이 발생하며 남자는 좌골 신경통이 많다. 여자는 임신, 출산, 폐경기, 갱년기에 주로 발생한다. 신경통이란 병명이 아니라 단지 신경을 따라 통증이 있는 증상이다.
신경(神經)이란 – 1. 중추의 흥분을 몸의 각 부분에 전달하고, 몸의 각 부분으로부터의 자극을 중추에 전하는 실 모양의 기관. 2. 사물을 감각하거나 생각하는 힘. 〈격무에 시달려 신경이 날카로워지다.〉

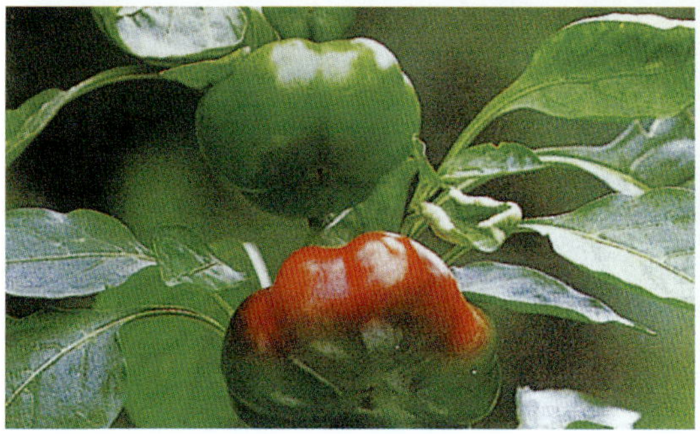

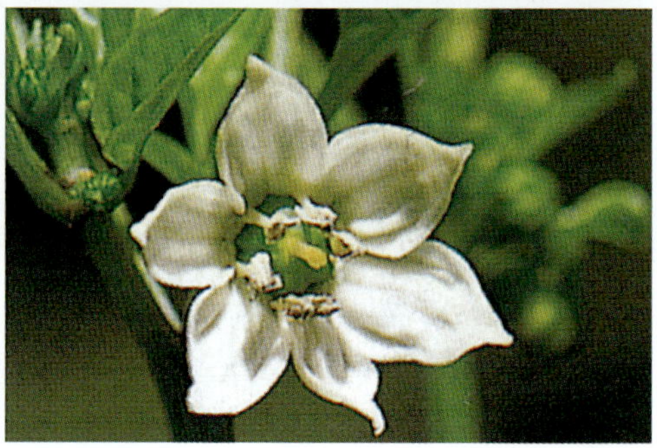

피망은 알칼리성의 강장 식품으로 더위에 지쳐 저항력이 없고 허약한 사람이 계속 먹으면 체력회복이 된다. 비타민 A가 많은 것이 특징인데 지방질과 섞어서 먹으면 흡수력이 높아진다. 피망은 고추의 일종으로서 열매가 큰 품종의 1대 잡종으로 맵지 않은 것의 대표종이다. 일명 양고추라고도 부르며 카로틴과 비타민A, B1, C의 함량이 많다.

땅콩 • 박과 땅콩 열 알이면 비타민 E, F의 하루 필요량 5mg을 섭취할 수 있다

Peanut

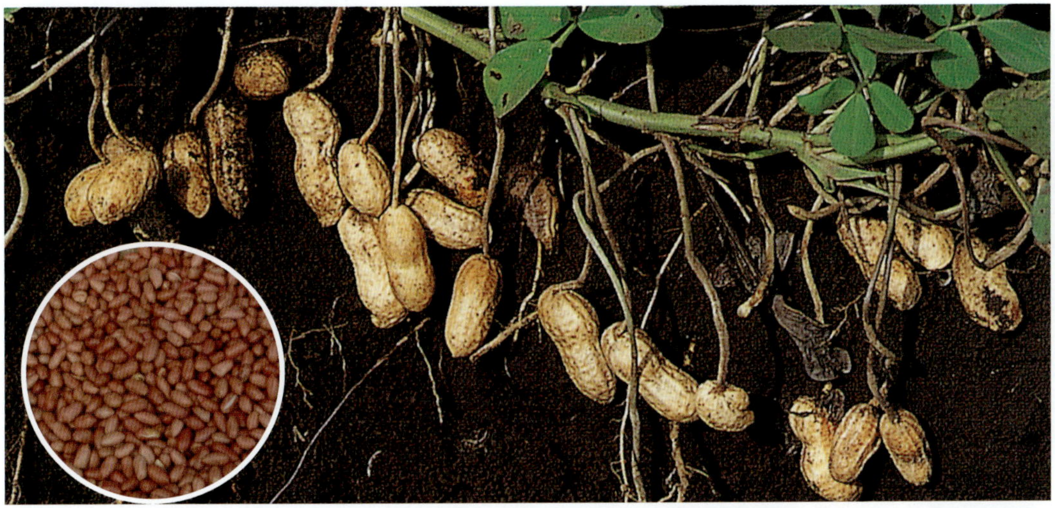

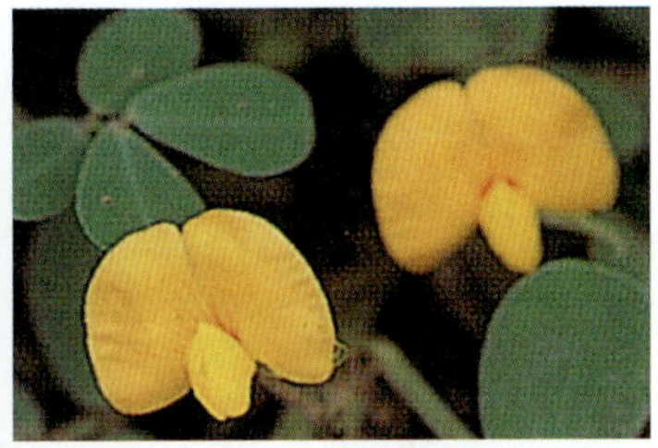

땅콩은 콩 종류 중에서 유일하게 땅속에서 자라기 때문에 땅콩이라고 부른다. 땅콩의 주성분은 단백질 30%, 지방 45%, 당질 20%, 미네랄, 비타민, 무기염 등이 균형 있게 함유되어 있는, 영양상으로 우수한 식품이다. 특히 많은 불포화 지방산을 함유하고 있다. 이 불포화 지방산은 필수 지방산이 많은 것이 특징으로 혈중 콜레스롤을 제거하는 효과가 있다. 땅콩 열 알이면 비타민E, F의 하루 필요량 5mg을 충분히 섭취할 수 있으므로 소화 흡수 기능이 정상이라면, 값비싼 노화방지제를 특별히 사 먹을 필요가 없다.

해설 : 1. 윤폐(潤肺)작용이 있어서 마른기침, 폐결핵, 소아의 백일해 등에 쓰인다. 2. 볶아서 쓰면 복부의 냉증을 제거하고, 많이 먹으면 위암에도 효험을 얻는다. 3. 생것은 변비에도 좋다.

약리 : 1. 혈우병 환자의 출혈 증상에 지혈 반응을 보였다. 2. 모종의 식물 혈구 응집소는 항암 작용을 일으킨다.

임상보고 : 1. 각종 출혈증에 약침제제로 효험을 보았다. 2. 만성기관지염에 이 약물 80g에 물을 붓고 10시간 동안 달여 농축시킨 액체에 설탕을 넣어 1일 2회 10일간 복용하고 일정한 효과를 얻었다.

땅콩의 특성

땅콩의 지방분은 변비 개선에 많은 효과가 있으며, 특히 당뇨병 환자에게 좋은 간식거리지만, 한 번에 너무 많이 먹으면 좋지 않다. 또한 갱년기 남자와 여자 그리고 정신 노동을 많이 하는 사람에게 매우 유익한 식품이다. 아울러 너무 오래 묵은 땅콩은 독성이 있기 때문에 필히 구워 먹어야 한다.

녹두 (錄頭) 콩과 녹두는 가슴이 답답하며 열이 나는 증상을 완화해 준다

Mung beans, gean gram

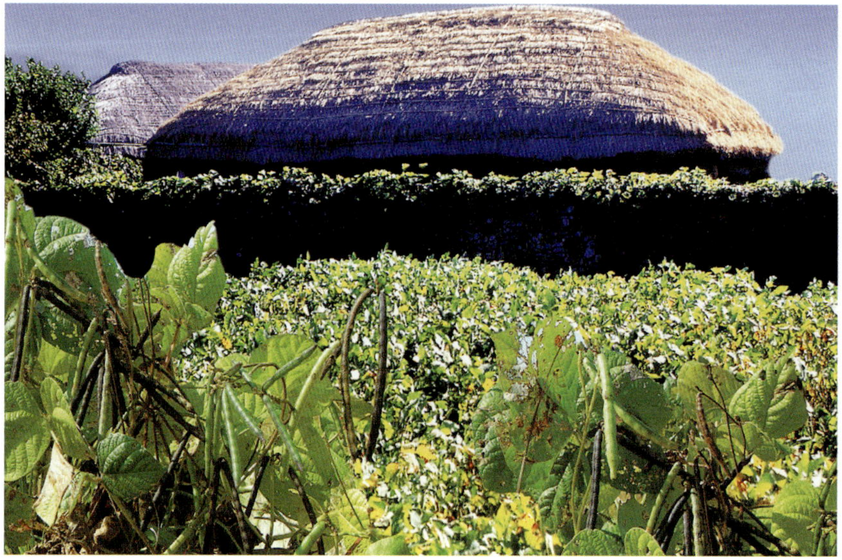

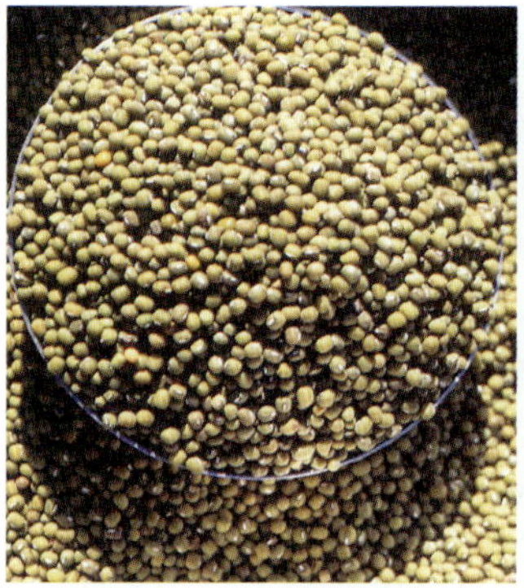

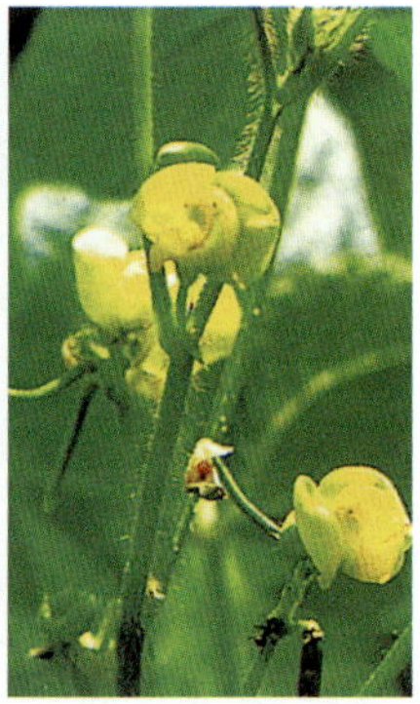

녹두는 단백질을 구성하는 아미노산으로 노이신, 나이신, 발림 등의 필수 아미노산이 풍부하고 불포화지방산이 주성분으로 영양상으로 매우 우수한 식품이다. 특히 녹두 나물은 녹두에 비해 비타민 A가 2배, 비타민 B는 30배 그리고 비타민C는 무려 40배가 증가하는데 반해 단백질과 당질은 급격히 떨어진다.

해설 : 1. 여름에 끓여서 차로 마시면 가슴이 답답하면서 열이 나는 증상과 갈증을 해소해준다. 2. 가벼운 이뇨 작용이 있다.

성분 : 단백질, 인지질, vitamin, 탄수화물이 함유되어 있다.

약리 : 실험성고지혈증의 예방과 치료 작용을 보인다.

녹두의 효능

녹두는 피로 회복이나 입술이 마르고 입안이 헐었을 때 좋으며, 녹두죽은 열이 많은 환자에게 좋고 해열, 고혈압, 숙취에는 좋지만, 저혈압에는 해롭다.

팥 · 콩과 팥으로 동지죽을 쑤어 먹는 풍습이 내려오고 있다

Small red bean

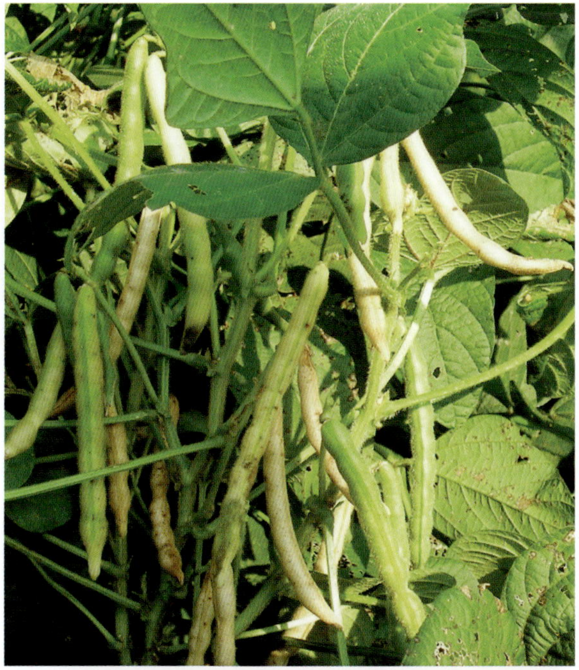

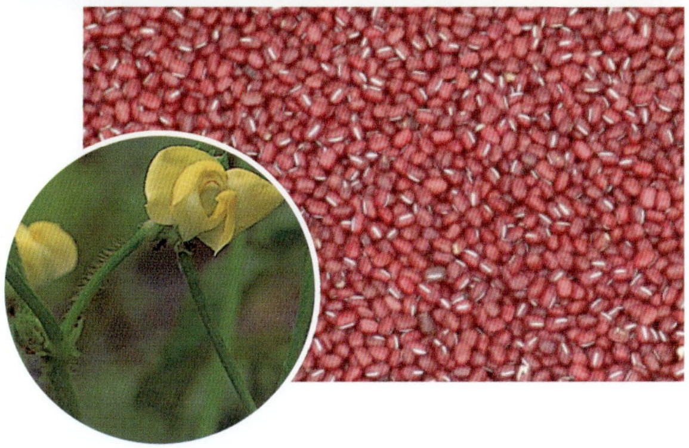

팥의 성분은 단백질과 당질이며 다른 콩 종류와는 달리 지방이 적은 반면, 비타민 B1이 많아 각기병 예방에 효과가 있다. 당질이 체내에서 연소할 때 비타민 B1이 많이 필요하므로 흰 쌀에 팥을 섞으면 당질을 빨리 대사시켜 불필요한 물질을 남기지 않기 때문에 몸의 컨디션이 좋아지고 피로 회복에 좋다. 또한, 팥에는 4%가량의 섬유소가 있어 장을 자극해 변비개선에 효과가 있다.

팥은 쌀, 보리, 콩과 함께 중요한 곡물 중의 하나로 우리의 식생활과 매우 밀접하다. 예로부터 삼복에는 팥죽을 쑤어 논, 밭일을 하면서 새참으로 먹는 풍습이 있고, 임금님의 수라상에 팥수라〈팥밥〉를 진상하는 것이 관례였다. 또한 팥의 붉은색이 악귀를 쫓는다 하여 동짓날에 찹쌀 가루로 새알심을 만들어 죽〈동지 죽〉을 쑤어 먹는 전통이 지금까지 내려오고 있다.

해설 : 1. 전신이 붓는 증상이나, 간경화로 복수가 찼을 때 및 각기병 등에 유효하다. 2. 이뇨 작용이 있어서 황달에 쓰인다. 3. 열이 많은 종기, 피부가 벌겋게 되면서 화끈 거리고 열이 나는 병증, 피부가 헐어 생긴 발진 등에 소염, 배농 작용을 보이는데, 화농이 안 되었을 때는 이 약물을 가루로 만들어 달걀, 식초에 개어서 환부에 붙인다.

임상 보고 : 유즙 부족에 물을 붓고 진하게 달여서 3~5일간 복용하자 양호한 반응을 보였다.

생약 명 : 적소두(赤小豆)
용　도 : 식용, 약용
약　용 : 소염, 이뇨, 배농, 해독, 거습, 용종, 각기

이용부위 열매

채취와 조제 가을에 채취

이용법 무좀에는 팥을 가루 내어 같은 양의 황백 분말과 밀가루를 섞어 잘 으깬 것을 환　부에 바른다.

콩 · 콩과 중풍에 콩을 삶아 진하게 달여 물엿 같이 만들어 먹으면 효험이 있다

Soybean

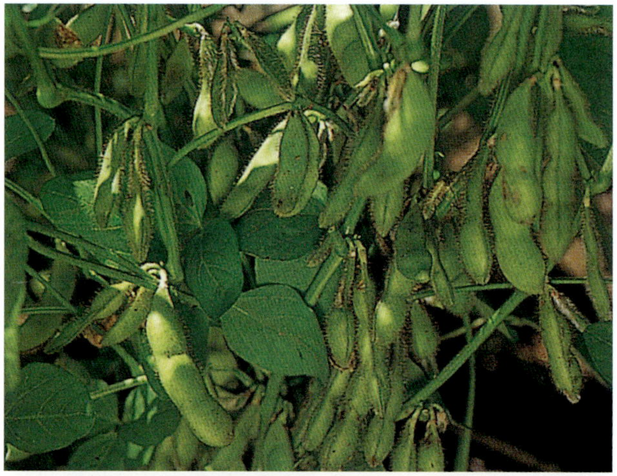

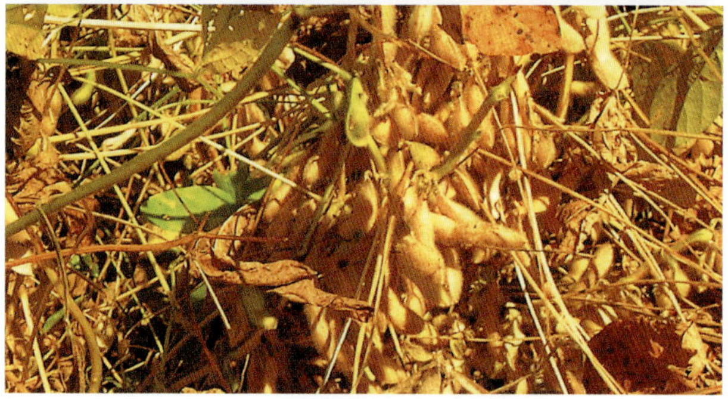

대두(大豆) 콩은 일반적으로 40% 가량의 많은 단백질을 함유하고 있다. 그리고 필수 아미노산이 많이 들어 있어 영양적으로 매우 우수한 식품이다. 또한, 18% 가량의 지방이 있는데 절반 이상이 불 포화 지방산이고 비타민C는 거의 없지만, 콩나물로 기르면 녹두나물처럼 비타민C가 풍부해진다. 두부와 된장, 간장 담그는 데 이용되며 콩기름은 튀김 요리를 할 때에 사용된다. 생것으로나 익혀 먹어도 65% 가량 밖에 소화가 안 되지만, 가공한 된장은 80% 이상이고 두부는 95%가 소화가 된다.

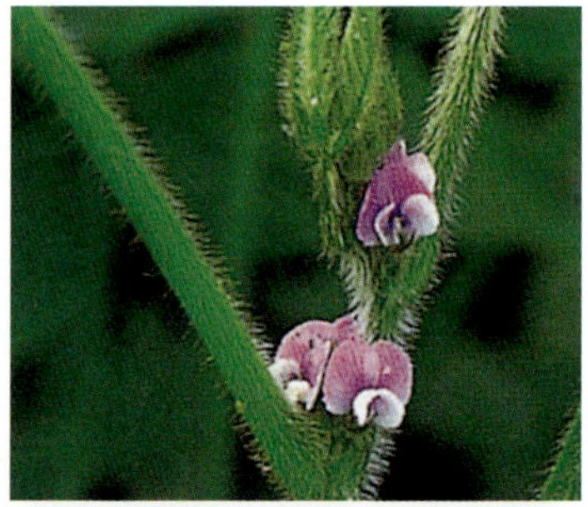

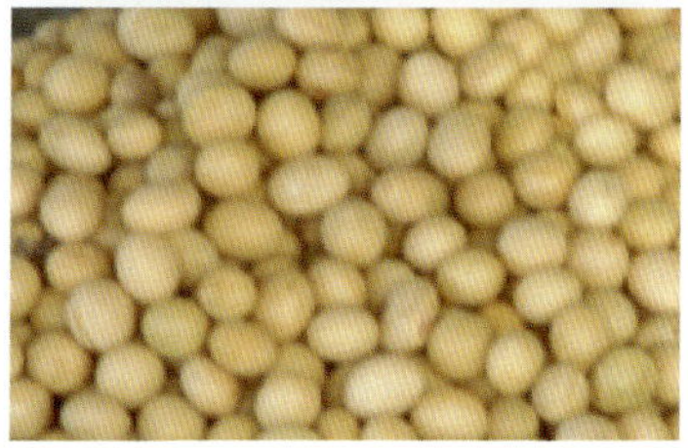

- **중풍(中風)** 대체로 뇌일혈로 인해, 전신, 반신 또는 국부가 마비되는 병
- **뇌일혈** 고혈압, 동맥경화 등으로 뇌동맥이 터져 뇌 속에 출혈하는 병

콩의 효능

특히 검은 콩은 약효가 좋아 예로부터 심장병 치료와 해독제로 이용하였고, 선진국에서는 심장병 / 동맥경화 / 고혈압 등의 예방 식품으로 이용하고 있다. 그리고 민간요법에서는 감기에 콩나물 국을 먹고 땀을 흘리게 하는 해열제로 이용하고, 중풍에는 콩을 삶아 진하게 달여 물엿과 같이 만들어 먹으면 효과가 있다. 기침이 심할 때 검은 콩 삶은 것에 흑설탕을 약간 넣어 수시로 차처럼 마시면 효과가 있다.

딸기 • 장미과 꽃도 열매도 즐기는 비타민 C의 보고인 열매 채소

Strawberries

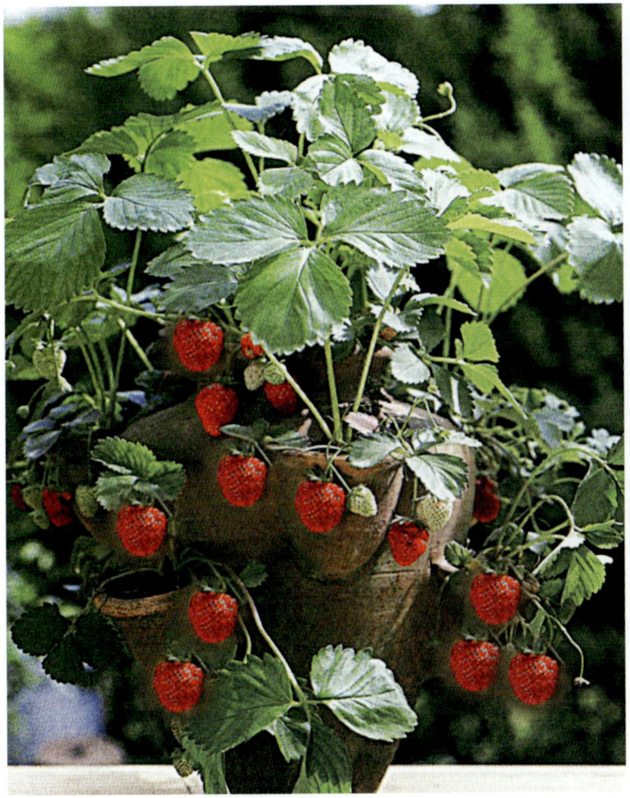

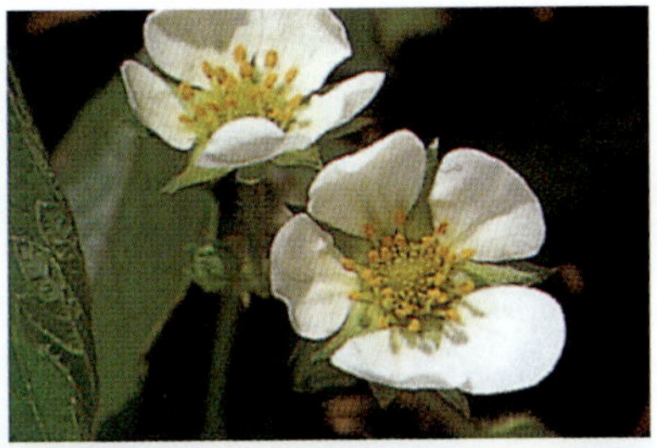

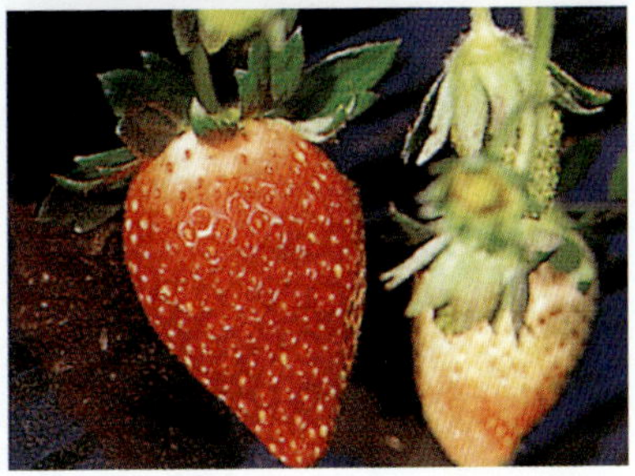

딸기는 비타민C가 과일 중에서 으뜸이며, 유기산이 0.6~15% 함유되어 있다. 딸기 3~5개〈약 70g 정도〉면 성인 하루의 비타민C를 충족시킨다. 딸기의 주성분은 수분이 92.2%로 대부분을 차지하며 당분은 3~7%이고 신맛을 내는 성분은 유기산으로 수분에 영양을 준다. 딸기는 갈아서 주스를 만들어도 비타민C의 손실이 20%정도로 비교적 적다. 딸기의 영양가를 손실 없이 섭취하려면, 설탕과 같이 먹지않아야 한다. 따라서 꿀/ 우유/ 유산음료/ 요구르트 등에 곁들여 먹는 것이 좋다. 청정 재배가 아닌 것은 표면을 잘 씻어야 기생충과 농약의 피해를 줄일 수 있다.

아울러 일단 물에 넣으면 곰팡이의 번식이 빠르게 진행이 되어 상하기 쉬우므로 1분 이상 물에 담가 두면 과피가 상하므로 씻을 때는 가급적 꼭지를 따지 말고 소금물로 짧은 시간에 헹구어 처리하는 것이 좋다.

해설 : 청량감을 주고 갈증을 풀어주는 작용을 한다. 포도당과 비타민C를 다량 함유하고 있다.

딸기의 효능

딸기는 본초각목에 의하면, 맛이 달고 신장의 정을 보익하고 여성의 수태 기능을 돕고 머리를 검게하고 눈을 맑게 한다고 기록 되어 있다. 또한 비타민C가 풍부하여 잇몸의 출혈을 예방한다.

수박 · 박과 이뇨 작용을 원활하게 하는 아미노산의 일종인 시트놀산을 많이 함유하고 있다

Watermelon

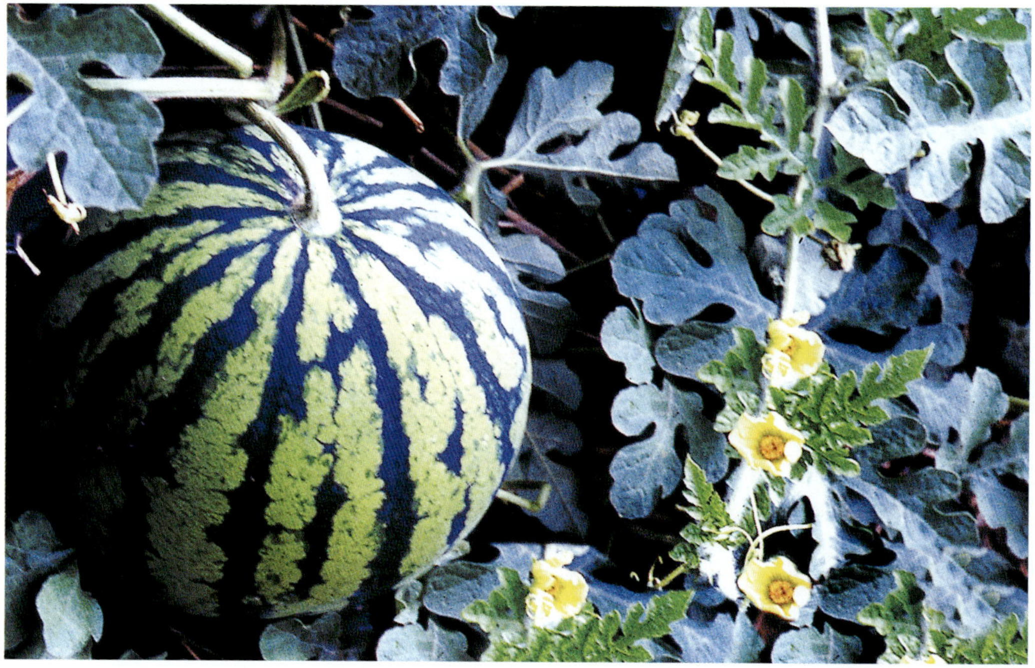

수박은 수분이 91%, 단백질 0.7%, 당질 7.9%, 그리고 비타민 A와 C가 다소 들어 있고 칼륨도 함유하고 있다. 수박의 당분은 과당으로 저온일수록 감미가 증가하며 거기에 소량의 식염을 첨가하면 맛의 상승 효과에 의해서 단맛이 더한다. 수박은 껍질이 많아 가식부가 60%이며 열량은 100g당 21kcal가 나온다. 90%가 수분으로 영양소나 비타민류는 적게 들어 있지만, 이뇨 작용을 원활하게 하는 아미노산의 일종인 시트룰린이 많고 씨에는 단백질과 지방이 많다.

아울러 이 시트룰린의 작용으로 해열과 해독 작용 및 햇빛을 많이 받아 일사병이 발생하였을 때 수박을 먹으면 효능이 있다. 가용성 고형물의 대부분은 유리의 당분으로 5~9%가 포함되어 있다.

씨 없는 수박은 단맛이 강하며 보존성이 좋고 내온성에 강한 장점이 있으나 재배할 때에 일손이 많이 가고 토지가 건조하면 잘 자라지 않고 연작이 안 되는 단점이 있다. 수박의 당분은 과육의 중심부가 바깥 부분보다 약 2%가 더 많이 들어 있다.

해설 : 수박피는 1. 약성이 차기 때문에 열병으로 가슴이 답답하고 열이 나는 증상과 갈증 및 소변의 양이 적으면서 잘 나오지 않을 때 이용한다. 2. 소변의 양이 적고 몸이 붓는 증상을 완화한다. 3. 입안이 허는 구내염에는 껍질을 태워서 가루를 내어서 환부에 바른다.

임상보고 : 1. 혈당을 현저하게 내린다. 2. 당뇨에 이 약을 술에 타서 복용하였으나 아무런 변화가 없었다.
*기타 비위가 허약한 사람이 먹으면 구토, 설사, 복통을 일으킨다.

참외 • 박과 위에 열이 쌓여서 일어 나는 변비에 효험이 있다

Oriental melon

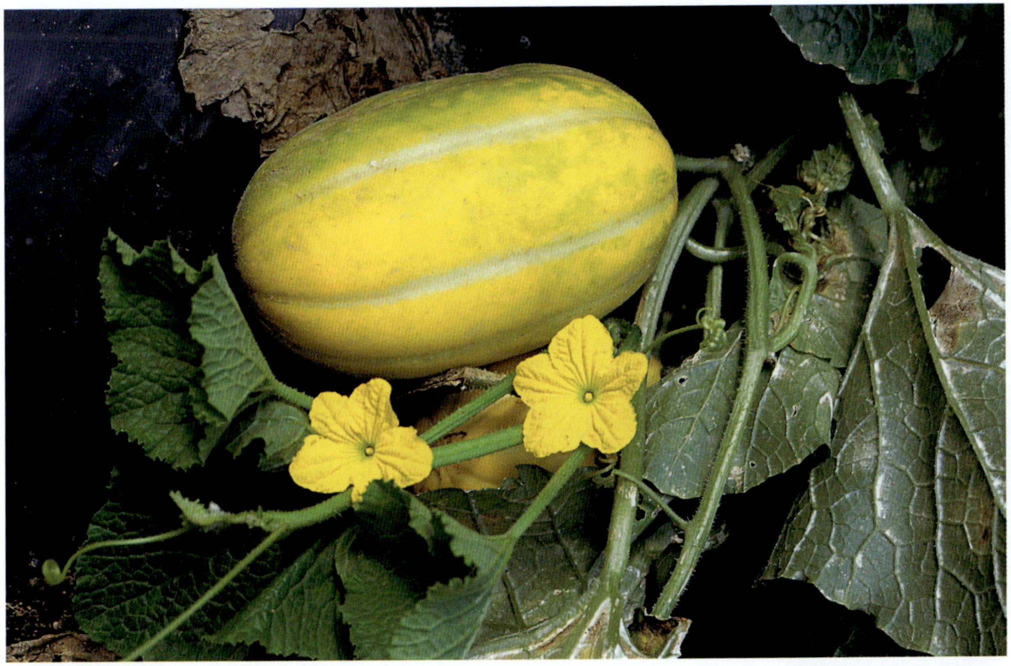

동양계 참외는 외피가 백색 또는 황색이고 매끈하며 과육은 대부분 희고 육질은 연하고 맛은 달다. 성환참외의 일반 성분은 수분이 91.19%, 저단백 0.55%, 저지방 0.25%이고 내장과 과육의 당함량을 비교하면 내장이 과육보다 총체적으로 당이 많으나 환원당은 적으므로 단맛이 내장에 다량 함유되어 있고 감미도 도 높다. 또한, 참외의 주성분은 당질이며 회분과 카로틴도 비교적 많이 함유하고 있다. 회분 성분은 칼륨이 많은 점이 특징이다. 수분이 많아 이뇨작용이 있으며 비타민이 골고루 들어 있으나 비교적 적게 들어 있다.

해설 : 종자는 1. 여름에 더위를 잊게 하고, 가슴이 답답하면서 열이 많은 증상과 갈증을 풀어주며, 2. 소변 배설을 촉진 시킨다. 꼭지는 1. 음식의 소화가 안 되고 가슴이 답답할 때 쓰이며, 풍담(風痰)을 토하게 한다. 2. 황달형 간염에는 콧속에 가루를 불어 넣는다. 3. 사지부종에 이뇨 작용이 있고, 4. 축농증으로 코가 막히고 호흡장애와 두통이 있는 비후성(肥厚性) 질환에 가루를 콧속에 삽입한다. 또한 종자는 1. 폐열을 내리고 오한발열, 인후염, 해수, 천식, 입이 마르고 갈증을 느낄 때 쓰고, 2. 위에 열이 쌓여서 일어나는 변비에 효험이 있다. 3. 폐농양, 충수염 등에 이용하여 소염과 배농의 효력을 나타낸다.

임상보고 : 1. 급성간염에 이 약물 5g을 물 100mL에 10일간 담갔다가 추출한 액을 매일 식사 후 2회로 나누어서 복용 하거나 콧속에 가루를 넣어 치료하였다. 2. 원반성간암에 약침 제제로 활용되었다.
*몸이 허약한 사람에게 함부로 먹어서는 안 된다.

시금치 · 명아주과 수위에 찬바람을 맞히면 식감이 더하는 채소

Spinach

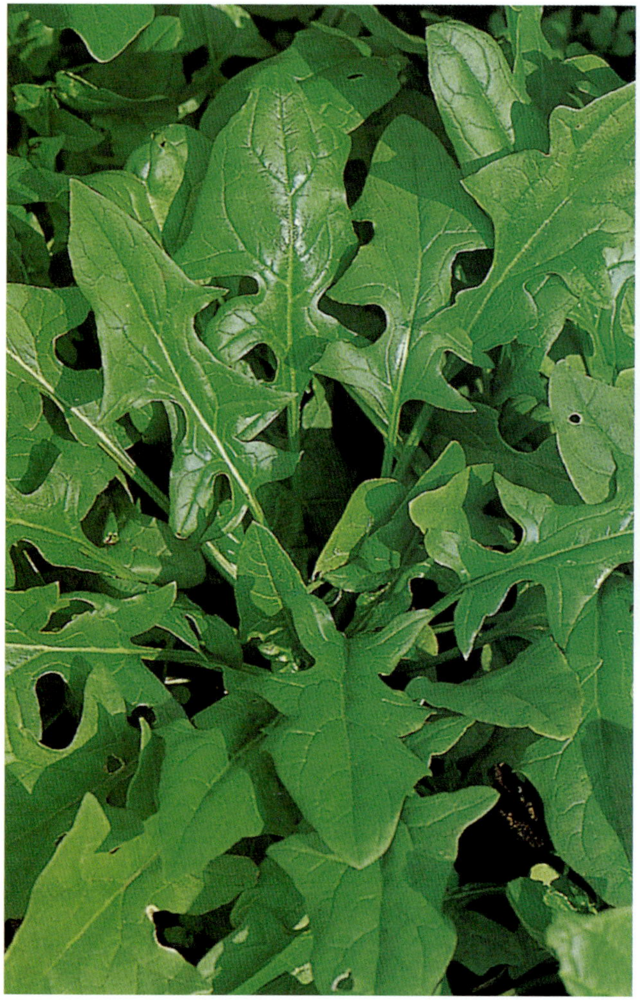

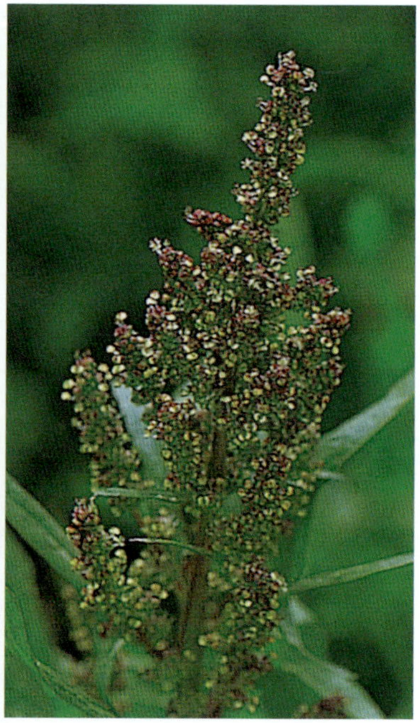

시금치의 가식부 100g 당 수분 9.4%, 단백질 3.4%, 지질 0.2%, 탄수화물 4.4%, 칼륨 740mg, 인 60mg, 칼슘 55mg, 비타민A, C 등을 다량으로 함유하고 있다. 특히 비타민과 철 그리고 칼슘 등이 많은 식품으로 소화가 잘 되어 어린이나 환자에게 좋다. 일명 「녹색」 식물의 왕으로 불리운다.

해설 : 1. 코피, 대변출혈, 괴혈병에 효과가 있고 2. 소갈로 물을 많이 먹었을 때 쓰인다. 3. 변비에 도움이 되고, 4. 조혈과 혈액순환을 개선시키고, 5. 알코올 해독 작용이 있다.

시금치의 효능

시금치는 싸포닌과 질좋은 섬유소가 있어 변비에 효과가 있고 철분과 염산이 있어 빈혈 예방에 매우 유용한 식품이다. 아울러 재배 과정에서 햇볕을 많이 받고 자랄수록 비타민C가 많이 함유되어 있다. 수확 후 시간이 지날수록 비타민C가 줄어든다.

생강 (生薑) • 생강과 생강은 위장을 튼튼하게 하고 땀을 나게 하는데 좋은 식품이다

Ginger plant

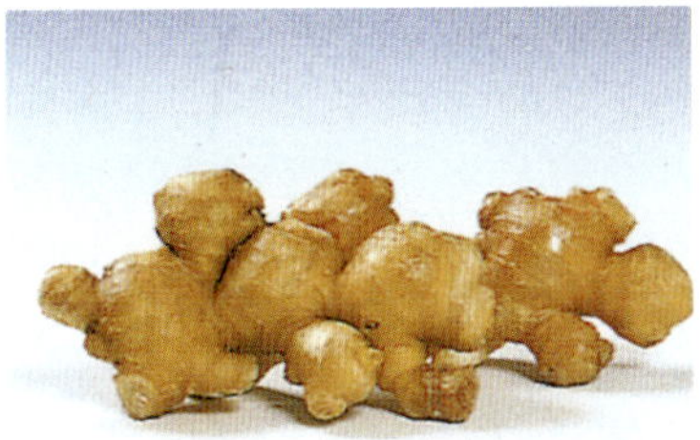

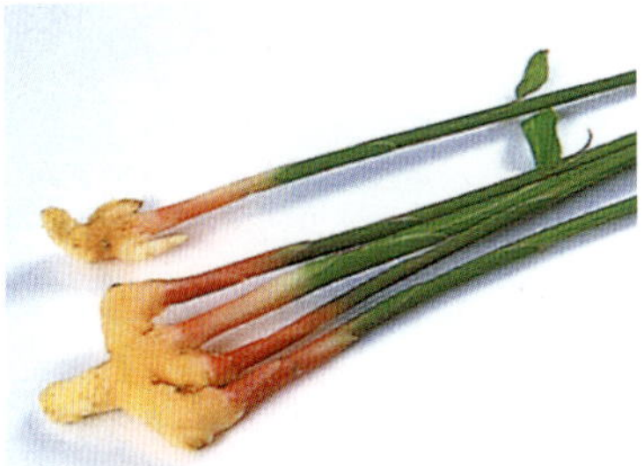

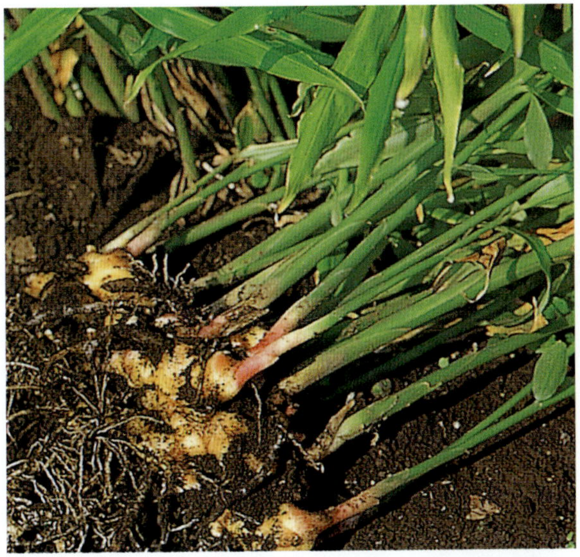

생강은 무기질의 함량이 매우 높으며 뿌리에는 향미성분, 신미성분, 수지, 단백질, 섬유소, 펜토산, 전분 및 무기질이 들어 있다. 전분이 전체 고형분의 40-60%를 차지하고 나머지는 건조 여부에 따라 차이가 난다.

생약 명 : 생강(生薑), 건강(乾薑)
용　도 : 향신료, 약용, 차의 재료

이용부위 뿌리와 줄기를 약재로 이용

채취와 조제

봄과 가을에 뿌리를 캐서 물에 씻어 햇빛에 말린 후 이용.

이용법

뿌리줄기 10g에 물 700ml를 붓고 중불에서 서서히 달인 후 500ml 정도 되었을때 달인 액을 조석으로 나누어, 식간이나 식후에 2개월 정도 먹으면 소화와 감기 예방에 좋다. 또한 관절염일 때에는 생강 20g을 갈아서 헝겊 주머니에 넣고 물 700ml가 반이 될 때까지 달여서 환부가 빨갛게 될 때까지 찜질을 한다. 그리고 생강을 깨끗이 씻어 믹서기에 물을 붓고 갈은 후 꿀에 재어 냉장고에 보관한다. 이것을 우유 한 잔에 한 두스푼씩 넣어 마시면 성인병 예방에 좋다.

생강의 효능

생강은 위장을 튼튼하게 하고 땀을 나게 하는데 좋은 식품이다. 또한, 후박나무의 독을 없애고 대추와 함께 쓰면 비위의 원기를 늘리고 속을 덮게 하며 습을 제거하고, 작약과 함께 쓰면 경맥을 뜨겁게 하고 추운 것을 완화해 준다.

생강차 만드는 법

크고 싱싱한 생강 뿌리를 깨끗이 씻은 후 물에 30분 정도 불린다. 불린 생강의 껍질을 깨끗이 벗긴 후 잘게 저미거나 채를 친 다음 설탕을 넣고 버무린다. 그리고 이것을 밀폐 용기에 넣어 보관한 다음 약 5일 후부터 차로 끓여 마시면 소화와 감기 예방에 효과가 있다. 이 때 이용하는 설탕은 흑설탕보다 백설탕을 넣으면 쉽게 부폐 하지 않고 맛이 더 깔끔하다.

죽순(竹筍)·벼과 변비에 특효의 효험이 있다

Bamboo Sprout

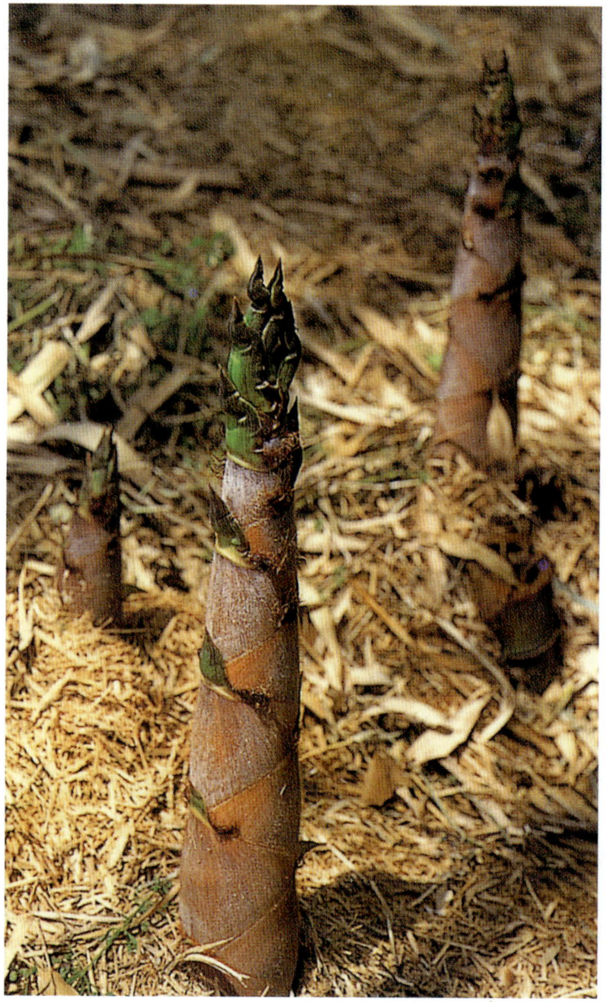

죽순은 땅속 대의 줄기에서 돋아나는 어리고 연한 싹을 식용을 쓴다. 주성분은 당질과 단백질이며 이중 단백질의 70%는 티노신, 발립, 그루타민산, 베타인, 콜린 등이다. 죽순의 독특한 맛은 그루타민산 때문이다. 성분 구성비는 수분 90%, 단백질 3.6%, 당질 1.6%, 섬유질 2.3%가 들어있다. 비타민 B군과 C도 함유되어있다.

용도 : 식용, 약용
약용 : 건위, 불면증
약효 : 건위와 불면증을 치료

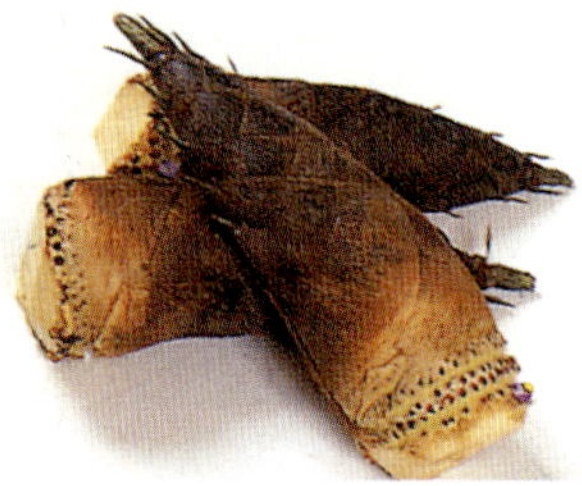

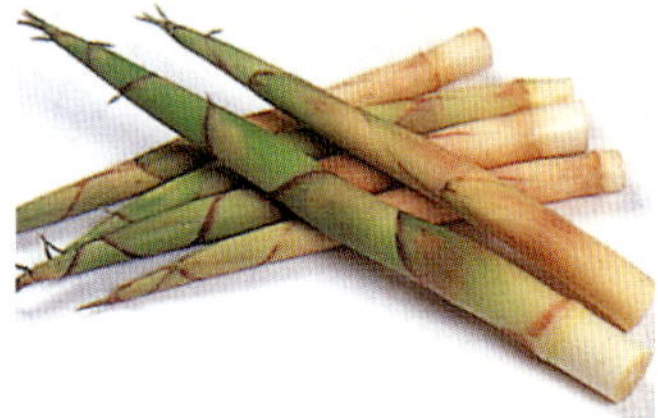

이용부위

죽순 전체를 약제로 이용

채취와 조제

봄에 채취하여 이용

이용법

죽순을 삶아서 나물로 무쳐 먹거나 탕 등에 넣어서 먹거나 삶아서 말린 후 나물을 하여 먹는다.

식용법

죽순을 조리할 때는 쌀겨나 쌀뜨물에 담가서 좋지 않은 수산 성분이 녹아 나오게 한다. 이렇게 하면 죽순에 들어 있는 여러 성분이 산화되는 것을 방지하게 되며 쌀겨 안에 있는 효소의 작용으로 죽순이 부드럽게 되어 훨씬 맛이 좋아진다.

죽순의 효능

죽순의 칼륨은 염분 배출을 도와 혈압이 높은 사람에게 좋은 반면, 수산 성분은 결석이나 알레르기 체질인 사람에게는 해롭다. 변비에는 특효이다.

건강 어드바이스 10

1. 피가 몸을 완전히 한 바퀴 도는 데에는 46초가 걸린다.
2. 혀에 침이 묻어 있지 않으면 맛을 알 수 없고 코에 물기가 없으면 냄새를 맡을 수 없다. 개 코는 항상 젖어있다.
3. 두 개의 콧구멍은 3~4시간 마다 그 활동을 교대 한다. 한쪽 콧구멍이 냄새를 맡는 동안 다른 하나는 쉰다.
4. 뇌는 몸무게의 2%밖에 차지하지 않지만, 뇌가 사용하는 산소의 양은 전체 사용량의 20%이다. 뇌는 우리가 섭취한 음식물의 20%를 소모하고 전체 피의 15%를 사용한다.
5. 피부는 끊임없이 벗겨지고 4주마다 완전히 새 피부로 바뀐다. 우리는 부모님이 물려주신 이 천연의 완전 방수의 가죽옷을 한 달에 한 번씩 갈아입는 것이 된다. 한사람이 평생 벗어버리는 피부의 무게는 48kg 정도로 1,000번 정도를 새로 갈아입는다.
6. 인간의 혈관을 한 줄로 이으면 112,000km로서 지구를 두 번 반이나 감을 수 있다.
7. 인간의 뇌는 고통을 느끼지 못한다. 가끔 머리가 아픈 것은 뇌를 싸고 있는 근육에서 오는 것이다.
8. 지문이 같을 가능성은 640억분의 1이다. 그러므로 이 세상 사람들의 지문은 모두 다르다.
9. 한 단어를 말하는데 650개의 근육 중 72개가 움직여야 한다.
10. 여자가 지방을 더 많이 가지고 있다.
이것이 여자를 아름답게 만든다.

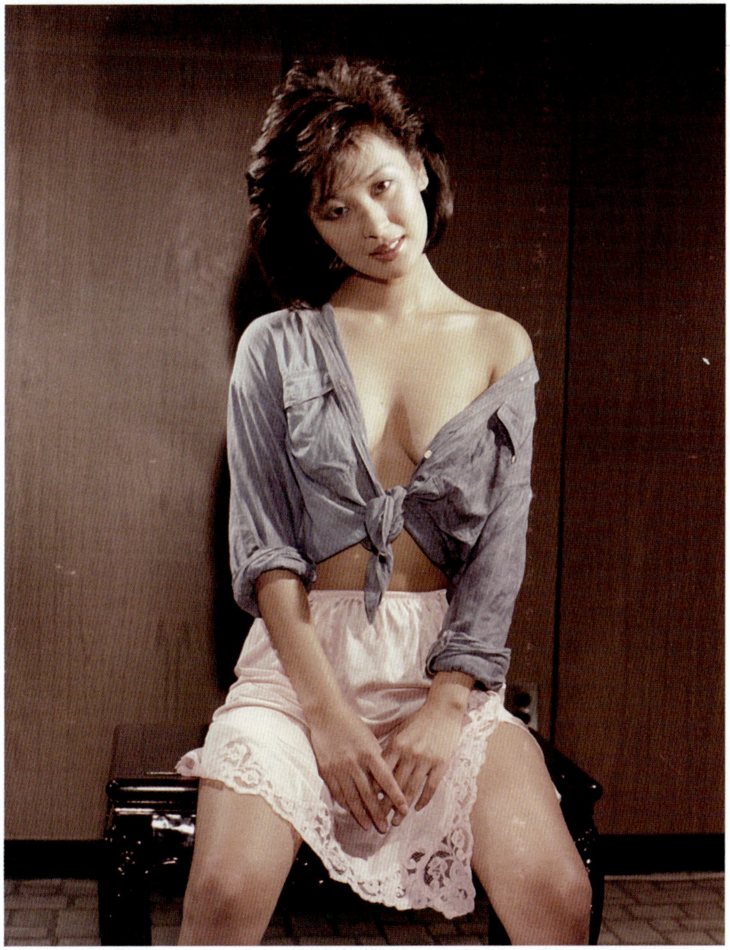

고구마 • 메꽃과 고구마는 캐낼 때의 즐거움은 물론이고, 요즘 웰빙 뿌리 채소로 각광

Sweet pdtato

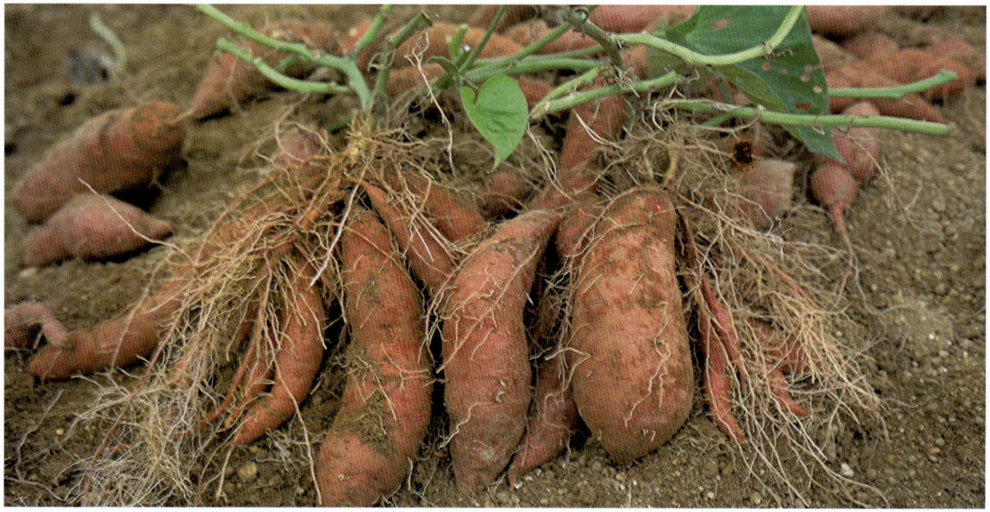

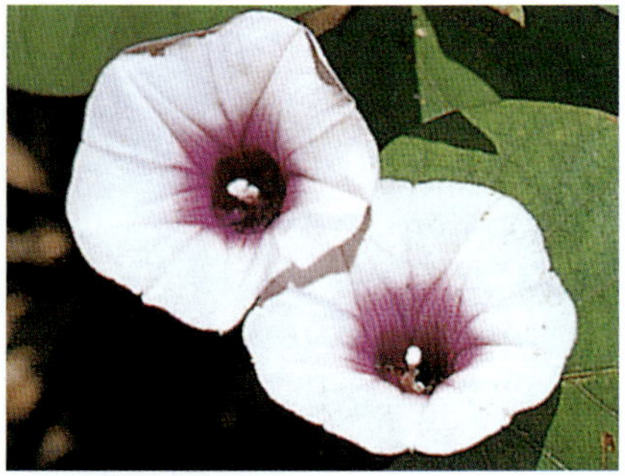

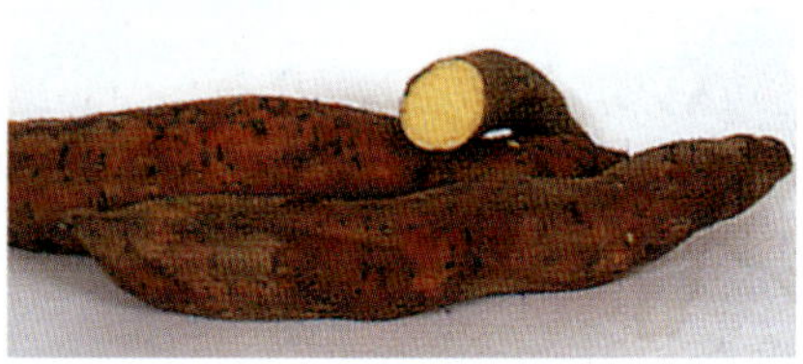

고구마의 주성분은 전분으로 에너지 효율은 백 분의 1/3 수준이다. 현재는 비타민 C와 식물섬유 그리고 칼륨이 많은 건강식품으로 새롭게 인식되고 있다. 고구마의 수분 함량은 60~70%이고 저장 시 습도의 연 감량은 10% 이내이다. 감자류 중에서 고령분 대부분을 차지하는 탄수화물〈30%〉이 많다. 그중에서도 녹말〈아밀라제〉 15% 마밀로펙틴이 20%로 가장 많고 이밖에 설탕 과당의 함량이 많아서 단맛을 낸다.
고구마에 있는 베타아밀라제의 활성화로 저장 중에 녹말이 당화되어 단맛이 증가한다. 단백질은 감자보다 적고 미량의 망간, 구리, 코발트를 함유하고 있다. 특히 비타민C는 조리 과정에서도 70~80% 그대로 남아 있는 장점이 있다.

해설 : 1. 소화 기능을 활성화 시키고 2. 기력을 증강시키며, 얼굴의 피부를 곱게한다. 3. 변비와 갈증을 일으킬 때에 효과가 있다.

고구마의 효능

고구마는 단맛이 있으므로 간식이나 주식으로 먹는다. 60도까지 서서히 가열하면 고구마에 포함되어 있는 아밀라제에 의해 당화가 진행되어 단맛이 증가하고 포도당과 물엿의 제조에 쓰인다. 또한, 에탄올의 제조 원료로도 이용한다. 덧붙여 맛이 가장 좋은 때는 저장하여 수분이 줄어진 1~3월이며 조리 시에도 영양 성분은 거의 변하지 않는다.

감자 · 가지과 품종이 다양하고 아름다운 색갈의 감자도 등장

Potato

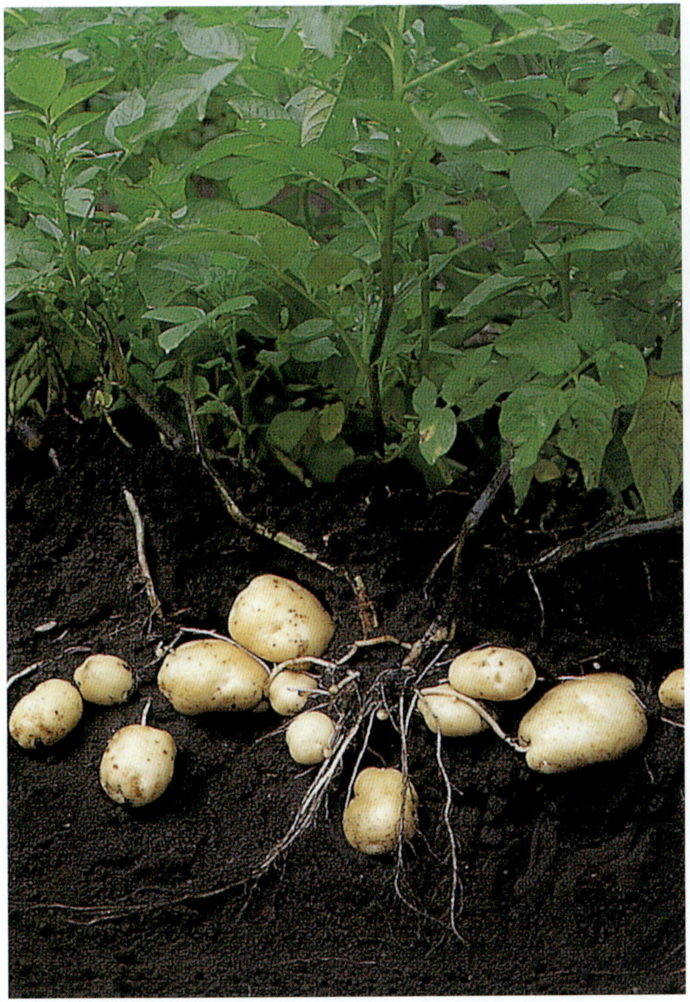

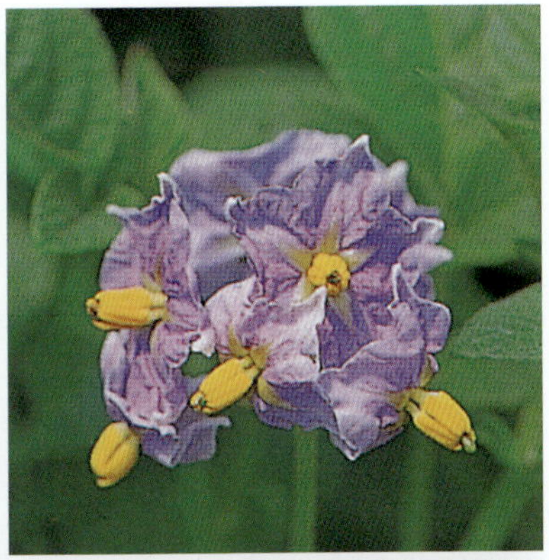

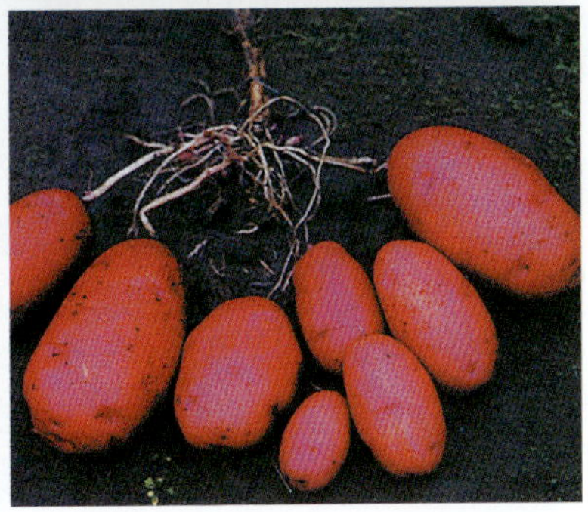

감자는 비타민이 많아 일명 밭의「사과」라고 부른다. 열을 가해도 비타민의 손실이 적다. 40분 정도 삶아도 비타민C가 3/4 정도 남는다. 성인이 하루 200g 정도면 비타민C의 필요량을 섭취할 수 있다. 감자의 주성분은 녹말인 알칼리성 식품이며, 필수 아미노산을 골고루 함유하고 있다.

감자의 유독 성분으로 알칼로이드 배당체에 속하는 솔라닌이 있는데 주로 감자의 새싹 눈의 녹색변 부위에 있다. 그러므로 식용할 때에는 이를 제거하고 먹어야 식중독을 피할 수 있다. 갈반 현상은 감자에 0.55 존재하는 티로신 세포의 파괴로 티로시나아제의 작용을 받아 화학 반응을 일으켜 갈색과 흑갈색의 멜라닌을 생성하게 된다. 이때 감자의 표피를 제거한 후 물에 담그면 갈변 현상을 방지할 수 있다.

해설 : 1. 위장의 소화력을 높이고 기운을 증강시키며, 2. 볼거리염, 화상에 짓찧어 환부에 붙인다.

약리 : 1. 해독 작용, 2. 백혈구 증가 작용이 있으며, 3. 간 기능 활성화 반응이 나타난다.

토란 (土卵) • 천남성과 재배 기간이 길기 때문에 차분 하게 기른다.

Taro, dasheen, eddoe

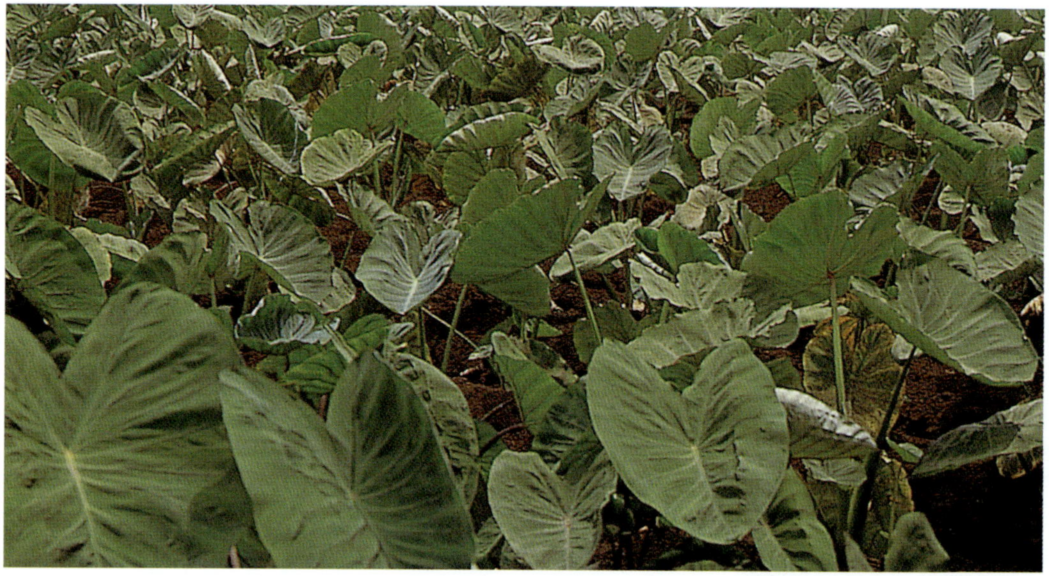

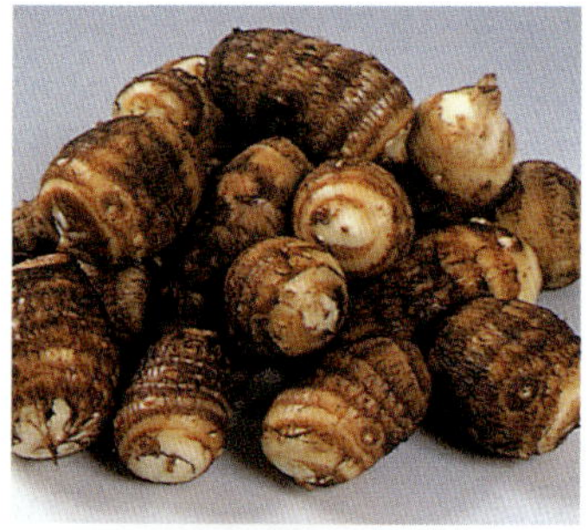

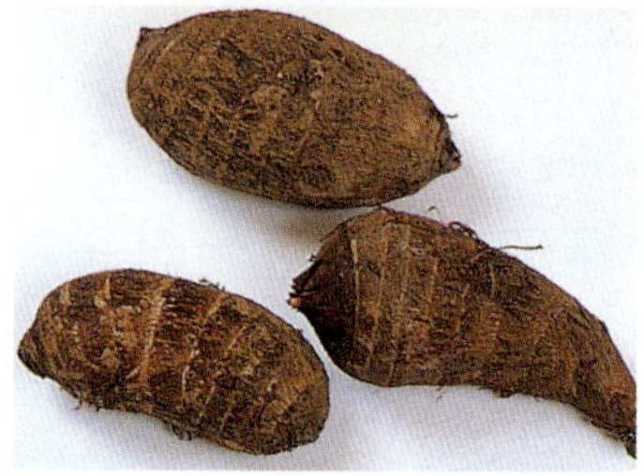

성분 구성은 수분 70%, 탄수화물 20%, 단백질 0.7%, 회분 1%, 섬유질 1%로 이루어져 있다. 토란에 가장 많은 당질은 녹말이 대부분이고 덱스트린과 설탕 성분도 들어 있어 토란 특유의 단맛을 낸다. 뿌리에 전분이 풍부하여 동남아에서는 주식이 되기도 한다. 토란의 미끌거리는 성분은 갈락틴이라는 당질 때문이며 이 성분은 소화율은 떨어지나 뱃속의 열을 내리고 간장 신장의 노화방지에 좋다.
우리나라에서는 추석 명절 음식으로 많이 애용된다. 토란을 냉장고에 보관할 때에는 되도록 물기를 제거한 후 보관하여야 빨리 상하지 않는다.

해설 : 1. 유방염, 2. 급성경부림프절염, 3. 뱀에 물렸을 때나 벌에 쏘였을 때에 짓찧어 환부에 붙인다.
약리 : 초산 칼슘은 자극이 강한데, 끓이고 찌면 자극성이 없어진다. 기타 잎도 뱀에 물렸을 때 짓찧어 붙인다.

토란의 효능

토란은 껍질에 흠이 없고 모양이 둥굴 둥굴 한 것이 상품이다. 토란은 알칼리성 식품이며 소화를 촉진시켜 변비의 치료 예방을 해주는 개선제이기도 하다. 수산석회 성분이 많아 장기간 먹으면 좋지 않으니 유의하여야 한다.

마늘 · 백합과 – 항암작용과 감기와 기관지 천식에 좋은 근채

Garlic

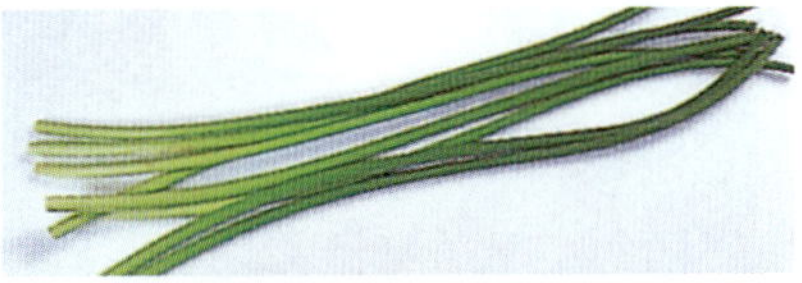

생약 명 : 대산(大蒜), 호산(胡算), 청산(靑蒜)
용 도 : 식용, 약용
약 용 : 소화불량, 노화방지, 치통, 냉증, 항균, 항진균, 해독, 살충, 천식

이용부위

비늘줄기를 이용 채취와 조제

약효

건위, 소화, 정장, 천식, 발한, 냉증, 거담, 부스럼, 종기, 무좀, 이질, 백일해의 치료에 효과가 있다. 또한 노화방지, 방부제, 거담제, 장의 경련을 가라 않히는 진정 효과가 있다. 그리고 결핵균, 호열자균, 이질균, 임질균 등에 대한 항균효과가 있고 항진작용도 있어 무좀 치료에도 효과적이다.

이용법

무좀일 때는 환부를 깨끗이 씻고 물기를 말린 다음 환부 외의 피부에 마늘이 닿지 않도록 바셀린을 바른 다음 마늘을 붙이고 가제로 잘 감싼다. 여드름과 습진일 때는 쪽마늘 약 2~30쪽을 강판에 갈아서 즙을만든 다음 물 5컵을 붓고 끓인다. 끓인 마늘물이 3컵 정도로 쫄아들면 따뜻할 정도로 식혀 얼굴과 목 부위를 세수 하듯이 씻으면 효과가 있다.

마늘의 효능

마늘은 혈중 콜레스톨 수치와 혈액의 점도를 낮추어 심장발작과 뇌졸중 등의 위험을 줄이는 효과가 있다. 항암작용과 감기와 기관지 천식에 매우 좋은 근채(根菜)이다.

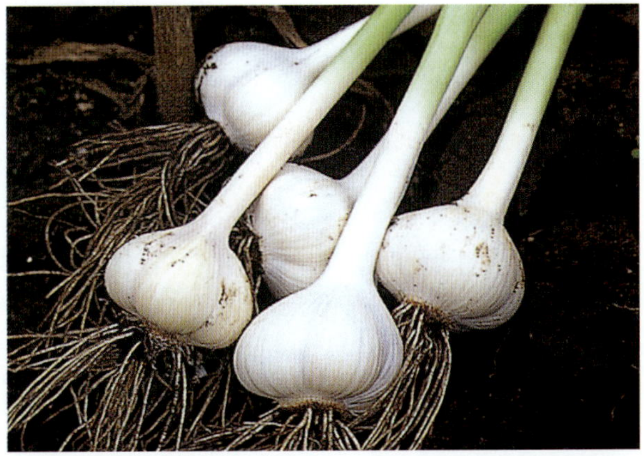

마늘의 성분은 당질이 19.3%, 단백질 2.3%, 지질 0.1%, 무기질 0.5%가 들어 있는데 당질의 대부분은 과당이다. 비타민 B1과 B2도 상당히 함유하고 있고 무기질로는 칼슘, 철분, 유황 등이 들어있다. 마늘의 자극 성분은 아리신으로 이것이 B1과 결합하여, Allithiamine을 생성한 결과이다. 비타민 B2도 동등한 효과다. 마늘은 봄과 가을에는 적게 먹고 여름, 겨울에는 많이 먹는 것이 좋다. 익은 것을 먹으면 보온이 되나 날것을 먹으면 시력이 나빠질 수 있다. 또한 적혈구를 파괴할 수도 있다. 공복에 먹으면 위벽을 손상할 수 있다. 성인 1일에 2~3개 어린이는 1일 1개가 적당하다. 마늘은 우리나라 음식에 없어서는 안 되는 양념으로 거의 모든 음식에 이용된다.

해설 : 1.종기나 상처가 부은 것을 삭여 없어지게 하는 소종消腫 작용과 살충 작용이 양호 하므로 피부가 헐어서 부은데나, 부스럼 또는 피부가 헐어 발진 및 가려움증과 일체의 피부가 헐어 독이 퍼진 증상에 짓찧어서 환부에 붙이거나 그 위에 뜸을 떠서 치료한다. 2, 폐결핵으로 기침을 연달아 하거나 3, 비위가 차서 통증을 일으키는 사람에게 유효하다.
약리 : 1, 항균 작용과 진균 억제 작용이 있으며 2, 생식 세포와 종양 세포에 작용하여 일정한 반응을 보였다. 3, 심혈관 계통에 작용하여 심장의 수축 증가와 말초혈관 확장 작용과 이뇨 작용을 보이며 죽상 동맥경화를 치료한다.
주의 사항: 안 질환이 있는 사람과 입과 치아 및 혀에 염증이 있거나 열이 많은 사람은 피한다.

머위 · 국화과 머위는 칼슘이 많은 알칼리성 식품이며 향채로서도 의미가 있다

Butterbur

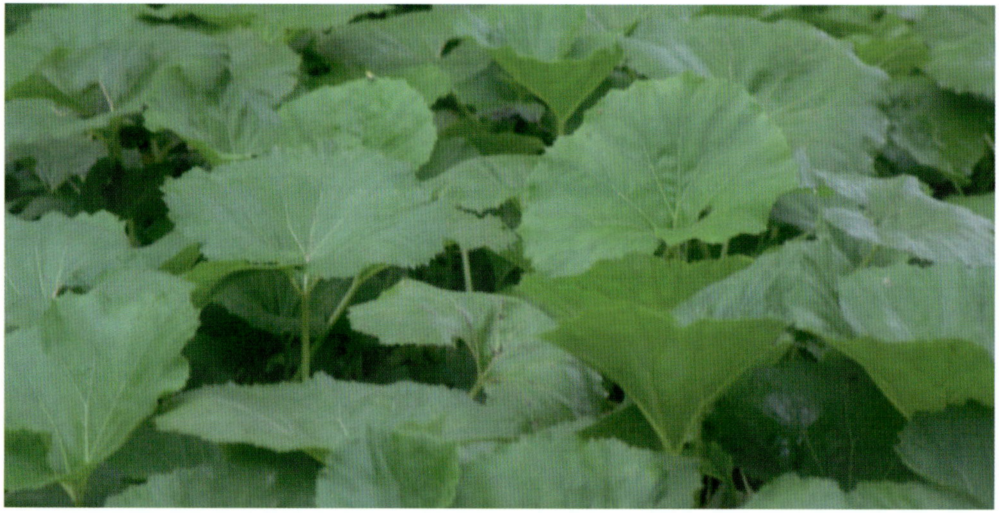

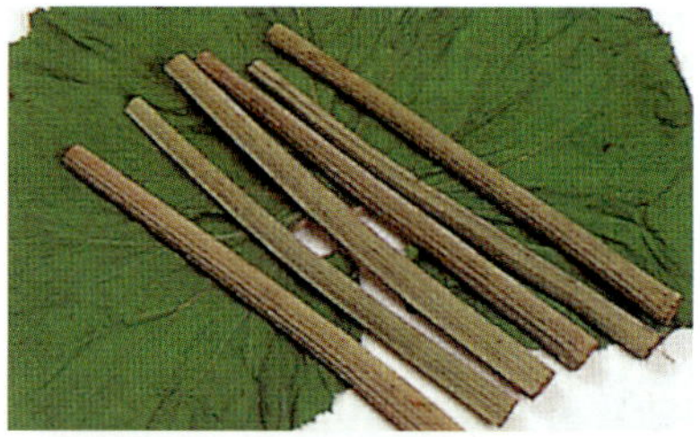

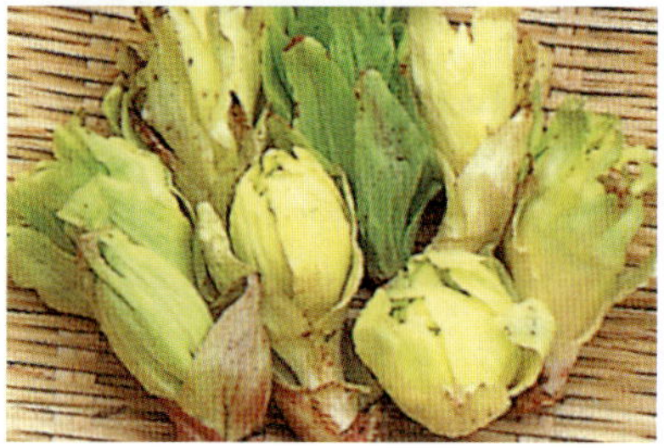

머위는 굵은 잎자루를 나물로 먹는다. 그 맛은 향기롭고 독특한 맛이 나는 나물이다. 잎에는 카로틴과 비타민 A를 비롯해 갖가지 비타민류가 골고루 들어 있다. 머위는 칼슘이 많은 알칼리성 식품인데 영양 면에서 보다 향체로서의 의미가 크다고 할 수 있다. 꽃봉오리일 때 따서 이용하며, 삶은 머위 나물은 염장 가공도 하고 말려 두었다가 나물로 이용한다.

생약 명 : 봉두채
용 도 : 약용, 식용
약 용 :
편도선염, 기침, 천식, 가래 끓는 증세, 인후염, 기관지염, 타박상, 종기

이용부위

뿌리, 줄기를 약재로 이용

채취와 조제

꽃은 3~4월에 채취하고 뿌리는 가을에 채취하여 깨끗하게 씻은 후 햇볕에 말려서 이용하거나 쌩 풀을 이용한다.

약효

특히 머위는 편도선염, 기침, 천식, 가래 끓는 증세, 타박상, 종기, 인후염 등에 효과가 있다.

이용법

뿌리줄기 15g에 물 700ml를 붓고 중불에서 절반이 되도록 달인 액을 조석으로 식후에 약 2~3주 정도 복용한다.

식용법

머위대의 껍질을 벗겨 살짝 데쳐서 하룻밤 우렸다가 고추장 양념이나 된장 양념으로 무쳐 먹거나 볶아서 먹는다. 또는 잎자루 껍질을 벗겨 삶아 된장국이나 오리탕 등을 끓일 때 넣으면 좋다.

양배추 · 십자화과 가정 텃 밭에서 기르기에 좋은 채소

Cabbage white

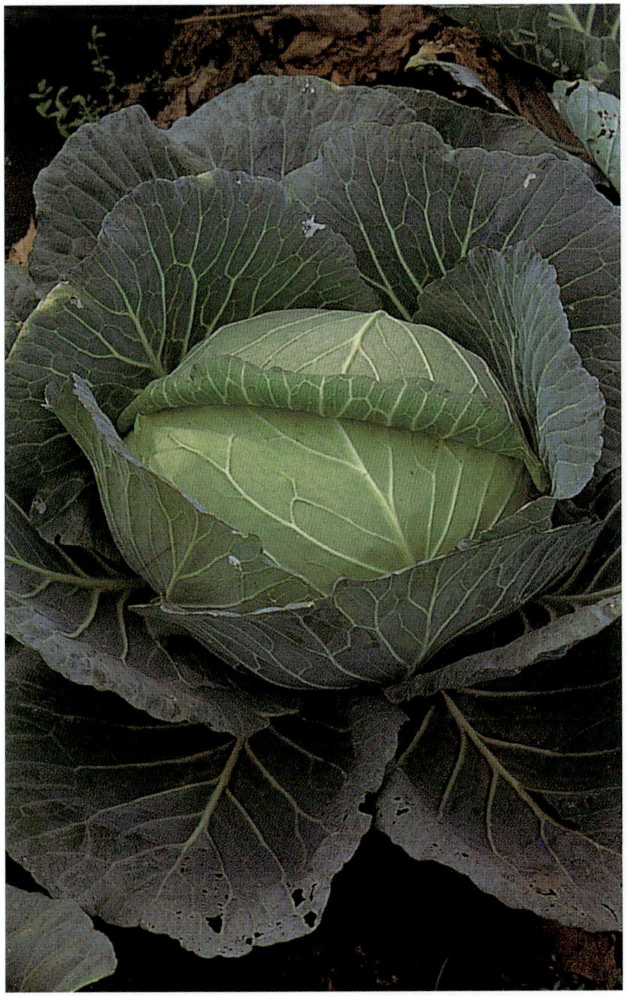

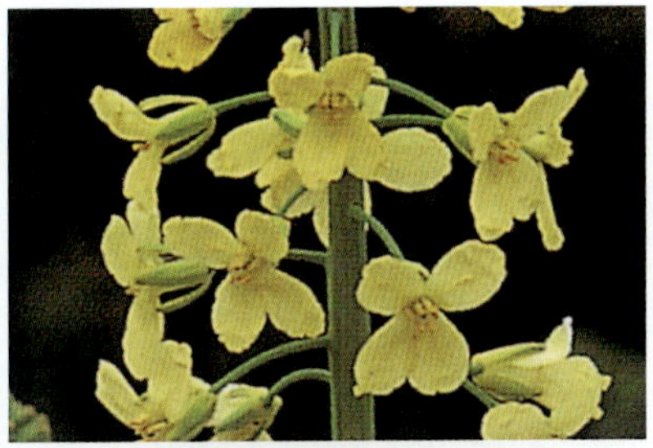

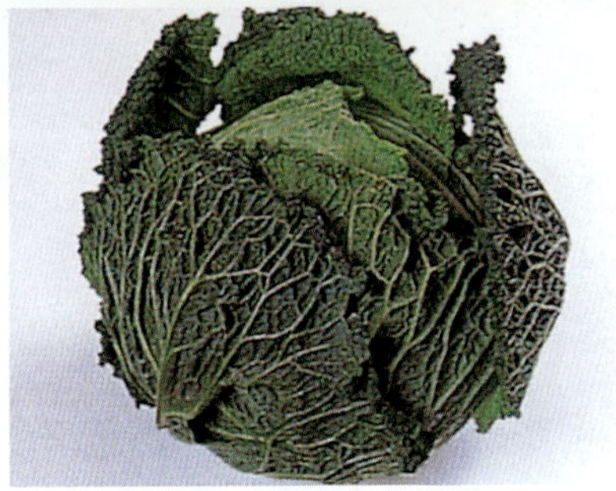

양배추의 백색화된 부분이 전체의 85% 정도이다. 녹색 부분은 비타민A, 흰색 부분에는 비타민A, 흰색 부분은 비타민B와 C가 함유되어 있다. 그리고 단백질과 아미노산 중 생장에 필요한 필수 아미노산인 나이신이 많아 발육기 어린이에게 매우 유익한 채소이다. 칼슘이 많은 알칼리성 식품으로 칼슘의 형태가 우유 못지않게 잘 흡수될 수 있도록 되어 있다. 또한 위궤양에 좋은 효과를 내는 성분이 있으며 혈압과 혈당치를 낮추기 때문에 당뇨병과 고혈압을 예방해주고, 위 기능을 도우며 변비에도 좋다.

양배추를 싸서 실온에 보관할 경우 10일 정도 지나면 비타민C가 거의 파괴된다. 이러한 영양의 손실을 막으려면 랩으로 싸서 5도C 이하의 온도에 저장하면 3~5주 정도 신선도를 유지할 수 있다.

무 · 십자화과 우리 국민에게 가장 사랑 받고, 없어서는 안 되는 근채로서 가을 파종의 재배를 권유

Rabish

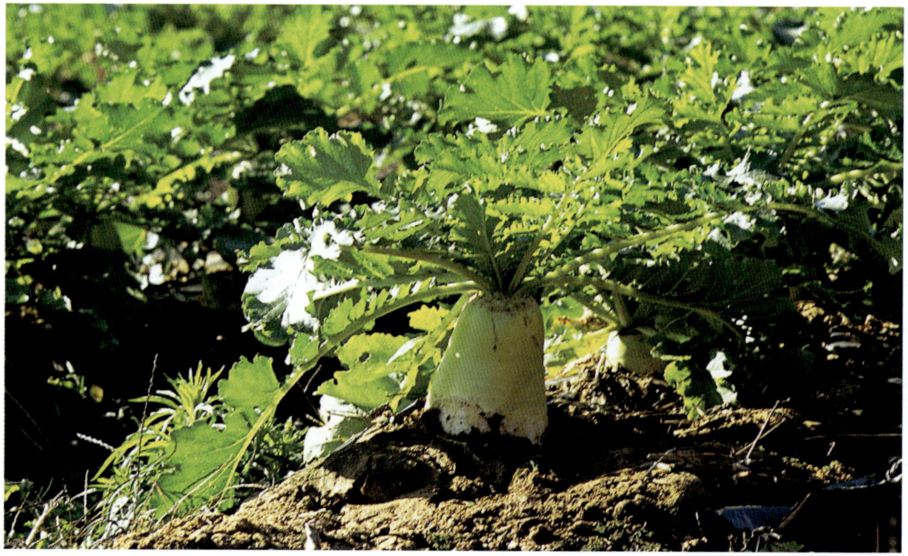

겨자과에 속하는 1~2년생의 재배 초본으로 근채류에 속한다. 무 대부분은 수분이며 그 외에 영양분은 비타민C가 20mg 정도로 많다. 특히 무의 껍질은 속보다 비타민C가 2.5배나 많이 들어 있으므로 껍질을 버리지 말고 깨끗이 씻어서 먹는 것이 좋다. 그리고 저분해 효소인 디아스타제〈Diastase〉를 함유하고 있어 생으로 먹으면 소화를 도와 준다. 그 외에 산화효소, 분해효소, 카탈라아제 등 생리적으로 중요한 작용을 하는 효소가 매우 많다.

무의 매운맛은 유황 화합물인 이소치오치아네이트 등이며 항암 효과가 있는 것으로 알려져 있다. 무는 뿌리와 잎을 식용하는데 잎에는 무기질과 각종 비타민이 시금치 못지않게 많이 들어있다. 그리고 생무를 먹고 트림을 하는 것은 유기화합물의 메칠메르캡틴에 의한 것이다. 무의 성분은 수분 94.5%, 단백질 0.8%, 지질 0.1%, 탄수화물 4%, 그 밖에 칼슘, 칼륨, 인, 비타민C 등으로 구성되어 있다. 무 잎에는 뿌리보다 비타민C뿐만이 아니라 비타민 A, B1, B2, 칼슘 등이 함유돼 있다.

해설 : 무는 1. 음식물을 잘 소화시키므로 음식 적체 증상에 사용되고, 복부팽만, 트림, 위산과다, 및 설사 등에도 활용된다. 2. 기운을 내리고 가래를 삭히므로 소화장애를 겸한 해수, 천식에 유효하다.

약리 : 무는 1. 지속적인 혈압 강하 작용이 있고 2. 항염 작용이 현저하다. 그리고 항균 작용이 있어서 피부 진균을 억제시킨다.

임상보고 : 무씨는 1. 노인성 변비에 30~40g볶아 물에 타서 1일 2~3회 복용하여 효험을 얻었고, 2. 고혈압에 혈압 강하 작용을 보였다. 3. 뿌리는 적충성 요도염에 사용하자 가려움증, 열감 및 하복부 중압감, 동통 등이 소실되었다.

배추 · 십자화과 김치와 국거리, 우리 국민의 식탁에 없어서는 안 되는 채소

Chinese cabbage

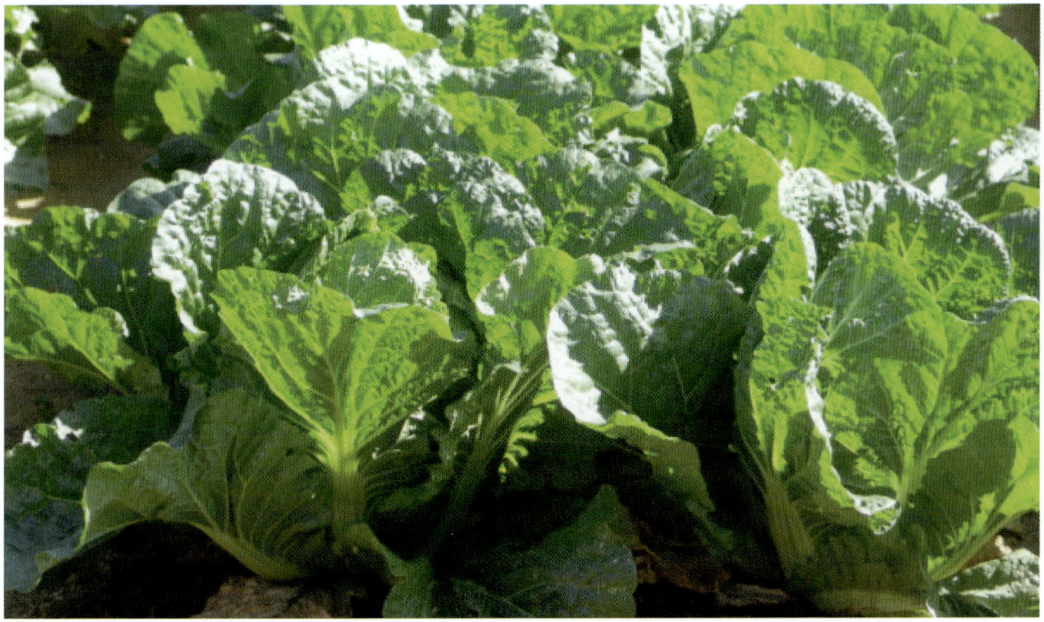

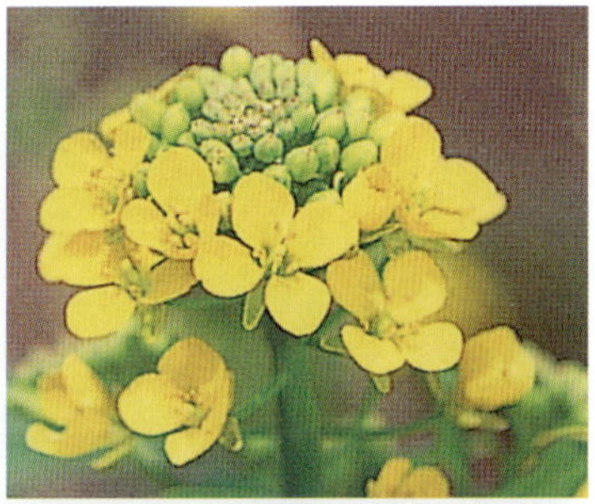

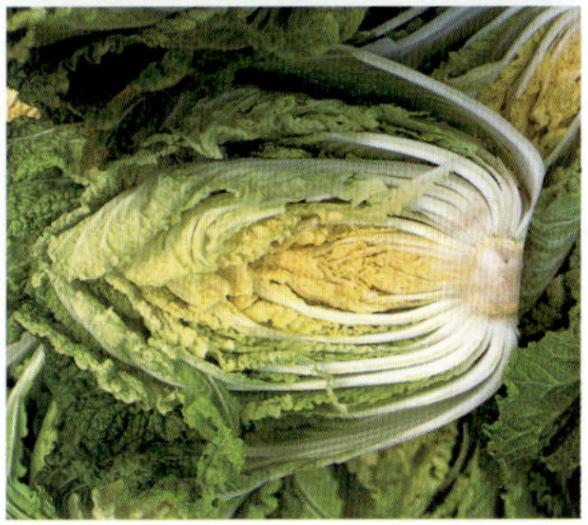

배추의 가식부 100g 중에는 수분 96%, 단백질 1.1%, 탄수화물 2.3%, 지질 0.15, 칼륨 23mg, 비타민C 22mg 등으로 형성되어 있다. 배추는 산성식품을 중화할 뿐 아니라 식욕 증진에도 효과가 있다. 겨울철 김장용 채소로 가장 많이 이용하며, 일 년 내내 김치와 국 찌개 등으로 식탁에 오르는 알칼리성 식품이다. 영양상의 특성은 비타민C와 칼슘이 풍부하며 칼슘은 뼈를 만드는데 쓰일 뿐 아니라 산성을 중화시키는 효소가 들어 있어 배추에 있는 비타민류는 끓이거나 김치를 담아도 다른 채소에 비해 비교적 손실이 적다.
수분이 약 95%로 높고 칼로리는 낮으며 녹색 부분에는 비타민A가 풍부하다. 내엽색은 노란색이고 외엽색은 진한 녹색을 유지하고 있으며 칼슘과 비타민C를 상당량 함유하고 있는 섬유질의 주공급원 식품이다.

한방요법

한방에서는 침의 분비를 원활하게 하고 창자안에서 소화를 도우며 내장의 열을 내리게 한다고 한다. 배추에는 섬유질이 많아 변비 개선에도 좋으며, 김치로 담갔을 때는 3주일 정도 되었을 때 비타민C의 함량이 가장 많다.

마 · 마과 마는 남자의 정력을 강하게 하고 뼈를 단단하게 하는 효능이 있다

Dioscorea opposita Thunb.

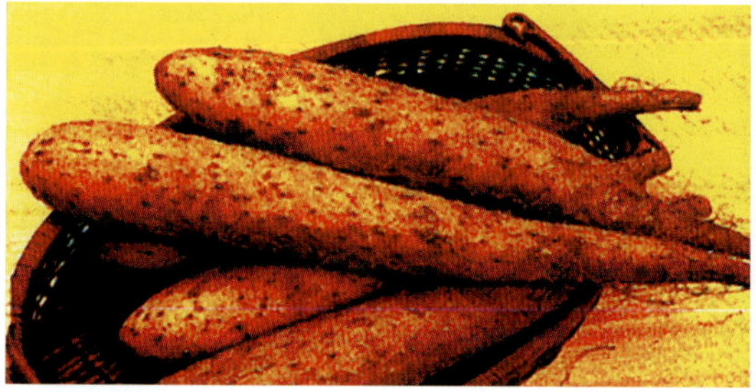

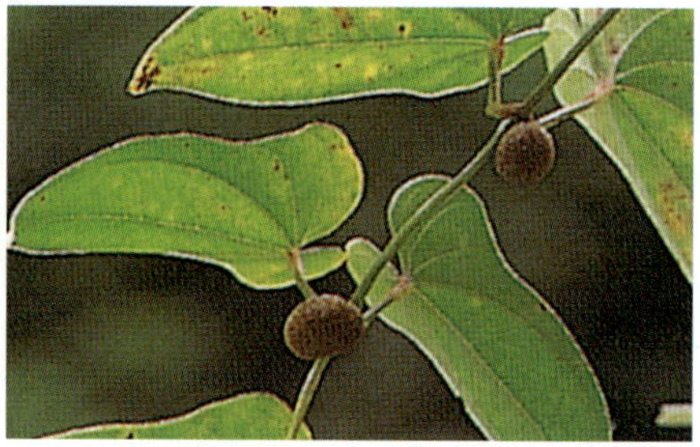

생약 명 : 산약(山藥)
용 도 : 식용
약 용 : 〈뿌리〉 식용

이용부위 뿌리줄기를 약재로 이용

채취와 조제 뿌리줄기를 가을에 채취하여 껍질을 벗긴 후 그늘에서 말려 이용한다.

이용법 뿌리줄기 또는 열매 20g에 물 800ml를 붓고 달인 액을 반으로 나누어 조석으로 복용하고 뿌리줄기는 짓찧어서 환부에 바른다.

해설 : 1, 비기脾氣를 보補해 주고비음脾陰에 유익한 반응을 보이므로 비脾 기능 허약으로 인한 권태감과 무력감, 음식 감소, 설사를 다스린다. 2, 폐기肺氣와 폐음肺陰 부족으로 인한 허약증 및 해수, 천식 및 가래가 없거나 또는 적고 끈끈한 증상에 유효하다. 3, 음허내열로 인한 소갈증에 좋은 반응을 얻는다. 4, 신음허로 인하여 허리와 무릎이 시리고 연약한 증상을 치료하며, 정액이 저절로 흘러 나오는 증상 및 조루증과 소변을 자주 보거나 자신의 의지와는 상관없이 오줌을 흘리는 증상에 많이 활용 된다. 5, 신체 허약과 빈혈로 인한 사지마비동통에 유효하다.
약리 작용: 1, 소화기 계통에 작용하여 장관腸管의 조율성 활동에 현저한 작용을 나타내고 2, 혈당을 하강 시키며 3, 항노화 작용이 있으므로 수명의 연장 효과가 있다.
임상 보고: 1, 가을에 복통 설사를 일으키는 증상에 양호하며 2, 궤양성 구강염에 치료 효과가 뛰어났고 3, 폐결핵으로 고열이 있을 때 복용하자 발열, 해수, 흉통, 천급 등의 증상이 소실 되었다.

마의 성분으로는 단백질과 회분을 들 수 있으며 단백질에는 필수 아미노산이 들어있다. 그 질이 매우 우수하고 회분에는 알칼리성이 많이 들어있다. 또한, 알르기닌이라는 아미노산은 세포의 신진대사와 세포증식에 필요하며, 이것은 신경세포의 영양분으로 없어서는 안 되는 중요한 성분이다. 그리고 정력 증강제로 이용하기도 한다. 그 외에 비타민 A, B, C군 등을 함유하고 있으며 빈혈에 필요한 철분도 갖고 있다. 술 먹기 전에 갈아서 복용하면 위의 벽을 보호하며 대표적 요리로는 마 생즙, 마 빵, 마 떡, 산약죽, 마 튀김 등이 있다. 특히 생마를 엷게 썰어 기름에 튀기거나 샐러드나 육류요리에 곁들이면 맛이 고소한 것이 일품이다.

마의 한방요법

마는 중국에서는 뇌가 좋아져 머리가 명석해진다고 한다. 따라서 어린이의 영양제로도 좋다. 또한, 동맥경화와 뇌혈관 동맥경화증에 효과가 있으며 한방고전에, 많은 기운을 북돋아 주고 근육을 성장시키며 귀와 눈을 밝게 해 주는 것으로 기록되어 있고 몸을 보호하며 남자의 정력을 강하게 하고 뼈를 단단하게 하는 효능이 있다고 전해져 오고 있다.

당근 · 당근과 　발아하여 생장하는 모습이 사랑스럽고 영양도 많은 뿌리 채소

Carrot

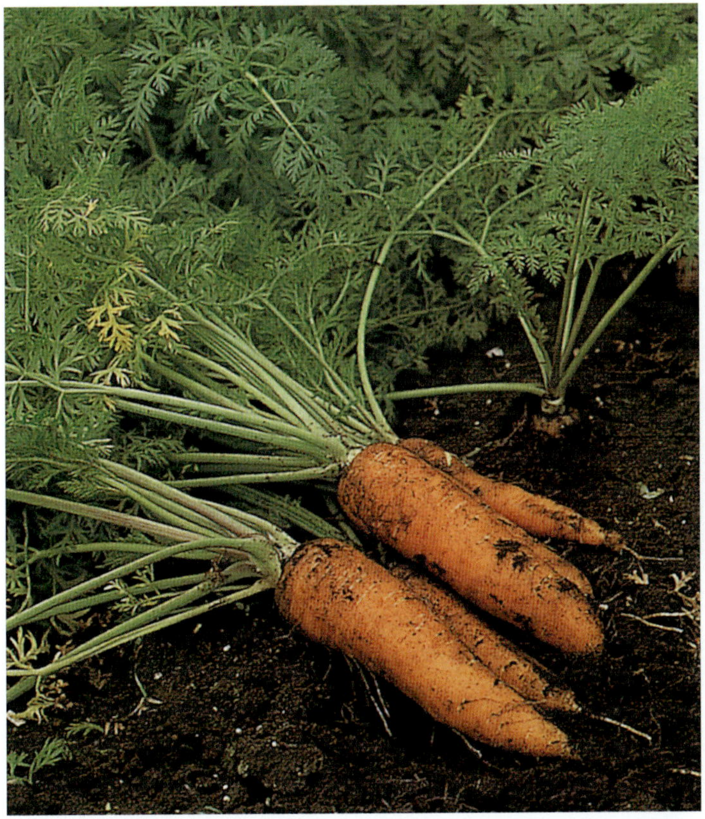

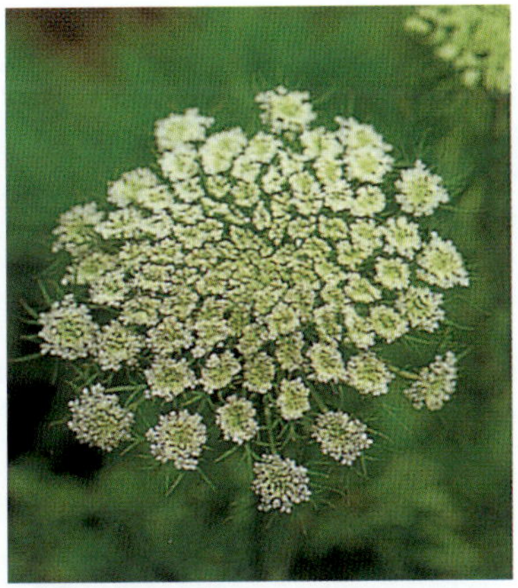

당근의 가장 기대되는 영양소는 카로틴인데 체내에서 비타민 A로 바꿔지기 때문에 비타민 A의 좋은 공급원이다. 당근 100g당 비타민 A가 4,100IU 정도가 함유되어 있는데 이는 당근 3/1개를 먹으면 1일 섭취량을 보충할 수 있는 양이다. 비타민A와 철분이 합쳐 체내의 조혈을 촉진하고 혈액의 흐름을 좋게 하므로 빈혈이나 저혈압 환자에게 좋다.

이 밖에도 비타민 E를 제외한 모든 비타민과 칼슘과 칼륨 그리고 식물성 섬유 등이 균형 있게 들어있다. 식물성 섬유 중 펙틴은 설사나 위장병 환자에게 유용하다. 그러나 당근은 비타민C를 파괴하는 효소가 있으므로 다른 생채소와 함께 먹는 것은 좋지 않다.

해설 : 1. 종자는 건위 및 소화불량에 쓰고, 오래된 이질에도 효험을 보인다. 2. 백일해, 해수에도 효험을 보이며, 3. 부인이 기운이 허약해서 일어난 복부팽만 증상을 치료한다.

약리작용 : 1. 토끼와 개의 혈당을 현저하게 내린다. 2. carotine은 비타민 A의 전구(前驅)물질로 알려져 있다.

당근의 효능

당근 쥬스는 빈혈, 병 후 회복, 식욕증진, 신경쇠약 등에 좋은 식품으로 생 잎이나 씨앗은 체온을 보호하는 데 효과가 있는 것으로 알려졌다.

멜론 · 박과 짙은 머스크 향기와 단단한 조형미 그리고 향과 단맛 모두가 일품이다

Melon

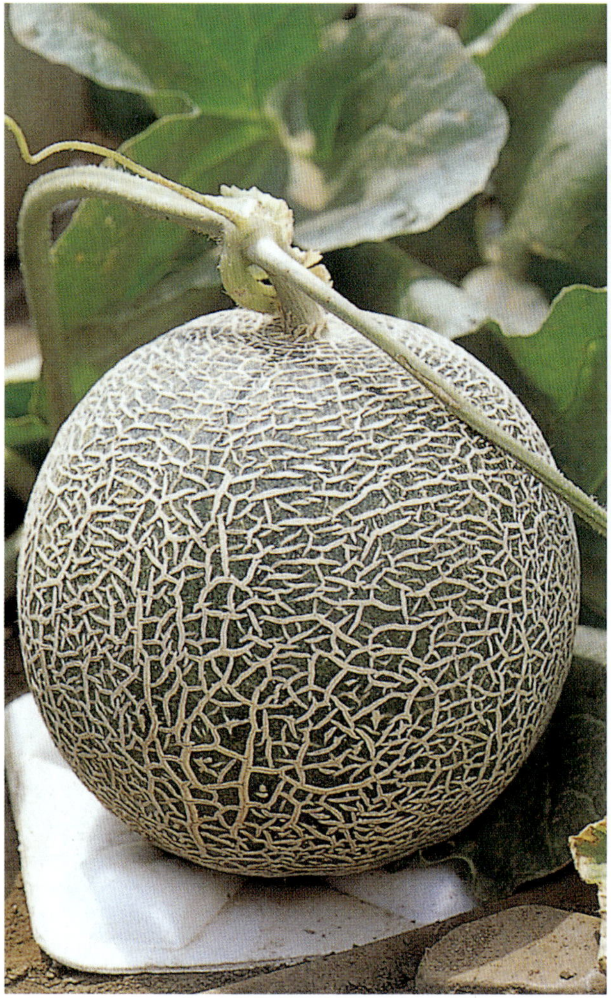

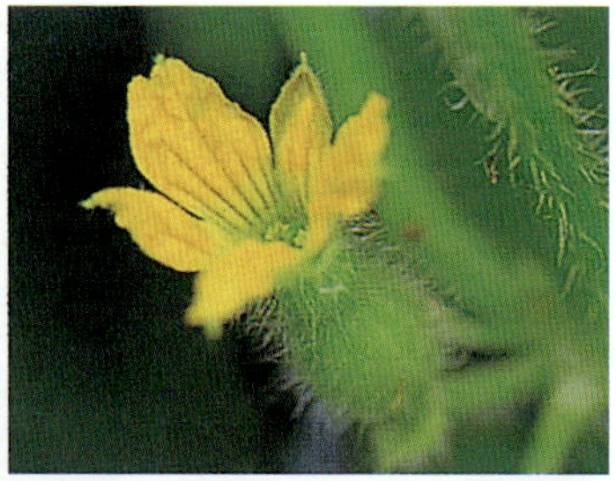

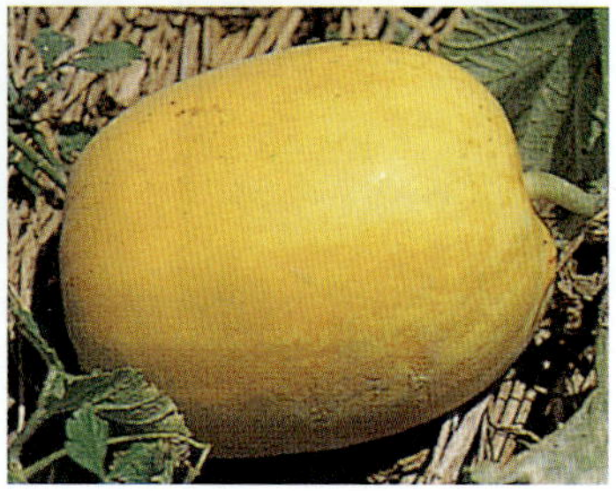

멜론은 수분 87%, 단백질 1%, 당질 11% 그리고 비타민A와 C, 칼슘과 인이 많다. 멜론의 당분은 100g 중 8-11g, 비타민C는 55mg으로 비교적 높고, 칼륨은 100g 중 340mg으로 염분이 많은 식후 디저트에 좋다. 그리고 수확 후 숙성하게 되면 과육이 물러지는데 이것은 펙틴〈Pectin〉이 가용화〈액체에 잘 녹는 성질〉하기 때문이다. 펙틴이 가용화되면 먹을 때 부드러운 느낌을 준다.

멜론의 종류

약 100여 종인데 대표적 품종은 머스크멜론이라 할 수 있다. 짙은 머스크 향기와 단단한 조형미 그리고 향과 단맛 모두가 일품이다. 잘 익지 않은 멜론은 단단하고 당도가 떨어지므로 실온에서 2~3일 정도 후숙시킨다.

상추 • 국화과 종류가 다양하여 기르는 일이 즐거웁고 쌈 채소의 대명사

Lettuce

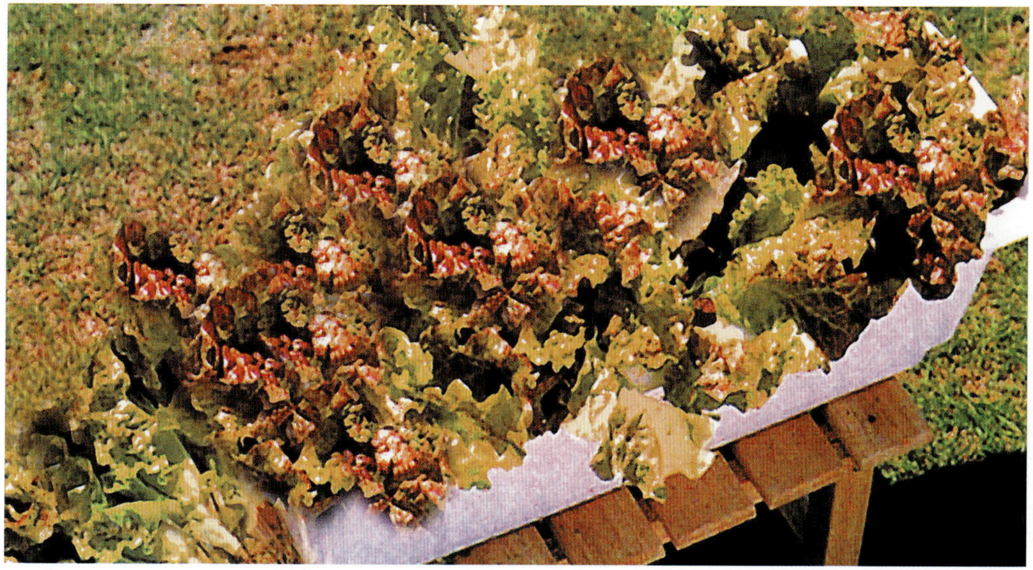

상추는 품종이 많아 결구상추, 반 결구상추, 잎상추, 오그라기 상추, 줄기 상추 및 라틴상추 등이 있다. 상추는 어느 종류나 잎은 녹색으로 부드러우며 약간의 쓴맛과 특유의 단맛이 있다. 특히 비타민C와 Fe를 충분히 함유하고 있는 영양가 높은 채소이다. 녹황색 채소로서 비타민 A의 좋은 공급원이고 그리고 비타민 C와 F의 함량이 풍부한 채소이다.

해설 : 1. 상추는 소변을 잘 못 볼 때나 소변 출혈에 짓찧어 배꼽에 붙이고 2. 산후 유즙 부족에는 술에 넣어서 복용한다. 또한 유즙 분비 부족에 종자 30g을 물을 붓고 달여서 복용하면 효험이 있다.

임상보고 : 1. 소변 출혈에 효험을 얻었고, 2. 고혈압에 종자를 진하게 달인 것에 꿀을 타서 복용한다.

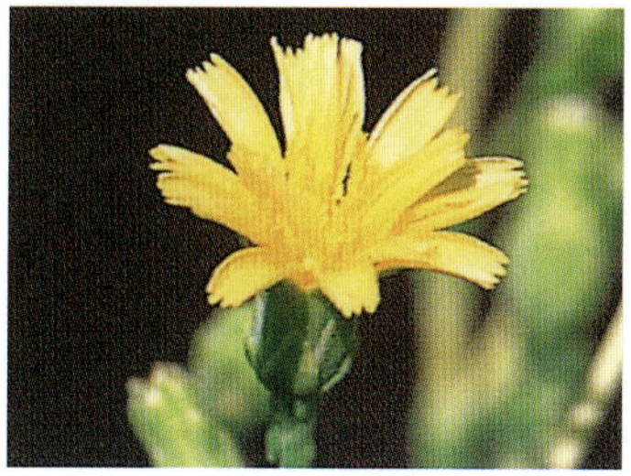

상추의 효능

상추는 식욕을 증진하고 위체를 없애며, 쾌변을 도우며 시력을 좋게 하고 모유를 증가시키지만, 많이 먹으면 잠이 오는데, 락튜칼리륨 성분 때문이다. 불면증과 신경과민에 유효하고 숙취에도 좋다. 그 외에 황달과 빈혈, 피를 맑게 하는 효과가 있는 것으로 알려져있다. 상추의 쓴맛 성분은 라튜코피크린이란 화합물이다. 육류 등 산성 식품과 곁들여 먹으면 영양적으로 매우 효과적이며, 사각사각하고 약간의 쓴맛이 일품으로 생식용으로 사랑을 받는 채소이다.

쑥갓 · 국화과 쌈 채소와 꽃을 관상용으로 재배 하는

Crown daisy

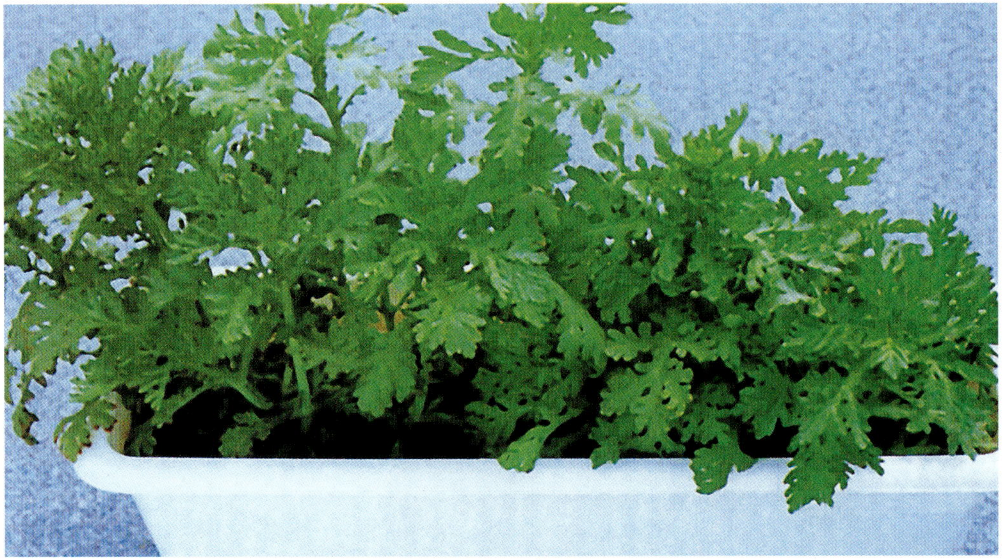

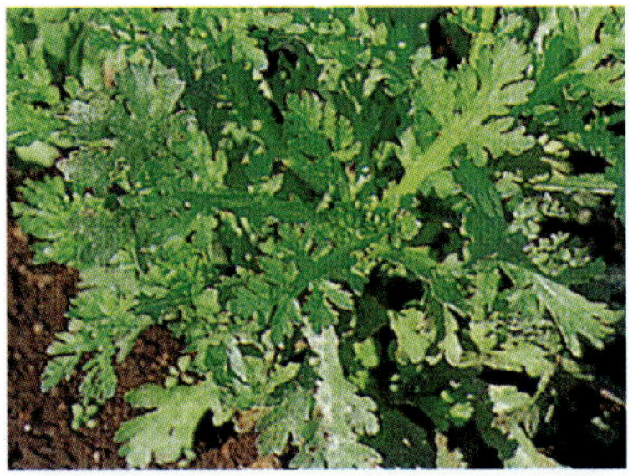

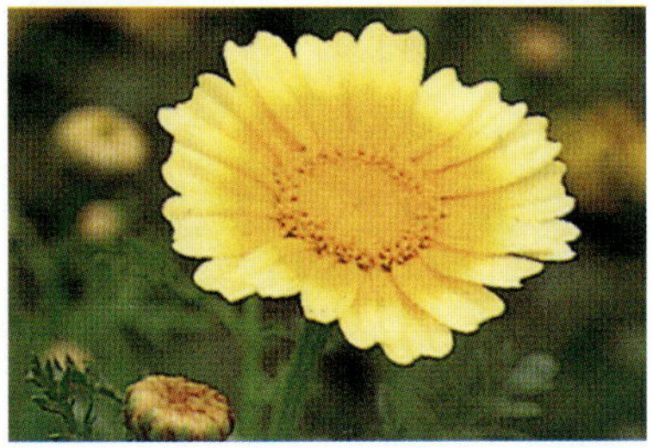

쑥갓의 열량은 100g에서 26칼로리 밖에 나오지 않으나 소화가 잘 되는 알칼리성 식품이다. 쑥갓은 카로틴을 함유하고 있는 것이 특징으로 필수 아미노산의 리진을 다량으로 함유하고 있다. 미네랄과 칼슘도 함유하고 있는 영양의 채소이다. 향이 독특하고 맛이 산뜻해서 생으로 먹어도 좋고 나물로 해서 먹어도 그 맛이 최고다. 뜨거운 물에 데칠 때에는 뚜껑을 열고 살짝 데쳐야 영양 손실이 적다. 쑥갓 강회나 쌈으로도 이용한다. 향기를 즐기는 요리이므로 향기를 살리는 것이 요리의 포인트이다. 주의할 것은 쑥갓은 부드러워서 나물로 데칠 때 지나치게 삶지 않도록 하여야 하며, 줄기부터 넣고 잎을 넣어 데친다.

해설 : 1. 위장의 소화력을 증진시키고, 2. 대소변의 배설을 촉진시키며, 3. 가벼운 거담 작용을 나타낸다.

양파 · 백합과 기르기 쉽고 영양이 풍부한 가정의 상비 채소

Onion

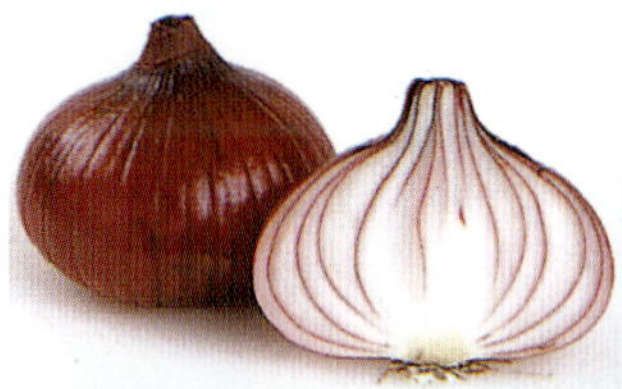

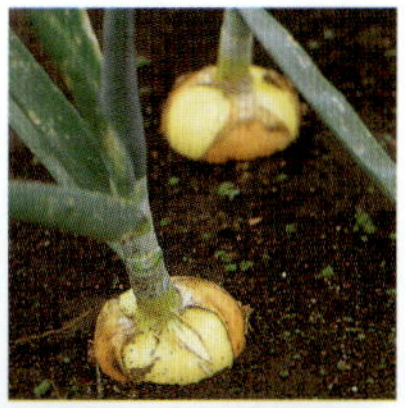

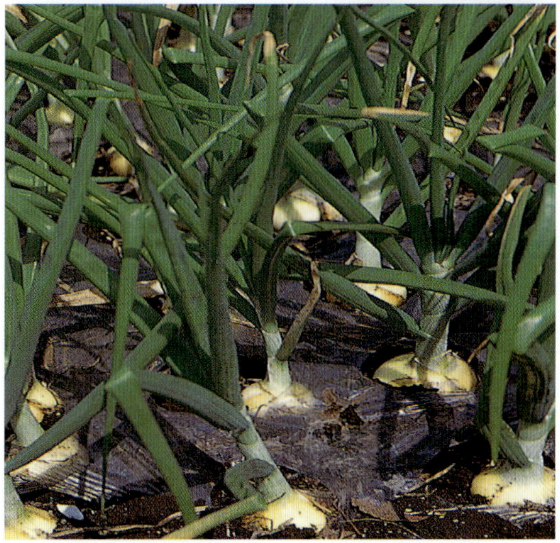

생약 명 : 양총(洋蔥)
꽃 피는 시기 : 9월
용 도 : 식용, 약용
약 용 : 당뇨병, 이뇨, 거담, 장염, 살균, 창상, 궤양, 동맥경화, 트리코모나스 질염

이용부위

비늘줄기를 약용 또는 식용으로 이용

해설: 1, 피부궤양과 창상에 짓이겨 창상에 바르고, 2, 부인의 질염에 쓰인다. 3, 관상동맥 확장 작용과 고지혈증 용해 작용이 있어서 관상동맥 질환에도 쓰인다.

양파는 당분이 약 10% 들어 있고 성숙함에 따라 당분이 증가해서 단맛이 생긴다. 매운맛 성분은 휘발성으로 유황함유 성분인 아릴 화합물〈Proptl allyl disulfide 및 Allyl dilfide〉들이며, 가열하면 자극적인 냄새와 매운맛이 없어지고 단맛이 증가한다. 항균작용과 함께 비타민 B1의 흡수를 돕는다. 이 매운맛을 이용하면 육류의 좋지 못한 냄새를 없애는 데 효과적이다. 따라서 어류나 육가공품, 수프, 소스 등에 이용한다.
양파를 생으로 먹고 난 뒤에 냄새를 없애려면 신맛이 강한 과일이나 식초나 우유를 먹으면 된다. 그리고 단맛을 많이 내고 싶을 때는 엿처럼 될 때까지 열을 가하면 된다.
양파는 비늘줄기가 발달하여 색깔이 다양해서 흰 것과 노란 것 그리고 붉은 것 등이 있다. 햇볕을 받는 시간이 길지 않아도 온도만 알맞으면 비늘 줄기가 굵어지는 것이 조생종이며 줄기가 굵어지지 않은 것이 만생종이다.

약리

비늘줄기에서 나는 독특한 냄새는 생리적으로 소화액 분비를 촉진하고 흥분, 발한, 이뇨 등의 효과가 있다. 그리고 동맥경화나 고혈압을 예방하고 피로를 회복시키는 작용도 실험에 의해 밝혀진바 있다. 양파의 특이한 방향성은 소화액 분비를 촉진하여 소화를 돕는 기능을 한다.
최근 연구 결과에 따르면 당뇨병의 혈당 강하작용을 하고 시험관 내에서 황색포도상구균과 디프테리아균 등을 살균하고 트리코모나스성 질염의 치료에 이용하기도 한다. 이외 동맥경화나 고혈압을 예방하는 효과도 입증되었다. 옛날 민간요법에서는 양파를 진해, 거담제로 60~80g을 열탕으로 달여서 하루 2~3회씩 복용 하였다.
특히 방광염이나 요도염의 치료에 많이 이용하고 트리코모나스 질염에도 이용 한다. 양파의 이용–우선 양파를 갈아 가볍게 두 손으로 짠 다음 가제로 싼다. 이것을 머리 감기 전에 머리에 두들겨서 머리카락 속에 양파 성분이 들어가도록 하여 헹구면 된다. 이렇게 1주일 정도 계속하면 비듬이 없어지고 탈모가 예방 된다.

채취와 조제

6 · 7월에 잎이 쓰러지고 약간 노란색을 띨때 채취하여 이용한다.

금보다 귀한 어드바이스

첫째
감기나 독감에 걸렸다면,
끓는 물에
양파 몇 조각을 넣은 후,
잠시 우려내자~!!

이렇게 만든
양파차가 사실 맛있다고
할 수는 없지만,
2시간 안에 효과가
바로 나타납니다!

몸살 기운을
완화시킬 뿐 아니라,
가래도 가라앉힐 수
있습니다!

감기 증세가 심하다면,
양파 몇 조각을 날 것 채로
더 먹으면 됩니다!

양파차를
조금만 마셔보세요!

숨쉬는 것 마저
편해질 것입니다!

둘째
귀가 아플 때
귀가 아파본 적이 있다면,
이게 얼마나
고통스러운 일인지
알 수 있을 것입니다!

머리까지 깨질 것 같은
이 고통은 어떤 것으로도
해결되지 않습니다!

그러나, 양파 한 조각을
귀에 넣으면 놀랍게도
통증이 바로 사라집니다!

양파가 귀 안의 염증을
가라앉혀주기 때문입니다!.

셋째
눈에
이물질이 들어갔을 때
눈에 뭔가 들어가면,
가능한
빨리 빼고 싶어집니다!

그래서 눈을
문지르게 마련입니다!

그렇지만,
이 방법은 틀렸습니다!

당신은 그저
이물질과는 아무런
상관도 없는 망막을
긁어대고 있는 것입니다!

보다 나은 방법은,
양파를 컵 처럼
눈 위에 얹는 것입니다!

바로 눈물이 나와서
어떤 이물질이라도
즉시 한 방에
흘려 보내 줄 것입니다!

넷째
칼에 베거나 찢어졌을 때
부엌에서 칼로 베였다면,
양파야말로 "밴드를 가지고
뛰어오는 애인보다"
당신에게 꼭 필요한
존재가 되어줄 수 있습니다!

양파를
상처 위에 대고 있으면,
즉시 지혈이 될 뿐 아니라
소독을 해주는 효과도 있어서
염증을 예방해줍니다!

심지어, 상처도
훨씬 빨리 낫습니다!

다섯째
흉터!
누구나 하나쯤은
흉터를 가지고 있습니다!

사고로 얻은 흉터이건,
수술 이 후의 흉터이건,
대부분 평생
몸에 남기 마련입니다!

그런데 양파를 잘라
체에 거른 즙을 사용하면
상처의 변색된 부분을
제거할 수 있습니다!

천 조각에 양파즙을 적신 후
상처 위에 대어보세요!

하루에 몇 번만 반복하면
3일 후에는 원래 피부색이
돌아올 것입니다!

여섯째
염증이 있을 때
피부에 염증이 있다면,
약간의 우유에 빵 몇 조각과
신선한 양파를 넣어 연고처럼
될 때까지 끓여보세요!

염증이 생긴 부위를
잘 닦아낸 후, 이 연고를
조금만 발라보세요!

그리고 잘 마를 때까지
2 시간 정도 기다린 후,
남은 양파 연고를
깨끗이 씻어냅니다!

얼마 지나지 않아
염증은 사라질 것입니다!

일곱째
햇볕에 탔을 때
피부가
햇볕에 타게 되면,
표피층이
대부분 파괴되면서
피부 표면이
빨갛게 변합니다!

양파 한 조각을 해당
부위에 대고 있어보세요!

그리고 나서
계란 흰자를 조금 발라주면
피부를 보호하는 동시에
양파의 영양분을
녹여내는 역할을 합니다!

효능은 즉시 나타나서
3시간 안에 효과를
볼 수 있을 것입니다!

여덟째
벌레에 물렸을 때
특히 말벌 혹은
벌에 쏘였을 경우
그 부위가 빨갛게 부어오르기
부어오르기 마련입니다!

즉시 찬물로 씻어내고
양파를 대어보세요!

양파즙이 증발하면서
피부에 남아있는 독을
빼낼 뿐 아니라 붓기도
훨씬 빨리
가라앉게 합니다!

효과는 몇 분 안에
벌에 쏘였다면,
양파보다 더 나은
치료제는 없습니다!

정말이지 환상적입니다!

양파는 가격 부담도
크지 않으면서
다방면으로 유용합니다!

양파 민간요법

우리 몸에 이렇게 좋다니,
돈도 별로 안들이고
한번 만들어서 복용해도 좋을 듯 합니다.

양파즙에 요구르트를 부어서
먹으면 150세까지
건강 자신 ,
냉장고에 두고 하루 한잔씩 마시세요

1, 양파의 겉껍질을 벗깁니다.

2, 믹서로 갑니다.

3, 죽상태의 양파(섬유질 덩이)

4, 그냥 먹으면 쓴맛.매워서 먹기힘듬

5, 시중에 파는 100원짜리 요구르트를 부어서 잘 저어 냉장고에 하루 재워 준 뒤 복용 하십시요.

◎ 양파의 효능 54가지 ◎

1.
양파는 혈액 속의 불필요한 지방과 콜레스테롤을 녹여 없앤다.
동맥 경화와 고지혈증을 예방하고 치료한다.

2.
양파는 혈관을 막는 혈전 형성을 방지함과 동시에
혈전을 분해해서 없애 버린다.
그 결과 혈전이 심하면 사망에 이르는 순환기 장애(협심증, 심근경색, 뇌연화증, 뇌졸중 등)의 질병을 예방, 치료한다.

3.
양파는 혈액을 묽게 하는 작용으로 혈액의 점도를 낮춰 맑고 깨끗한 혈액으로 만든다.

4.
양파는 혈압을 내리는 작용도 현저하다.
그 결과 고혈압의 예방과 치료에 탁월하다.

5.
양파는 아주 미세한 모세혈관까지 강화한다.

6.
양파는 말초조직에 쌓인 콜레스테롤을 제거하는 중요한 역할을 하는 HDL(고밀도지단백) 콜레스테롤을 증가시켜 준다.

7.
양파는 혈당을 저하시키는 작용도 뛰어나 당뇨병을 예방한다.

8.
양파는 인슐린의 분비를 촉진시켜 당뇨병을 치료한다.

9.
당뇨병에 의해 생기는 2차적인 합병증인 동맥경화, 고혈압은 물론, 심근경색이나 신장병, 백내장 등을 예방, 치료한다.

10.
양파는 콩팥의 기능을 증진시켜 신장병을 예방, 치료한다.

11.
양파는 정상적인 혈당을 내리는 작용은 없고,
이상이 있는 높은 혈당치에만 작용하며 정상 혈당이 되면
신기하게도 작용을 멈춘다.
그 결과 합성약처럼 저혈당이나 신장 장애를 일으키는 등의
부작용이 전혀 없다.

12.
양파는 간장의 해독 작용을 강화시키는 그루타치온이 많다.

13.

양파는 간장의 해독 기능을 강화하기 때문에 임신 중독,
약물 중독, 알레르기에도 좋다.

14.
양파는 간장을 건강하고 강하게 하며, 신체의 노곤함을 없애주어 변비통이나 피로 회복에도 좋다.

15.
양파는 간장의 조혈 기능에도 관여한다.

16.
양파는 알코올 때문에 많이 소모되는 비타민B1의 흡수를 높이고, 주독(酒毒)을 중화하여 간장을 보호해 준다.

17.
양파는 눈의 피로로 두통이 생겨 책을 오래 읽지 못하는 상태를 예방하고 치료한다.

18.
양파는 눈의 각막이나 수정체가 흐려지는 백내장을 예방한다.

19.
양파는 각막이나 수정체의 투명도가 나빠져 발생하는
각종 각막 질환의 장애 회복에 매우 좋다.

20.
양파는 세균속의 단백질에 침투하여 살균, 살충 효과를 낸다.

21.
양파는 대장균이나 식중독을 일으키는 살모넬라균을 비롯한
병원균을 죽인다.
그 때문에 소화 불량에도 좋다.

22.
양파는 살균력이 뛰어나 습진이나 무좀 등에도 아주 좋다.
또 양파의 살균 작용은 익혀도 변함 없다(마늘은 불안정함).

23.
양파는 충치로 이가 아플 때, 갈아서 충치 안으로 넣어 두면
통증이 멎는다.

24.
양파는 생 것을 3~8분간 씹으면 입 안이 완전한 멸균 상태가 된다.

25.
양파는 결핵이나 콜레라 등의 전염병을 예방, 치료에도 사용된다.

26.
양파는 살균력과 해독력으로 육류의 부패를 막는다.

27.
양파는 현대의학도 해결하지 못하는 체내의 중금속을 해독, 분해시켜 체외로 배출시킨다.

28.
양파는 칼슘도 많을 뿐만 아니라 자체적으로도
성장호르몬과 같은 작용때문에 성장기 어린이에게 아주 좋다.

29.
양파는 지방의 함량이 적으며 채소로서는 단백질이 많은 편이다.
그래서 다이어트에도 좋다.

30.
양파는 칼슘과 철분의 함량이 많아 강장 효과를 돋우는 역할을 한다.

31.
양파는 감기 퇴치 기능이 있는데 생으로 든, 익히든
끓이든지 해서 실제로 지난 수세기 동안 감기약으로 사용되었다.

32.
양파는 목의 식도나 폐의 기도에 달라붙은 불필요한 점액들을 몸 밖으로 제거하는 거담 작용을 한다.

33.
양파는 코가 막힐 때, 즙으로 만들어서 조금씩 마시면 트인다.

34.
양파는 기도의 가래를 제거해 주는 역할을 하기 때문에
기침에도 좋다.

35.
양파는 소화 촉진, 변비, 생리 불순, 유방 종양, 대머리 등의 예방과 치료에도 탁월한 효능을 발휘한다.

36.
양파는 불면증에도 좋은데 양파를 먹어도 되지만
생양파를 썰어서 머리맡에 놓고 자도 효과가 있다.

37.
양파는 아기들이 경풍을 일으킬 때, 양파를 잘라 입에다 대주면 씻은 듯 가라앉는다.

38.
너무 마음이 긴장될 때 생양파를 먹으면 된다.
날양파의 매운맛과 향기가 연수에 작용하여 정신을 안정시킨다.

39.
양파는 허약 체질이나 신경쇠약에도 아주 좋아
원기 회복이 필요한 환자의 식이로 적당하다.

40.
양파는 혈액을 정화하기 때문에 피부 미용에 좋고
잔주름을 예방한다.

41.
양파는 자궁 수축에 의한 분만 촉진에도 작용하기 때문에
임산부의 산고에도 좋다.

42.
양파의 성분 중, 비타민 A는 정자의 생성에 필수이며,
비타민 B1는 성활동을 장악하는 부교감 신경의 기능을
왕성하게 한다는 것이 밝혀져 남성들의 정력 강장제로 탁월하다.

43.
양파는 비타민(특히 비타민B1)의 흡수를 촉진시키기 때문에
다른 채소, 과일과 섞어 먹으면 피부 미용은 물론 스테미너에 더욱 좋다.

44.
양파는 마늘과 함께 동식물체를 구성하는 중요 성분인 유지(油脂)의 산화를 억제하는 작용도 있다는 것이 밝혀졌다.
피부 노화나 인체의 노화가 산화작용에 기인하는 것으로 보아 결국 양파가 장수에도 기여한다는 것을 알 수 있다.

45.
양파는 단것보다는 매운 스트롱 계열의 것에
약리 효과가 뛰어난 유효 성분이 많다고 밝혀졌다.

46.
양파의 요리법은 매우 많은데 어떠한 찌개와 반찬에도
향미료로 곁들일 수 있다.

47.
양파는 지방의 산패를 막기 때문에 사용한 튀김기름에
양파 몇 쪽을 튀겨 내면 비린내가 사라지며 오래 보관할 수 있다.

48.
양파의 독특한 향과 자극적인 냄새는 육류나 생선요리의 비린내를 없애 주기 때문에 조미료로도 없어서는 안 될 중요한 야채이다.

49.
육류와 궁합이 잘 맞는다.

50.
양파는 비타민의 흡수를 도와 주는 역할도 하기 때문에
과일과도 궁합이 아주 잘 맞는다.

51.
양파는 날 것과 굽거나 튀기거나 삶거나 말리거나 한 것과
그 약용 효과에 있어서 하등 변화가 없다.

52.
양파의 뛰어난 점은 아무리 많이 먹어도 부작용이 없다는 것이다.

53.
양파의 유효 성분은 안정되어 있어서 장기간 보존을 해도 변화하지 않는다.

54.
새집에 페인트 냄새 등 잡냄새가 날 때 양파를 한 공간에 3~4개 생양파를 껍질을 벗겨서 칼로 잘라서 방바닥 등에
신문지를 깔아 놓고서 양파를 널어 두면은 페인트나 잡냄새를 없앨 수가 있다.

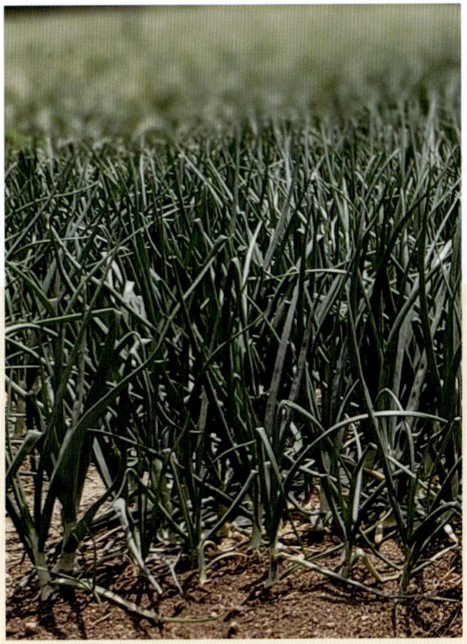

대파 · 백합과 재배가 조금 힘들지만, 영양이 많아서 모든 요리에 사랑을 받는 채소

Welsh onion

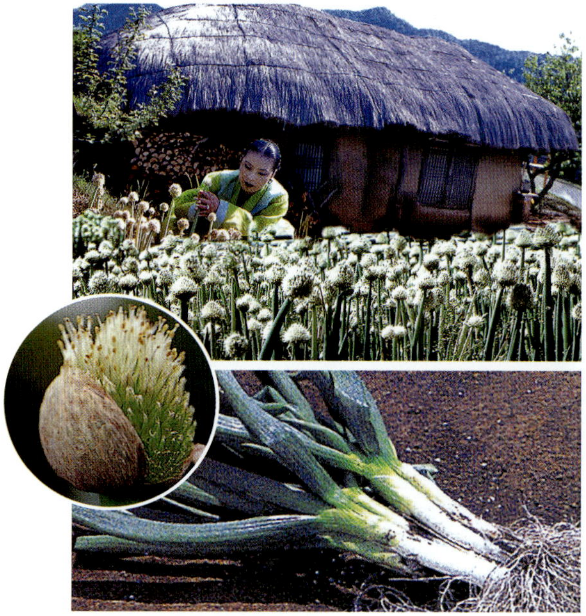

생약 명 : 양총백(葱白)
꽃 피는 시기 : 6~7월
채취시기 : 수시로
용 도 : 〈잎〉약용〈뿌리, 줄기〉
약 효 : 치통, 강장제, 흥분제, 거담제, 발한제, 감기, 몽살, 이뇨제, 구충제, 항균, 항진균의 치료에 이용한다.

대파는 경채류과 채소로 그 잎이 녹색인 부분과 백색인 줄기 부분이 있다. 이에 따라 여러 품종으로 나뉜다. 대파는 지하의 짧은 줄기에서 여러 장의 원통상 잎이 나고 잎은 녹색이고 밑 꼭지는 백색의 칼집상으로 흰 밑 꼭지 부분을 속칭 "백근"이라고 한다. 일반적으로 파는 여름에는 생장하지만, 겨울에는 생장을 멈추며 잎이 마르고 휴면 상태로 지낸다. 저장성이 약하며, 함유 성분은 수분 91.6%, 수화물 6.7%, 단백질 1.1%, 지질 0.1%, 회분과 비타민A와 C를 함유하고 탄수화물과 단백질이 많다.

해설 : 대파의 씨앗은 1. 감기에 땀을 내는 작용이 있어 열이 나고 오슬오슬 추운 증상을 제거한다. 2. 따뜻한 성질은 복부냉통, 소화불량, 사지냉증, 맥박 미약에 유효하다. 3. 종기 및 피부가 헐어 생긴 발진 등에 짓찧어 붙인다. 4. 정력 부족에 활용되고 5. 눈이 침침하고 시력이 떨어지면서 어지러운 증상에 쓰인다.

이용부위

뿌리와 비늘줄기를 약재로 이용 한다.

채취와 조제

필요할 때 수시로 구입해 깨끗하게 다듬어서 햇빛에 말려서 잘게 잘라 이용한다.

이용법

파의 하얀 부분을 아픈 이로 깨물고 있으면 치통이 사라진다. 또한 편도선염일 때 흰 부분을 잘라서 물에 넣어 끓인 다음 식으면, 목을 행구어 주면 효과가 있다. 그리고 축농증일 때는 흰 뿌리를 짜 즙을 내어, 탈지면에 묻혀서 콧구멍 속에 넣어두면 효과를 볼 수 있다.

대파의 효능

대파의 효능으로는 소화를 돕고 해열제로서 땀을 잘 나게 하며 뇌세포 발달/ 식욕 증진/ 백내장의 예방에 도움을 준다. 그리고 몸을 따뜻하게 하고 위장 기능을 돕고 지혈에 효과가 있다. 파는 유황이 많은 산성 식품으로 자극적인 냄새와 매운맛을 가진 황화아릴를 함유하여 소화액을 분비시켜 식욕을 증가시키는 작용을 한다.

쪽파 (당파, 자청)

감기로 고생할 때 뿌리에 생강을 넣고 푹 끓여 마시면 몸이 따뜻해 지고 열이 내리며 감기가 낫는다

Shsllot

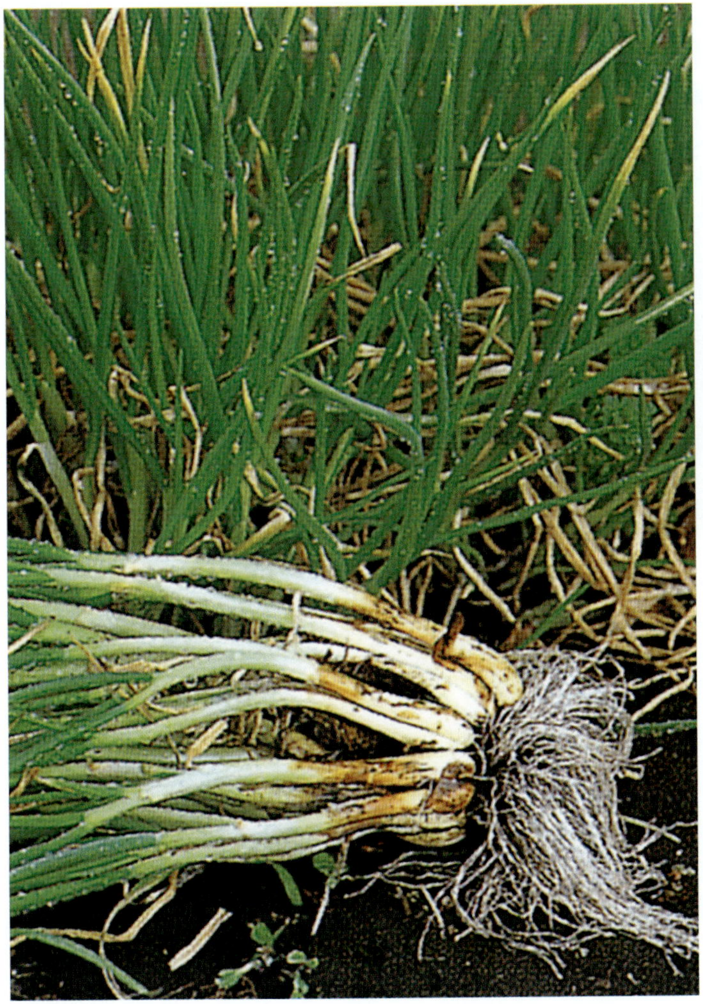

쪽파는 비타민A와 C 그리고 칼슘과 칼륨 등이 많다. 부위별로 흰 부분과 초록 부분에 따라 영양가가 다르다. 초록 부분은 흰 부분보다 당질 외에는 모두 우수하다. 특히 비타민A가 6배이고 다른 영양소도 2배가량 많다. 쪽파에는 유화알린 성분이 있어 비타민 B1의 흡수를 돕고, 특유의 톡 쏘는 냄새도 이 때문이다.

이 유화알린 성분은 소화액 분비촉진, 식욕증진, 피로회복에 도움을 준다. 쪽파는 줄기와 잎 부분이 야들 야들하며 맛이 향긋하고 독특한 냄새 때문에 김장, 냉채, 찌개류, 복요리 등에 이용하고 파김치와 파전에는 없어서는 안 되는 중요한 재료이다.

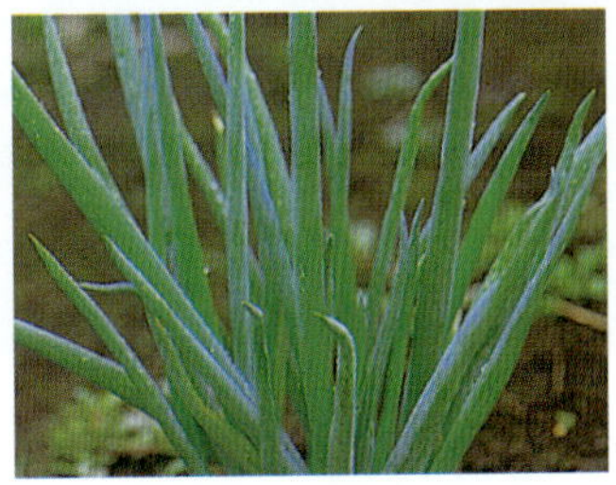

한방요법

감기로 고생할 때 파 뿌리에 생강을 넣고 푹 끓여 마시면 몸이 따뜻해 지고 감기가 낫고 열이 떨어진다. 또한, 늘 목에 가래가 차고 목이 자주 아픈 사람은 청주에 물과 파를 넣고 10분 정도 달여 마시면 즉시 효과가 있다.

부추 · 백합과 기침이 심할 때 부추의 생즙을 한 되 가량 나누어 마시면 효과가 있다

Crown daisy

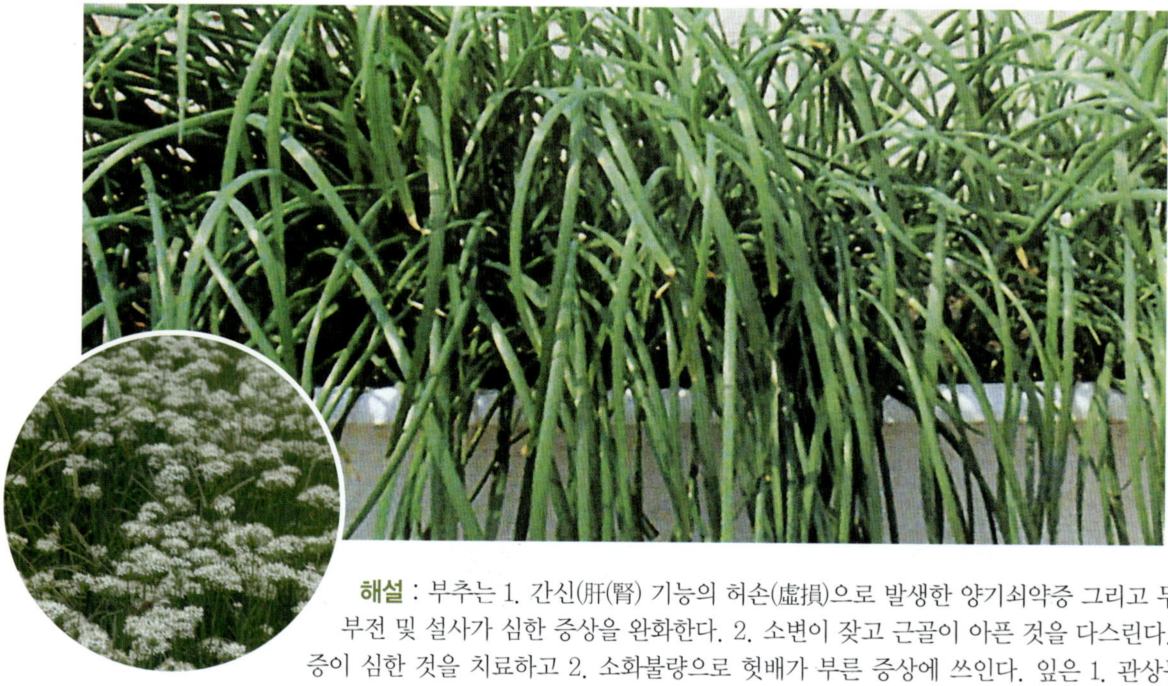

부추는 가식부 100g 당 수분 93.1%, 단백질 2.1%, 탄수화물 3.7%, 지질 0.1%, 칼륨 450mg, 비타민C 25mg 등으로 구성되어 있으며 특유의 향취를 갖고 있다. 비타민의 함량이 많고 조미료의 채소로서 다른 식품과 함께 섞어 많이 사용하고 있다. 부추는 다른 파 종류와는 달리 단백질, 지방, 당질, 회분, 비타민A의 함량이 높고 소화기능을 도와주는 역할을 한다.

해설 : 부추는 1. 간신(肝腎) 기능의 허손(虛損)으로 발생한 양기쇠약증 그리고 무릎과 허리가 차고 아프며 발기부전 및 설사가 심한 증상을 완화한다. 2. 소변이 잦고 근골이 아픈 것을 다스린다. 뿌리는 1. 관상동맥 장애로 통증이 심한 것을 치료하고 2. 소화불량으로 헛배가 부른 증상에 쓰인다. 잎은 1. 관상동맥 장애. 2. 위장암. 3. 토혈, 코피, 소변 출혈에 효력이 있다.

부추의 효능

엽록소가 풍부한 부추는 콜레스테롤의 섭취 흡수를 막아 동맥경화 예방에도 효과적이다. 부추에 함유된 황화아릴은 살균작용이 있고 위장의 점막을 자극하여 소화효소 분비를 촉진한다. 비타민 B1과 결합해서 체내의 흡수를 도우며, 비타민A와 C도 많다.

부추는 술을 마신 다음날 설사가 잦거나 배가 살살 아플 때 효과가 있다. 그 이유는 장내의 독성 물질을 제거하고 지사 작용을 하기 때문에 부추죽을 쑤어 먹으면 신기하게도 설사가 멎는다. 기침이 심할 때에는 부추의 생즙을 한 되 가량 마시면 효과가 있다. 소변 불통에는 부추를 삶아 그 물로 배꼽의 아랫 부분을 씻으면 효과가 있다.

브로콜리 · 십자화과 높은 영양가로 주목 받는 채소

Brassica oleracea Var botrytis

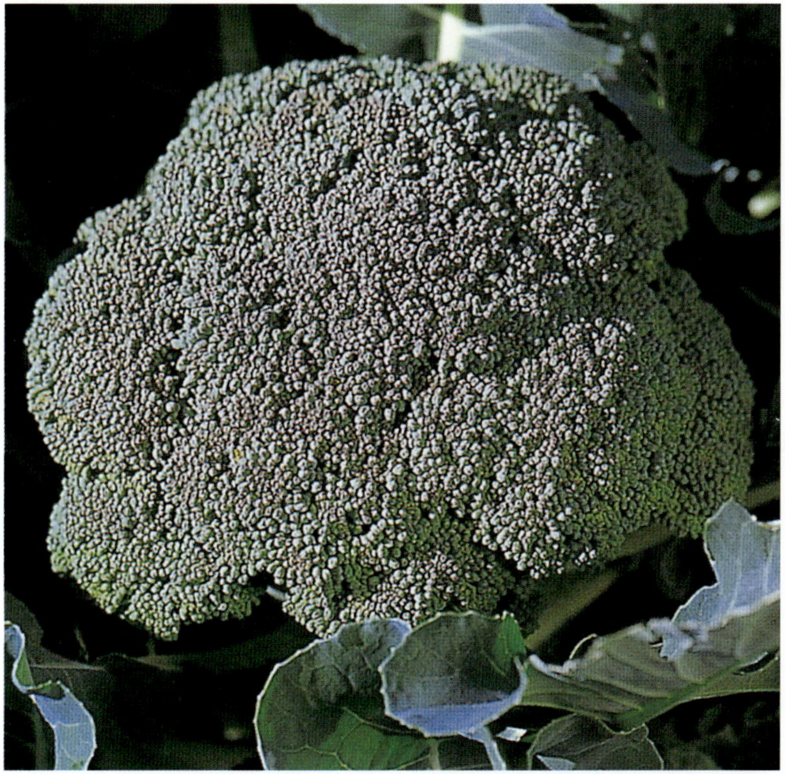

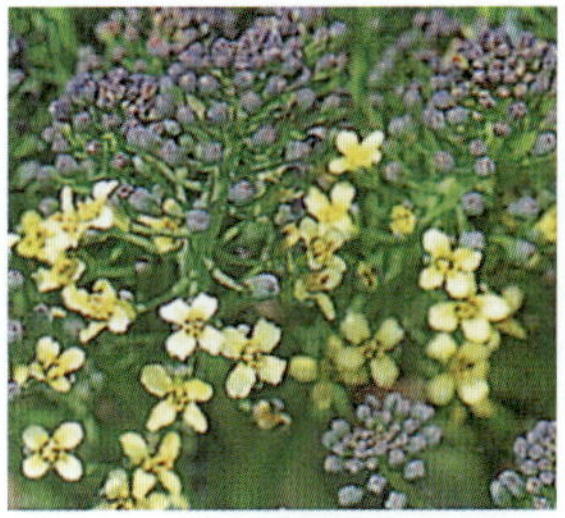

풍만한 꽃봉오리의 뭉치를 먹는 채소로서 우리나라에는 해방 후에 들어와 1990년대부터 소비가 급증하고 있는 추세이다. 가식부 100g당 수분 84%, 단백질 5.9%, 탄수화물 7.8%, 칼륨 53mg, 인 120mg, 비타민 160g 등으로 구성된다. 비타민 A, C의 함량이 많고, 특히 비타민C는 양배추의 4배, 꽃양배추의 3배가량 포함되어 있다. 대부분의 포유동물들은 몸에서 스스로 비타민C를 만들어낸다. 그러나 인간은 유감스럽게도 비타민C를 체내에서 합성해내지 못한다. 반드시 음식물 등을 통해 섭취하여야 한다. 비타민C의 항산화 작용은 이미 널리 알려져있다. 비타민C는 세포내 미토콘드리아가 에너지를 만드는 과정에서 발생시키는 "유해물질"인 활성산소를 제거해 준다. 인간의 몸에서 활성산소가 체내에서 돌아다니면 천식 등의 염증을 일으킨다. 얼마 전 영국 국립심장폐연구소는 비타민C가 대기오염물질들이 체내에서 산화 스트레스를 유발하지 못하도록 억제해 천식환자들에게 도움을 줄 수 있을 것이라는 연구결과를 내놓기도 하였다.

이 연구소에 따르면 혈중 비타민 수치가 낮게 나타난 이들이 천식으로 병원을 찾을 확률이 높다는 사실을 밝혀냈다. 비타민C가 많은 식품으로 요즘 주목받는 것이 브로콜리다. 브로콜리에는 100g당 98mg의 비타민C가 들어있다. 철분을 비타민C와 함께 섭취하면 흡수율이 높아지는데, 브로콜리는 철분과 비타민C를 동시에 풍부히 함유하고 있다.

한편 비타민C는 햇빛과 열에 의해 쉽게 파괴되기 때문에 권장량〈100mg 하루〉보다 많은 양을 섭취하는 것이 바람직하다. 그리고 녹황색 채소의 대표주자라고 할 수 있는 브로콜리는 보관에 약하므로 신선할 때 이용해야 한다. 또한, 브로콜리 파종은 6~7월 하순이 알맞다. 만일 파종이 늦으면 꽃을 맺지 않는 성질이 있다.

〈문화일보 힐링푸드에서 발췌〉

컬리플라워 (꽃양배추) · 십자화과 뜨거운 물에 너무 오래 데치면 형태가 뭉그러지고 씹는 맛이 덜하다

Brssica aleracea L.

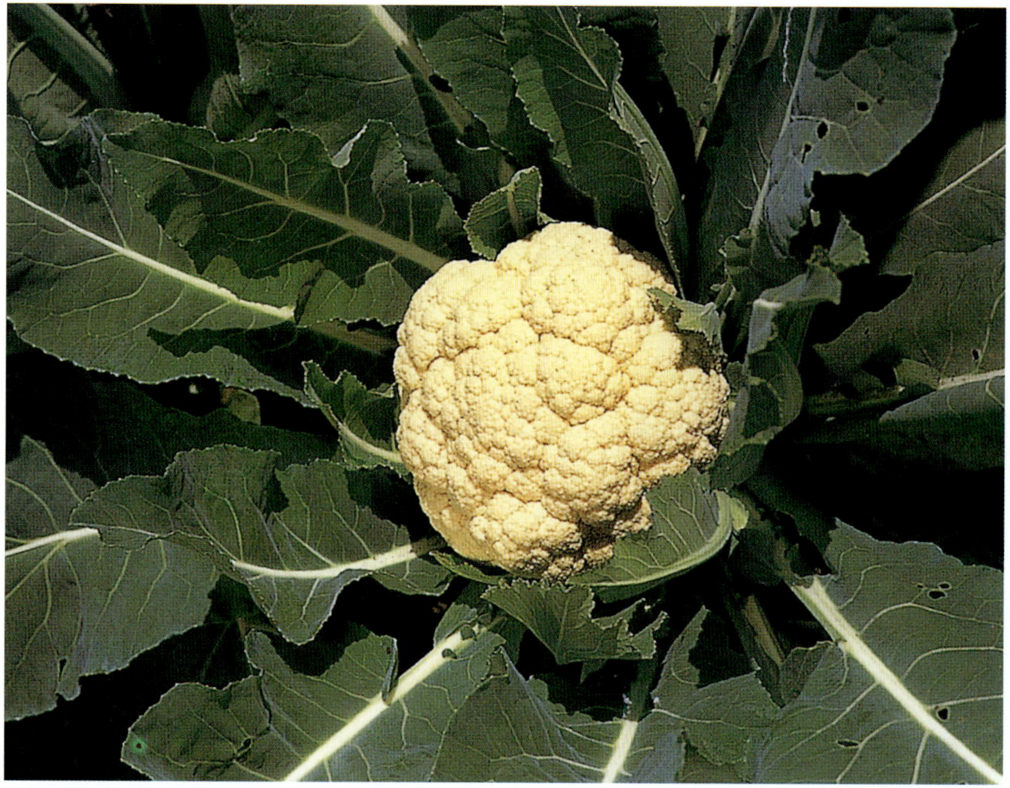

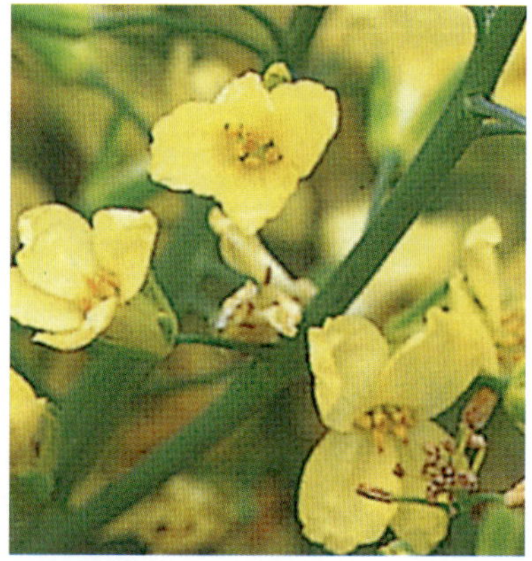

꽃양배추는 꽃줄기를 먹는 양배추의 부류의 원형으로, 브로콜리의 돌연변이로 꽃봉오리가 여러 가지 색으로 변한 것이다. 꽃양배추의 성분은 수분 94.5%이며 비타민 C가 50~100mg, 칼륨 116.0mg, 칼슘 9.5mg이 함유하고 있다. 꽃양배추는 높은 비타민 C와 풍부한 칼슘, 그리고 낮은 탄수화물의 함량과 독특한 맛 때문에 식이요법에 매우 훌륭한 채소이다. 꽃양배추의 저장은 절대 과일과 함께 저장하면 안 된다. 이유는 과일에서 나오는 에틸렌가스로 인해 짧은 시간 내 황화되면서 표면이 변질되어 버린다. 그리고 데칠 때는 끓는 물에 소금을 넣고, 꽃봉오리를 밑으로 향하여 데친다. 너무 오래 데치면 형태가 뭉그러지고 씹는 맛이 없어진다.

메밀 · 마디풀과 메밀은 통변이 잘 되어 변비를 줄이고 고혈압에 좋은 식품이다

Buck Wheat

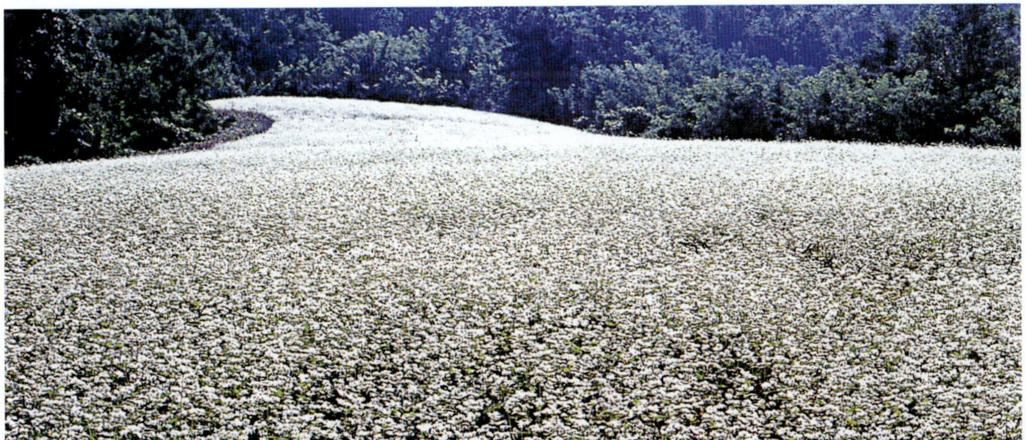

메밀은 산골짜기, 고산지대 개간지, 황폐한 땅의 유휴지, 가뭄으로 벼를 심지 못하는 논, 산비탈의 밭 등 비옥하지 않은 토질에서도 잘 적응하여 자라는 곡물이다. 메밀의 가식부 100g 당 수분 13.5%, 단백질 12%, 탄수화물 70%, 지질 3%, 인, 칼륨 등이 함유되어 있다. 쌀이나 밀가루보다 필수 아미노산이 풍부하여 단백가가 높으며 배아에 섞인 여러 효소의 작용으로 소화에 좋고 성인병 예방에 매우 좋은 식품이다.

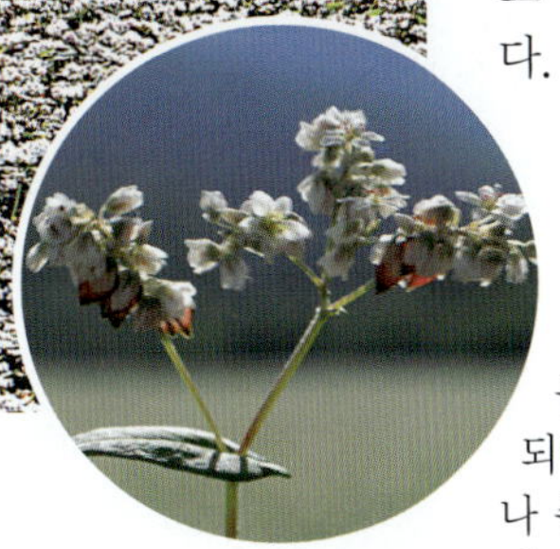

해설 : 1. 위(胃)와 장(腸)의 염증을 제거시키므로 만성설사, 이질 등에 유효하다. 2. 피부가 벌겋게 되면서 화끈거리고 열이나는 병증이나 종기의 열 독을 없애주고, 3. 불이나 뜨거운 물에 데었을 때 가루를 개어서 환부에 붙인다. 4. 메밀대의 삶은 물은 이뇨 작용이 있다.

*비위(脾胃)가 허약하고 배가차며 설사가 잦은 사람은 금해야 한다.

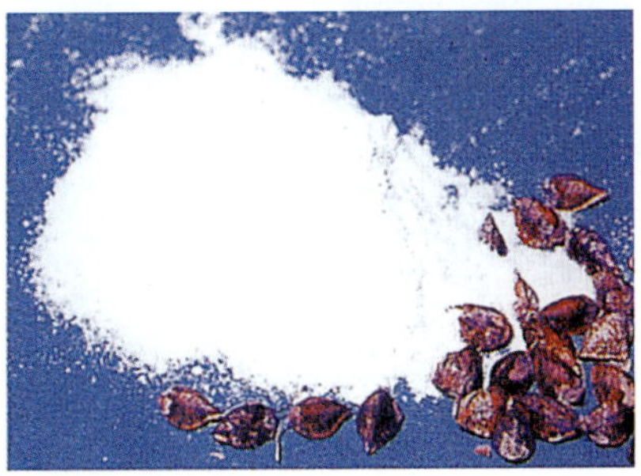

메밀의 요리

메밀 냉면, 메밀빙떡, 메밀산자, 메밀국수, 메밀 묵, 메밀부침, 메밀 술, 메밀 수제비 등이 있다.

약효

메밀은 통변이 잘 되어 변비를 줄이고 고혈압에 좋으며 동맥경화, 폐출혈, 위궤양성 질환, 치질, 감기 등의 치료에 효과가 있다.

우엉 (牛蒡子) · 엉거시과 기르기 쉬운 뿌리 채소로서 샐러드로 이용을 권유

Aractium Laooa LINNE.

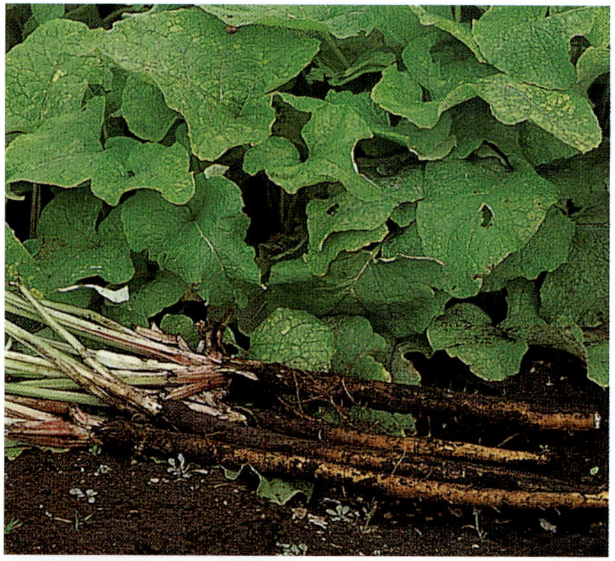

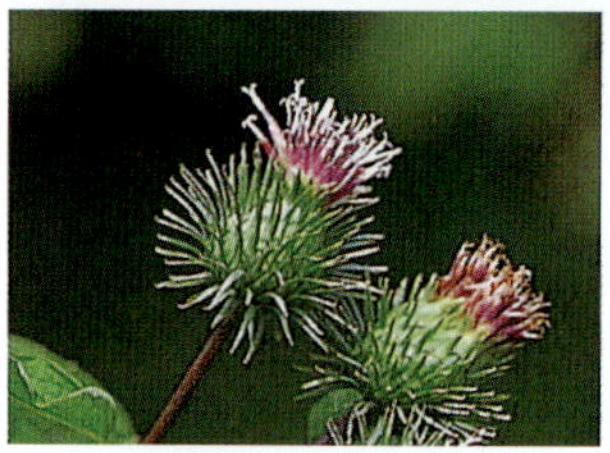

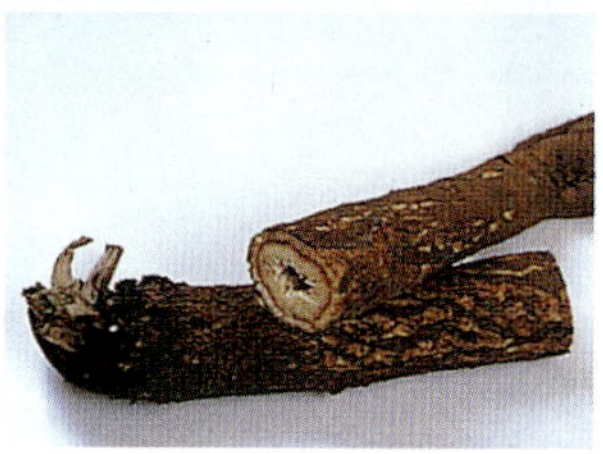

우엉은 지중해 연안과 서아시아 시베리아 원산으로, 엉거시 과에 속하는 두해살이 초본이다. 뿌리는 길쭉한데, 줄기는 1.5cm가량 자란다. 뿌리만을 먹는 것과 잎과 줄기를 먹는 것의 두 가지가 있다. 열매를 우방자, 뿌리를 우방근(牛蒡根)이라 한다.

성분

수분 78.6%, 단백질 2.8%, 지질 0.1%, 탄수화물 17.6%, 칼륨 330mg, 칼슘 49mg 등으로 구성, 비타민류는C가 7mg이고, B1 이외는 적으며, 영양 가치가 낮은 편이다. 탄수화물은 이눌린, 펜토산 및 당분으로 이루어지고 있으며 이눌린〈inulin〉은 신장 기능 향상에 좋은 성분이 들어 있는 식품이다.

약효

1. 찬 약성(藥性)은 외감성으로 인한 해수와 가래가 잘 배출되지 않고 인후가 붓는 증상을 치료하며, 2. 폐열(肺熱)로 기침을 연달아 하고 가래의 배출이 안 되는 증상에 쓰인다. 3. 홍역 초기의 가려움증에 형개(荊芥) 등과 배합하여 쓰며, 4. 해열 해독 작용이 있어서 인후염, 편도선염, 볼거리염, 피부가 헐어서 생긴 발진 등에 널리 활용된다. 우방근은 약성이 고한(苦寒)하여 얼굴이 붓고 아픈 것을 가라 앉히고, 인후염, 종기, 옴, 버짐 등에 이용한다.

임상보고

1. 편두통에 뿌리를 말려 분말로 만들어 1회 12gTlr 더운물로 복용하고 땀을 내게 하고, 2. 성홍열에도 좋은 유효율을 보였다.

요리상식

우엉의 뿌리껍질에 풍미가 많이 들어 있으므로 껍질은 벗기지 말고 수세미로 깨끗이 손질한다. 또한, 자르면 곧 변색되므로 식초에 담그면 좋고, 이때 떫은맛도 빠진다. 그리고 우엉김치, 우엉정과, 김밥속, 우엉조림 등으로 조리된다. 떫은맛은 쌀겨나 쌀뜨물을 이용하여 제거하면 된다.

우엉조림 껍질을 벗겨 채를 썰어서 식초와 소금물에 20분 정도 담가서 아린 맛을 없앤 후 냄비에 식용유를 두르고 우엉채를 살짝 볶은 다음, 설탕, 물엿, 청주에 물을 넣고 중불에서 10~15분 정도 조린다. 부드러워지면 참기름을 살짝 붓고 다시 볶으면 된다.

조 · 벼과 산모가 조를 섞은 밥과 미역국을 같이 먹으면 최유촉진이 된다

Buck-Wheat

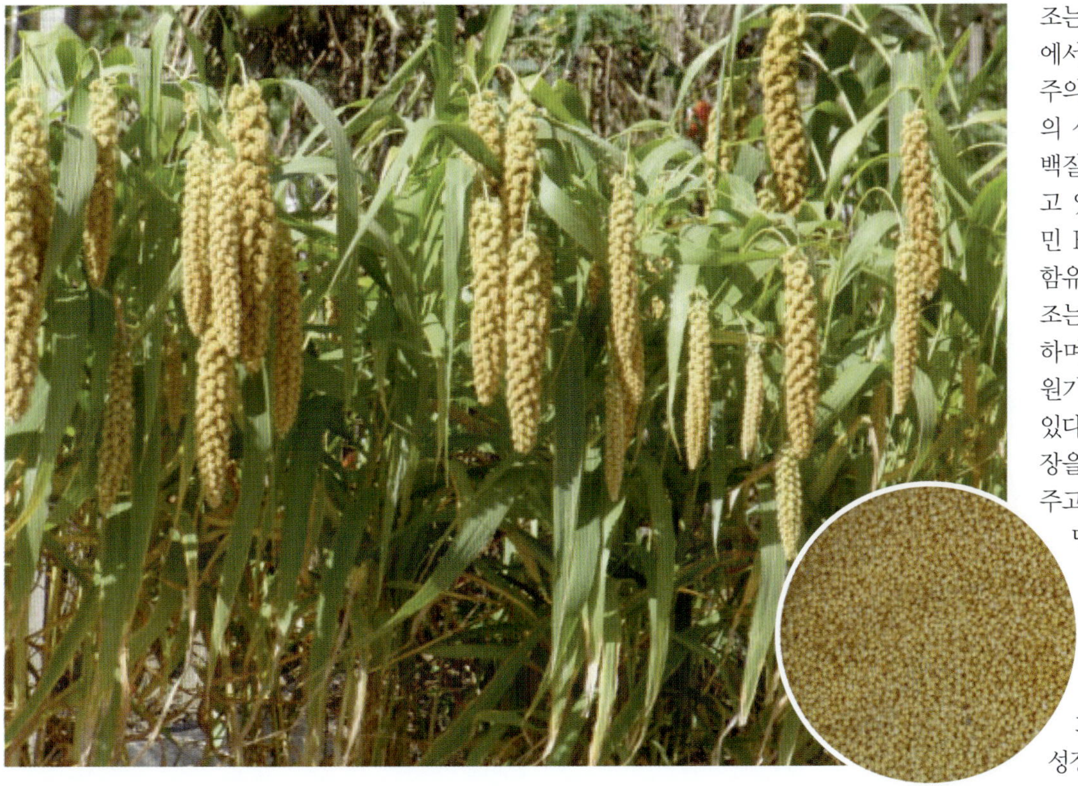

조는 식용 작물로서 산간과 밭 지대에서 재배한다. 주식용 엿, 떡, 죽, 소주의 원료 등으로 이용되고 있다. 조의 성분은 전분 63%, 지방 1.4%, 단백질 7%, 환원당 2.2% 등을 함유하고 있다. 그리고 섬유분, 회분, 비타민 B군, 칼슘, 철분 등도 일정 부분 함유하고 있다.

조는 쌀, 보리보다는 영양가가 월등하며 환자에게 미음을 쑤어 먹이면 원기를 바르게 회복시켜주는 효과가 있다. 또한, 몸을 따뜻하게 해주고 신장을 보호하며, 몸의 습열을 제거해주고 해독 작용을 도와 준다. 그리고 당뇨병이 있는 사람이 혈당을 조절해주며 황달 환자에게도 도움을 준다. 산모가 조를 섞은 밥과 미역국을 같이 먹으면 최유촉진(催乳促進)과 더불어 산후 회복 및 조혈이 좋아지며 어린이 성장에도 많은 도움을 준다. 본초서(本草書)에 의하면 조는 위를 경쾌하게 해주고 내장을 고르게 하여 만성 속병을 다스리며 혈액순환을 촉진한다고 기록되어 있다.

해설 : 1. 비위(脾胃)의 허열(虛熱)을 내리므로 비위 허약, 소화불량, 위암 및 구토, 설사, 이질에 효과가 있다. 2. 자음(滋陰)시켜서 신(腎)기능을 강화시킨다.

약리작용 : 황색포도상구균, 대장균, 녹농균을 억제하는 작용을 보인다.

벼 • 벼과 백미는 몸을 산성 체질로 만들어 모든 질병에 대한 면역력을 저하시켜 건강에 적 신호가 올 수 있다

Rice

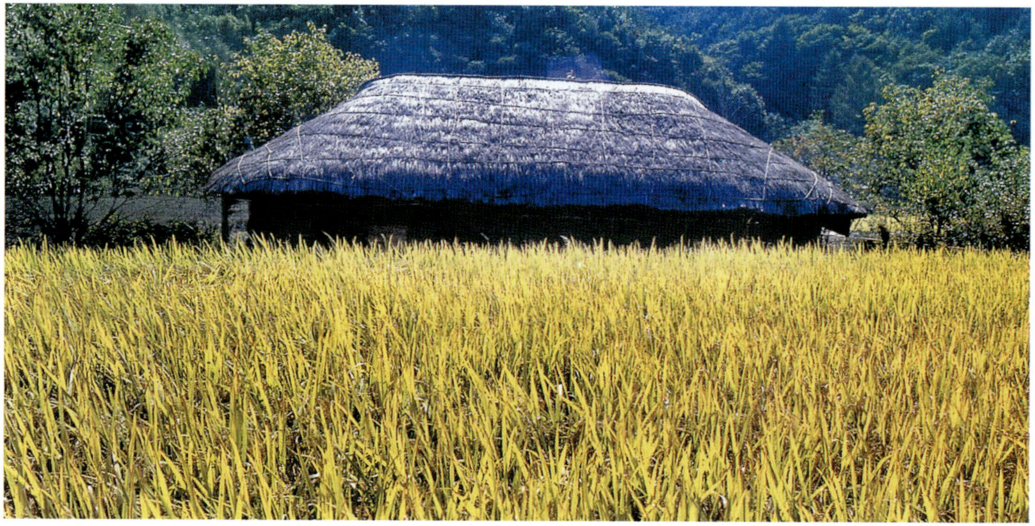

쌀의 주성분은 전분이 74%나 된다. 사람의 몸이 필요로 하는 에너지를 어느 정도 공급받을 수 있고 또한 몸에 거의 흡수 된다. 그리고 쌀에는 65의 단백질이 들어 있는데 식품 중에서 가장 우수하며 쌀겨 층이나 배아에는 단백질이 17~18%까지 들어 있다. 쌀에는 비타민 A, C, D는 거의 존재하지 않는다. 비타민 B1은 배아와 쌀겨 층에 상당히 많으나 씻으면 존재하지 않기 때문에, 쌀밥에는 거의 없다고 보아야 한다. 그러므로 쌀밥만 먹으면 비타민 B1 부족으로 오는 각기병이 생기기 쉽다. 특히 백미는 인간의 몸을 산성 체질로 만들어 모든 질병에 대한 면역력을 약화해 건강에 적신호가 올 수 있다.

해설 : 벼는 1. 소화를 촉진시키므로 비위(脾胃)가 허약해서 일어난 소화불량, 음식 부진, 설사 등에 유효하다. 2. 소화 작용은 맥아(麥芽)보다 약하나 건위 효과는 강하다. 나도근〈찰벼의 뿌리〉은 1. 위장의 소화력을 돕고 2. 식은 땀과 갈증을 풀어 준다.

약리 : 소화 촉진과 각기병에 유효한 반응을 나타낸다.

임상보고 : 나도근 달인 물은 1. 말레이사충병〈Malay (絲蟲)病〉에 유효성이 있었으며, 2. 우유빛 소변을 보는 증상에도 효력이 있었다.

한방요법

벼의 껍질만 처음 벗긴 것이 현미이다. 이 현미 속에는 비타민 B1, 미네랄, 무기염류 등이 많아 각기병 예방과 치료에 좋다. 쌀은 우리의 몸을 보호하고 원기를 돋아주고 모든 장기를 건강하게 하며 위장을 보호해 준다. 임상적으로 쌀은 자양강장, 소화건위, 원기회복, 해독 등 매우 우수한 곡물이다. 아울러 납 성분의 흡수를 억제하고 고혈압, 신장병에 효과적이며 발암 억제와 이뇨를 원활하게 하고 신장 결석을 예방한다. 〈쌀은 가급적 현미밥으로 먹는 것이 영양면에서 우수하다. 하지만 밥이 뻣뻣하여 먹기에 좋지 않은 단점이 있다. 쌀을 씻을 때 너무 박박 문질러서 씻지 않는 것이 영양 손실을 줄이는 방법이다.〉

보리 • 벼과 생배를 줄이던 시절, 보릿고개는 길고도 길었다

Barley

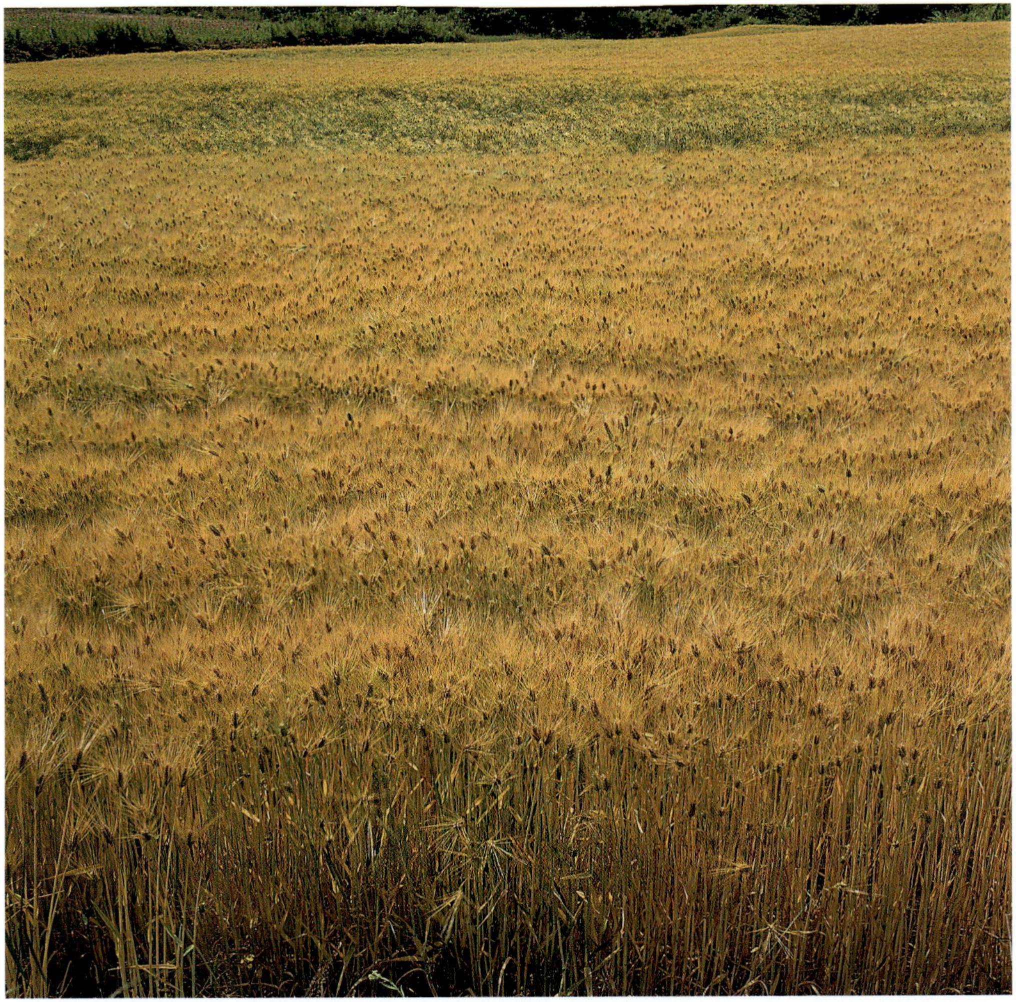

보리는 쌀과는 다르게 배아에도 무기질과 비타민이 함유되어 있어서 백미와 섞어서 먹으면 좋다. 그리고 보리에는 피틴산이라는 비타민 복합체가 있어 메틸 수은 등의 중금속이나 농약의 페닐수은과 결합하여 인체 내의 불필요한 물질로 변해 몸 밖으로 배출된다. 또한, 보리는 쌀보다 섬유 성분이 5배나 많아 이 섬유질이 창자의 연동운동 촉진으로 변비를 없애주고, 쌀에는 부족한 B1이 함유되어 있어 신진대사를 원활하게 한다. 보리는 밥 외에도 미숫가루, 조청, 엿기름, 식혜, 맥주 등의 원료로 다양하게 이용되고 있다. 특히 보리빵, 보리차, 청량음료와 보리된장, 보리고추장은 별미의 기호 식품으로 만들어져 이용되고 있다.

〈속담에 겉보리 서말만 있어도 처가살이는 안 한다는 말이 있다. 그리고 흉년에 겉보리 서말이 어디냐고? 한 속담이 있다. 그만큼 보리는 우리 민족의 먹거리 곡물로써 희로애락(喜怒愛樂)이 점철되었던 서러운 속담이다〉

밀 • 벼과 소화액의 분비를 촉진 시킨다

Wheat

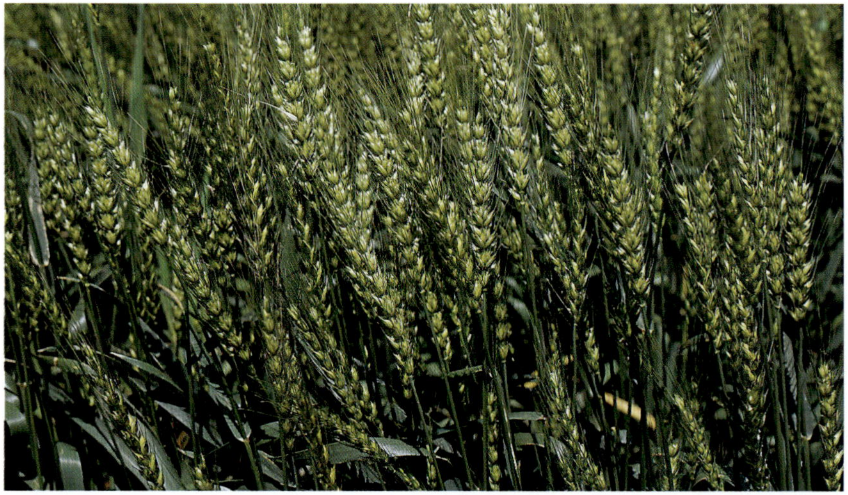

성분: 소맥에는 전분, 단백질, 당류, 지방 등이 함유되어 있다. 신국에는 효모균, 전분, vitamin B, 단백질 등이 함유되어있다.

약리: 소화액의 분비를 촉진 시킨다.

임상보고: 외과적 감염에 묵은 소맥을 3일간 담갔다가 짓찧어서 찌꺼기를 버리고 말린 것을 볶아 피부의 단독丹毒을, 창절倉癤에 1일 2회 붙이자 효과가 있었다. 소아의 단순성 소화불량에 신국을 달여서 마시게 하자 효과가 매우 좋았다.

밀의 덜 익은 열매를 발아 시킨 것을 부소맥이라 한다.
밀을 가루내어 여뀌, 도꼬마리, 산구체 등을 넣고 발효 시킨 것을 신국神麴이라 한다.

밀의 입자는 보리보다 길어서 골이 깊어서 정백(淨白)은 어려우나 가루로 만들기는 쉽다. 밀의 주성분은 탄수화물이다. 그리고 12% 내, 외의 단백질을 함유하고 있다. 밀가루는 부풀어지는 성질이 있어서 보기에도 좋고 소화가 잘 된다. 즉 글루텐〈Cluten〉이 많아 점성이 강하므로 빵이나 국수 제조의 재료가 된다.

해설 : 밀은 1. 감미(甘味)가 있어서 익기(益氣)시키고 양(涼)한 성질이 열을 제거시키면서 땀을 그치게 하므로 자한(自汗), 도한(盜汗)에 효력을 나타낸다. 또한 2. 뼛골이 쑤시면서 미열(微熱)이 있는 것을 치료한다. 부소맥은 〈열매를 발아시킨 것〉 1. 비폐(脾肺) 기능 허약으로 식은땀이 흐르고 허화(虛火)로 도한이 있을 때 볶아서 가루로 만들어 이용한다. 신국〈밀을 가루내어 여뀌, 도꼬마리, 신구채 등을 넣고 발효시킨 것〉은 1. 소화 효소가 다량 함유되어 있어서 소화불량과 식욕이 없을 때 효력이 뛰어나다. 2. 음식의 소화가 되지 않아 일어나는 복부팽만과 식욕 부진 및 배에서 꾸르륵거리는 소리가 나고 설사를 할 때 이용한다.

수수 · 벼과 잠을 못 이루고 꿈이 많은 증상에 효험을 보인다

Sorgum, Hirse

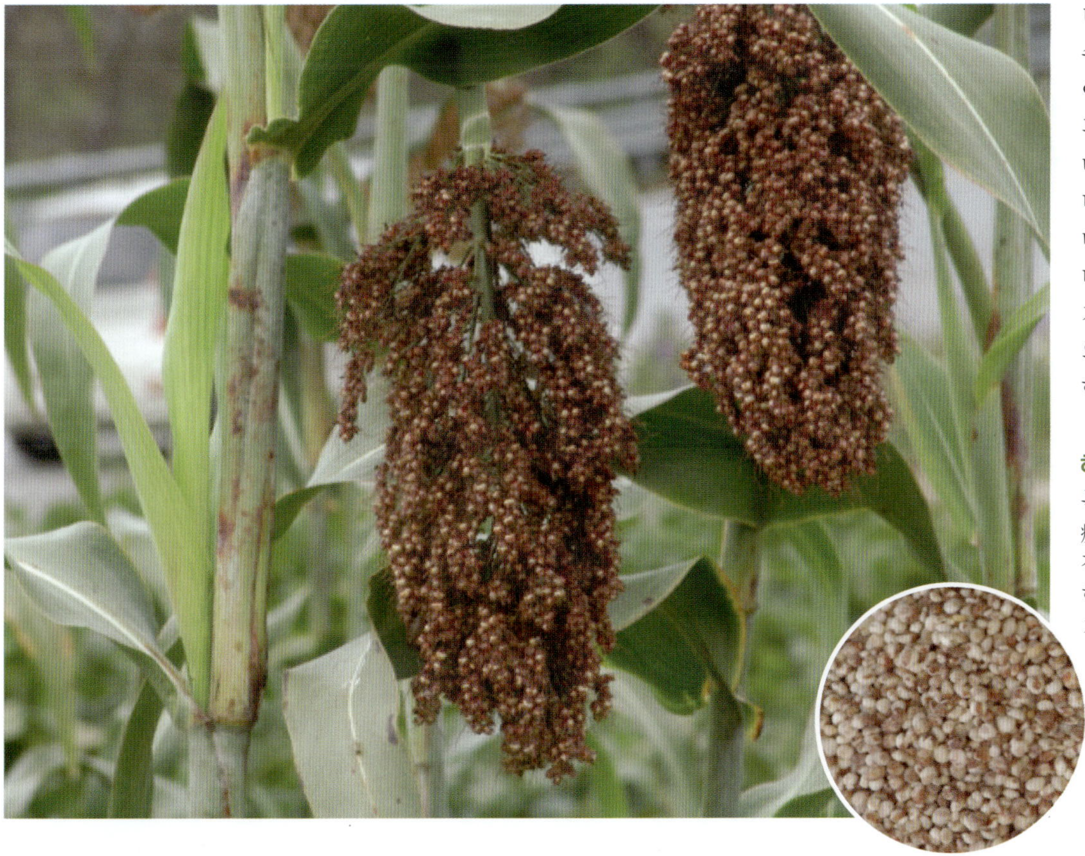

벼과에 속하는 한해살이 식물로 수수의 열매이다. 수수는 조와 같이 유라시아 대륙 일대에서 오래된 곡물 의 하나이다. 찰 수수와 매 수수가 있는데 찰수수는 떡이나 술과 엿 만드는 데 이용되고 매 수수는 밥이나 죽 등에 이용한다. 수수의 주성분은 단백질 9%, 지방 4%, 탄수화물 70%이고 그 외에 미네랄과 비타민 등도 소량 함유하고 있다.

해설 : 종자는 1. 위장 장애로 인한 복통, 토사곽란에 쓰고 2. 습담(濕痰)으로 인한 해수에 활용하며, 3. 잠을 못 자고 꿈이 많은 증상에 효험을 보인다. 뿌리는 해수 천식과 자궁 출혈 산후 출혈에 지혈 작용을 나타낸다.

임상보고 : 소아의 소화불량에 약간 볶아서 가루를 내어 1일 2~4g을 하루 3~4회 복용시키자 현저한 치료 반응을 보였다.

성분과 효능

수수는 탄린이 함유되어 있어 약간 떫은맛이 있지만, 몸을 따뜻하게 해주고 약간 달고 독성이 없으며 위장을 보호하고 소화불량증에 좋은 효과를 준다. 수수의 뿌리를 삶아 그 진액을 마시면 이뇨작용과 신진대사에 좋고 해독작용이 있어 술독이나 약물 중독증 치료에 도움을 준다.

참깨 · 참깨과 참깨의 우수한 영양 성분 때문에 정력제나 병 후의 회복 음식으로 매우 좋다

Sesame

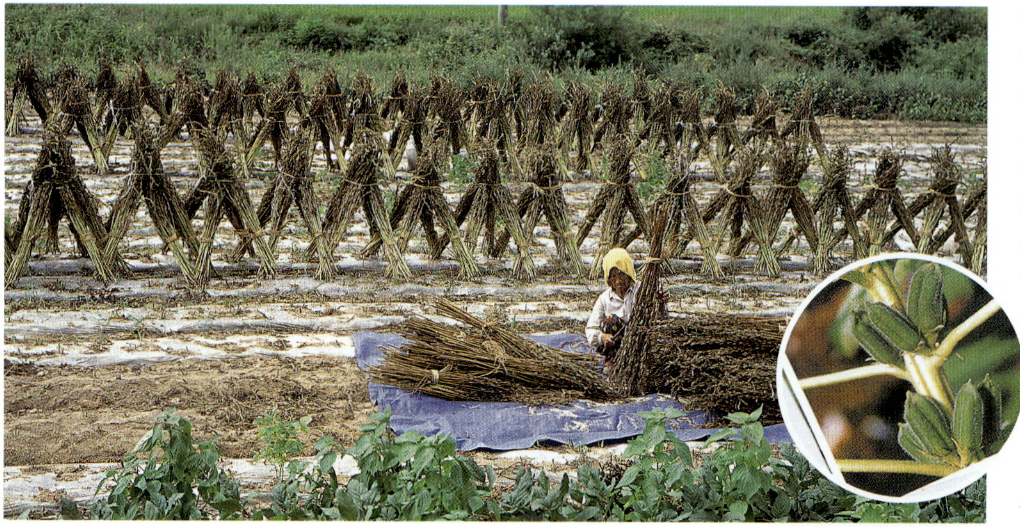

참깨의 일반 성분은 수분 3.8~7%, 단백질 19.4%, 지방 50%, 당질 11~14%, 섬유질 2.9%, 무기질 4.3~5.3%이고 그 외에 칼슘과 인의 함량이 높다. 특히 검정깨에는 칼슘의 함량이 1,100mg으로 높다. 참깨는 비타민 E와 세사몰이라는 페놀성 물질과 리그닌을 함유하고 있어서 산화의 안정도가 매우 높아 튀김이나 조리용으로 적합한 특성을 가지고 있다.

지방산은 대략 올레산 40%, 리롤리산 44%, 팔미트산 9% 들어있는 반 건성유 이다. 니롤레산은 불포화 지방산으로 비타민 F라고 불리며, 체내에서는 생성될 수 없는 필수 영양소이다. 볶은 깨와 깨소금은 오래 두면 고소한 맛이 떨어지므로 생 깨를 그대로 서늘한 곳에서 보관하는 것이 좋다. 참기름은 동물성 지방에 비해 오랫동안 변하지 않고 저장성이 좋은 것이 장점이고 특징이다.

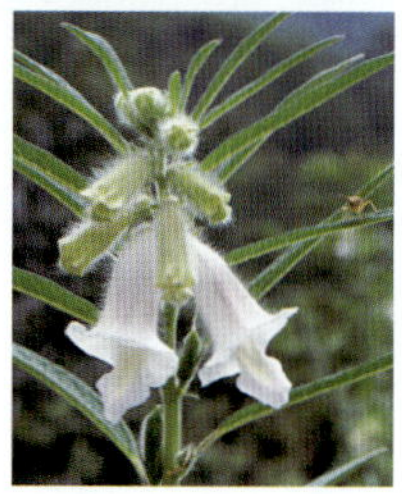

해설: 1 간신肝腎이허약하여 머리털이 일찍 희어지고 어지러우면서 눈앞에서 꽃이나 별과 같은 것이 헛 보이는 증상에 단방으로 유효하며, 꿀이나 대추를 넣어 환을 지어서 복용 하거나 미음쌀죽을 쑤어 먹기도 한다. 2 이 약물의 지방은 변비에 유효하며, 3 빠아서 창양瘡瘍이나 독충에 물렸을 때 환부에 붙인다.

약리:1 피부 점막의 염증 회복력을 촉진시키고 2 혈액중의 콜레스트롤 함량을 줄이므로 동맥경화증 예방과 치료에 사용할 수 있다. 3 지방유는 장관腸管의 운동을 활발하게 해 완화작용을 한다.

임상보고: 1 만성신우신염과 신중후군으로 단백뇨가 심할 때에 호도와 같이 가루로 만들어 매회 20g씩 1일 3회 대추 7개와 함께 따뜻한 물로 복용 한다.

※참기름은 참깨의 종자를 압착하여 추출한 반 건성유로서 특유의 고소한 맛이 있다. 아울러 참깨의 우수한 영양성분 때문에 정력제나 병 후의 회복 음식으로 매우 적합하다.

미나리 • 미나리과 미나리를 먹으면 정신을 맑게 하고 혈관을 개선해 준다

Water Cress

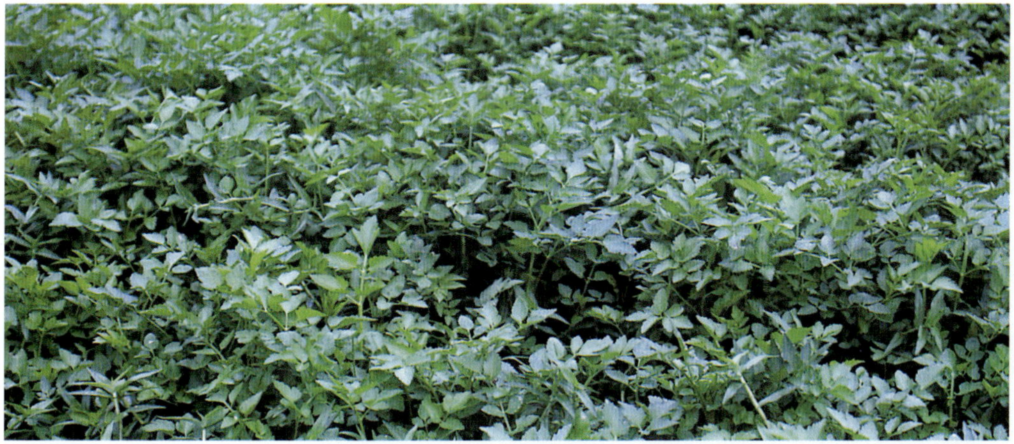

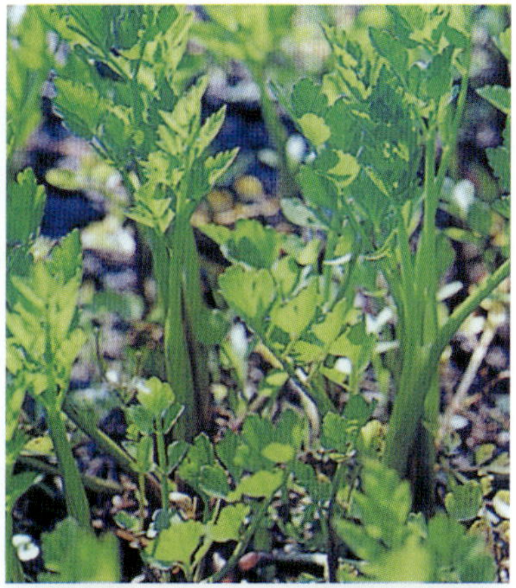

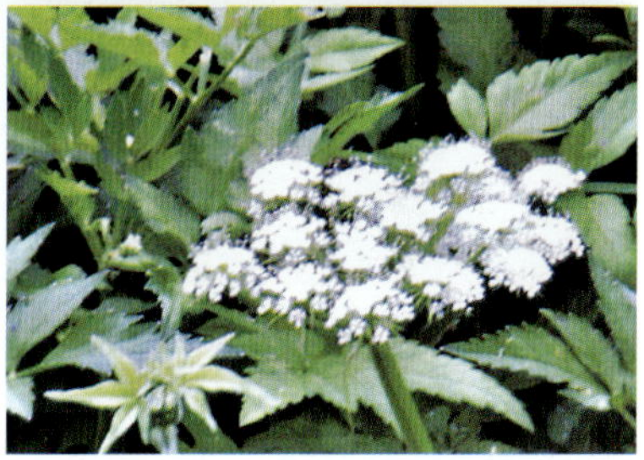

미나리는 다년생 초본으로 호 습성이 있어 농수로가 있는 습지나 연못가와 냇가 등에서 자생하고 무논에서 재배하며, 재배 방법으로는 논과 밭에서 재배한다. 미나리는 순무 등과 함께 봄의 7초 중의 하나로 봄에 나는 미나리는 최고품이다. 미나리는 채소로 각종 영양소를 골고루 갖추고 있으며, Isoramenetin/ Persicarin 등이 함유되어 있다. 미나리의 가식부 100g 당 수분 945 열량 2kcal, 칼슘 32mg, 인 18mg, 지질 0.95, 회분 1.1%, 단백질 25 등으로 구성되어 있으며 비타민과 카로틴이 풍부한 알칼리성 식품이다.

해설 : 1. 고열이 나면서 가슴이 답답하고 갈증이 심한 증상을 치료하고. 2. 이뇨 작용이 있어서 전신이 부었을 때 부기를 빼 준다. 3. 장기간 복용하면 원기가 난다. 4. 독극물의 해독 작용을 한다.

한방요법

한약재로서는 강장, 이뇨, 해열, 황달, 대하증, 고혈압, 유행성 이하선염 치료제로 쓰이고 있다. 또한, 신경통, 혈압강하, 해열, 진정, 일사병 등에도 효과가 있다. 그리고 미나리는 식욕을 돋우어 주고 창자의 활동을 원활하게 하여 변비를 개선하는데 이는 수분이 많기 때문이며, 변통 촉진성 식품이라고 할 수 있다. 또한, 미나리를 먹으면 정신을 맑게 하고 혈관을 보호해준다.

아욱 · 아욱과 아욱은 땀을 많이 흘리는 사람이 먹으면 도움이 된다

Whorled Mallow

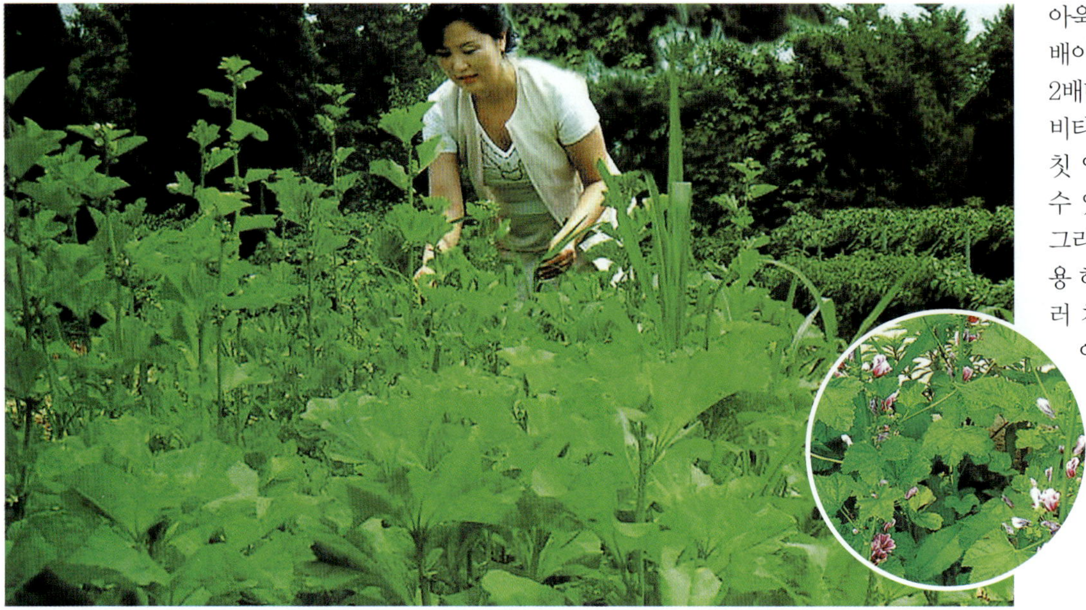

아욱은 시금치보다 단백질은 거의 2배이고 지방은 3배 그리고 칼슘도 2배나 더 들어있다. 또한, 여러 가지 비타민이 골고루 함유되어 있어 자칫 입맛을 잃기 쉬운 여름철에 먹을 수 있는 훌륭한 알칼리성 식품이다. 그리고 아욱은 연한 줄기와 잎을 식용 하는데, 풋내가 나기 때문에 주물러 치데서 풋내를 빼고 쌀뜨물을 부어서 끓여 먹는다. 아욱국은 보리 새우를 넣고 된장에 끓인 국은 맛뿐만이 아니라 영양적으로도 균형이 잡힌 좋은 음식이다.

아욱은 1. 이뇨 작용이 있어서 임질, 혈뇨 및 임신중에 소변을 못 보고 몸이 무겁고 붓는 증상에 쓰이고. 2. 유즙 분비 부족과 유방염 등에 활용된다. 3. 기름 성분이 많아서 변비 치료에도 유효하다. 아욱의 잎은 1. 폐열로 인한 해수, 폐렴을 치료하고. 2. 대소변을 잘 못 보는 증상. 3. 이질과 황달에도 효력을 보인다. 아욱의 뿌리는 1. 소갈에 쓰고. 2. 대소변을 못 보는 증상. 3. 부인의 유즙 부족에 효력이 있다.

약리작용 : 지방유는 장관(腸管)의 연동 운동을 촉진시킨다.
*소화기가 약하여 늘 대변이 붉은 환자나 임신부는 이용에 신중을 기해야 한다.

한방요법

아욱은 땀을 많이 흘린 사람이 먹으면 효과가 있다. 또한, 아욱을 먹게 되면 장의 운동을 도와 변비에 큰 효과가 있으며, 서늘하고 찬 성질이 있어 갈증을 많이 느끼는 사람에게 도움이 된다.

고사리 (蕨) · 고사리과 고사리는 혈소판 및 백혈구를 감소 시키는 점상 출혈을 나타 낸다

Pteridium aquilinum var.

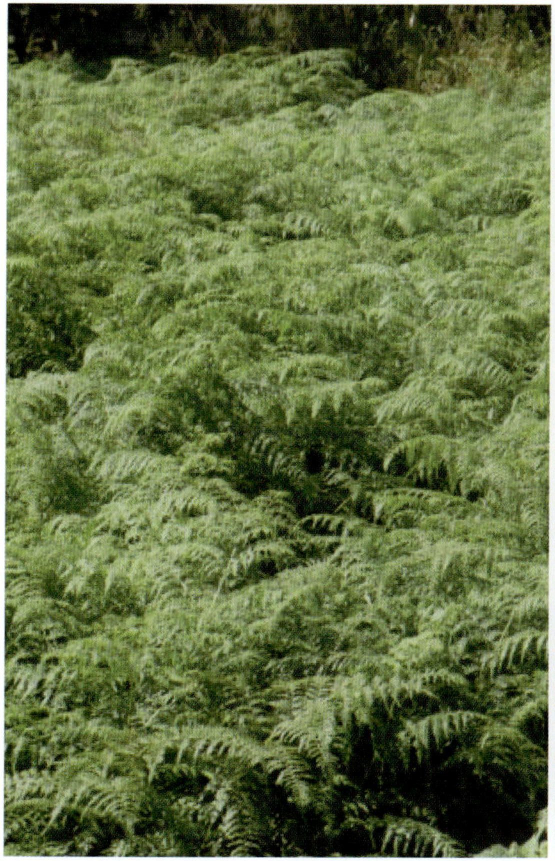

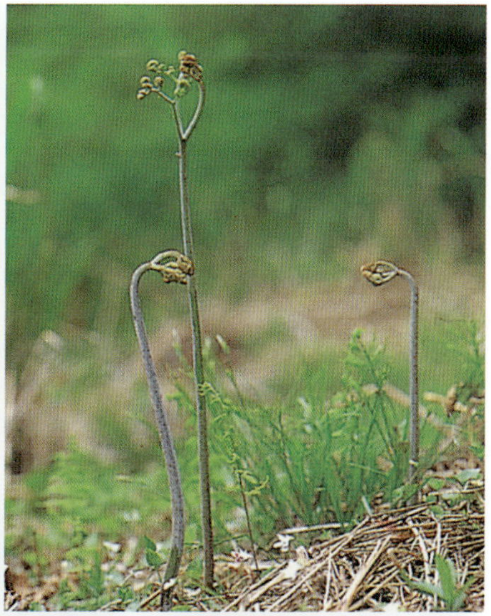

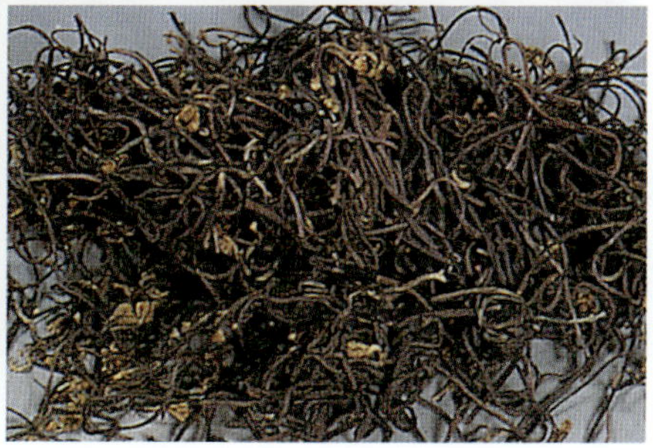

고사릿과의 양치류 식물. 초봄에 싹이 뿌리줄기에서 나는데, 꼭대기가 꼬불꼬불하게 말리고 흰 솜처럼 온통 덮인다. 어린잎은 식용하고 뿌리줄기에서는 녹말을 빼낸다. 궐채.

생약 명 : 감(甘), 한(寒)

효능

청열(淸)熱), 윤장(潤腸) , 육기(陸氣)

약효

1. 위와 장(腸)에 있는 열독을 풀어주며
2. 가벼운 이뇨작용이 있다.

성분

L-indanone류의 화합물이 함유되어 있으며 pterosiin A, B, C, D, Z와 pterside A, B, C, D, Z 등이 알려졌다.

약리

1. 소, 말, 양이 먹으면 중독 증상을 일으키나 돼지에게는 장애가 없다. 독성 물질은 vitamin B1이 치유작용을 나타낸다.
2. 적혈구 생성을 억제하므로 Fe를 섭취해야 한다.
3. 혈소판 및 백혈구를 감소시켜 광범의한 점상 출혈을 나타낸다.

감 · 감나무과 햇빛이 잘 들면 풍성하게 열려 주어 가을 들을 장식하는 과실

Persimmon

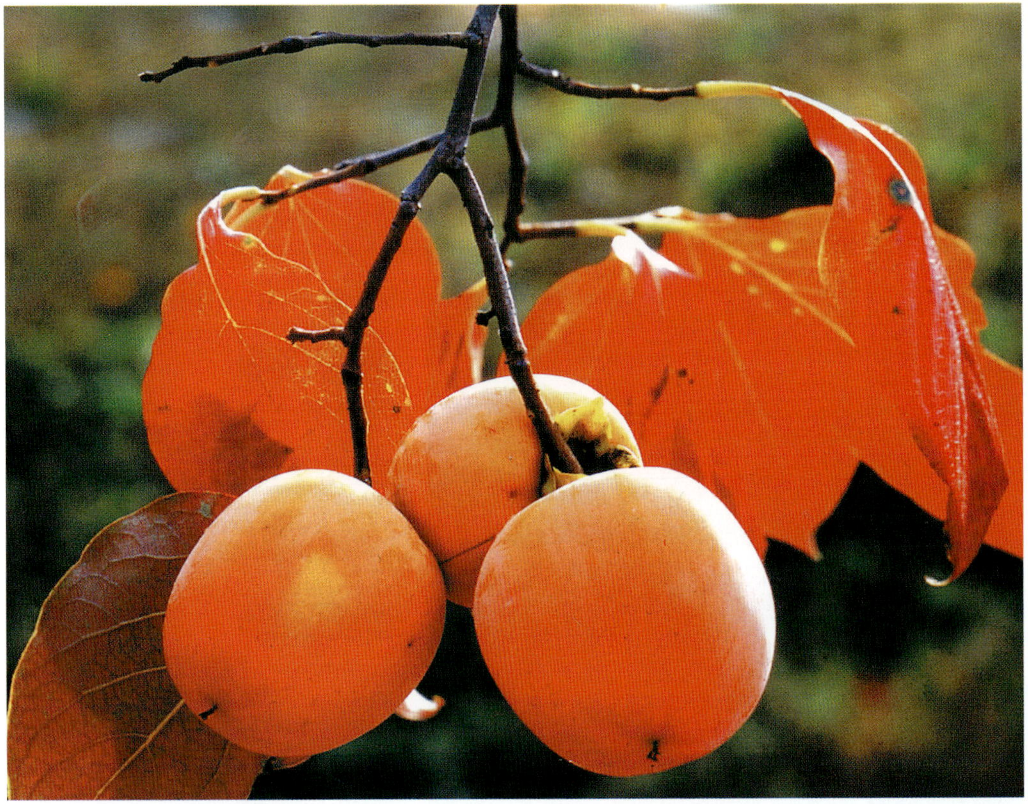

감은 비타민 A/ B1/ B2/ C가 풍부하며, 특히 비타민 C는 감 한 개에 55~70mg이 함유되어 있고 여러 가지 유기산과 탄린성분이 많은 영양가 높은 과실이다. 감잎에는 비타민 A, C, K가 풍부하여 잎을 건조하여 차로 이용하면, 빈혈과 동맥경화 그리고 고혈압에 효과가 있다. 가을에 익는데 빛이 붉으면 껍질을 벗기어 곶감을 만든다. 열매는 시자, 잎을 시엽, 곶감을 시병이라 한다.

한방요법

감은 설사를 멎게 하고 배탈을 낫게 하고 지혈작용을 하며 숙취예방과 치료에 좋은 과실이다. 딸꾹질은 횡격막의 불쾌한 경련으로 일어난다. 이때 감 꼭지 달인 물은 명약이다. 단감은 달고 연해서 사각사각한 맛이 좋고 곶감은 달콤하여 씹히는 탄력이 좋고 홍시는 시원하고 유동적인 식물성 꿀이다.

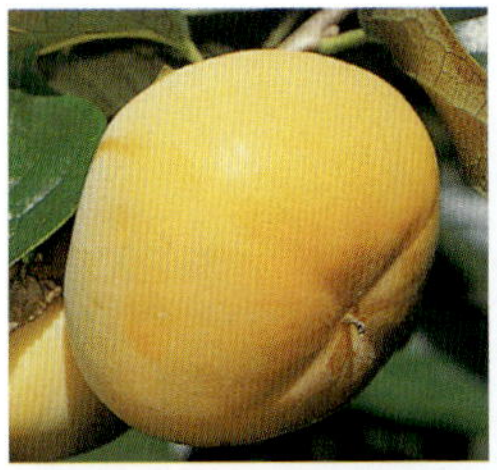
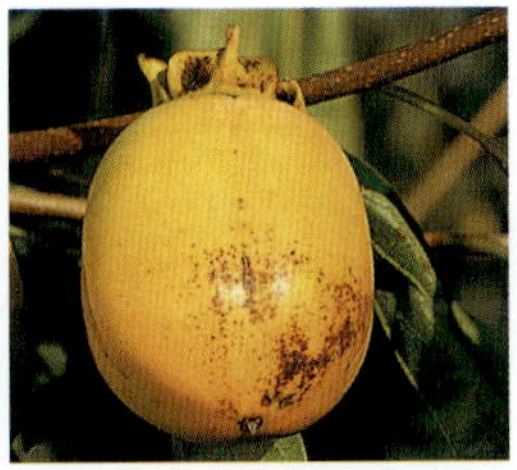
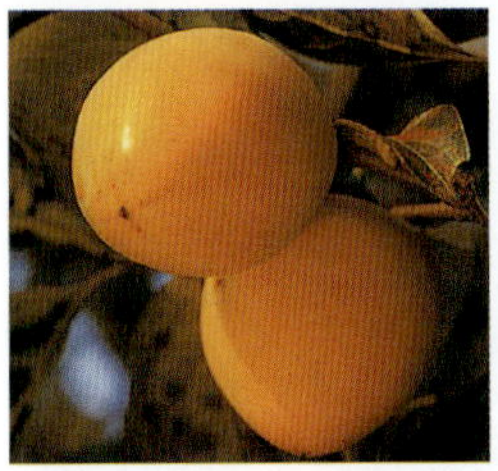
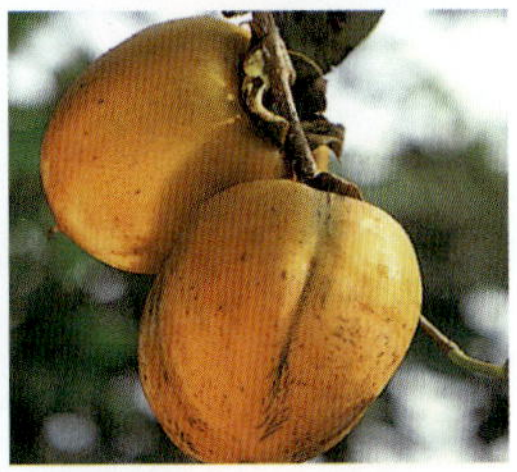
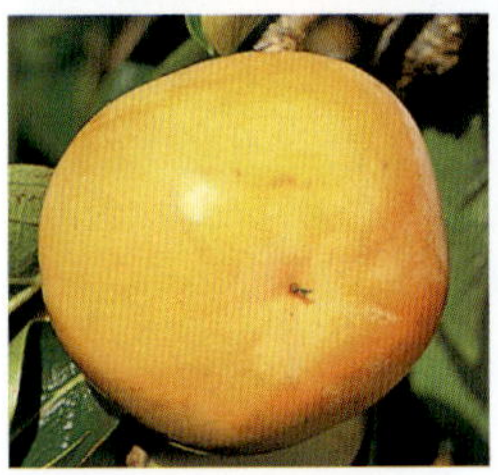
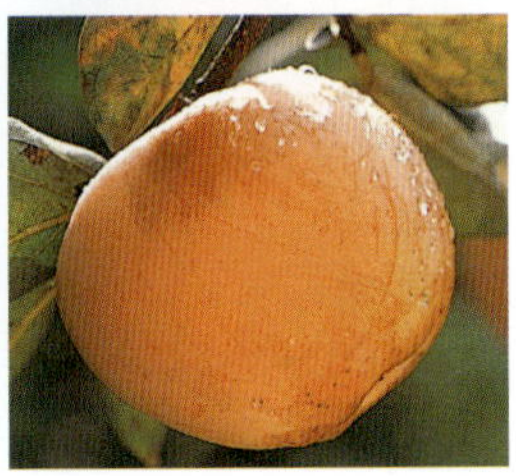

꽃 피는 시기 : 5~6월
용 도 : 관상용, 약용, 식용
약 용 : 설사, 지혈, 딸국질, 청열, 해수, 고혈압, 야뇨증

이용부위 열매 및 감꼭지를 약재로 이용.

채취와 조제

열매를 따서 햇빛에 말려 약재로 이용한다. 덜 익은 열매에서 뽑아낸 탄닌은 동상을 치료하거나 중풍을 예방하는데 쓴다. 술을 마신 후에 홍시를 먹으면 숙취에 좋으며, 고혈압에는 감잎차가 효험이 있다고 한다.

이용법

성숙한 꽃받침 10g에 물 700m를 붓고 달인 액을 나누어 조석으로 나누어 마신다. 기침에는 감꼭지를 말려서 꼭지 30개에 물 1컵 반을 붓고 30분 정도 끓인 후 뜨거울 때 마시면 효과가 좋다.

감 술 담는 법

1. 감 꼭지를 그늘에서 말린다. 2. 말린 감 꼭지를 깨끗하게 씻는다.
3. 2를 주둥이가 넓은 용기에 넣는다. 4. 3에 소주를 붓고 밀봉하여 서늘한 곳에 둔다.
5. 침전을 막기 위해 5일동안 매일 용기를 흔들어 준다.
6. 3개월 후 삼베천으로 건더기를 건져내면 완성 된다.
7. 식간에 소주잔으로 2회 마시면 된다.

감꼭지 차 만드는 법

1. 재료를 깨끗이 씻어 물기를 없엔다. 2. 1을 다관에 넣고 끓는 물을 붓는다.
3. 3~5분 우려내면 완성된다. 4. 식간에 1회에 찻잔으로 수시로 마시면 된다.

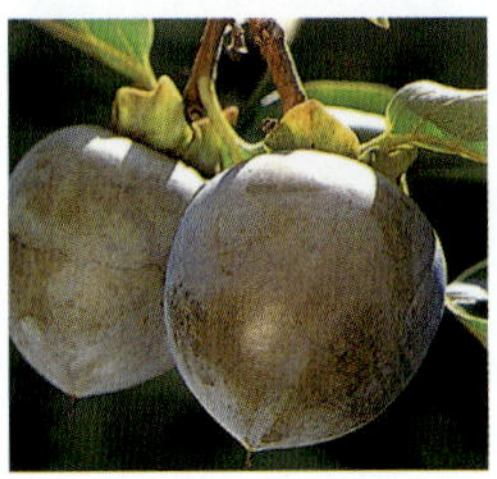

약리: 시체 추출물은 항심율 이상, 진정, 항생율 작용을 나타낸다. 시자는 갑상선 질환에 효력을 나타낸다.
임상 보고: 시자는 만성 기관지염에 진해, 거담 효과가 현저 했고, 시엽은 토혈, 폐결핵 출혈, 각혈, 자궁 출혈, 월경 과다 등에 지혈 반응을 보였다.

※ 감잎차는 초봄에 여린 잎을 채취하여 말려, 그것을 수시로 찻잔에 물을 부어 3분 후 마시면 중풍 예방에 효과가 있다.

배 · 능금나무과 사과와 더불어 과실의 세계를 풍미하고, 수분과 당분이 풍부한 과일

Pear

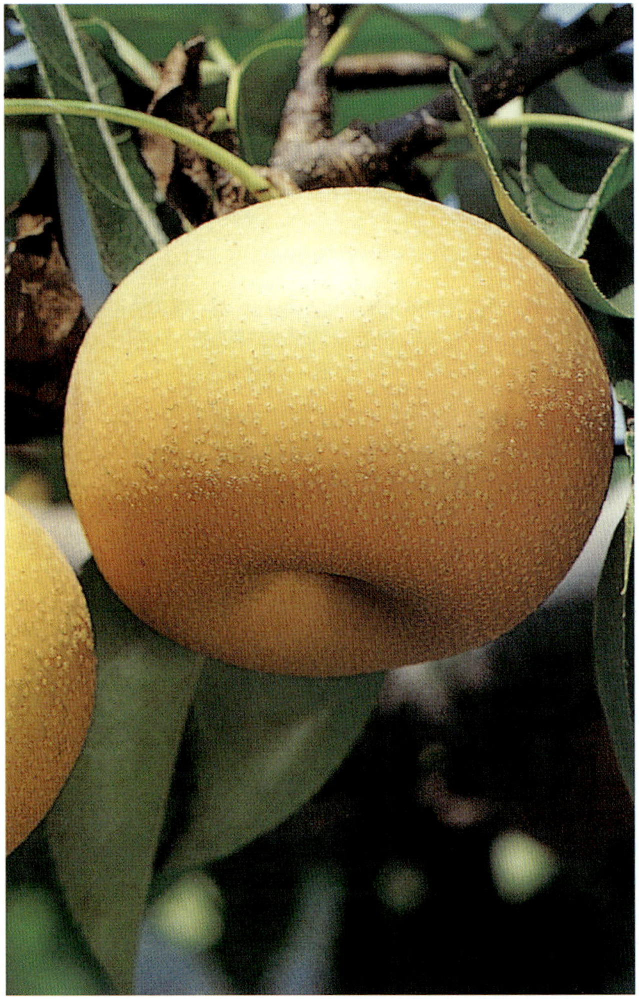

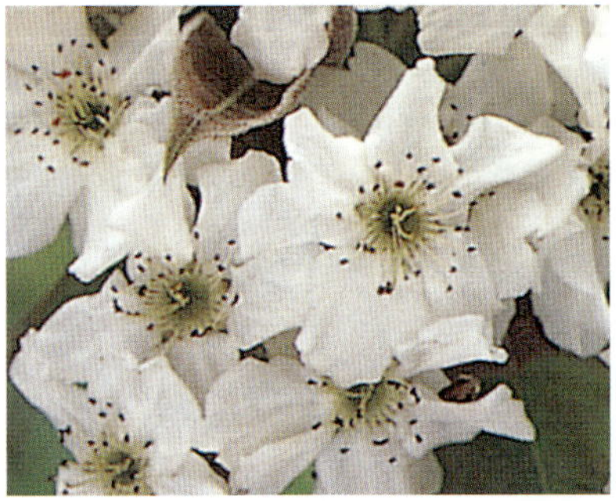

배는 수분이 84~88%나 들어 있으며 단맛 성분인 당류가 10~14%로 수분이 많기 때문에 갈증 및 숙취 해소와 소화제의 효과가 있으며 알부민 성분이 많아 미용 효과도 좋다. 그리고 배에는 100g당 칼륨이 140~170mg 정도로 많이 들어 있어서 체내, 외의 대사 생리에 좋은가 하면 칼슘, 나트륨 등의 함량이 많은 미네랄 식품이다. 배의 과육에 까칠까칠한 촉감은 석 세포가 있기 때문이다. 이것은 니그닌 펜토산으로 이루어진 두꺼운 세포막이며 잘 숙성된 것은 좋은 향기가 난다.

해설 : 1. 열병으로 진액이 손상되어 가슴이 답답하고 갈증을 일으킬 때 쓰고, 2. 소갈증에 갈증을 멈추게 하며, 3. 발열에 및 해수 해열에, 진해 작용을 하며, 4. 대소변을 잘 못 보는 증상에도 유효하다. 5. 민간요법으로는 배의 속을 내고 꿀을 넣어 고와서 먹는다.
*대변이 묽고 잔 기침을 할 때에는 복용을 해서는 안 된다.

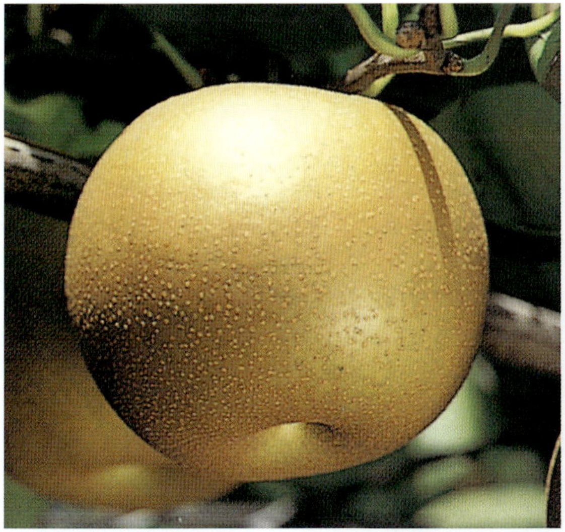

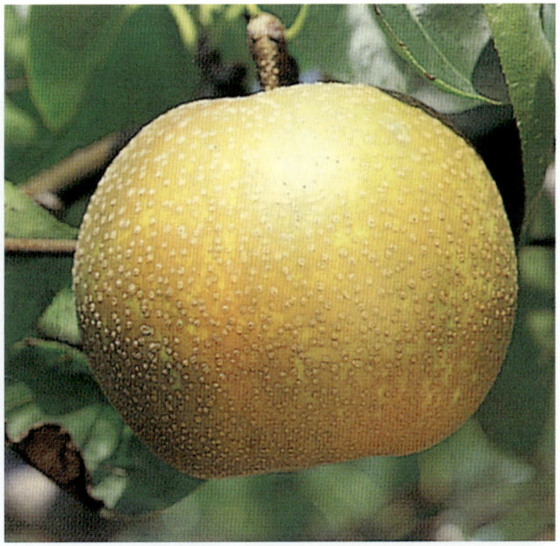

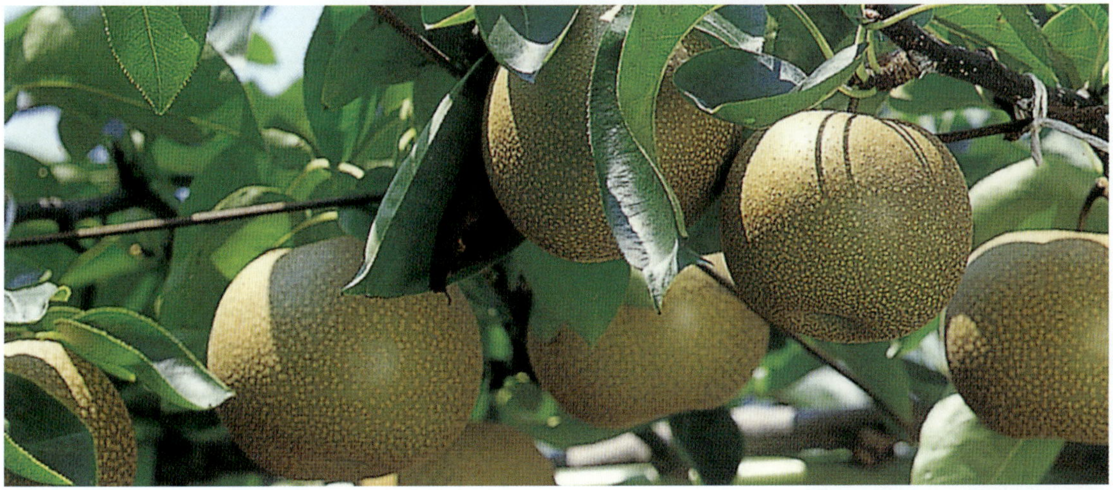

한방요법

배는 배설을 순조롭게 하고 열을 내리게 하며 해수, 빈혈, 이뇨작용에 의한 숙취나 갈증 해소에 효과가 있다 한다.

사과 · 능금나무과 영양이 풍부한 과실로 건조한 기후를 좋아 하는 과일의 대명사

Apple

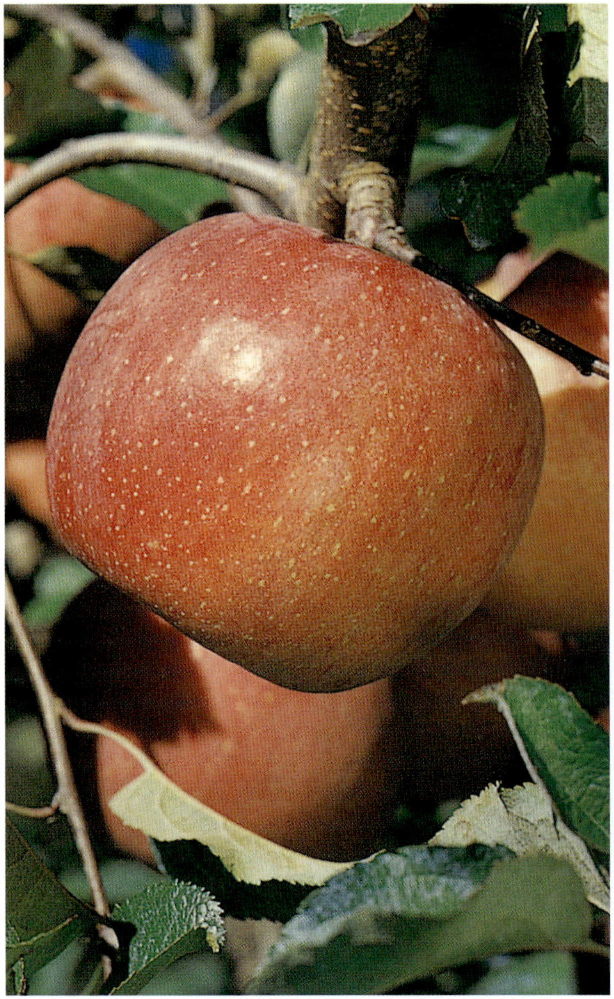

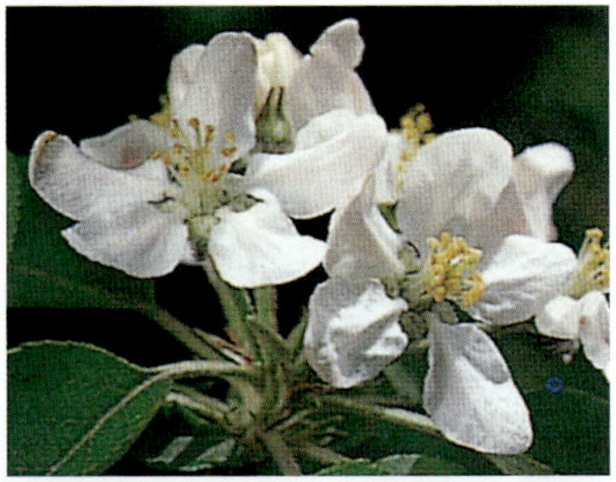

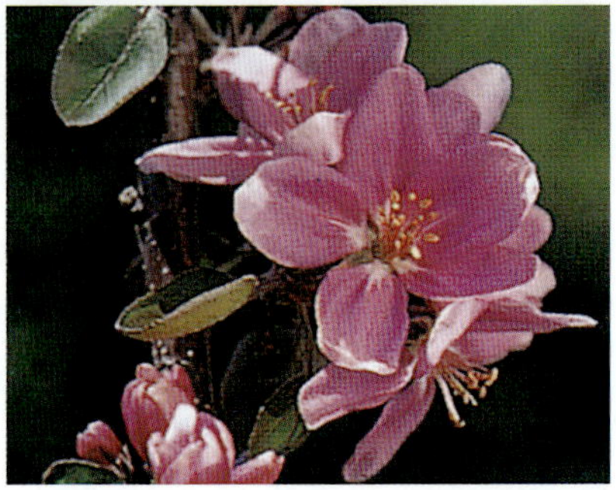

사과는 수분 85.8%, 단백질 0.5%, 지질 0.1%, 당질 13.1% 그리고 칼륨이 많고 소량의 비타민도 들어있다. 사과에 들어있는 칼륨 성분은 펙틴 성분과 결합하여 소금의 주성분인 나트륨을 생성하여 고혈압의 예방과 치료에 효과가 크다. 사과의 섬유질은 체내 콜레스테롤의 함량을 감소 시키고 혈당을 낮추어 주며 장의 노폐물을 체외로 빠르게 배출한다.

해설 : 1. 갈증을 그치게 하고, 2. 폐의 호흡 기능을 활성화 시키며, 3. 위장의 소화력을 촉진시키고, 기운을 나게 한다. 4. 알콜에 대한 분해 작용이 있다.

약리 : 약침 제제를 정맥 주사 하였을 때에 혈당이 상승되는데, 그 이유는 포도당 때문으로 알려져 있다.

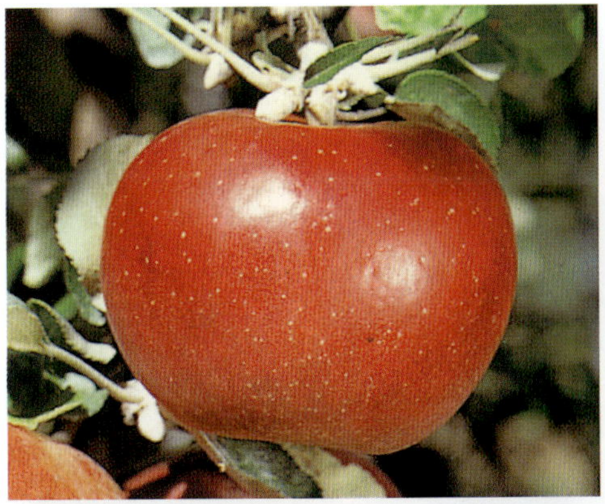
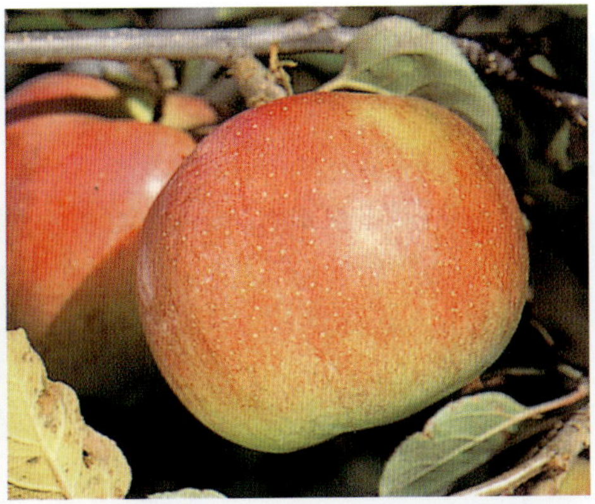
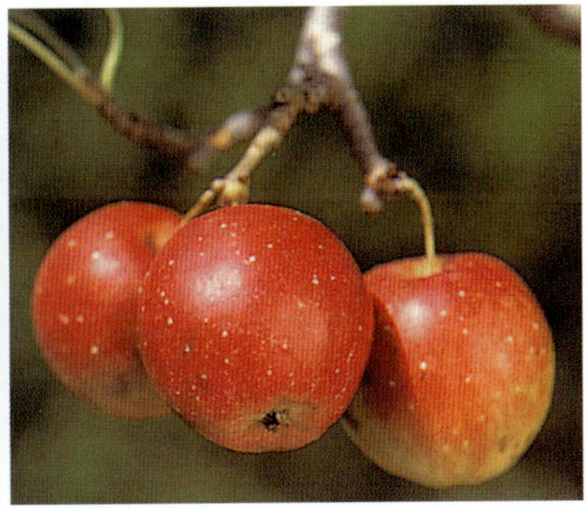
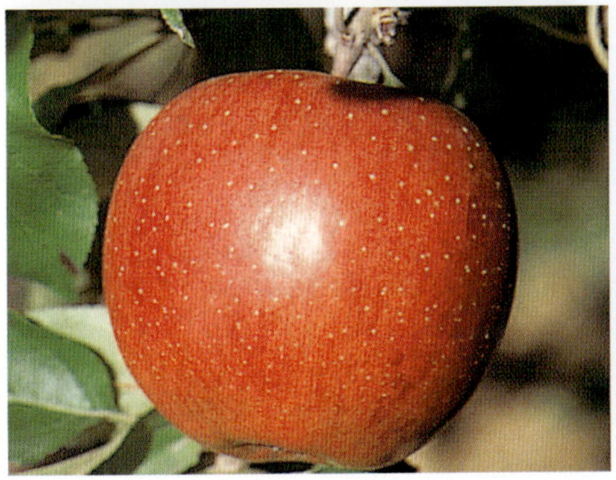
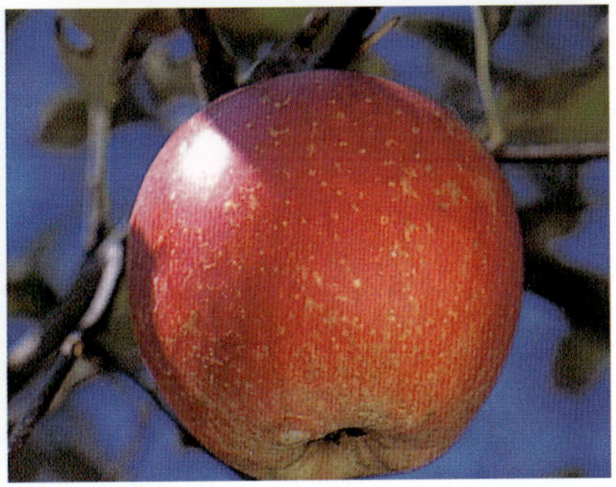

사과의 효능

사과에 많이 함유된 비타민C는 피로회복, 해독작용, 면역기능 강화, 피부미용 등에 좋으며 그리고 유기산은 위액의 분비를 왕성하게 하여 소화를 도와주고 철분의 흡수를 도와준다. 그야말로 신이 주신 최고의 과실이라고 해도 이의가 없을 것이다.

대추 · 갈매나무과 오래 전부터 대추는 노화를 예방 하는 신비로운 생약 또는 식품으로 취급되어 왔다

Jujube

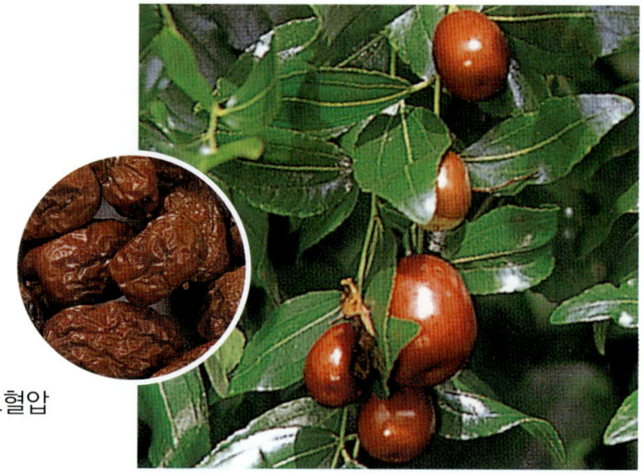

대추는 갈매나무 과에 속하는 낙엽 활엽 교목인, 대추나무의 열매로 주로 타원형으로 처음은 녹색이나 완숙되면 자주색으로 변한다. 대추의 주성분은 탄수화물이며, 철분과 칼슘이 다량 함유되어 있다. 생대추에는 비타민C가 60mg이 들어있다. 종지에는 단백질 55%, 지방 8%가 들어있다. 씨에는 Betulin 성분이 들어있어 빻아 볶으면 독특한 향이 난다.

생약 명 : 산조인(酸棗仁)　　**꽃 피는 시기** : 5~6월
용 도 : 약용, 식용, 관상용　　**약 용** : 진정, 최면, 진통, 항 경련, 안신(安神), 수렴, 고혈압

임상 보고: 1 신경쇄약 환자가 이 약물 볶은 것 18~19g을 넣고 달여서 복용하자 진정 효과가 있고 잠을 잘 이루었다. 2 야밤에 발병하는 여러 종류의 허약 증상을 개선 시키고 3 남자가 사정을 못하는 증상에 이 약물의 가루 60g과 인삼 6g을 같이 복용하여 좋은 치료 효과를 얻었다. 멧대추 열매의 과육과 열매속의 딱딱한 껍질을 제거한 종인(種仁)을 생약 명으로 산조인 이라하며, 열매를 약재로 이용 한다.

채취와 조제

9~10월에 완전히 익은 열매를 채취하여 하룻밤 정도 물에 담가서 과육을 불려 제거해 내고 돌절구에 넣어 딱딱한 종인의 껍질을 살금살금 찧어 제거해 내고 종인만을 분류해 약간 강한불에 진한 황색 또는 반 흑색이 될 정도로 볶아서 약용으로 이용한다. 특히 대추는 불면증에 효과가 좋다. 그런데 잠이 잘 오게 할 때는 반드시 불에 볶은 산조인을 이용 하여야 하고 잠이 많은 사람은 복지 않은 산조인을 이용하여야 한다.
잠이 잘 안 올 때, 산조인 15개와 파 뿌리 5쪽을 넣어 열탕으로 달여서 취침 전에 마시면 신경 안정제나 수면제를 먹는 이상으로 잠이 잘 온다. 아울러 불면증이나 신경쇠약으로 고생한 사람은 한 번쯤 시험 해 볼 만한 민간요법이다.
해설: 1. 신경과민으로 가슴이 뛰고 불안하며 꿈이 많고 잠 자다가 잘 깨며 머리와 눈이 어지러운 증상에 심장을 자양 시키고 간 기능을 개선시켜 치료한다. 2. 허번虛煩 하고 잘 놀라고 건망증이 있고 잠을 못 자며 입안이 건조한 증상에 쓰이며 3. 신체 허약으로 식은 땀이 흐르는 증상에도 활용 된다.
약리: 1. 진정 최면 작용이 나타나고 2. 심혈관 계통의 작용에서는 혈압을 지속적으로 내리고. 3. 진통, 체온 강하 작용. 4. 항산화 작용 5. 면역기능 한진 작용이 있으며 6. 수용성 성분은 자궁 흥분 작용을 보이므로 임산부는 주의 할 것 7. 화상으로 인한 환부의 부종을 가라 앉힌다.

대추의 효능

대추는 오래전부터 노화를 예방하는 효과가 있는 신비로운 생약 또는 식품으로 취급되어 왔다. 신체허약에 처방하고 모든 한약재의 독 성분을 중화하는 작용을 하며, 약이 쓰고 먹기에 불편할 때 교미, 교취약 역할을 한다. 아울러 대추는 내장 기능을 강화시켜주고 스트레스를 완화하고 신경과민증을 풀어주는 작용과 축적된 노폐물의 이뇨작용에도 탁월한 효과가 있다. 정신 안정제로도 쓰이는데, 특히 여성의 히스테리에 감맥 대조탕이 잘 듣는다고 한다. 이것은 대추 10개, 감초 3g, 밀 10g으로 처방한다.

키위 (참다래) • 키위과 넝쿨의 특성을 살려서 선반 차림으로 기르기 한다.

Kiwi fruit

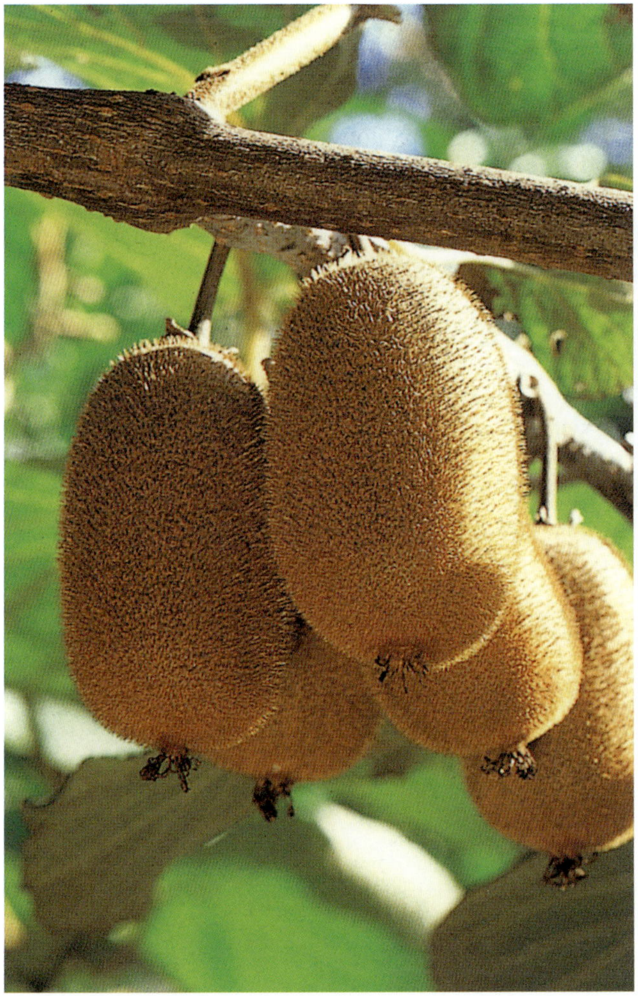

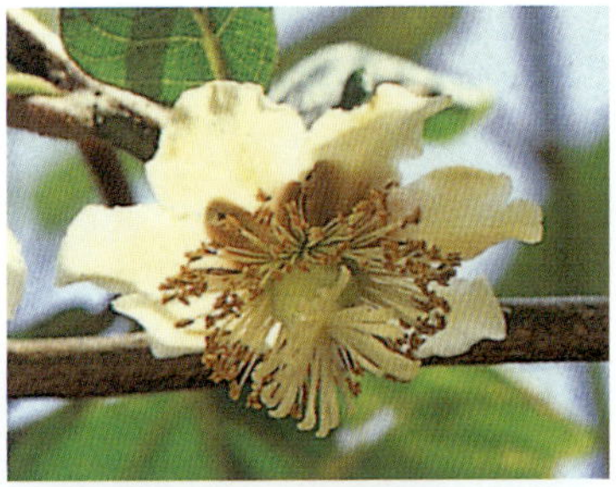

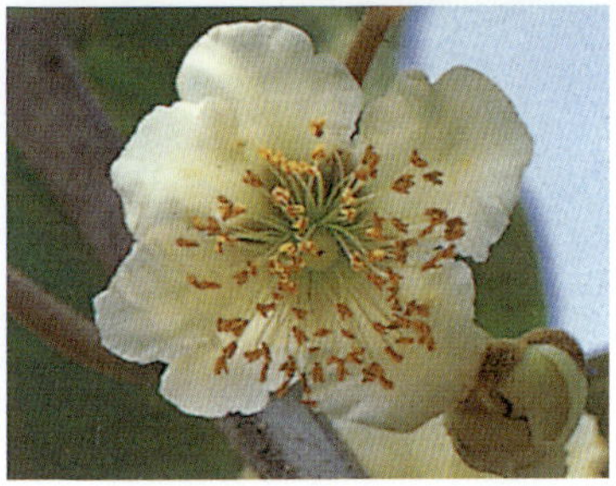

키위는 뉴질랜드의 국조(國鳥)인 키위 새의 모양과 색깔이 비슷하다 하여 키위라는 이름이 붙여졌다 한다. 달기와 멜론의 맛을 혼합한 것 같은 독특한 맛이 난다. 성숙하기 전에 먹으면 제맛이 나지 않고 단단하다. 그러므로 후숙시켜서 먹어야 하고 냉장온도에서 상당기간 저장이 가능하다. 키위의 성분은 수분 84%, 단백질 1%, 지방 0.4%, 당질 12.5% 기타 무기질이며, 나트륨은 매우 적고 칼륨이 많다. 비타민 C가 80~100mg으로 매우 많으며 펙틴을 함유하고 있다.

키위의 효능

키위의 반쪽으로 하루에 필요한 비타민C를 섭취할 수 있다. 그리고 미용식으로도 좋고 환자의 영양식이나 어린이 영양소 공급원으로 좋으며 또한 변비와 임산부의 영양관리에 좋은 과실이다.

매화나무 · 장미과 나무가 튼튼하여 기르기 쉽다. 꽃과 열매를 즐긴다.

Japanese apricot

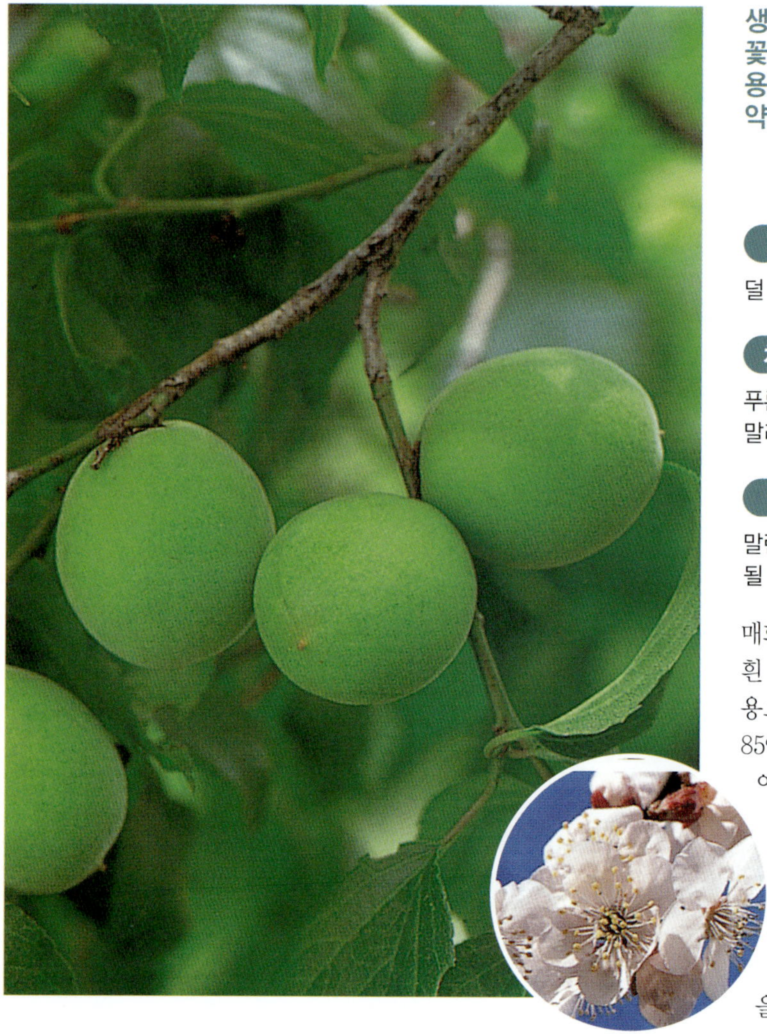

생약 명 : 오매(烏梅)
꽃 피는 시기 : 2~3월
용 도 : 약용, 식용, 관상용
약 용 : 기침, 토사, 목이 붓고 아픈 증세, 지사, 정장, 항균, 항진균, 수렴. 이질, 산후 출혈이 멎지 않을 때, 입안이 심하게 마르는 증세, 회충으로 인한 복통

이용부위

덜 익은 열매를 약재로 이용

채취와 조제

푸른 열매를 채취하여 약한 불에 그슬려 색이 노랗게 변한 것을 햇빛에 말려서 다시 가온하면 흑색으로 변한다. 이것을 약용으로 이용한다.

이용법

말린 열매 5g에 물 500ml, 뿌리는 10g에 물 700ml를 붓고 중불에 반이 될 때까지 달인 액을 나누어 조석으로 먹으면 효과가 좋다.

매화나무의 핵과를 매실이라 하는데 매화나무 높이가 4~7m이고 흰 꽃 또는 연분홍 꽃이 핀다. 과실은 맛이 시어서 식용하거나 약용으로 이용한다. 매실은 약 80%가 과육으로 되어있다. 수분이 85%가량이고 당분이 8%의 수기산으로 구연산, 호박산, 주석산 등이 5%가량 들어있어 신맛이 강해 피로회복과 입맛을 돋우는 효과가 있다. 매실에 들어있는 구연산은 해독작용과 강한 살균작용이 있다. 매실의 성분으로는 포도당 1.74%, 과당 2.88%, 자당 1.12%, 엿당 0.17%이다. 매실의 향기 성분은 벤조알베이드, 벤조산, 벤젠알콜, 메틸푸르트란 등이다. 미숙 과실의 씨에는 아미그다린이 함유되어 있어 효소에 의해 청산(青酸)을 발산하기 때문에 청매(青梅)를 생으로 먹는 것은 위험하다.

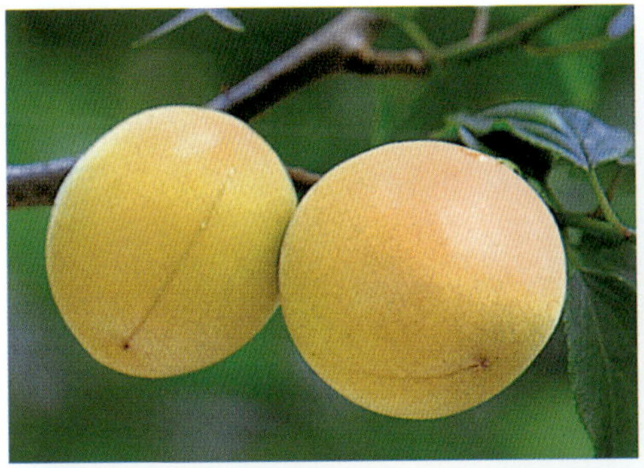
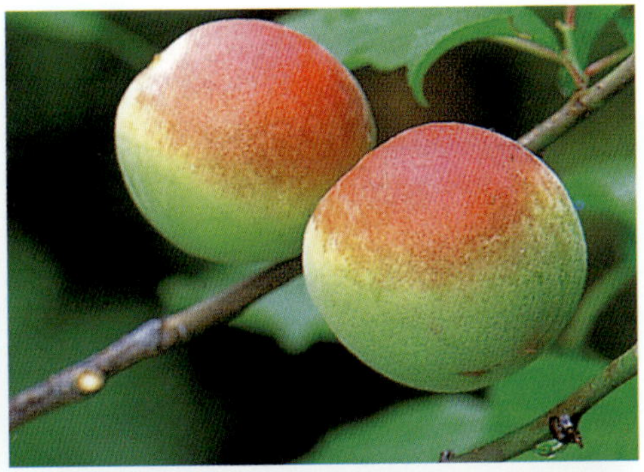
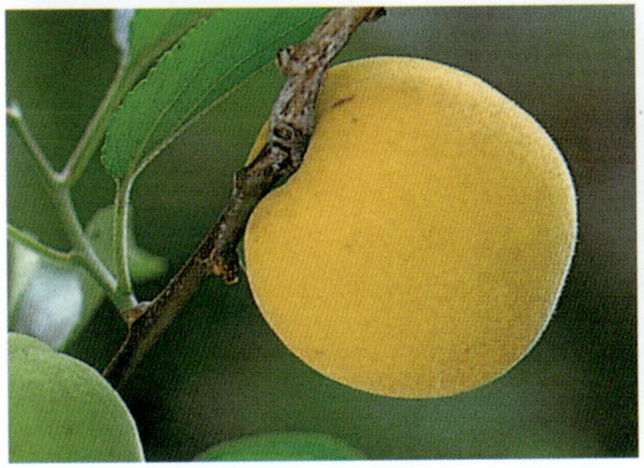
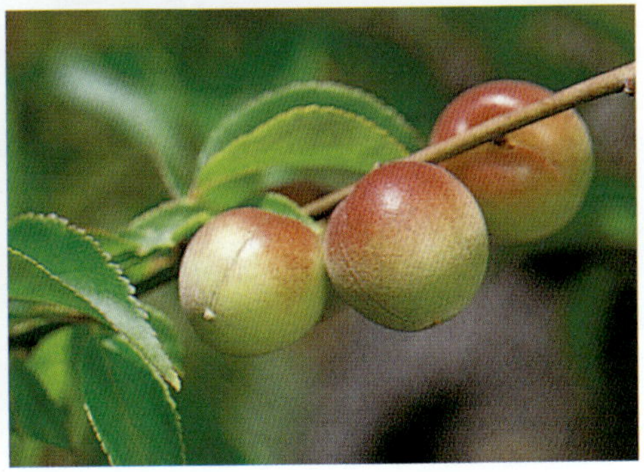

약리 작용 : 1. 신체 면역 기능을 증강시키며 2. 항균 작용이 나타나고, 체외 실험으로 자궁경부암의 억제율이 높게 나타났다.

임상 보고 : 1. 내치질(內痔疾)에 약침제제로 활용되었으며, 2. 바이러스간염에 양호한 반응을 보였다. 3. 소아의 복통설사에 높은 유효율을 보였다.

매실의 효능

초여름에 덜 익은 매실을 따서 연기에 그을려 40도C의 건제실에 말린 것을 오매라 한다. 〈저장 시 저온으로 보관하여야 한다.〉 이것은 구토, 설사, 기침을 멈추게 하고 가래를 삭히는 데 효과가 있다. 매실은 한알 한알이 한방의 민간요법의 중요한 비중을 차지하고 있다. 구연산을 풍부하게 함유하고 있어 산화하는 화학반응을 일으켜 에너지를 만들어 냄으로써 피로회복 작용과 유기산에 의한 혈액 정화작용이 있는가 하면 건위, 정장제(整腸劑) 작용에 의한 미용효과 그리고 무엇보다도 식중독을 예방하는 식탁의 수호신으로도 잘 알려져있다.

무화과 · 뽕나무과 건조한 잎을 목욕 물에 넣고 우려내어 이용하면 신경통에 좋다

fig

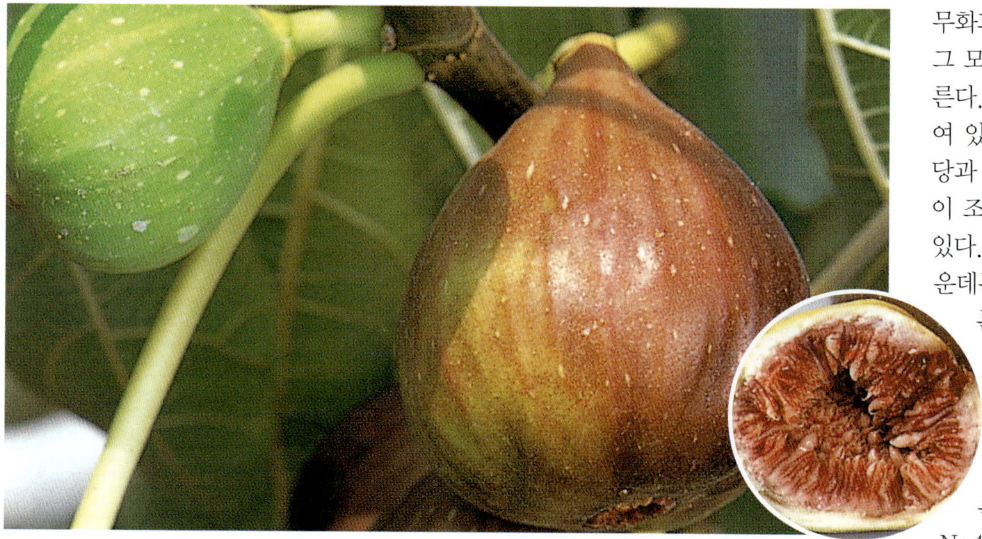

무화과는 꽃받침이 처음 열매 모양으로 돋아서 그 모양대로 열매가 되기 때문에 무화과라고 부른다. 〈과실의 내부에 희고 작은 꽃이 많이 모여 있다〉 당질이 10% 들어 있는데 그것은 포도당과 과당이다. 산은 적고 구연산, 토산, 말산이 조금 들어 있으며 견과에서는 옥살산도 들어 있다. 과실이나 잎에서 흰색이 나오는데 이 가운데는 껍질에 단백질이 있다. 무화과는 단백질 분해효소를 많이 갖고 있어 육식 섭취 후 후식으로 많이 이용한다. 효소를 별도로 추출하여 고기를 연하게 하는 데 이용한다. 〈알칼리성 건강식품〉

무화과의 수분 함량은 82~85%로 당은 신안 No2 품종이 가장 높고 목포 No4 품종이 가장 낮다. 무화과의 펙신 함량은 4.30~7.79%이며 탄수화물 43%, 단백질 0.6%, 지질 0.1%, 비타민C 2mg, 비타민 A30 iu, 비타민 B1 0.03mg, 비타민 B2 0.03mg 등이다.

생약 명 : 무화과(無花果)
꽃 피는 시기 : 6~7월 **수확기** : 8~10월
용 도 : 약용, 식용, 관상용
약 용 : 장염, 해독, 종기, 변비, 무좀, 피부염

이용부위 열매와 잎을 약용으로 이용한다.

채취와 조제 여름에 채취하여 껍질을 벗겨서 이용하거나 그냥 이용한다.

약효

건위 정장과 소종의 해독 효능이 있어 한방에서 소화불량, 식욕부진, 장염, 변비, 이질 등의 치료제로 이용한다. 그리고 생잎은 무좀이나 치질에 좋고 건즙은 회충 구제약으로 쓰며, 건조한 잎을 목욕물에 넣고 우려내어 이용하면 신경통에 효과가 있다. 또한 습진이나 일반 피부염에 발라 치료한다

이용법 과실과 잎에서 나오는 하얀 액을 환부에 바르면 치료 효과가 좋다.

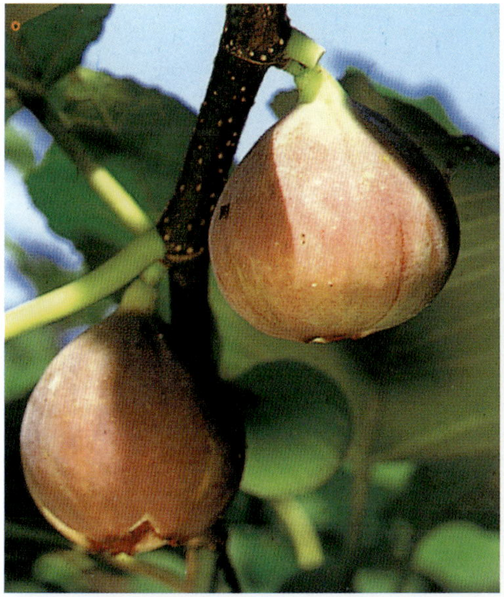

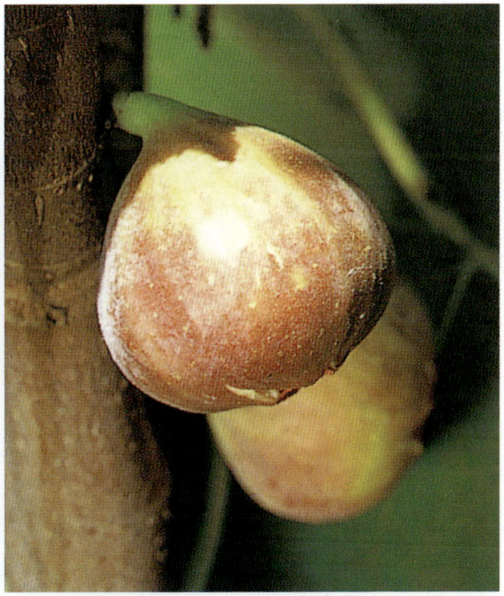

해설: 1, 대장염, 이질, 변비에 유효하며 2, 인후염, 종기, 옴 버짐, 악창 등에 활용 된다.

약리: 1,영양 성분이 풍부해 식용으로 많이 이용 하는데, 변비에 가벼운 설사를 일으키는 경우가 있다.
2, 미숙한 열매는 육종, 생쥐 자발성유암, 성선암, 골수성 백혈병, 림프육종 등에 억제 작용을 보였다.

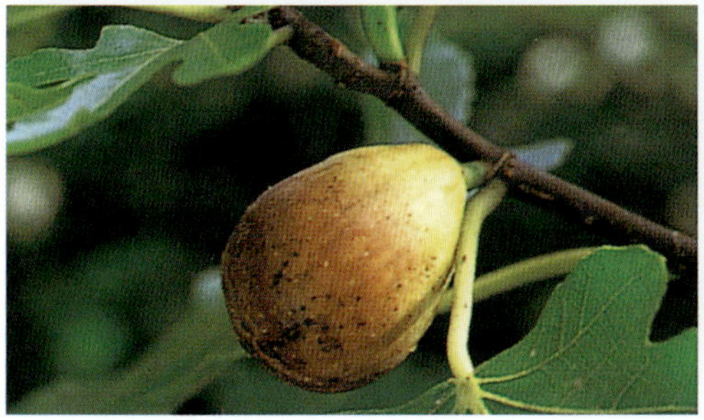

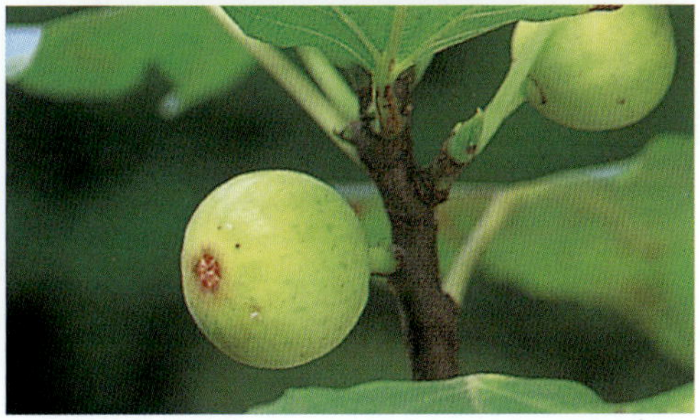

과실의 성숙단계에 이르렀을 때 과실의 개두부에 올리브유나 에스테르 등을 바르면 과실이 급격하게 익어 1주일 후에는 먹을 수 있다. 오래전부터 그리스에서는 올리브유에 의한 성숙촉진을 하였다. 다만 과실이 너무 미숙할 때 처리하면 생장이 중단되어 과실이 떨어진다.

복숭아 · 벚나무과 귀여운 꽃과 싱싱한 열매가 인기

Peach

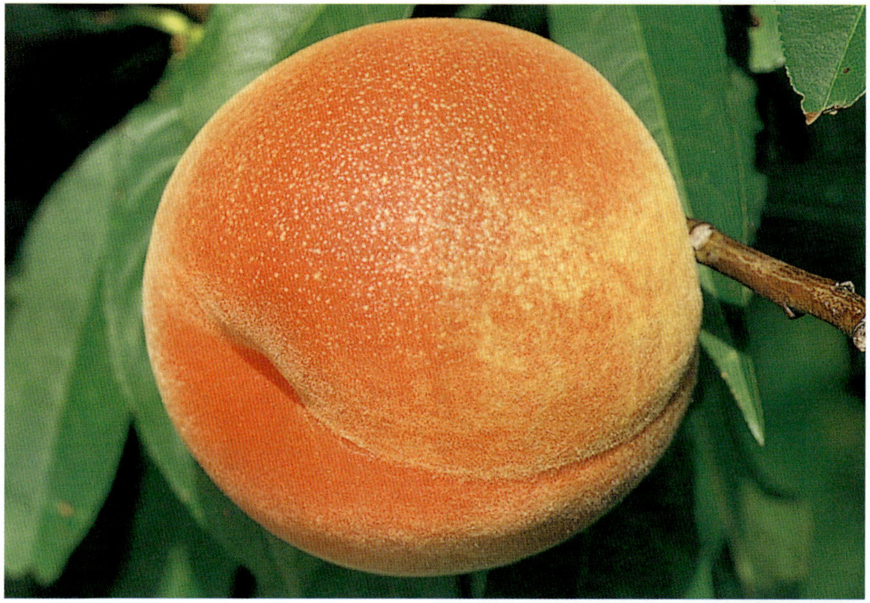

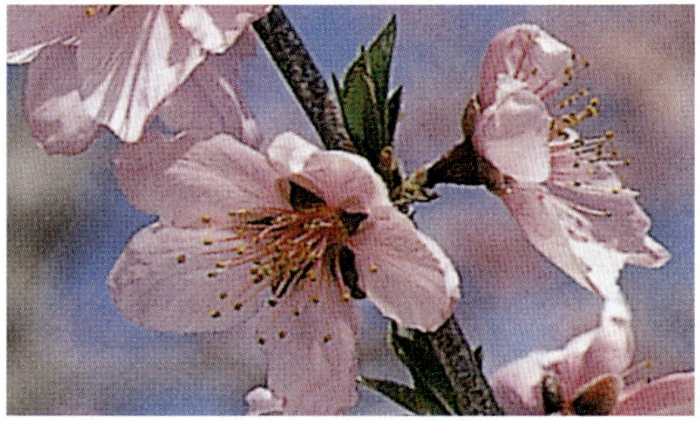

복숭아는 저항력을 기르는데 효과적인 과일로 수분 89%, 지질 0.1%, 당질 9.25% 이밖에 칼륨이 많으나 비타민C는 적다. 복숭아의 당질은 대부분 자당의 상태이며 특별한 영양소나 비타민류는 없지만, 땀을 나게 하는 작용이 있다고 한다. 과육이 흰 백 육종은 연하고 산미가 적으며 감미가 강한 다중질인 것이 많다.

생약 명 : 도인(桃仁)
꽃 피는 시기 : 4월 중, **수확** : 여름
용 도 : 약용〈씨, 열매〉, 식용
약 용 : 신체 허약증, 설사, 혈변, 구역질, 구토, 건위, 소화

이용부위

열매와 씨를 약재로 이용

채취와 조제

여름에 수확한 열매의 과육은 먹고, 씨를 분리하여 햇볕에 말려서 이용한다.

약효

백도화는 이뇨, 준하제, 수종, 변비증에 도인은 소염성 정혈약, 월경불순, 하복부 비만통에 치료제로 쓴다. 그리고 잎은 습진과 종기 같은 질환에 이용한다.

이용법

복숭아 잎을 3~4장을 따서 물에 씻은 후 물기를 뺀 다음 잘게 잘라 용기에 넣고 갈아 으깬 것의 같은 양의 맨소래담을 섞는다. 이것을 가려운 부분에 바르면 효과가 있다.

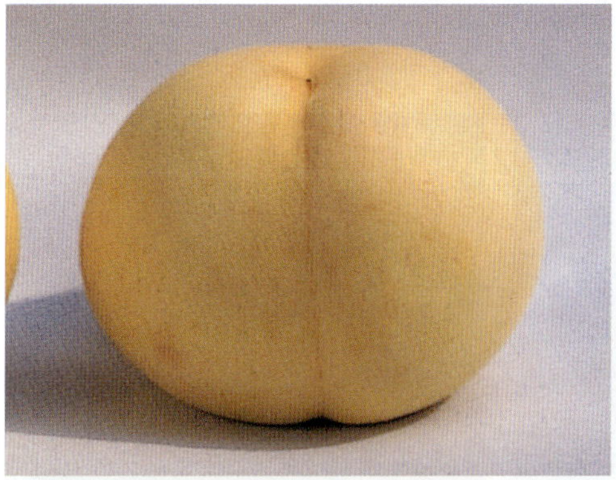
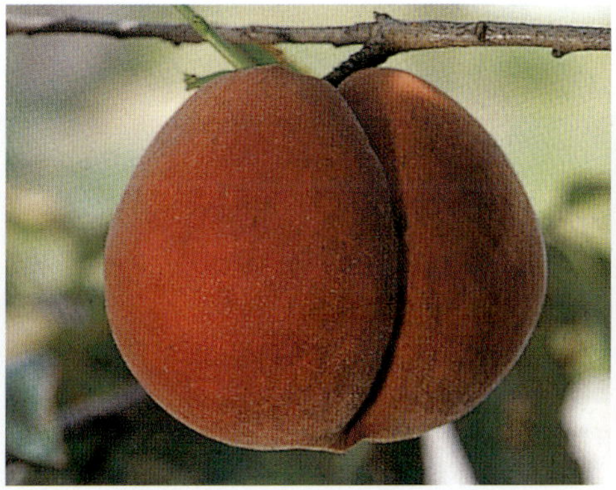
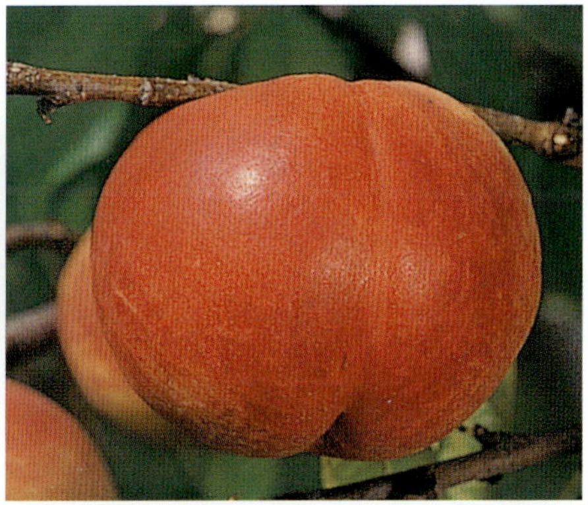
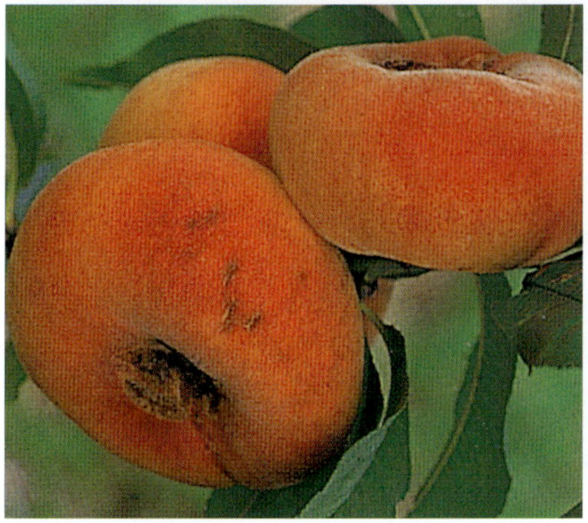

해설: 1, 어혈瘀血을 제거 하므로 산후의 어혈로 인한 하복통, 월경폐색, 월경불순 등에 쓰이고 2, 타박상에도 응용 된다. 3, 폐농양, 맹장염에도 적용 되며 4, 지방이 풍부 하여 변비에 유효하다. 5, 혈열血熱로 인한 피부 가려움증에도 효험이 있다. 가지는 갑작스러운 심복부 통증을 완화 시켜준다.

약리: 혈관 확장 작용이 있어서 혈류량을 증가 시키며 2, 자궁 수축과 지혈 작용을 촉진한다. 3, 지방유는 장관腸菅 내의 활윤성을 도와 주어 배변을 용이 하게 한다. 4, 항염증 작용 5, 진해 작용 6, 진통 작용, 7, 항알레르기 작용이 있으며 8, 종양 세포에 일정한 선택성이 있다.

임상 보고: 1, 디스토마성간경화에 약침 제제로 효력을 얻었고 2, 맥관염 3, 임신 고혈압 4, 만성 인후염 5, 유행성 출혈열 6, 급성 신 기능 쇠약에도 역시 약침 제제가 효력을 나타 냈다.

복숭아의 효능

담배의 니코틴 해독〈거담제〉 혈액순환, 피로회복, 해독작용, 면역기능 강화, 피부미용에 좋고 알칼리성 과실이기 때문에 저항력을 기르는 데 많은 도움이 되며 복숭아 잎은 오래전부터 한진이나 습진에 효험이 있다고 한다.
※복숭아와 장어는 서로 상극이므로 장어를 먹은 후 복숭아를 먹으면 설사를 하는 경우가 있다.

자두 · 장미과 여름에 나른하고 식욕이 없을 때 자두를 먹으면 식욕이 증진되고 피로가 회복된다

Plum rune

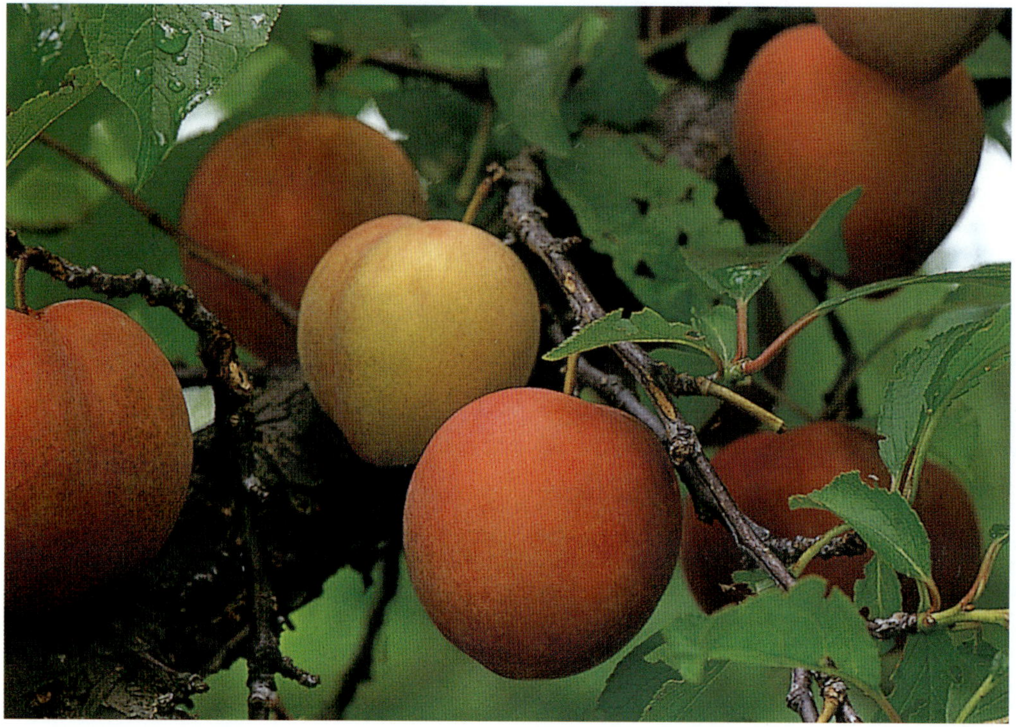

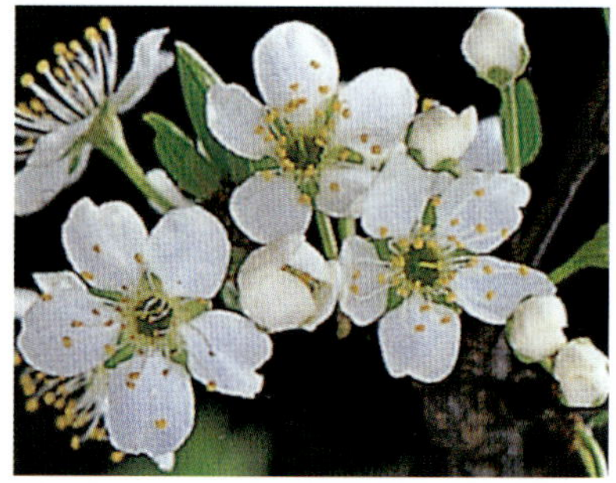

자두는 사과산을 주체로 한 유기산과 비타민류 그리고 미네랄이 풍부 한 과실이다. 특히 말린 자두에는 칼슘 600mg, 인 700mg, 철 1.1mg, 칼륨 140mg 아울러서 비타민A 등이 함유되어 있다. 말린 자두는 비타민과 미네랄이 많아 건강식품으로 잘 알려져 있다. 성분으로는 수분 88.2%, 단백질 0.2%, 지질 1%, 당질 9.6% 그 외에 비타민 A와 무기질이 골고루 들어 있다.

한방요법

우리나라 어디서나 재배가 가능한 과실나무이다. 과실의 성질은 온화하고 맛은 약간 쓰고 떫다. 인체에 무해 한 간장약이라 하여 간장이 나쁜 사람에게 효험이 있다고 한다. 숙취에 좋으며 충치 및 풍치에도 효험이 있다. 몸에 열이 많고 활동적인 사람에게 여름 나기에 좋다. 특히 여름에 나른하고 식욕이 없을 때 자두를 먹으면 식욕이 증진되고 피로가 회복된다. 자두나무는 심은, 3년 째부터 수확이 가능하며 계속 성장하고 품종도 다양하다.

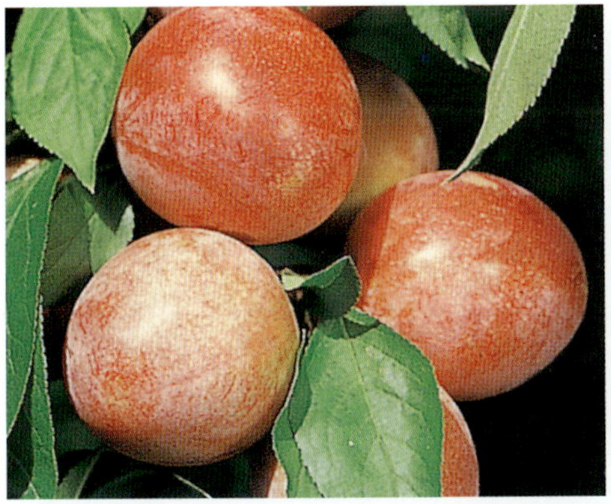
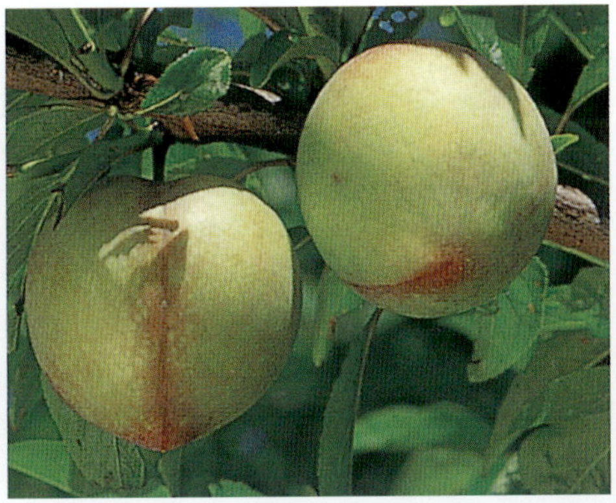
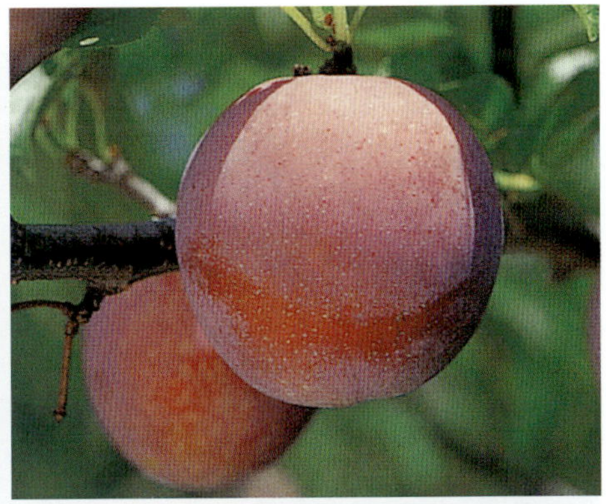
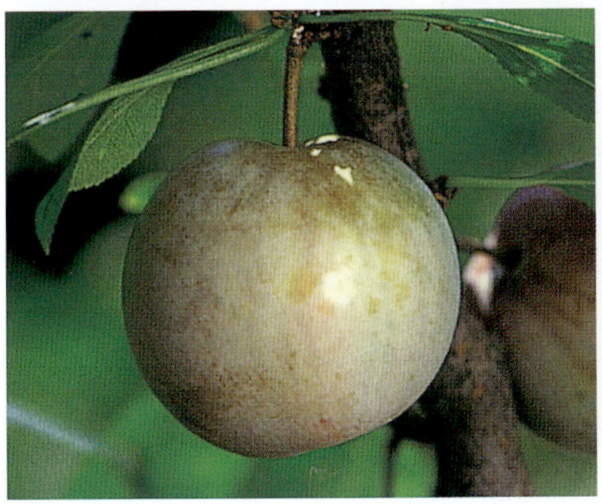
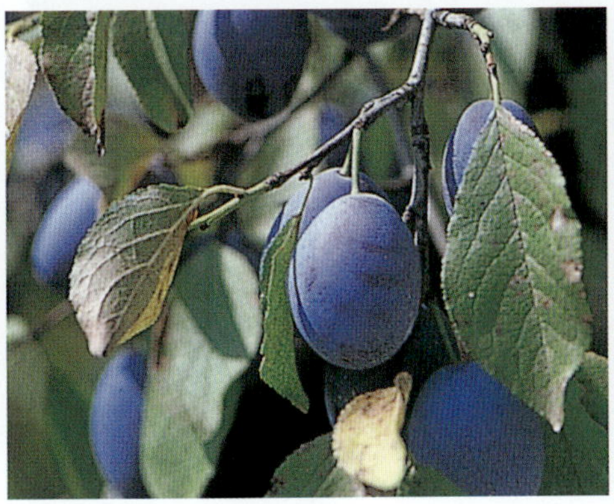
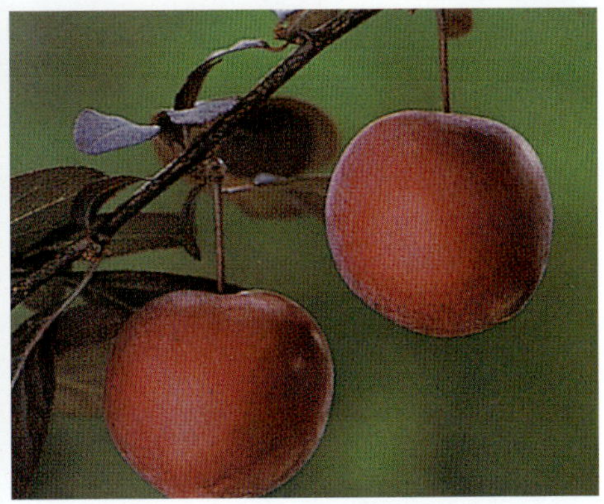

살구 · 장미과 살구는 비타민 A가 다량 함유되어 있어 야맹증 및 피로 회복에 좋다

Apricot

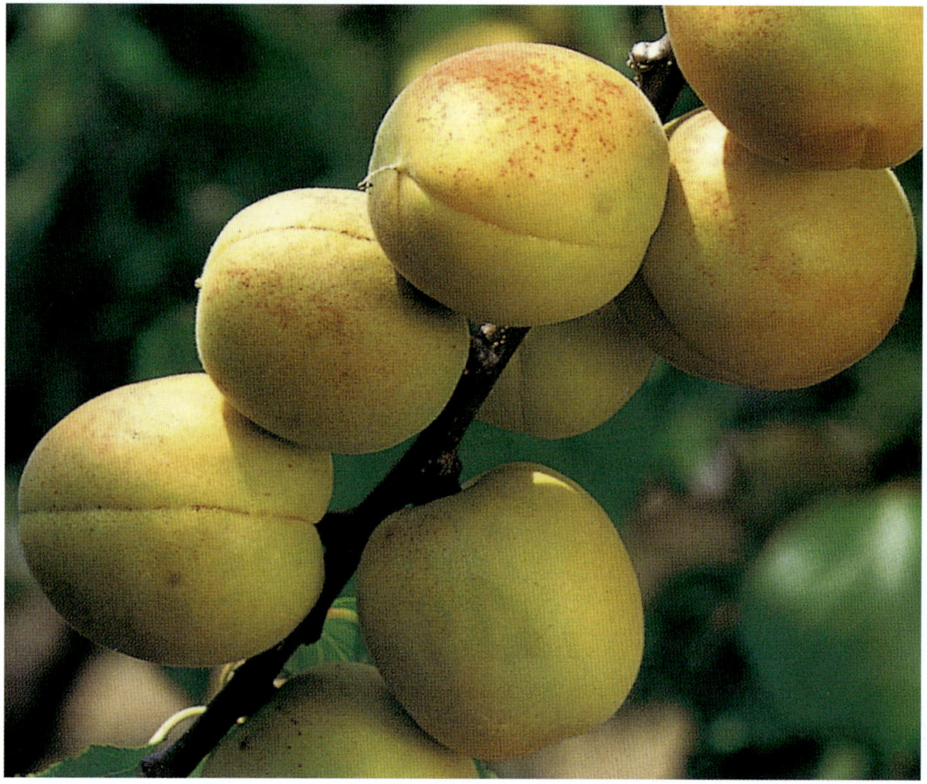

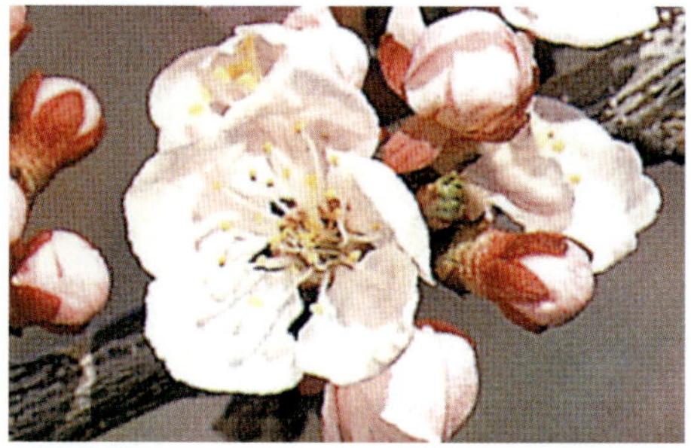

살구의 구성은 수분 90.9%, 단백질 1%, 지질 0.3%, 당질 7.1% 그 외에 비타민A와 칼륨을 함유하고 있다. 특히 비타민A의 함량이 다른 과실에 비해 20~30배 높고 고유의 향기와 과피 색깔이 우수하기 때문에 약용으로도 많이 쓴다. 풍부한 비타민의 효과로 어린이의 성장발육을 촉진하고, 특히 비타민A가 다량 함유되어 있어 야맹증 및 피로회복에 좋다.

비타민C는 적은 편이고 유기산 함량은 25% 정도로 산미가 강하다. 그러나 유럽 종에는 당이 많고 유기산이 적으므로 감미가 강하다. 유기산은 80~90%를 차지하고 품종에 따라서는 시트르산이 많은 품종도 있다. 살구의 비타민A는 암의 예방에 효과적이며 인, 철분, 칼슘과 같은 미네랄이 풍부하고 과당도 많아서 피로회복에 즉시 효력을 나타내는 과실이다.

생약 명 : 행인(杏仁)
꽃 피는 시기 : 4월 중
용　도 : 식용, 약용, 정원수
약　용 : 진해, 기침, 천식, 호흡 곤란, 신체부종

이용부위

딱딱한 씨 속의 종인(種仁)을 약재로 이용한다.

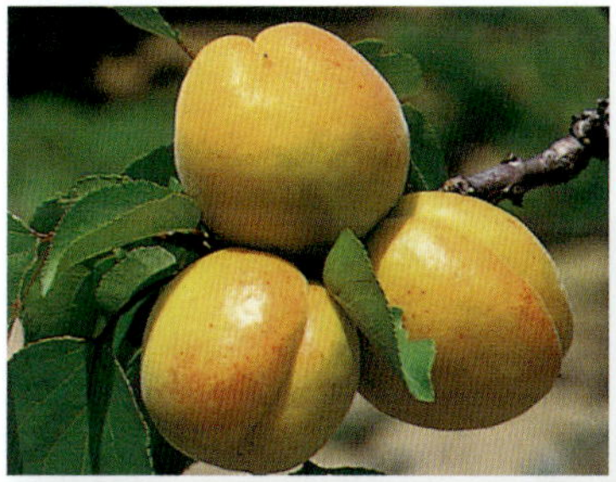
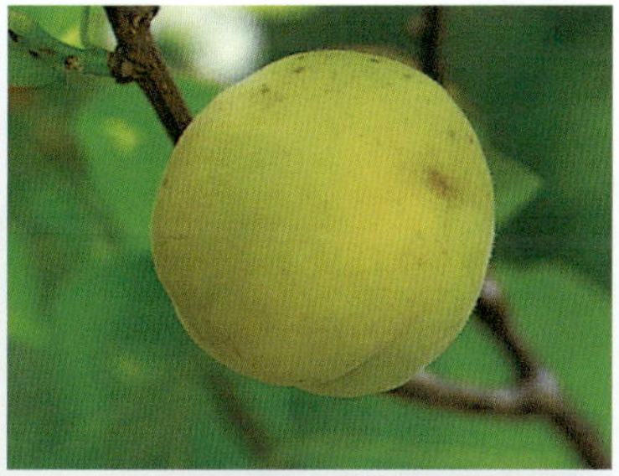
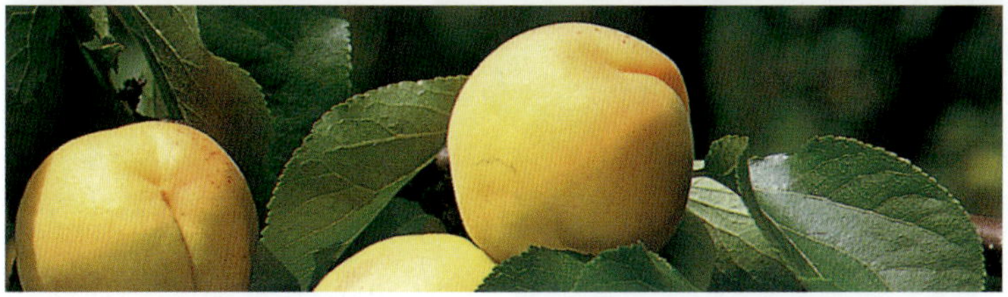

채취와 조제

잘 익은 열매를 채취하여 종피를 제거한 다음 햇볕에 말려서 이용한다.

약효

진해, 천식, 기침, 호흡 곤란, 신체부종에 쓰이며 특히 행인유는 항암제와 연고제 그리고 주사약의 용제로도 효능이 있다 한다. 반쯤 핀 꽃을 채취하여 그늘에 말려, 벌꿀에 담근 것을 매일 먹으면 노인성 변비에 좋다.

살구 주 담그는 법

7~8월에 열매를 따서 모양이 울퉁불퉁하게 생긴 것은 열매속에 벌레가 든 것이니 뜨거운 물에 5분 정도 담가서 벌레를 죽인 다음 열매 200g에 설탕 100g을 1.8리터 소주에 약 2개월 정도 담아 둔다. 〈벌레가 먹은 열매일수록 약효가 좋다〉.

해설: 1 폐경肺經에 작용해서 작용해서 해수, 천식을 치료 하는데, 풍열해수, 풍한해수 모두에 응용된다. 감기로 코가 막히고 목이 잠기며 해수와 가래가 많을 때나, 폐열肺熱로 해수와 천식 갈증이 있을 때 마황麻黃을 배합해 사용한다. 2 장위腸胃에 열이 많고 진액津液이 부족해서 일어난 변비 및 허약자나 노인의 변비에 유효하다.

약리: 1 가벼운 호흡 중추 억제로 진해 평천 효과가 있다. 2 지방유는 장관腸管을 부드럽게 하고 배변을 촉진 시킨다.

임상 보고: 1 만성기관지염에 설탕을 넣고 분쇄하여 아침 저녁으로 12g씩 10일간 복용하자 일정한 반응을 보였다. 해수 및 천식 가래가 있는 증상에도 치료 작용을 보였다.

주의 사항: 종자 끝의 뾰쪽한 부위는 독성이 있으니 주의 할 것.

이용법

살구씨의 딱딱한 껍질을 벗긴 후 뾰쪽한 끝을 잘라버리고 압착지로 싸서 누른 다음 기름을 말끔하게 제거한다. 그리고 나머지를 분말로 만들어 알코올에 용해시킨 다음 꺼내어 건조시켜서 다시 알코올로 용해시킨 다음 꺼내어 건조 시키고 다시 알코올로 녹여 침전시킨다. 이렇게 세 번 가량 정제시켜 가루 또는 환약이나 물약으로 만들어 하루 3gTlr 복용하면 효능이 있다. 살구씨를 물에 담가 두었다가 식전에 한 알씩 씹어서 먹으면 암과 간장, 신장이 허약한 사람에게 좋다. 살구씨를 먹을 때 주의할 것은 쌍인(雙仁), 벌레가 먹었거나 상한 것 그리고 반숙은 먹지 말아야 한다. 먹을 때 껍질과 뾰쪽한 끝은 버려야 하며 날것으로 먹을 때는 1회에 5알 이상을 먹지 않는 것이 안전하다.

중풍일 때 행인 7개를 하루에 한 번씩 일주일간 계속 먹고 1주일을 쉬고 다시 1주일 동안 계속 먹거나 행인을 먹은 후 푸른 대쪽을 불에 태워서 받아낸 진액을 마시면 효과가 있다. 천식에는 행인, 도인 각 반량을 속씨 눈을 따 버리고 볶아서 가루를 내어서 물에 개어 밀가루로 환을 지어 생강이나 꿀과 함께 매일 한 번씩 적당량을 먹는다. 그리고 기관지염이나 폐결핵 등에는 하루에 행인 100g가량 달여서 먹는다.

감귤 · 장미과 일년 내내 녹색 잎과 상쾌한 향기의 열매로서 비타민 C의 발군

Mandarin tangerine

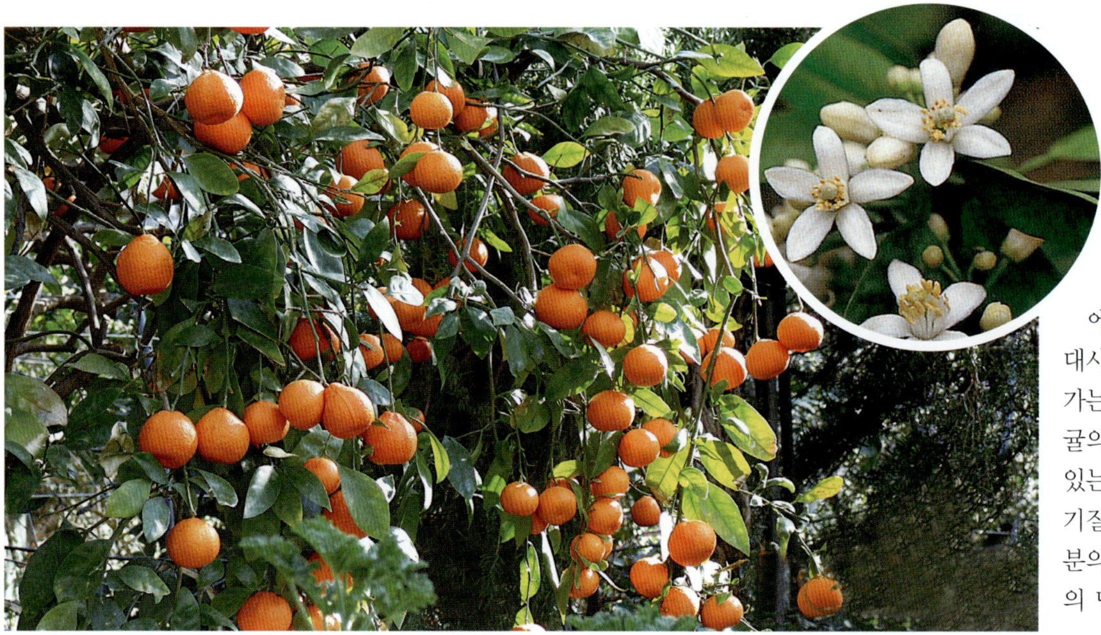

감귤은 온대지방 과일로서 비타민C가 많고 수분이 87% 정도이며 비타민A도 소량 함유되어 있는 알칼리성 식품이다. 귤에 함유되어 있는 비타민C는 10월경에 나오는 것보다 겨울 품종에 많은 양이 들어 있으며 신진대사를 원활히 하여 체온이 내려가는 것을 막아준다.

귤의 특유한 향미는 귤 속에 들어 있는 당분, 유기산, 아미노산, 무기질 그리고 비타민 등의 여러 성분의 작용으로 생기는 것이다. 귤의 당분과 구연산의 함량은 그 성숙도에 따라 달라지는데 덜 익었을 때는 당분이 적고 구연산 함량이 높다가 익어 가면서 줄어든다.

감귤의 당류는 서당과 과당 그리고 포도당이다. 귤이 피로회복과 미용에 좋다는 것은 비타민C와 구연산의 작용 때문이다. 귤껍질에는 비타민C가 과육보다 4배가량 더 들어있고, 향기성분인 정유가 들어있는 것이 특색이다. 귤에는 소량의 수산이 포함되어 있어서 많이 먹으면 신장에 나쁜 영향을 준다. 또한, 귤의 색소가 피부의 물들어 황달에 걸린 것처럼 보이기도 한다.

감귤의 특수성분

귤 속의 히스피리딘은 귤 통조림의 액질이 하얗게 착색하는 작용을 하며 나린긴은 여름 밀감, 쓴맛의 주 성분을 이룬다. 이 성분은 과육보다 과피에 많다. 또 풀라보노이드는 모세혈관을 보호하는 영양소로서 매우 중요한 영양소다.

생약 명 : 귤피, 청피, 진피
용　도 : 식용, 약용, 관상용
약　용 : 감기, 소화불량, 피부미용

이용부위 주로 껍질을 약용으로 이용한다.

채취와 조제

가을에 채취하여 껍질을 벗겨 과육은 먹고, 겁질을 햇빛에 말려서 이용 한다.

약효

건비, 조습, 화담, 조중의 효능이 있으며 흉복창만, 소화불량, 식욕부진에 효과적이다.

이용법

과일 껍질을 말려두고 차로 달여 마시기도 하고, 설탕에 재어두었다가 먹어도 좋다.

귤 약술 담그는 법

1. 귤 10개를 깨끗이 씻어 물기를 없엔다. 2. 귤5개를 껍질째 둥글게 4쪽으로 썬다. 3. 나머지 귤 5개는 껍질을 벗겨 둥글게 두 쪽으로 썬다. 4. 2와 3을 용기에 넣고 소주를 넣고 밀봉한다. 5. 한 달 후 향과 쓴 맛이 강하면, 껍질 째 넣은 건져 내어 즙을 짜고 버린다. 6. 5를 밀봉하여 2개월 정도 서늘한 곳에 두면 완성된다. 7. 장기 보존을 하려면 찌꺼기를 걸러내고 병에 옮겨 담아 보관하면 된다.

귤차 만들기

재료 : 귤껍질 200g, 물 1컵, 꿀 작은 스푼1

1. 껍질이 얇고 싱싱한 감귤을 골라 깨끗이 씻은 후 껍질을 벗긴다.
2. 채반에 귤 껍질들이 겹치지 않게 하여 바람이 잘 통하는 그늘진 곳에서 말린다.
3. 마른 귤겁질을 주전자에 넣고 1인분 기준 물 한 컵을 붓고 중불에서 끓인다. 맛이 적당히 우러나면 꿀이나 설탕을 기호대로 넣어 마신다.

귤잼 만들기

재료－귤 1kg 설탕1kg

1. 잘 익은 귤을 골라 깨끗이 씻어, 껍질을 벗기고 속의 과육 부위를 한 쪽씩 떼어낸다.
2. 약 4리터 정도 크기의 냄비에 같은 양의 설탕을 혼합 하여 넣고 중불로 끓인다.
3. 찬물에 넣어도 퍼지지 않을 정도로 조린다.

한방요법

동상이나 피부가 거칠고 살이 튼 데에 과즙을 바르고 마사지 하면 효험이 있으며 귤껍질을 얇게 썰어 말린 뒤 자루에 담아 목욕물에 넣으면 초기 감기, 류머티즘, 어깨결림, 근육 피로, 신경통에 효과를 본다. 또 귤에는 히스피리딘이라는 비타민P 성분이 있는데, 이는 동맥경화와 고혈압 예방에 효과가 있으며 폐출혈과 동상, 치질 감기 치료에 효능이 있다.

※ 귤껍질에 노약제나 피막제가 묻어 있는 경우가 있다. 이것을 제거하려면 귤껍질에 소금을 묻혀 문질러 깨끗이 씻으면 된다.

포도(葡萄) • 포도과 품종이 다양하고 열매를 이용하는 방법도 여러가지

Grape

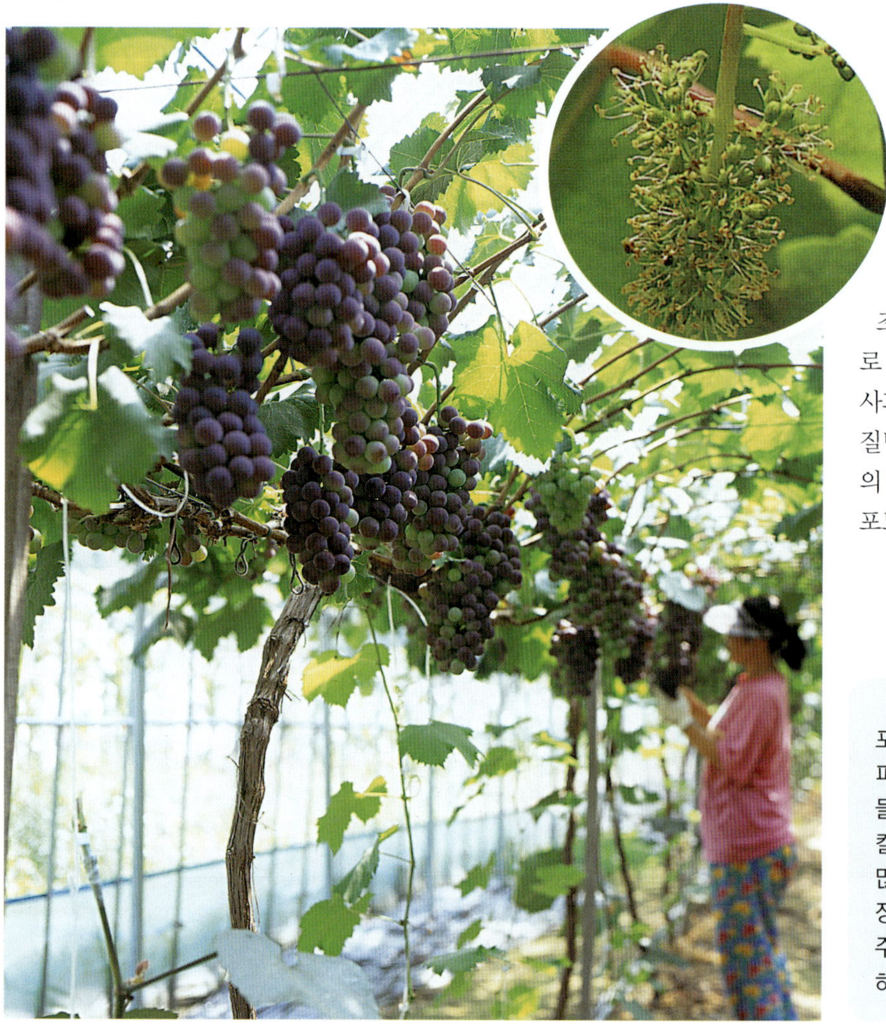

포도과의 여러해살이 덩굴식물로 포도 Vitis vinifera Linne의 열매이다. 뿌리를 포도근(葡萄根)이라 하며, 줄기와 잎을 포도경(葡萄莖(葉)이라고 한다.

포도의 성분으로는 수분 84%, 단백질 0.5%, 지질 0.5%이다. 비타민과 미네랄 함량은 적다. 포도는 단맛과 유기산의 새콤한 맛 그리고 향기가 조화를 이루고 있으며 생으로 먹거나 말려서 건포도로 이용하거나 포도주를 담는다. 포도에는 주석산과 사과산 그리고 구연산이 다량 함유되어 있어, 체내의 질병의 원인인 독성분을 제거하는 역할을 한다. 포도의 주성분은 당질인데, 독특한 맛을 내는 것은 대부분 포도당과 과당이다.

포도의 효능

포도에 들어있는 포도당과 과당은 쉽게 소화 흡수되며 피로회복에 큰 도움을 준다. 포도의 껍질에는 펙틴유가 들어있어 질이 우수한 젤리를 만든다. 포도주는 칼륨과 칼슘, 사과산, 구연산, 포도산, 탄린, 비타민류의 함량이 많은 알칼리성 술로 위산이 과다한 사람에게 좋고 심장병과 동맥경화 등의 성인병에 좋은 술이다. 과즙에는 주석산과 칼륨이 많이 들어 있는데 포도즙을 빼내고 영하 2도에 오래 저장하면 주석(酒石)을 제거할 수 있다.

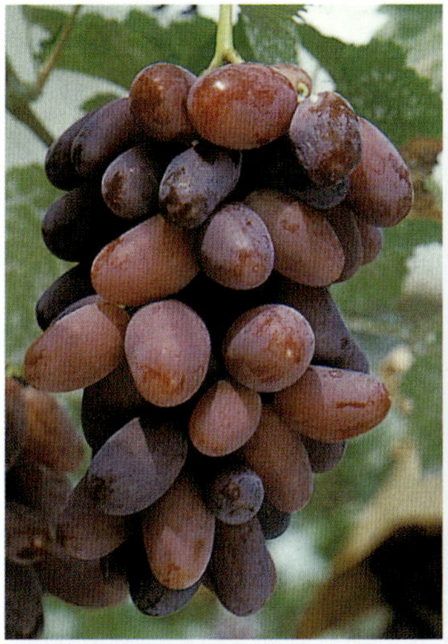
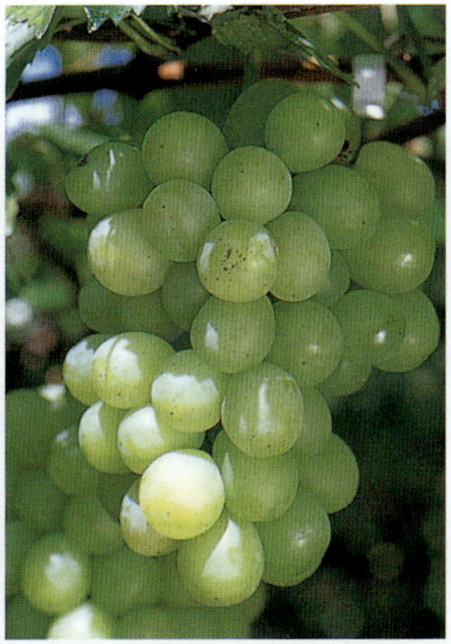
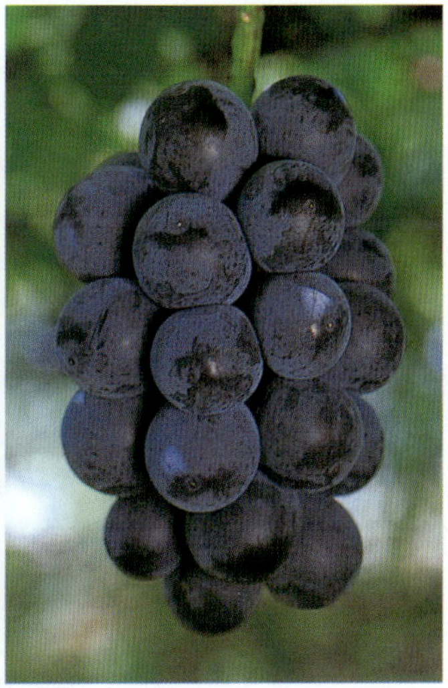

포도의 특성

1. 기혈(氣血)이 허약한 사람에게 이로우며,
2. 폐가 약하여 해수와 천식을 일으키는 데 효력을 나타낸다.
3. 가슴이 뛰고 잘 놀라면서 식은땀이 날 때 쓴다.
4. 풍습성(風濕性)으로 인한 사지신경통, 요통에 효과가 있다.
5. 이뇨 작용이 있어서 전신이 부었을 때 효력을 얻는다.
6. 자양 강장 효과와 건위 작용이 있어서 복통을 완화시킨다. 또한, 포도근은 관절염에 유효하고, 포도경엽은 소변을 못 보거나 눈이 충혈된 것을 치료한다.

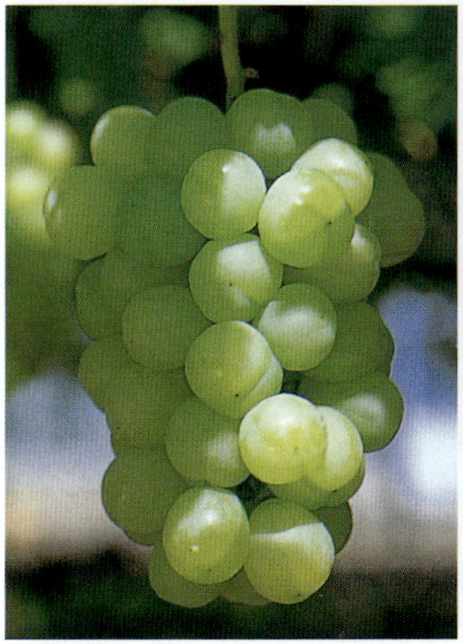
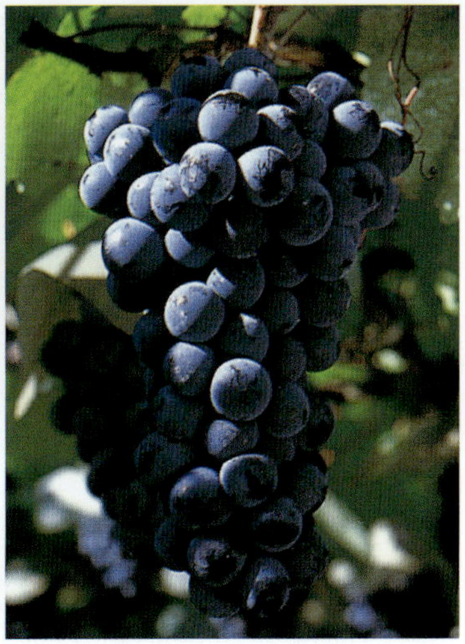

포도의 약리작용

1. 모종의 비타민 P를 활성화 시킨다.
2. 종자는 위산(胃酸)을 내린다.
3. 담즙 분비 촉진 작용이 있다.
4. 너무 많이 먹으면 설사를 일으킨다. 포도의 경엽은 수렴(水簾) 작용을 나타낸다.

복분자 (覆盆子) • 장미과 복분자를 지속적으로 복용하면 장내 유해세균 억제에 매우 좋은 식품이다

Balck Raspberry

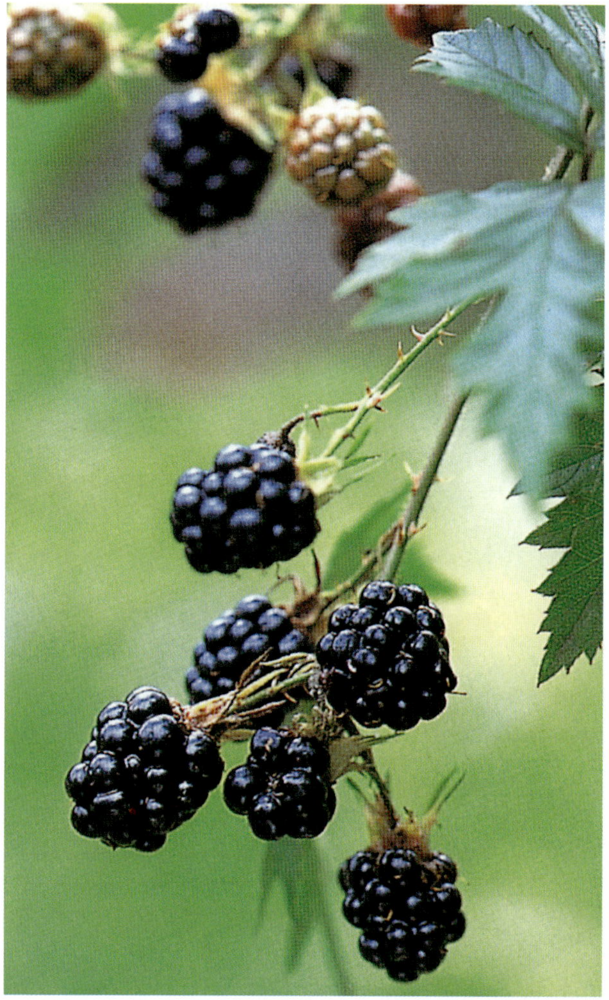

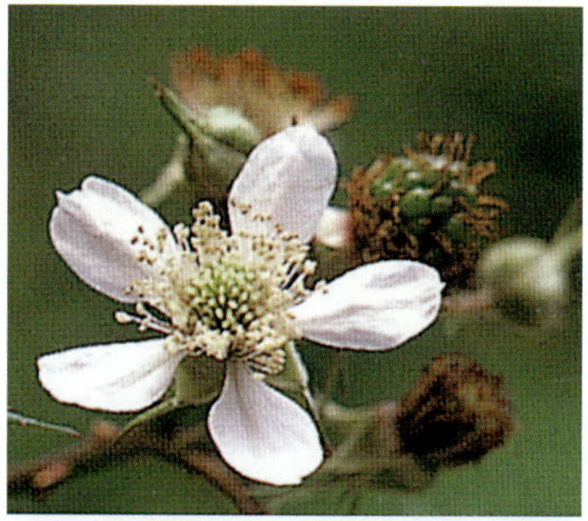

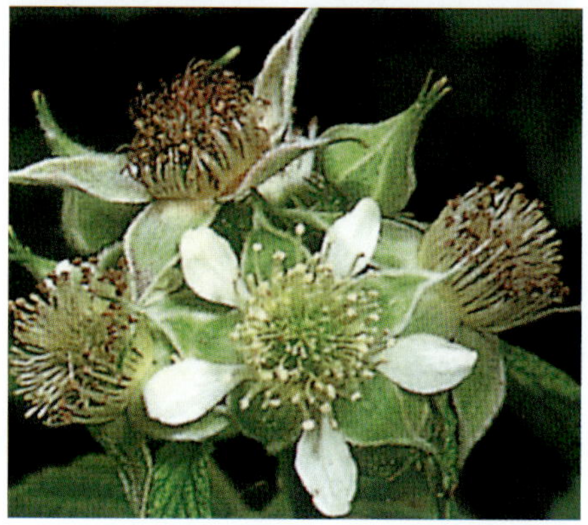

복분자는 퇴행성 염증 질환 억제 활성 및 관절염, 뇌졸중에 의한 중풍, 치매, 통풍 등에 탁월한 예방 및 치료 효과가 있다.

※ 남성호르몬 Testosterone이 많을수록 남성은 활력이 넘치고 건강한 체력을 유지하며, 여성은 피부가 고와지고 부드러워 진다.

※ 복분자 주는 술을 좋아하는 남성에게 효과가 높고 술을 마시지 못하는 여성과 병약한 사람 학생과 어린이에게는 복분자 음료와 엑기스가 효능이 좋다.

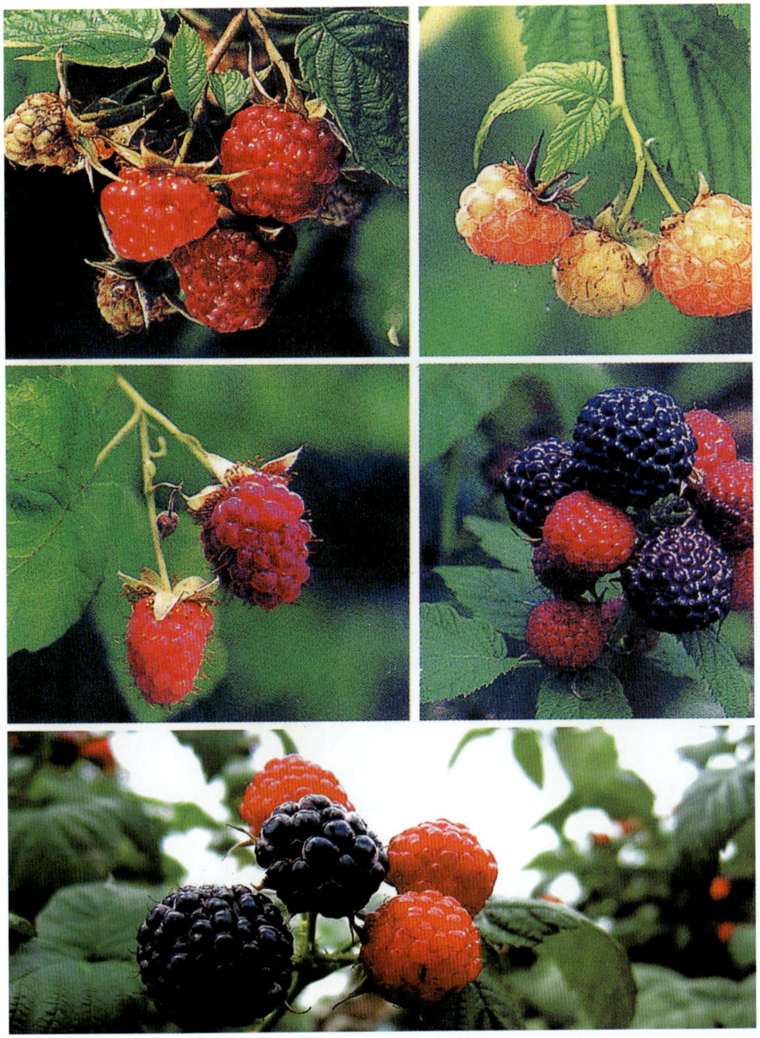

항산화 효과 항산화란 일반적으로 체내 활성 산화물을 제거함으로써 노화 억제 및 질병을 예방하는 작용을 말한다. 항산화 성분으로 잘 알려진 비타민C보다 2.5배 중화 효소를 보여 노화억제와 질병 예방 등 다양한 효능을 말한다.

헬리코박터, 파이오리 억제 활성화 헬리코박터 파이오리는 위염, 위궤양 및 위암을 일으키는 세균의 하나로 우리나라 성인의 약 70~80% 이상이 감염되어 있는데, 감염자들에게 복분자 투여 시 유해 세균 대부분 사멸되었으며 0.5mg 정도의 낮은 농도에서도 20mm의 저해환을 보일 정도로 우수한 활동을 보였으며 주성분은 Dibutyl phthalte으로 활성화를 측정한 결과 그 활성 정도가 농도에 크게 영향받지 않고 높은 효과를 나타냄.

장의 유해세균 억제활성 파킨슨병을 유발하는 원인 중 하나로 알려진 장내 유해세균인 Colstrium perfringens와 일반적 유해세균으로 많이 알려진 E.coli의 실험에서 유익균에 대한 억제없이 유해세균만 거의 사멸되어 복분자를 지속적으로 복용하면 장내 유해세균 억제에 매우 좋은 식품이다.

성기능 치료효과 복분자는 이름에서 보면 알 수 있듯이 먹으면 오줌 줄기가 너무 세 요강이 엎어질 정도의 강장 효과가 있다는 말이 예부터 내려오고 있는데, 실제로 이 말이 임상 실험적으로 증명되었다.

밤 • 참나무과 밤은 5대 영양소를 비교적 골고루 함유하고 있는 영양 식품이다

Chestnut

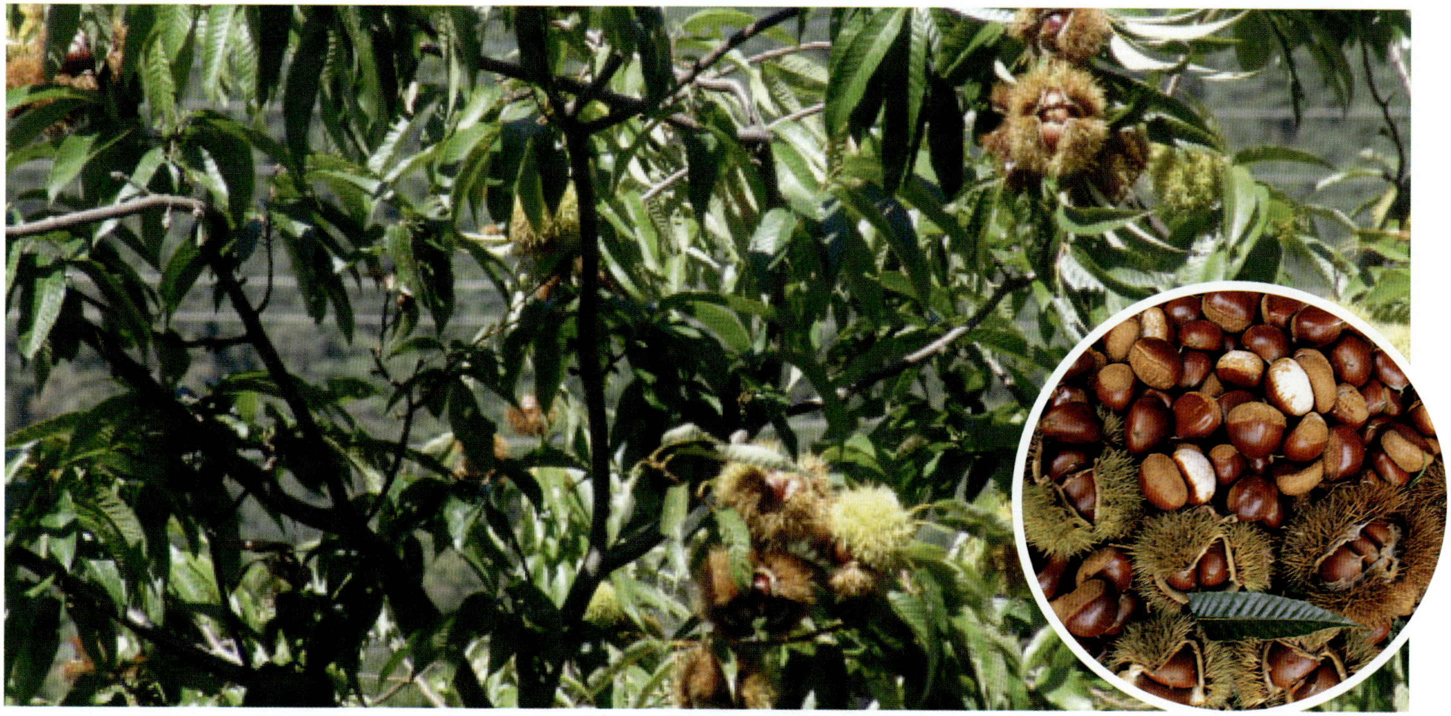

밤은 5대 영양소를 비교적 골고루 함유하고 있는 영양 식품이다. 탄수화물을 40%나 함유하고 있어 칼로리가 무척 높다. 그리고 비타민 B1이 0.3mg, 비타민C가 30mg 포함되어 있어서 겨울철 비타민 공급원으로 아주 좋다. 또한 칼슘과 철분, 무기질을 함유하고 있어 이상적인 영양 식품이다. 밤은 먹으면 영양가가 높아서 포만감을 주며 위장을 튼튼하게 하고 원기를 북돋아 준다고 예로부터 알려져 왔다. 밤의 당질은 소화가 잘 되는 양질이며 위장 기능을 강화하는 효과가 있다. 또한, 몸이 허약한 사람이나 밥맛을 잃은 사람이 먹으면 식욕이 나고 혈색이 좋아져 건강해진다. 칼슘과 철 그리고 나트륨 등 이른바 뼈가 되고 피가 되는 무기질이 골고루 들어있으며, 열량 성분인 비타민 B1이 쌀보다 4배나 더 포함되어 있다. 그리고 피부미용과 피로회복 그리고 감기 예방 등에 필요한 비타민C가 나무 열매 중에서는 가장 많이 들어있는 것이 특징이며 흔히 술상에 생밤이 오르는데, 이것은 비타민C가 술을 분해하는 효과가 있기 때문이다.

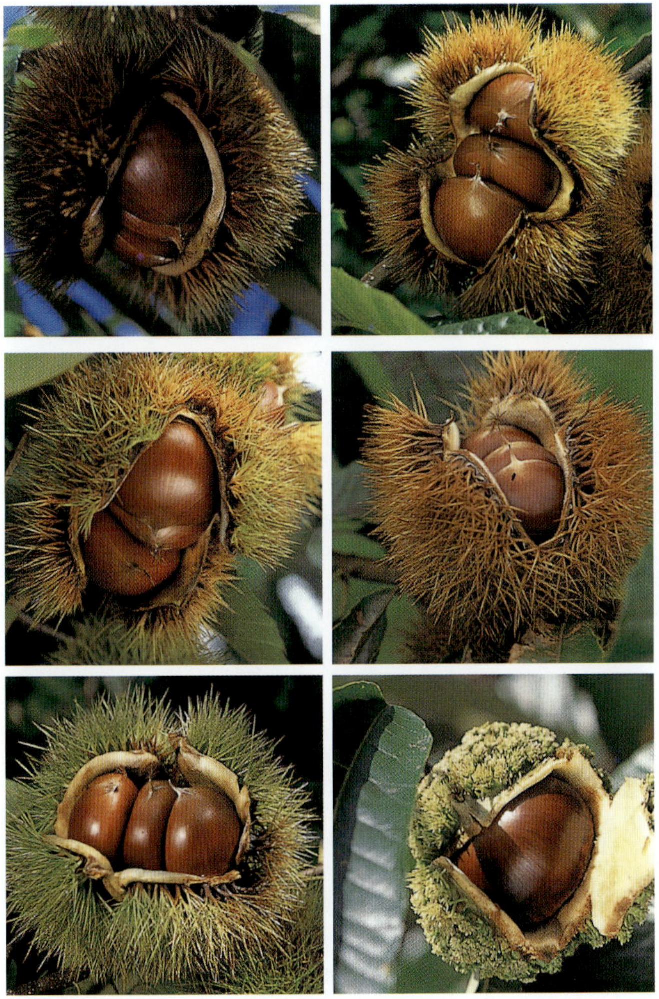

생약 명 : 율자(栗子)
꽃 피는 시기 : 5~6월
용 도 : 식용
약 용 :
신체 허약증, 설사, 혈변, 구역질, 구토, 건위, 소화

이용부위 밤나무 열매

채취와 조제

잘 익은 밤알을 채취하여 껍질을 벗겨서 생으로 이용하거나 말려서 이용한다.

약효

위장과 비장의 기능을 강화해서 소화불량, 구역질과 설사를 다스린다. 특히 한방에서는 목구멍에 생긴 연주창을 그늘에서 말린 수꽃으로 다스린다.

이용법

적당량의 밤을 날 것 또는 삶아서 먹거나 말린 밤을 분말로 만들어 한 숟가락씩 먹거나 다른 음식에 섞어서 먹는다.

• **관절염(關節炎)** 관절 안에 여러 가지 세균이 침투하여 생기는 관절의 염증으로 노인성 관절염이나 무릎 관절통과 관절염, 그리고 뼈가 쑤시는 관절염 등 여러 가지가 있다. 외상 부위가 붓고 통증과 열이 나면서 운동 장애가 일어나 움직이기가 힘들고 움직일 때마다 통증이 있다. 나중에는 관절속에 고름이 괴어 방치하면 뼈까지 손상을 입게 된다. 그리고 관절이 변형되거나 관절속에 물이 고이기도 한다. 병이 계속되면, 관절은 더욱 굳어져 걷지 못하는 결과가 발생하기도 한다. 급성일 경우에는 무거운 것을 들지 말고 환부를 고정시키고 안정을 취하여야 한다. 그리고 증상에 차도가 있으면 조금씩 관절 운동을 계속 하여야 한다.

해설: 1 건위 작용이 있고 설사를 그치게 하며 2 신腎 기능 허약으로 인한 요통, 다리 무력감에 효력이 있다. 3지혈 작용이 있어서 토혈, 각혈, 코피 대변 출혈에도 효과를 나타낸다. 4 기관지염에도 효과가 있고 5 태음인 보약으로 널리 알려져 있다.

호두 • 다래나무과 신장 기능을 강화 하고 기억력 증강과 신경쇠약에 많은 도움이 되는 그야말로 영양 덩어리 과실이다

Walnut,persian

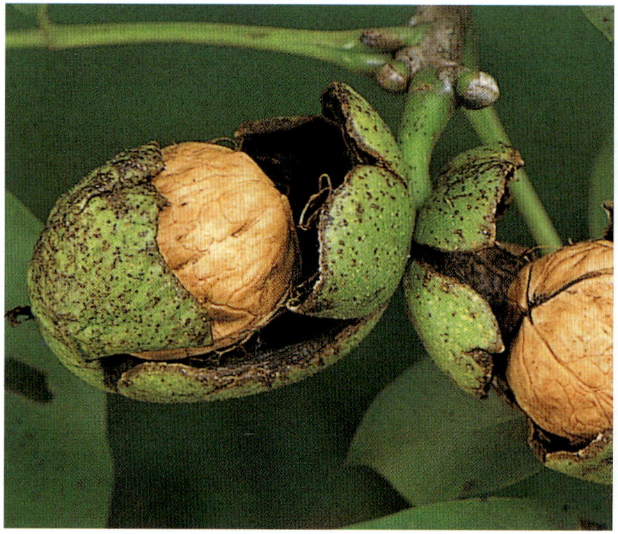

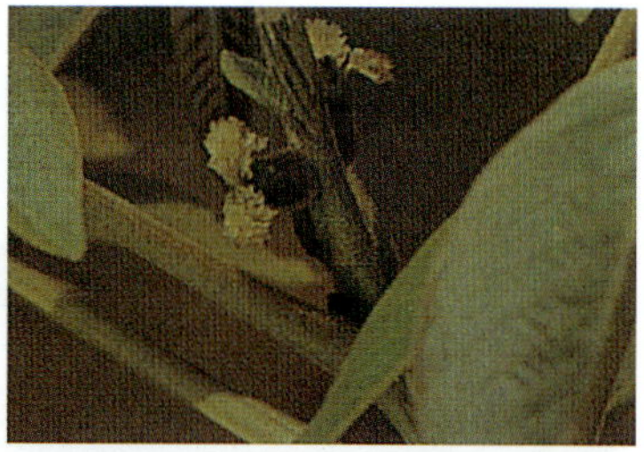

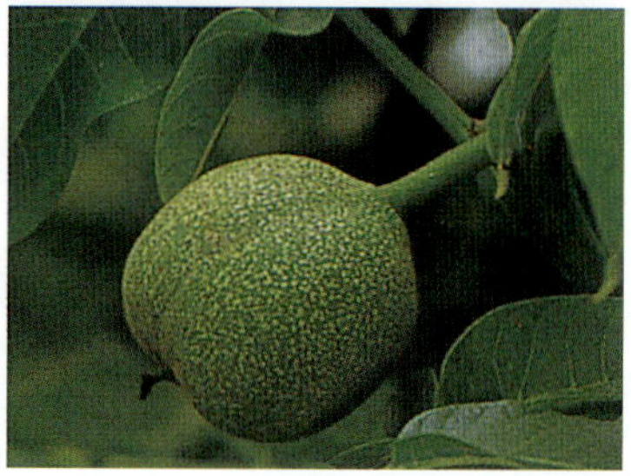

호두는 식용 부분이 적어 야생종은 25%, 재배종은 40% 정도이다. 호두는 지방이 60% 정도로 대체로 많은 비중을 차지하고 있다. 그리고 단백질은 25% 정도이다. 또한, 칼슘 100mg, 인 300mg 들어있다. 비타민 함량도 풍부해 B1, B2, C, E가 많이 들어 있는데, 이중 비타민E는 회춘제라 불릴 정도로 효능이 있으며 여성의 피부 미용에도 좋다. 양질의 단백질과 영양가가 높은 지방이 많아 100g당 600Kcal의 열량을 내는 고열량 식품으로 예로부터 상류 계층에서 많이 즐겼다.

해설 : 1. 신(腎) 기능허약으로 골질(骨質)이 약화되어 나타나는 요통을 치료하고, 2. 폐신(肺腎) 허약으로 오는 해수, 천식에 사용한다. 3. 기름 성분이 많고 부드러워서 빈혈로 인한 변비, 만성 질환을 앓고 난 후의 변비 및 노인성 변비 등에 유효하다.

약리 : 체중 증가와 아울러 혈청 단백의 증가, 혈청 콜레스테롤의 완만한 상승 작용을 나타낸다.

임상보고 : 1. 요로결석에 치유반응을 나타냈고, 2. 피부염과 습진에 까맣게 볶아서 쓰면 수렴, 소염 작용 및 삼출물 억제 작용이 있어서 가려움증이 없어진다. 3. 황수창(黃水(滄)에도 임상 증례를 발표한 바 있다.

호두의 한방요법

성장기 어린이의 간식용으로 좋으며 회복기 환자에게 먹이면 회복이 빨리 된다. 호두는 단백질 함량이 육류보다 많고 지방은 돼지고기의 2배나 되는데 이 지방은 불포화 지방산으로 혈청 콜레스테롤 저하작용을 하는 필수 지방산이 많아 동맥경화, 혈압, 심장병 등의 예방에 도움이 된다. 그리고 무기질과 비타민 B1이 풍부해 매일 먹으면 피부 미용과 노화방지, 강장효과가 있다. 또한 변비를 완화하고 가래를 없애주며 신장기능을 강화하고 기억력을 증강하고 신경쇠약에 많은 도움이 되는 그야말로 최고의 영양덩어리 과실이다.

은행 (銀杏) • 은행나무과 은행은 천식이나 기침과 협심증에 좋고, 동맥경화, 고혈압, 기관지염에도 좋다

Ginko nut

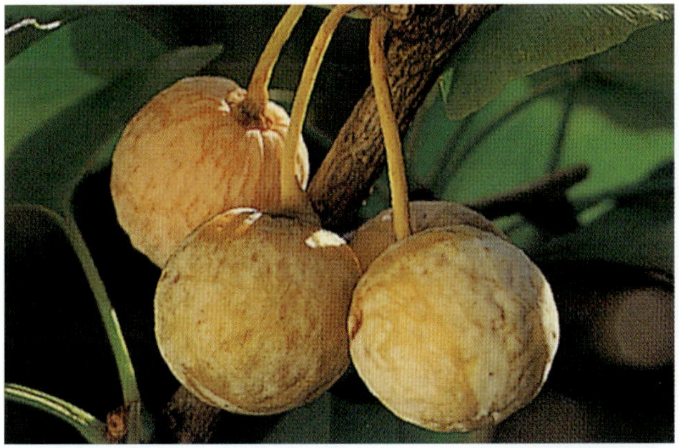

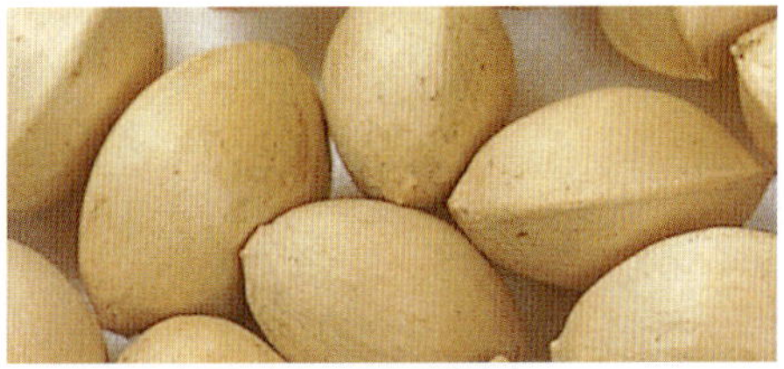

꽃 피는 시기 : 6~7월
용 도 : 약용, 가로수, 방화수, 정자목. 식용, 관상용
약 용 : 천식, 동맥경화, 고혈압, 협심증, 기침, 간염, 설사, 대하증, 기관지염

은행은 수분이 약 55.2%이고 주성분인 탄수화물은 35.3%이다. 그중에 녹말이 많이 포함되어 있고, 다음은 당분이다. 단백질은 약 5.25 정도 들어있다. 지방은 적으나 레시틴, 에르고스테롤, 비타민C가 들어있다. 비타민은 베타칼로신이 다른 과실에 비해 많이 포함되어 있다.
암, 수가 따로 나누어져 있는 것이 특징이다. 열매는 노란색의 즙이 많고 살이 많은 외종피로 되어있고 비르보르, 이쵸우산을 함유하고 있으며 외종피는 딱딱하고 흰색으로 그 속에 은행살이 들어있다. 내종피의 육질 부분에 독성 물질이 있어 피부에 닿으면 알레르기를 일으키기도 한다.

이용부위 종자와 잎

채취와 조제 가을에 열매를 채취하여 물에 담가 두었다가 햇빛에 말려 사용하고 뿌리의 껍질과 잎은 10월에 채취하여 그늘에서 말린다.

약효 특히 은행은 천식이나 기침과 협심증에 좋고 동맥경화, 고혈압, 기관지염, 간염, 설사, 대하증에도 효능이 있다.

이용법 매일 은행을 10개 정도를 구워 먹거나 볶아서 껍질을 없앤 것 10g을 달여서 설탕이나 꿀에 타서 마시면 좋다.

은행의 한방요법

은행을 불에 구워서 하루에 5~6개씩 장복하면 정력 강화에 매우 좋으며 어린이의 이뇨증도 치료된다. 또한, 제뇨작용이 있어서 맥주의 안주로 먹으면 이변이 생기도 한다. 폐를 튼튼하게 하고 가래를 삭이며 기침을 멈추게 하는 작용을 한다. 그리고 폐결핵에도 좋다는 임상 결과가 있다. 신경조직의 성분이 되는, 레 시틴과 에르고스테롤이 함유되어 있어서 성욕감퇴, 내빈혈, 신경쇠약, 전신피로 등을 회복시켜주기도 하며 동맥경화의 원인이 되는 콜레스테롤의 축적 작용을 완화해주기도 한다.
※임상실험 결과 은행을 하루에 150개 이상 먹으면 몸에 열이나고 토하며, 호흡까지 곤란해지는 부작용이 있을 수 있으니 너무 많이 먹어서는 안 된다.
※은행껍질 제거요령–은행껍질을 벗기려면 프라이팬에 식용유를 약간 두르고 은행을 볶아가며 장갑 낀 손으로 신문지에 싸서 여러 번 문지르면 쉽게 제거할 수 있다.

석류 · 석류과 잎 또는 과일을 달여 먹으면 치통에 효과가 있다

Pomegranate

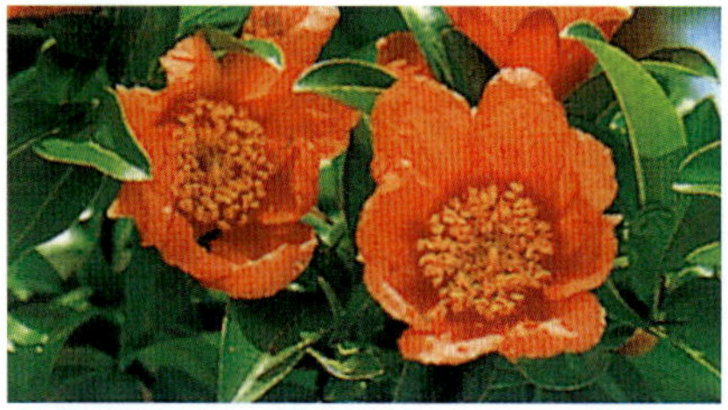

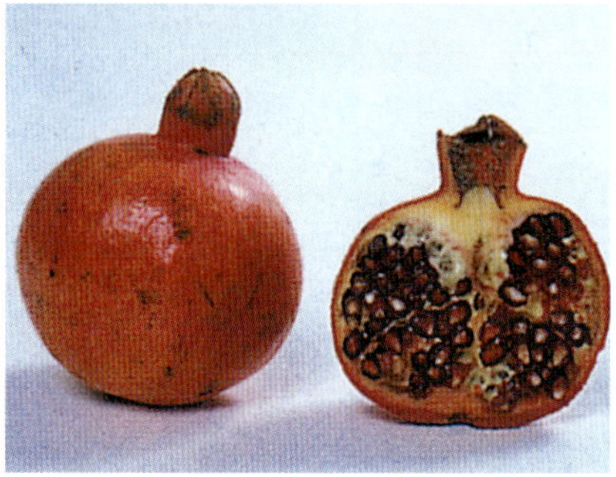

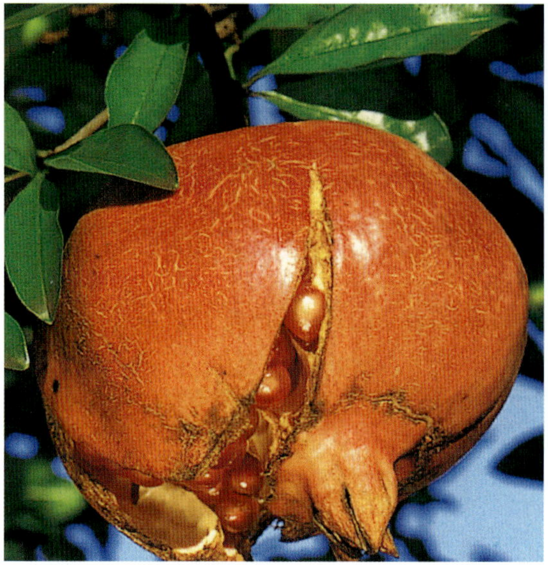

석류나무는 석류 과에 속하는 낙엽 활엽 교목이다. 토심이 깊고 배수가 잘 되고 비옥한 양지에서 성장이 좋고 결실이 잘 된다. 열매는 9~10월에 황색 또는 황홍색으로 익는데 안에는 붉은색의 종자가 들어있다. 완전히 익으면 과피가 불규칙하게 터지고 안의 종자가 보인다. 열매의 즙은 신맛이 나며 그것을 이용하여 청량음료를 만드는데 그 원료의 성분은 그라나다신 이다. 가식부의 성분으로는 수분이 약 81%이고 과즙의 주요 성분은 당질 165와 유기산1.5%이다. 비타민이 약 10mg이 포함되어 있고 과육의 선명한 홍색은 안토시아닌 색소이다. 영양적으로는 칼륨과 비타민 B1, B2 그리고 니아신이 비교적 많이 함유하고 있다.

해설: 1 시고 떫은 맛은 대장에 들어가서 오래 된 설사, 이질을 치료한다. 단방으로는 물을 붓고 달이거나 태워서 그 가루를 복용한다. 2 장내 기생충으로 인한 복통이 있을 때 약물 달인 물이나 가루를 복용한다.

약리: 1 촌충과 살충 효과가 뛰어나고 2 체외 실험에서는 황색포도상균, 연쇄상구균, 콜레라균, 이질균, 녹농균, 결핵간균의 발육을 억제하는 작용이 현저하다. 이 밖에도 인플루엔자균, 피부진균을 억제하는 효과도 크다.

임상보고: 1 세균성 이질에 물을 붓고 달여서 복용했다. 2 아베바성이질에도 유효했으며 3 장염, 기관지염, 담도염, 폐부감염증, 다발성 종기에도 소염성 효과가 탁월했다. 4 화상에 이 약물 달인 것과 방부제를 섞어 환부에 붙여서 치료 했다.

한방요법

석류꽃은 엽차용으로 이용하며, 속을 편하게 하는 정장 효과가 있다. 수피와 근피는 건조한 것을 생약으로 쓰이는 약제로서 알칼로이드가 포함되어 있어 촌충 구충제로 쓰인다. 그리고 잎 또는 과일을 달여 먹으면 치통에 효과가 있으며 석류 껍질은 천식과 백일해에 효험이 있다. 그러나 너무 많은 양을 한꺼번에 끓여 먹으면 도리어 몸을 해롭게 하니 주의하여야 한다.

유자나무 (柚子) • 운향과 항염증 작용이 있으며 바이러스 감염증에 보호 작용을 나나 낸다

Citrus junos

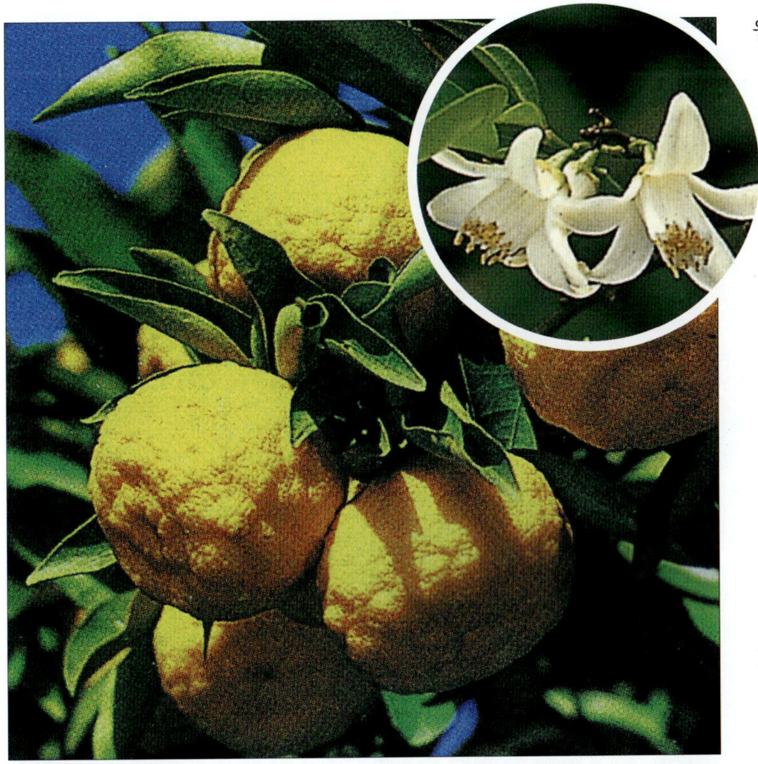

원산지가 중국 남부로, 상록 관목이다. 정원이나 화분에 심어 관상하는 과수이면서 관실 식물이다. 높이는 4m 정도 자라고 많은 가지가 퍼지며, 가지에는 길고 뾰족한 가시가 있다. 그리고 잎은 호생한다. 개화기는 5~6월이며, 흰 꽃이 핀다. 열매는 오렌지색이 나며, 향기가 짙고 맛은 시다. 차로 마시며, 약용, 조미료 등으로도 이용된다.

생약 명 : 등자(橙子)
용　도 : 관상용, 식용, 약용
약　용 : 소화불량, 변비, 위통, 황달, 건위, 이뇨, 거담

이용부위 열매 또는 열매 껍질

채취와 조제

열매는 잘 익은 것을 채취하여 그대로 이용하고 껍질은 햇빛에 잘 말려서 잘게 썰어서 이용 한다.

이용법

열매는 생것을 적당량 그대로 먹거나 물로 달여서 복용 한다. 잘 말린 껍질은 1회에 4~8g씩 200ml의 물에 달이거나 가루로 빻아서 하루 2~3회 복용하면 효능이 있다.

유자의 약리작용

1. 항염증 작용이 인정된다.
2. 바이러스 감염증에 보호작용을 나타낸다.

식용법

유자는 신맛이 강하기 때문에 그대로 먹는 것보다 차를 만들어 맛과 향기를 음미하며 마시며 즐긴다. 차를 만들 때 열매를 얇게 썰어 충분한 양의 설탕에 조려 두었다가 끓는 물에 부어서 2~3분 후에 마시면 된다. 특히 목감기에는 차를 입안에 머금고 있다가 서서히 넘기면 효과가 있고 해수와 가래가 있을 때에도 좋다. 유자 껍질 달인 물은 흉복부의 냉증을 제거시키고 음식의 소화력을 높인다.

머루 · 포도과 열매와 잎 그리고 줄기, 뿌리를 달여 마시면 부종에 효과가 있다

Wild grapes

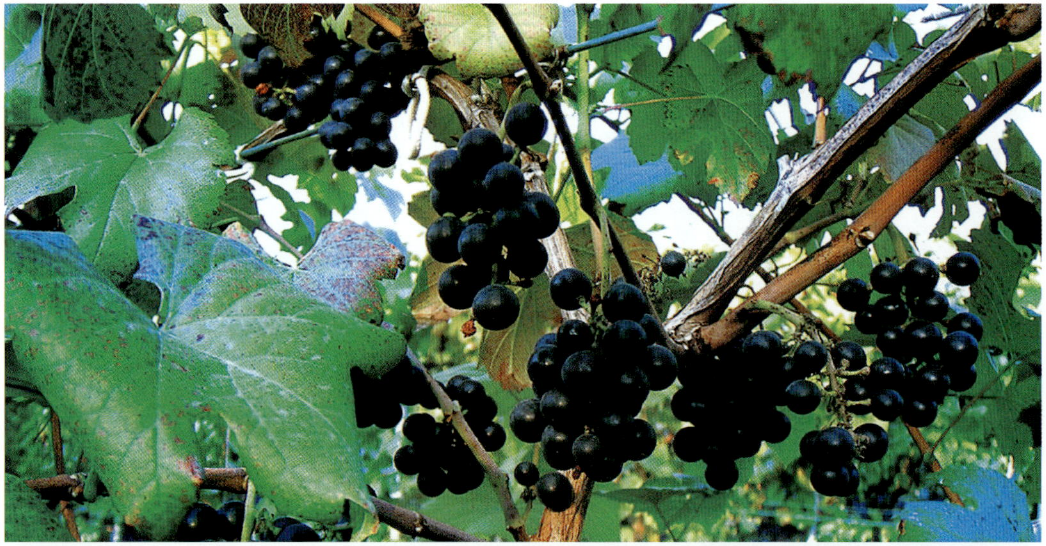

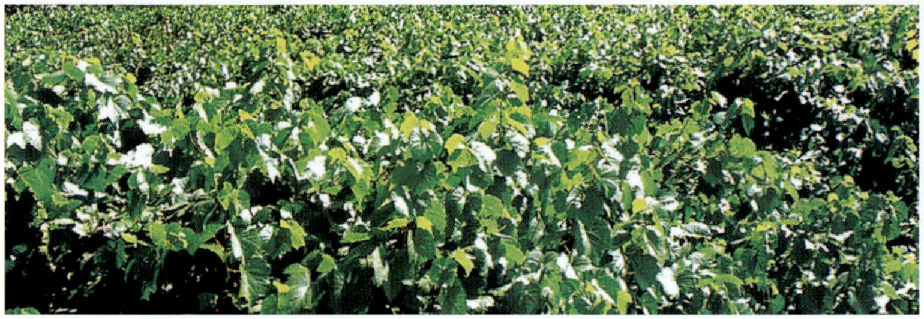

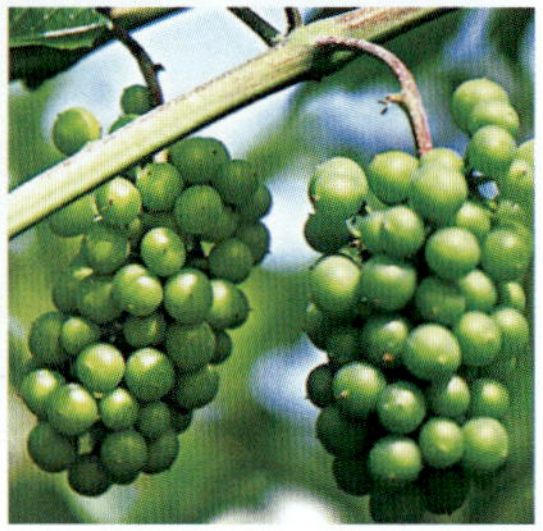

머루는 넓은 잎을 가진 포도과의 낙엽 식물로 산간 숲속에서 자생한다. 머루란, 산포도의 총칭으로 과실을 식용하는 머루속과 식용할 수 없는 개머루 속으로 크게 구분된다. 그리고 왕머루, 까마귀 머루 등이 머루과에 속한다. 보통은 머루주나 머루정과를 만들어 먹으며 디저트 소스로도 이용된다.

해설 : 1, 풍습성(風濕性)으로 인한 관절염에서 통증을 그치게 하고 2, 소변을 잘 못보고 붉게 나오는 만성신우신염에 유효하며, 3, 간염, 4, 창독(瘡毒)에도 활용된다.

한방요법

민간요법에서는 보혈 강장제로 알려져있으며, 한방에서는 신경통과 폐결핵과 자양강장제로 많이 쓴다. 머루는 열매와 잎 그리고 줄기, 뿌리를 달여 마시면 부종에 효험이 있다. 또한, 조인성 파골 신경통에는 삶은 물로 목욕을 하면 좋은 효과를 얻는다. 유기산과 글리코사이드, 오에닌 등을 함유하고 있으며 이뇨, 해열, 거담, 소염 등에 효능이 있다.

모과나무 (木瓜) • 장미과 소화불량에 산 복숭아와 같이 물을 넣고 달여서 먹으면 효과가 있다

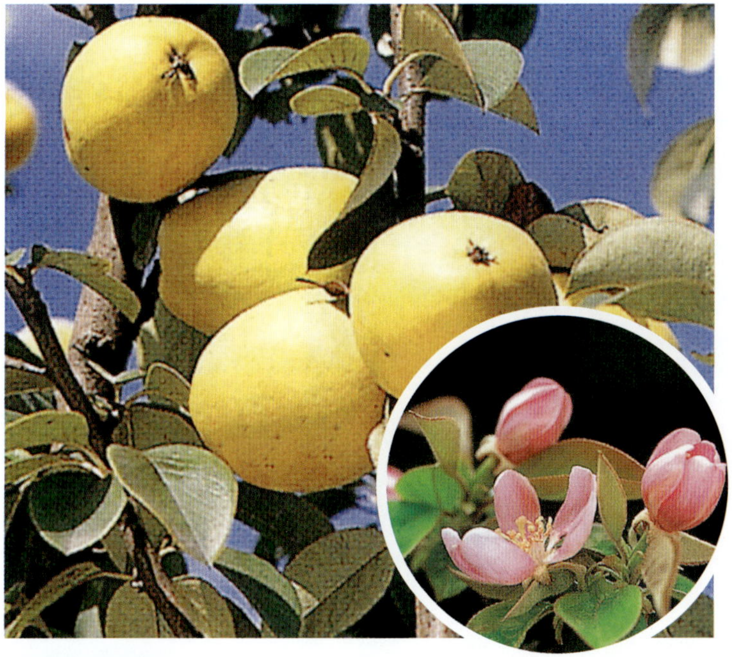

중국이 원산으로 관상용으로서 정원목 등이 될 수 있는 낙엽저목. 꽃꽂이와 분재 등에도 사용된다. 높이 2~3cm. 잎은 타원형에서 장타원형으로 잔 톱니가 있고, 호생한다. 가지에는 잔가지가 변화한 가시가 있다. 3월경, 지름 2cm 정도의 꽃이 핀다. 9월경에 타원형의 열매가 맺는다.

이용부위 열매

약효

더위 먹음, 자양강장

채취 · 보존

8~9월, 완숙한 열매를 채취하여 몇 개로 둥글게 잘라서 통풍이 잘되는 장소에서 그늘에 말린다. 이것을 모과라 한다. 중국에서는 모과란 모과의 열매를 지칭한다.

식용법

더위 먹음에는 건조한 열매 5~10g을 컵3의 물로 반이 될 때까지 끓여서 1일 분량으로 하여 3회로 나누어 복용한다. 자양강장에는 완전히 노랗게 되기 전의 열매 1kg을 둥글게 자른 것과 정제설탕 450g을 화이트 리커 1.8리터에 넣고, 반년에서 1년 둔 것을 하루에 술잔으로 1~2잔 마시면 좋다.

해설:1, 풍성습風濕性으로 인한 사지마비동통이나 근육의 굴신이 잘 안 되는 증상 및 하체下體의 마비 경련을 치료 한다. 2, 근육이 땡겨서 목을 돌릴 수 없는 증상에도 유효하다. 3, 각기병脚氣病에도 사용된다. 4, 토사광란이 있을 때에 신속한 반응을 나타내고 5, 소화불량에도 산복숭와 같이 물을 붓고 달여서 복용 한다. 단 장기 복용은 피해야 한다.

약리: 1, 생쥐의 단백성 관절염에 부종을 억제하는 작용이 현저하며 2, 복수암 세포의 억제 작용도 나타난다. 3, 토끼의 연골 조직을 부드럽게 하므로 추간판 탈출증에 주사제로 통증을 완화 시킬 수 있다.

임상 보고: 1, 급성 황달형 간염에 개선 효과가 현저 했으며 2, 급성 세균성 이질에 유효한 반응을 보였다.

산수유 (山茱(萸) · 층층나무과

새벽에 설사를 하고 소변의 양이 적으면서 잘 나오지 않거나 또는 소변을 자주 볼 때 및 야뇨증에 열매를 달여 마시면 효험이 있다

Cornus Officinalis

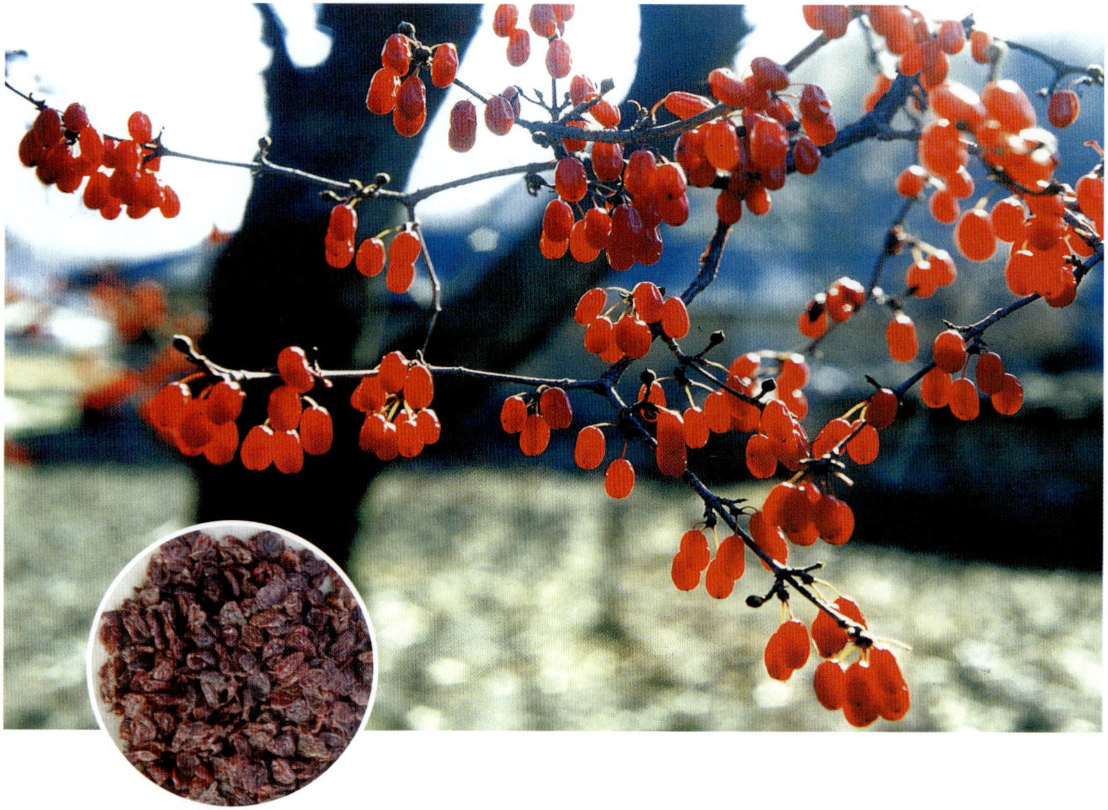

과육에 코르닌〈Cornin〉 모로니사이드〈Morroniside〉 로가닌〈Loganin〉 탄린〈Tannin〉 샤포닌〈Saponin〉 등의 배당체와 포도주산, 사과산 등의 주석산, 유기산이 함유되어 있고 그 외에 비타민A와 다량의 당(糖)도 포함되어 있다. 종자에는 팔미틴산, 올레인산, 리놀산 등이 함유되어 있다. 산수유 성분 중 코리닌은 부교감 신경의 흥분작용이 있는 것으로 알려져있다.

한방요법

〈동의보감〉〈향약집성방〉 등에 의하면 강음(强陰)) 신정(腎精)과 신기(腎氣) 보강 수렴 등의 효능이 있다고 한다. 그리고 두통과 이명(耳鳴), 해수병, 해열, 월경과다 등의 약제로 쓰이며 식은 땀, 야뇨증의 민간요법에도 이용된다. 차나 술로 장복하면, 지한(止)汗 보음(補陰) 등에 효험이 있다.

해설 : 정혈(精血)이 회손 되고, 신양(腎陽) 부족으로 어지럽고 허리와 무릎이 연액해지며 발기가 안 되고 정액이 저절로 흘러 나오고 귀에서 소리가 나는 증상에 효과가 높다. 2. 이 약의 신맛은 수렴성이 강하여 식은 땀이 그치지 않을 때나, 새벽에 설사를 하고, 소변의 양이 적으면서 잘 나오지 않거나 또는 소변을 자주 볼 때 및 야뇨증, 자궁 출혈에 효과가 있다. 3. 간 기능 허약으로 식은 땀이 많고 잘 놀라며 가슴이 뛰는 증상에 쓰인다.

임상 보고 : 1. 재발성구강궤양에 가루로 만들어서 식초와 혼합하여 양쪽 발바닥의 용천혈(湧泉穴)에 붙인다. 2. 견응증(肩凝(症)에 이 약물 10 · 15g을 하루 2회 물을 붓고 달여서 복용한다.

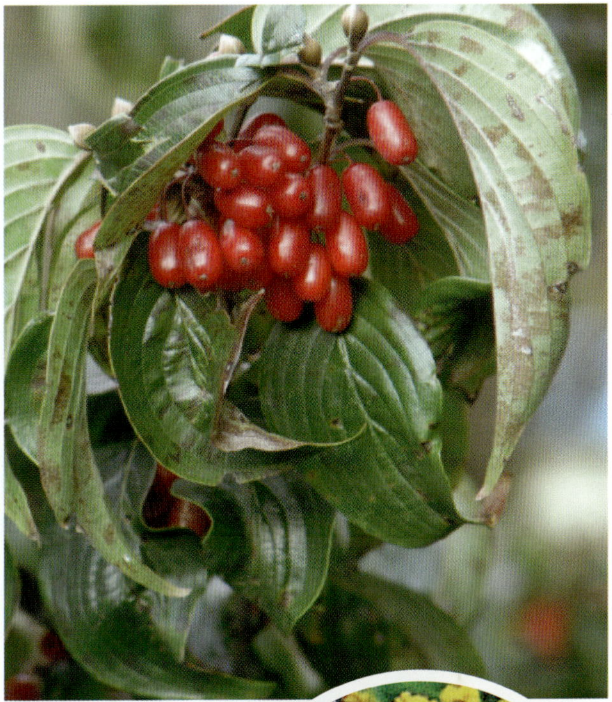

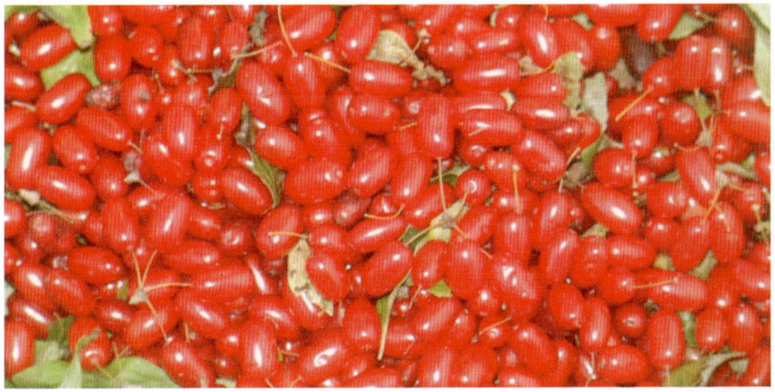

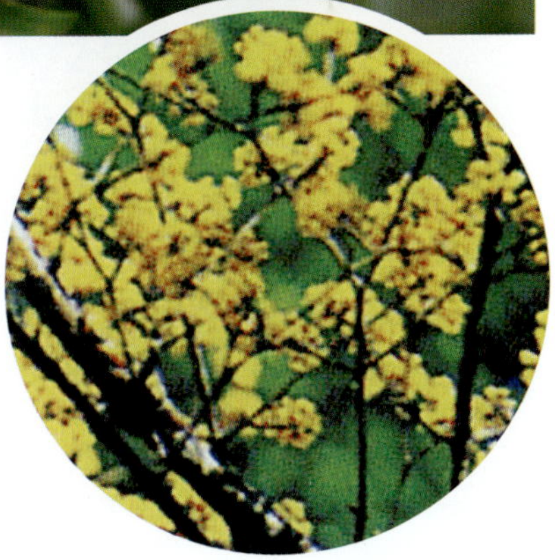

산수유 주 만드는 법

산수유 열매를 주둥이가 넓은 용기에 넣고 소주를 부어 밀봉하여 서늘한 곳에 둔다. 침전을 막기 위해 5~6일 동안 1회씩 용기를 흔들어 준다. 10일 후 열매 찌꺼기를 걸러내고 설탕을 넣고 걸러낸 찌꺼기 1/5을 넣고 밀봉해서 서늘한 곳에 두었다가 1개월 후부터 천으로 찌꺼기를 걸러내고 식간에 적당량 마신다.

구기자(枸杞)子) • 가지과 열매와 잎을 오랫동안 복용하면 허약 체질을 개선하고 뼈를 튼튼하게 하며 눈을 맑게해 준다

Fruit of the Chinese

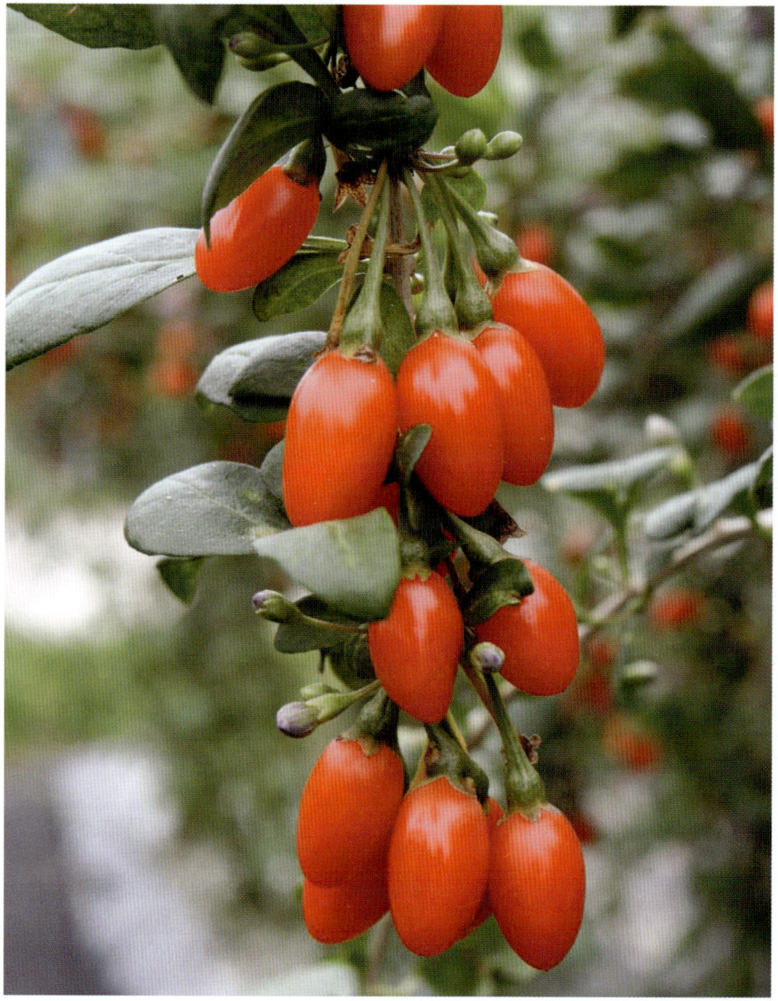

구기자의 열매는 처음에는 달콤하나 나중에는 쓴맛을 낸다. 건조했을 때는 겉이 쭈글쭈글하고 속에는 많은 씨가 들어있다. 열매의 색이 예쁘고 작아서 고서에는 "패즛나무 여름"이라고도 부른다. 주성분은 베타인, 베타잔틴, 카로틴, 티아민, 비타민 A, B1, B2, C 등이 함유되어 있다.

꽃 피는 시기 : 8~10월
용도 : 식약용〈열매와 껍질〉, 식용〈어린순〉
약용 : 당뇨병, 고혈압, 양혈, 도한, 해천, 출혈, 치통

이용부위

열매, 뿌리의 껍질〈지골피〉
어린신초〈구기엽〉

채취와 조제

붉게 익은 열매를 채취하여 햇볕에 말려서 이용하고 구기엽은 채취한 직후 2cm 정도로 잘라서 반쯤 마를 때까지 햇볕에 말린 다음 통풍이 잘되는 음지에서 다시 건조한다. 뿌리는 이물질을 제거한 후 이용한다.

이용법

말린 열매나 껍질을 1회에 4~8g 정도를 300ml의 물에 넣고 중불에 물을 반이 될때까지 달여서 조석으로 식후에 커피스푼 정도의 양을 장기 복용하면 좋다.

약리 작용 : 구기자는 1. 약물 달인 물은 조혈 기능을 촉진시키며, 2. glycine은 생물 자극제로 닭의 사료에 섞어 주면 달걀의 무게와 수를 크게 증가시킨다. 3. 콜레스테롤 수치의 강하 작용과 항지방간의 작용이 있고, 4. 혈압과 혈당을 내리고, 5. 생장 촉진 작용이 있다. 구기자와 잎은 암 세포의 억제 작용을 보이며, 구기자의 껍질은 1. 심혈관 계통에 작용하여 혈압을 내리고, 2. 이 약물 달인 물은 혈당을 지속적으로 하강 시킨다.

*잎도 차로 달여서 상복하면 면역력을 증강 시키는 작용을 한다.

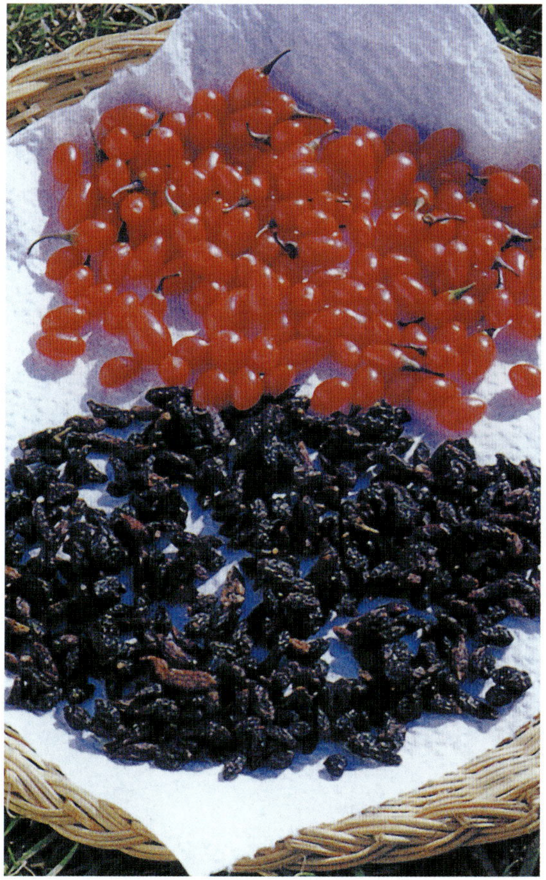

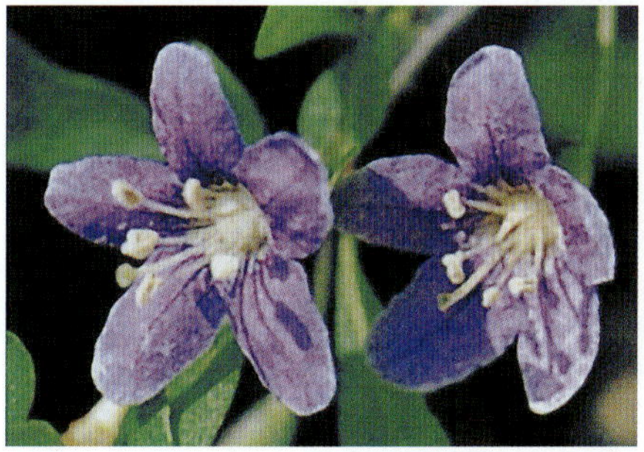

한방요법

열매와 잎을 오랫동안 식용하면 허약 체질을 개선하고 뼈를 튼튼하게 하며 눈을 맑게 해 준다. 또한, 추위와 더위를 잘 견디게 하며 구기자 열매는 만성간염, 간경변증, 강장제, 해열제로 이용하며 허리 요통에도 좋다.

구기자 주 담그는 법

10~12월에 잘 익은 열매를 사용하든지, 시판되고 있는 건조된 열매를 이용하든지 한다.
열매 150g~200g과 1.8리터의 소주에 설탕 200g을 넣고 3개월 정도 담아두면 숙성된다.
아침, 저녁 식간에 20ml 정도씩 마시면 된다.

구기자는 항산화 열매라 할 정도로로 암 예방에 탁월한 효능이 있으며 치매 예방에도 매우 유효한 식품이다.

단 구기자 열매를 다릴 때에는 처음 30분은 센 불에 그리고 약한 불에 약 1시 간 반정도 달여야 약성이 충분히 나타 난다.

구기자 차 만들기

잘 건조된 열매 20~25g을 물 500ml에 넣고 약한 불에 2/3 정도가 될 때까지 달여서 2~3회에 나누어 마신다. 마실 때 꿀을 넣어 마셔도 좋다. 구기엽차는 잘 말린 잎을 1회에 2~3g씩 열탕에 넣어 잎을 우려 마셔야 영양소 파괴를 막을 수 있다. 많이 마셔도 부작용은 없고 가능하면 설탕보다는 꿀을 넣어 마시는 것이 바람직하다.

오미자(五味子) · 목련과

한방에서는 오미자의 다섯가지 맛이 각각 장점에 대해 생태적으로 깊은 맛이 있어 소화를 돕고 눈을 맑게 하고 심장을 데운다 한다

Fruit of max-inowiczia

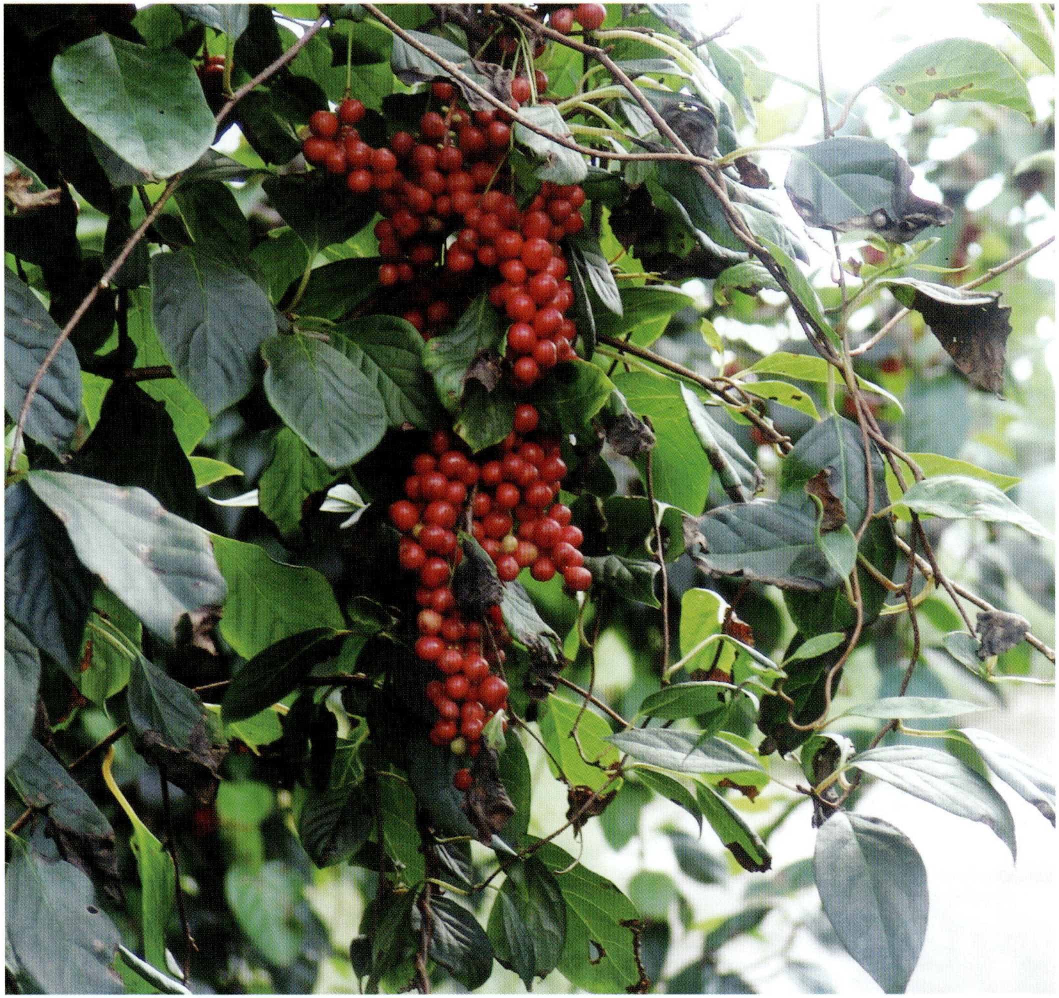

오미자의 열매는 독특한 방향과 신맛이 있다. 속칭 다섯 가지 맛이 난다고 하여 오미자란 말이 생겼다 한다. 껍질은 달콤하고 살은 시며 씨는 맵고 쓰고 떫은 맛이 난다. 잘 익은 열매는 단맛이 있고 독특한 향기가 나며 과육은 주로 사과산과 주석산 등 때문에 신맛이 강한 게 특색이다. 꽃은 향기가 좋으며 끈끈한 당 점액이 있다.

꽃 피는 시기 : 6~7월
용　　도 : 식용
약　　용 : 기침, 해수, 유정(遺精), 구갈(口渴), 도한, 급성 간염, 항균, 자양 강장

약리 작용 : 1. 중추 신경 계통에 작용하여 대뇌 피질의 흥분 작용을 현저하게 하는 동시에 혈압 강하 작용과 거담, 진해 작용을 보인다. 2. 호흡 흥분 작용을 나타내며. 3. 심혈관 계통에 작용하여 동물의 심장에 강심 효과를 보이며. 4. 당 대사 촉진과 간장 내에서 당원 분해에 관여하며. 5. 세포 면역 기능의 증강 작용을 나타낸다. 6. 자궁 흥분 작용. 7. 담즙 분비 촉진 작용, 위액 분비 조절 작용이 입증되었으며. 8. 시력 증대, 시야 확대 작용도 나타나는 작용을 한다.

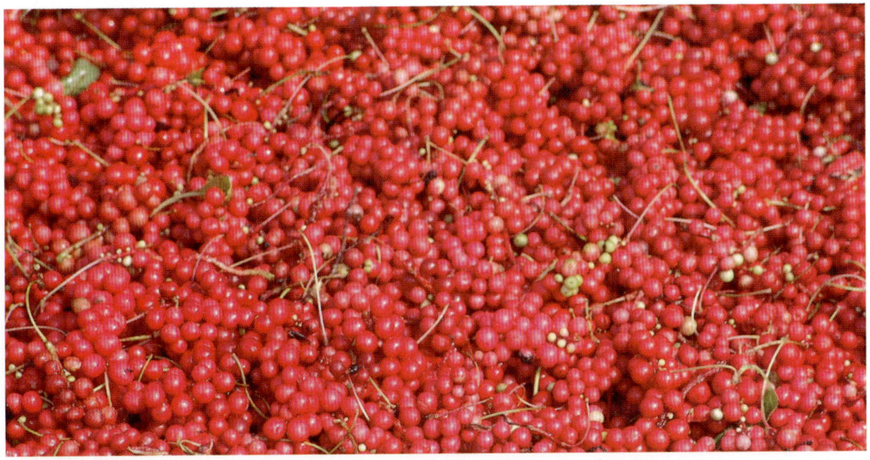

임상 보고 : 1. 황달형전염선 간염에 유효하고, 만성 간염에도 영지, 단삼, 시호와 배합하여 유효율을 높였다. 2. 기관지 천식에도 약모밀과 같이 복용하자 유효한 반응을 보였다. 3. 당뇨병에 혈당 강하 작용을 나타낸다.

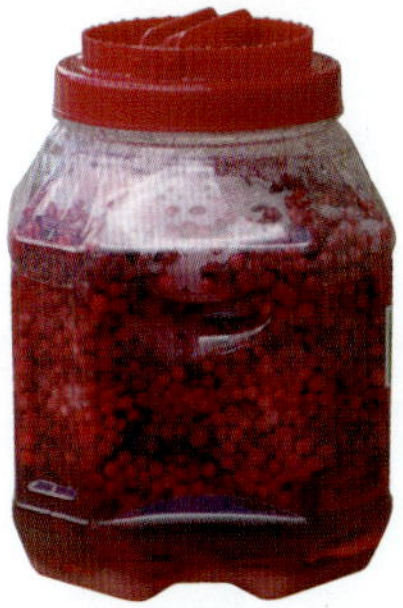

이용부위 잘 익은 열매를 수확하여 햇빛에 말려 이용하거나 생것으로 이용한다.

이용법

열매 10g에 물 700ml을 넣고 중불에 물이 절반이 되도록 달여서 조석으로 나누어 식전이나 식간에 2~3주 정도 복용하거나 가루로 빻아 복용하면 좋다.
건조해 두었던 오미자에 물을 붓고 약한 불에 은은히 달여 꿀이나 설탕을 타서 마시거나, 끓는 물에 오미자를 넣어 하룻밤 재웠다가 물이 우러났을 때 차처럼 마시면 기침에 효험이 있다.

한방요법

열매를 우릴 때 뜨거운 물을 부으면 신맛이 유난히 더 하고 떫은맛도 강하므로 냉수에 천천히 우려내는 것이 좋다. 한방에서는 오미자의 다섯 가지 맛이 각각 장점에 대해 생리적으로 깊은 맛이 있어 소화에 좋은 영향을 준다고 한다. 몸을 보호하고, 눈을 밝게 하고 심장을 데우며, 음을 강하게 하고, 정력을 증진시키며, 소갈을 없애고 빈혈을 없앤다. 그리고 주독을 풀어 기침해소를 다스린다고 한다.
오미자는 세포 산성화를 막아주며 노화를 방지하며, 인체 내에서 혈액 중의 혈당치를 내려주는 효과가 있어 당뇨에 좋다. 특히 피로에 몹시 야윈데 보하며 시력을 개선해 준다. 구강과 빈혈에 좋으며 피로를 빨리 회복시키며 심장기능을 강화하는 데 특히 혈액순환과 기억력 감퇴와 사고력 둔화를 예방한다.
※ 오미자의 국물의 맛은 종류에 따라 다르고 우러나는 빛깔도 다르기 때문에 맛과 빛을 알맞게 맞추어 쓰는 것이 좋다. 오미자는 중국산과 일본산 보다 한국산의 약효가 좋다고 한다. 그리고 공해와 염분에 약하여 도시나 해안지방에서는 잘 자라지 않는다.

녹차 (綠茶) · 동백나무과

녹차에는 고열량 식품의 섭취로 인해 산성화를 방지하는 미네날이 많이 들어 있어 장기간 마시면 알칼리성 체질로 변화 시켜주는 효능이 있다

Thea sinensis L.

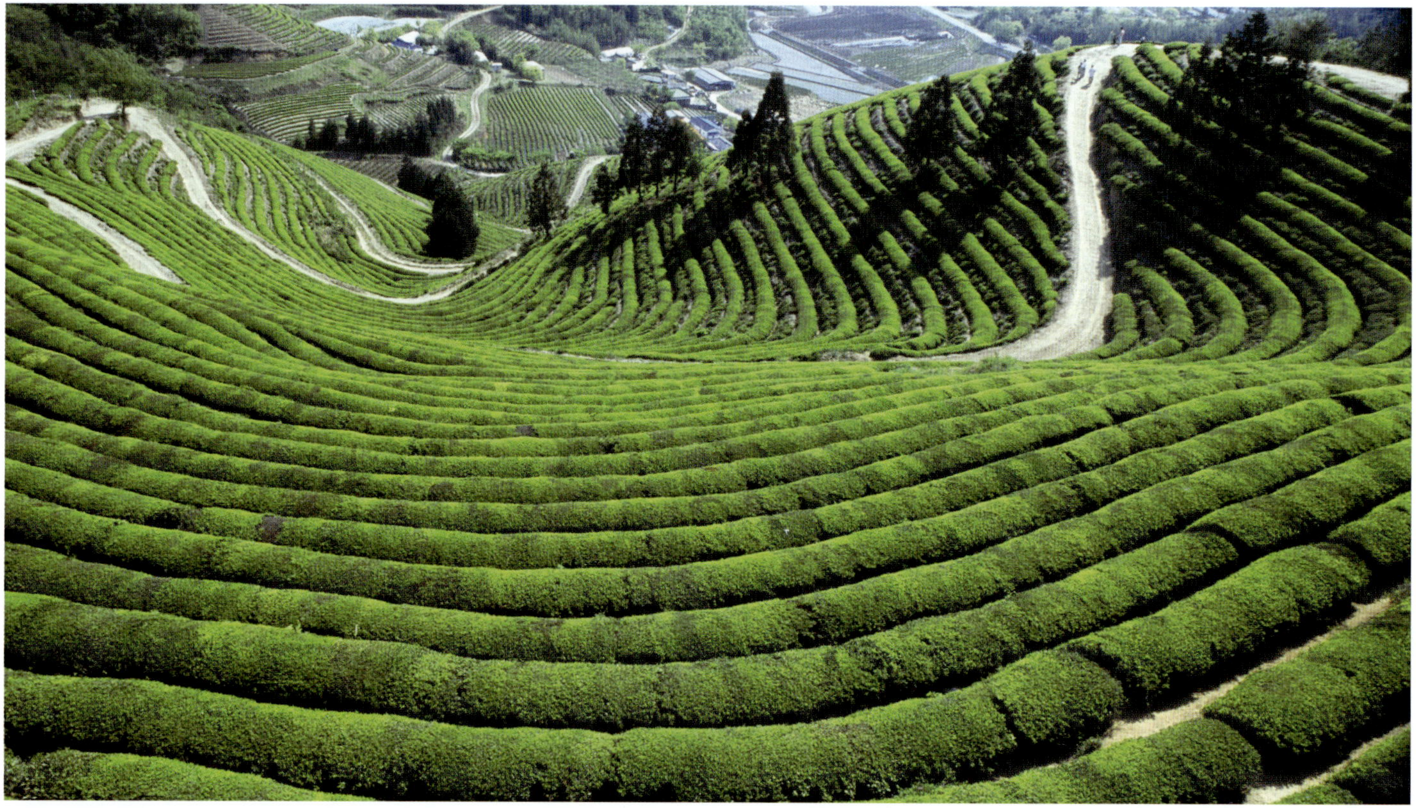

형태상의 특징

중국, 인도가 원산지로 추정되며, 상록 관목 저목으로 키 1m 정도 자라며 가지는 잘 분지한다. 1년지의 어린 가지는 연갈색이 나고 여린잎은 차(茶)로 음용한다. 잎은 엽병이 있고 호생한다. 피침상 긴 타원형으로 길이는2~9cm이고 폭은 2~5cm로 끝은 약간 뾰쪽하며 가에는 잔 거치가 있다. 잎은 혁질로 빳빳하고 광택이 있다. 지맥과 지맥 사이에는 표면이 약간 도드라져 있다. 엽병 길이는 2~7mm이고 잎 표면은 털이 없으며 뒷면에는 더러 털이 있다.

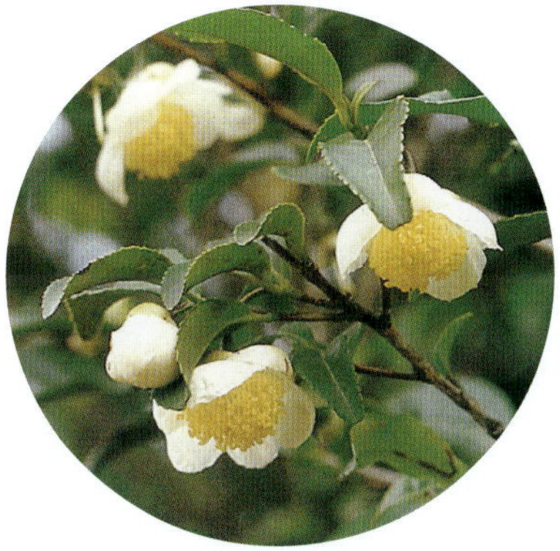

개화기는 10~11월로 꽃은 아래로 향하여 유백색으로 핀다. 꽃은 미향이 있으며 꽃의 직경은 3~5cm로 1~3개가 액생하거나 또는 가지 끝에 핀다. 삭과(蒴果)는 편구형으로 3모서리가 져 있으며 3실이다. 다음에 11월에 성숙하며 3갈래로 터지며 안에는 3개의 종자가 들어 있다. 종자는 암갈색이다. 우리나라는 전남 보성과 경남 하동에서 집단적으로 기르기 하여, 명실상부한 녹차산업의 메카〈Mecca〉로 자리하고 있다.

녹차의 성분과 효능

1. 암효과

녹차에는 발암 억제 물질인 폴리페놀〈Egcg〉 성분이 풍부할 뿐 아니라 엽록소, 섬유소 등이 돌연변이 억제 효과가 있어 암 예방제로 효능이 입증되고 있다.

2. 노화억제 효과

촉진하는 과산화지질 녹차 중의 폴리페놀 성분은 노화의 생성을 억제하기 때문에 토코페롤에 보다 노화를 억제하는 탁월한 효과가 있다.

3. 고혈압 및 동맥경화 예방

녹차잎에 풍부한 카테킨 성분과 비타민C 그리고 엽록소 등의 색소성분은 콜레스테롤과 혈압을 낮추어 주어 고혈압 및 동맥경화 등 성인병 예방에 효과가 있다.

4. 체질개선 효과

녹차에는 고열량 식품의 섭취로 인하여 산성화를 방지하는 미네랄이 많이 들어 있어 장기간 마시면 알칼리성 체질로 변화시켜 주는 효능이 있다.

5. 당뇨병 억제 효과

녹차에 들어있는 다당류〈Poiysaccharides〉는 혈당의 저하 효과가 매우 강하기 때문에 녹차를 식수로 상용하면 당뇨병 예방에 탁월한 효과가 있다.

6. 중금속 등의 해독작용

녹차 중의 카테킨 성분은 중금속이나 니코틴과 결합하는 성질이 강하기 때문에 장이나 폐에서 흡수되지 않고 체외로 배출되는 효과가 있다.

7. 비만 방지 효과

녹차는 음식물의 과다 섭취로 인하여 체내에 쌓이는 글리코겐을 분해하는 효과가 있으며 신진대사를 촉진해 체중을 감소시키는 효과가 있다.

8. 0~15균 살균효과

일본 쇼와대학 의학부 연구팀의 실험 결과에 의하면, 녹차는 병원성 대장균 0~15균도 죽인다는 사실이 발견되었다. 이외에도 녹차에는 충치 예방과 구취 제거 효과, 피부 미용과 피로 회복, 변비 치료 효과, 천식 예방 등 인체에 유익한 신비의 성분으로 그 효용성이 그야말로 무궁무진한 자연식품임이 실험으로 입증되었다 한다.

〈자료제공 보성군청〉

다래 (天蔘) · 다래나무과

초가을에 체취해 끓는 물을 끼 얹는 다음 햇빛에 말려, 류마티스, 관절염, 요통, 치통, 복통, 월경불순에 이용하면 효험이 있다

Bower actinidia

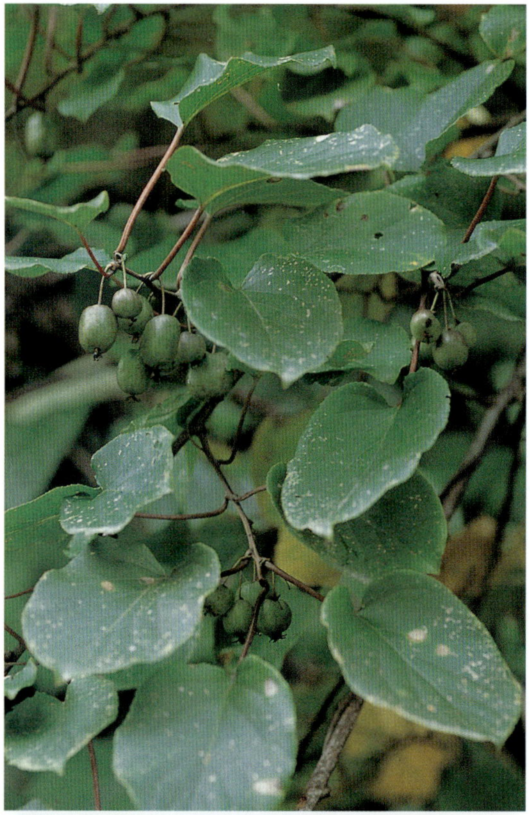

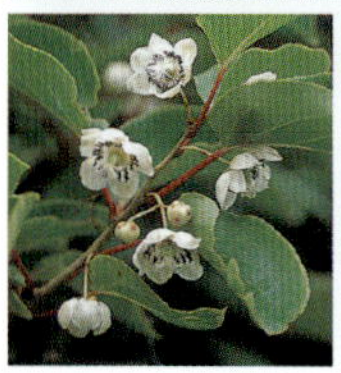

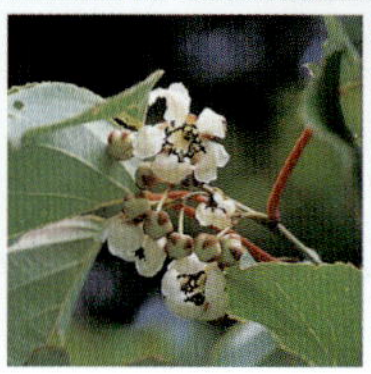

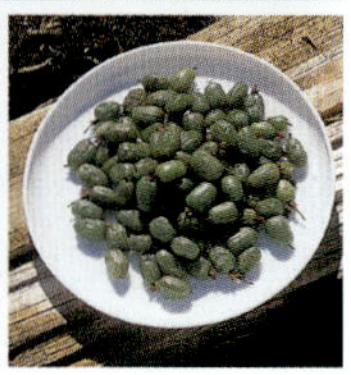

개다래는 비타민이 많은 미용식으로 애용되며 우리나라 제주도와 남부지방에서 재배 생산되고 있다. 성숙되어 익으면 대추만 한 열매가 파랗게 되는데 달고 부드러워 혀끝에서 녹는 맛이 일품이다.

개다래에는 비타민이 레몬의 10배가 들어있으며 과당과 서당 같은 탄수화물도 많고 단백질과 지방 그리고 탄린 및 무기질 등 각종 영양소가 풍부한 알칼리성 식품인 동시에 자양강장 식품이기도 하다. 근래에는 야생 개다래가 드물고 뉴질랜드에서 수입된 키위를 양다래〈참다래〉라고도 한다.

꽃 피는 시기 : 6~7월
약 용 : 당뇨병, 소화불량, 구토, 황달, 관절통

이용부위 열매

채취시기와 효능

초가을에 채취하여 끓는 물을 끼얹은 다음 햇빛에 말려서 이용.
류머티스, 관절염, 요통, 치통, 복통, 월경불순.

이용법

벌레가 없는 열매를 잘게 잘라서 6~7배의 소주에 담근 것을 천료주라고 하는데 보온과 강장효과가 있으며 신경통이나 류머티스에도 좋다. 과실 10g을 500~600ml의 물을 붓고 중불에서 반이 될 때까지 달여 하루 3회로 나누어 식후에 마시면 좋다. 경엽〈굳거나 샌 잎사귀〉을 입욕제로 하여 목욕을 하면 몸이 가벼워진다고 알려졌다.

삼 (대마) • 뽕나무과 씨앗은 진통제로, 씨에서 체취한 오일은 광택제로 이용 한다

Cannabis

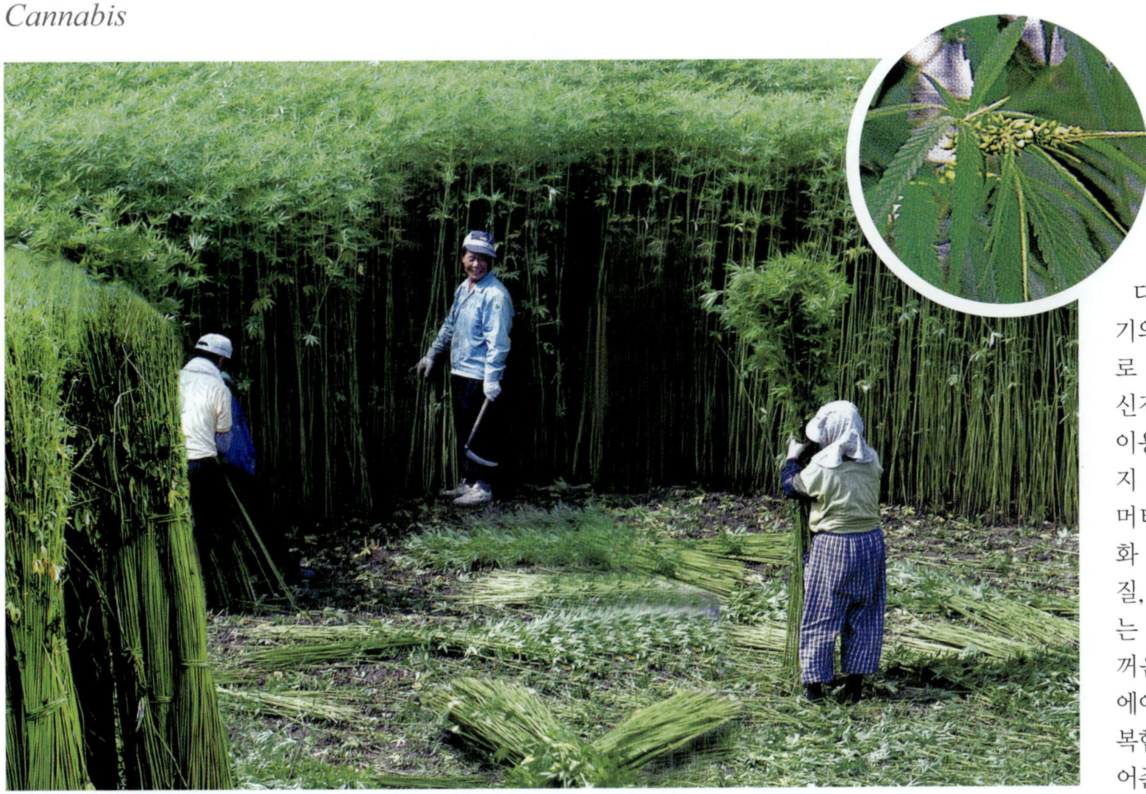

여러 나라에서 몇 세기 동안 불법임에도 불구하고 꽃, 잎, 씨앗, 그리고 수지를 약이나 정신적 치료를 위해 피우거나 차로 만들어 마셨다. 생생한 수지는 잎과 줄기의 털 또는 시든 암꽃에 주로 있다. 인도에서는 불면증, 신경과민, 생명 연장을 위해 이용하기도 한다. 삼은 기관지 천식, 생리통, 편두통, 류머티즘과 근육의 손실을 완화 시킨다. 또한, 우울증, 간질, 하반신 불구에 도움이 되는 효과가 있다. 그리고 메스꺼움을 완화하고 화학치료, 에이즈 환자의 식욕을 돋우며 복합 경화증의 근육경련을 덜어준다. 씨앗은 진통제로, 씨에서 채취한 오일은 광택제로 이용한다. 또한 줄기 높이는 1~3m정도이며 줄기 껍질은 섬유의 원료로 옷감, 어망, 포대, 밧줄 등에 사용하고 대마, 화마라고도 한다.

해설: 기름 성분이 많아서 노인이나 임산부 및 체질 허약으로 진액津液이 부족해서 일어 나는 변비에 유효하다. 2: 혈허血虛로 인해 머리카락이 나지 않을 때에 종자를 볶아서 기름을 내어 두부頭部에 붙이거나 오동나무 잎을 넣고 달인 물로 두부를 세척 한다. 어린이의 경우는 가루를 내어 꿀에 개어서 두부에 붙인다.

우리나라는 60년대까지 농촌에서 자유로이 재배하였다. 그러나 지금은 대마초라 하여 관의 감독하에 경북 안동과 전남 보성에서 일부 재배하고 있다.

인삼(人蔘) · 두릅나무과

인삼은 자양강장, 허약체질, 식욕부진, 냉증, 저혈압, 빈혈, 신경통, 병 후 회복 등에 탁월한 효과가 있다

Ginseng

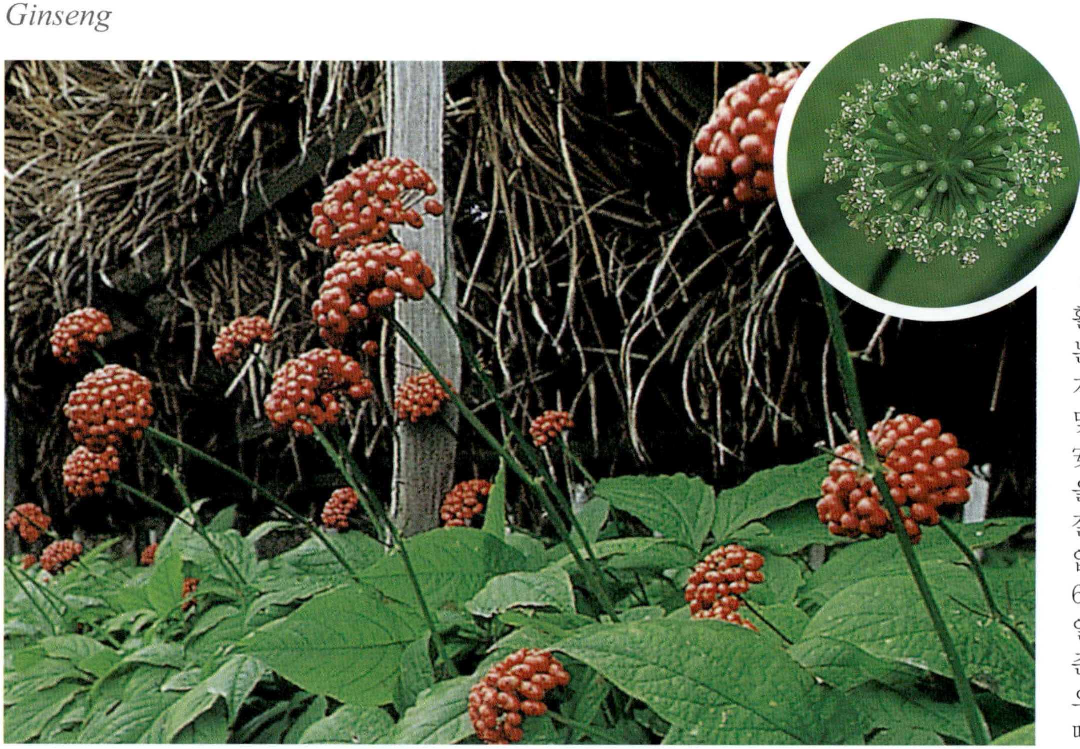

해설 : 인삼은 1, 인삼은 원기 부족으로 인한 신체허약, 권태, 피로, 땀이 많은 증상 2, 비위脾胃 기능의 감퇴로 인해 나타나는 식욕부진, 구토, 설사에 활용된다. 3, 폐 기능의 약화로 인해 호흡이 가쁜 경우에도 활용 된다. 4, 또한 진액을 형성하는 작용이 있어서 진액 손상으로 기운이 없으면서 갈증이 있는 경우 및 소갈증에 널리 쓰인다. 5, 안신安神 작용이 있어서 꿈이 많고 잠을 이루지 못하면서 가슴이 뛰고 잘 놀라는 증상에 쓰고, 건망증을 없에 주고 지력知力을 높여 주며 6, 기운이 허약해서 혈허 증상을 일으키는 사람에게는 기혈을 보해 준다. 7, 그 밖에도 신腎 기능 허약으로 음위증: 발기부전을 일으킬 때에 강장 효과가 있다. 인삼 잎은 1, 폐의 열을 내리면서 호흡 기능을 원활하게 하고 2, 진액의 생성을 도와 갈증을 풀어 준다. 특히 여름철에 더위를 견디게 한다. 홍삼은 1, 혈액순환 개선 2, 혈전 형성 억제 3, 면역 기능 활성화,작용이 있고 4, 항노화 작용이 백삼白蔘 보다 우수하다.

임상 보고: 1, 대뇌 피질의 흥분 과정에서 평형을 유지 시키며, 긴장으로 인한 신경의 문란한 체계를 회복 시킨다. 2, 인삼은 두뇌의 노동과 체력을 향상 시키므로 항피로 작용과 사유 활동을 높이는 동시에 항노화 작용이 있어 집중력과 기억력 감퇴, 지력 손상 등에 유효하다. 5, 소량을 사용하면 심장의 수축력을 높이나 다량을 사용하면 약화 반응을 보인다. 6. 성선 촉진 작용도 나타나고 7, 고혈압에 대해 억제 작용을 보인다.

일반적으로 2~6년근을 약용으로 쓰며 특히 6년 이상 된 것이 약효가 있다고 한다. 하얀 뿌리 그대로 말린 것을 백삼, 쪄서 말린 것을 홍삼이라고 한다. 주성분은 사포닌 배당체, 글루코스, 코린 등을 함유하고 있으며, 피로회복 촉진, 강장, 말초혈관 확장, 지방질대사 개선, 스트레스성 위궤양 예방, 면역력 증강 등 여러 가지 약리작용을 하며 한방약의 배합으로 많이 이용된다.

인삼의 요리메모

인삼은 날것으로 먹기도 하지만, 쌉쌀한 맛 때문에 꿀에 찍어 먹는 것이 좋다. 그리고 생즙을 내어 마시기도 하며 조에 넣어 인삼죽으로 먹기도 한다. 또한, 한여름 보신 식품으로 인삼을 넣은 삼계탕은 전통음식으로 자리를 잡고 있으며 인삼을 꿀에 재워 두었다가 먹기도 하는데 이것은 귀한 기호식품으로 '인삼정과'라 하고 정력에 매우 좋다 하여 많이 애용되고 있다.

임상 보고: 1, 심근경색과 심인성 쇼크에 유효 했으며 2, 중기와 말기 위암 환자에게 현저한 항암 효과를 보였다. 3, 성기능 장애로 인한 발기 곤란, 조루, 사정부족 또는 성욕 상실 등에 유효 했으며 4, 당뇨병에서는 혈당을 내리고 전신 기능이 호전 됐다. 5, 소화 기능 허약에 유효했고 6, 고혈압과 죽상동맥경화증에 유효했다. 7, 노인병과 고지혈증 8, 8, 관상동맥경화증 9, 백혈구 감소증에도 유효했으며 10, 급성 간염에 간 기능 회복이 가속 됐다.

주의 사항: 실혈實熱, 혈열증血熱證이 있고, 혈압이 180mmHg 이상인 사람과 소양인少陽人 등은 복용을 금한다.
기타: 죽절 인삼의 뿌리는 거담 약으로 사용 한다.

집에서 약주(藥酒)담그는 법

인삼주 담그는 법

준비 인삼, 백출, 자감초 각각 20g 생강 1쪽, 소주 1리터, 설탕 80g

담그는 법

1. 생약을 잘게 썰어 용기에 넣는다.
2. 1에 소주를 붓고 밀봉해서 서늘한 곳에 둔다.
3. 4~5일동안 매일 1회씩 용기를 흔들어 준다.
4. 10여일 후에 생약 찌꺼기를 천으로 걸러내고 설탕을 넣는다.
5. 4에 생약 건더기 1/5을 넣고 밀봉 후에 서늘한 곳에 둔다.
6. 1개월이 지난 후 맑은 술을 먼저 따라낸다.
7. 천으로 찌꺼기를 걸러내고 6과 합치면, 완성 된다.

먹는 법 식전에 20mL씩 하루 2~3회 마신다.

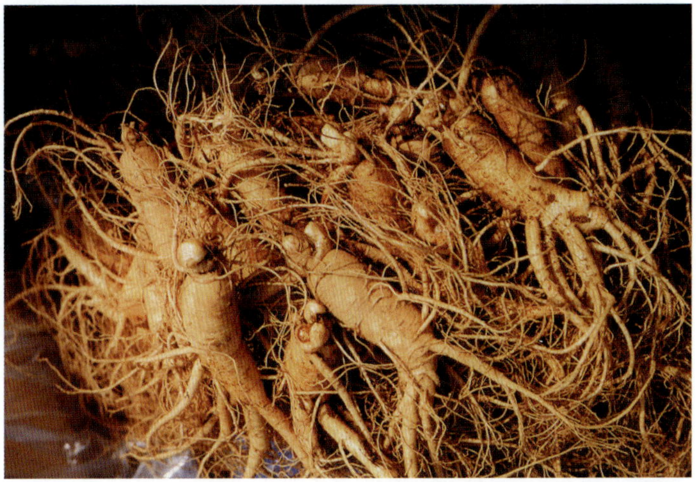

한방요법

인삼의 과학적으로 입증된 약효는, 스트레스, 피로회복, 우울증, 심부전, 고혈압, 동맥경화, 빈혈, 당뇨, 위궤양 등에 효과가 있으며 피부의 건조를 방지하고 윤택하게 하는 작용을 한다. 그리고 암세포 증식을 막는 항암효과가 있고 인삼은 인체에 직접적인 자극을 주는 것은 적으나, 정상 상태에서 더욱 허약한 인체를 정상으로 회복시키는 것이 인삼 본래의 효과이다.

※ 인삼은 대부분 체질을 가리지 않지만, 인삼을 먹고 얼굴이 빨개지거나 숨이 가쁘고 혈압이 오르는 사람은 좋지않다. 그러나 홍삼은 신기하게도 이런 반응이 나타나지 않는다. 그리고 인삼은 자양강장, 허약체질, 식욕부진, 냉증, 저혈압, 빈혈, 신경통, 병 후 회복 등에 탁월한 효과가 있다.

산삼 (山蔘) · 두릅나무과

재배종을 인삼 또는 가삼이라 하고 산에서 스스로 자라는 야생종을 산삼이라 한다. 산삼은 재배종 보다 약효가 월등 하다고 알려져 있다

Wild ginseng

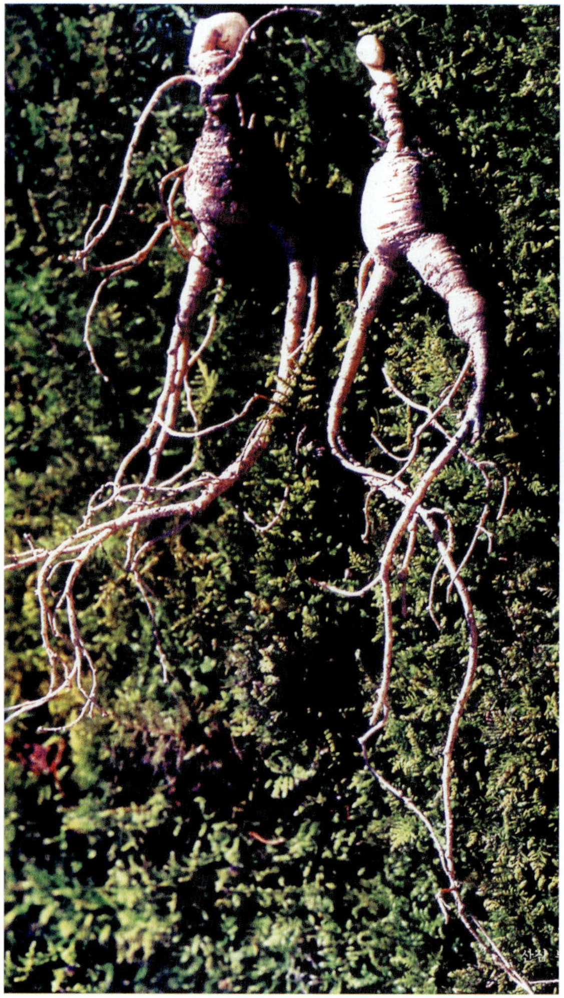

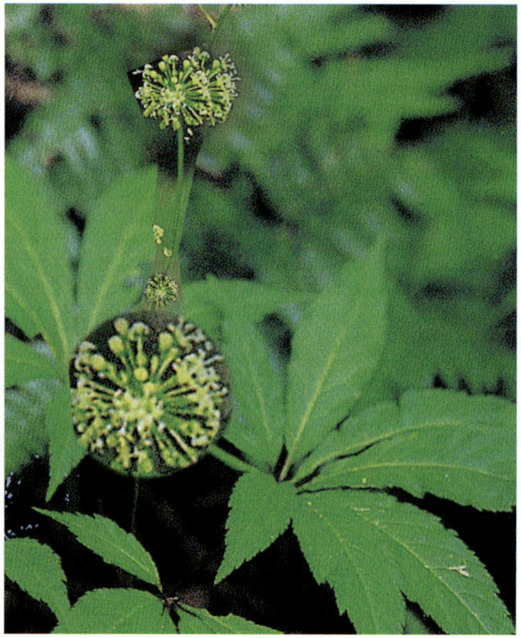

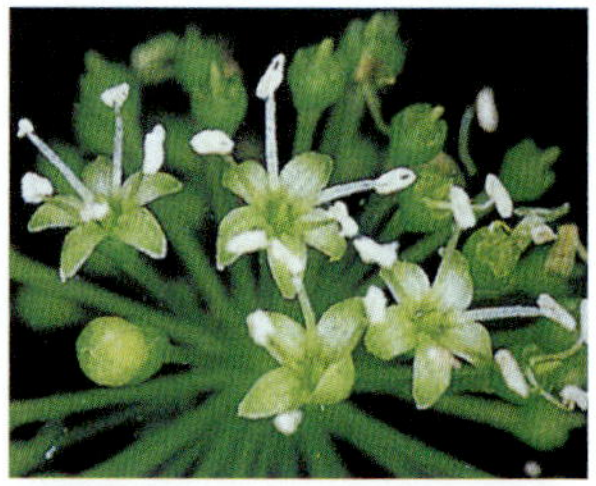

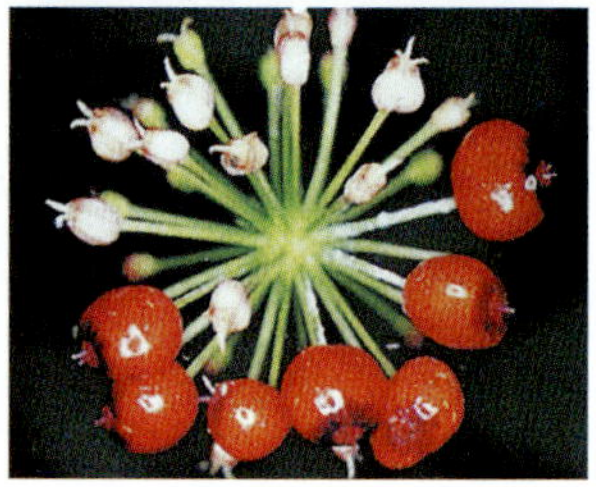

두릅나뭇과의 여러해살이 풀로써 깊은 산중에 씨가 새들이나 짐승들에 의해서 옮겨져 저절로 자라는 삼이다. 높이는 약 60cm가량이며 뿌리줄기는 길고 마디가 있으며 하부에 가느다란 백색 다육질의 곧은 뿌리가 있다. 그리고 줄기는 외 줄기로 곧으며 끝에 3~4개의 잎이 돌려나고 봄에 녹황색의 다섯 잎 꽃이 핀다. 재배종을 인삼 또는 가삼이라고 하고 깊은 산에서 스스로 자라는 야생종을 산삼이라고 부른다.

※산삼은 재배종보다 약효가 월등하다고 알려졌다.

더덕 (사삼) • 초롱나무과 물을 먹고 체한데는 약이 없다고 하는데, 더덕을 이용하면 효과가 있다

White root, D대 deog

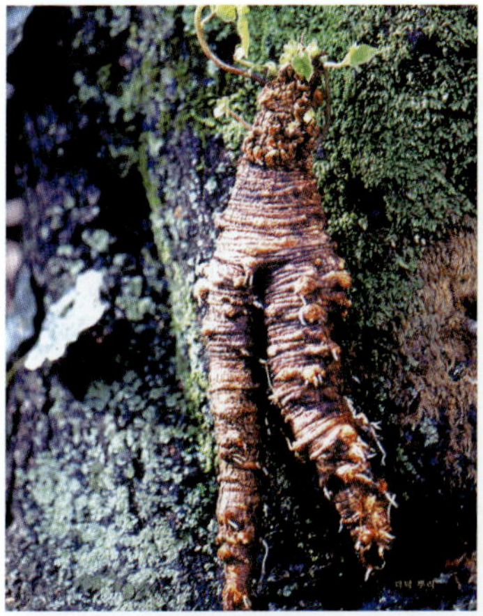

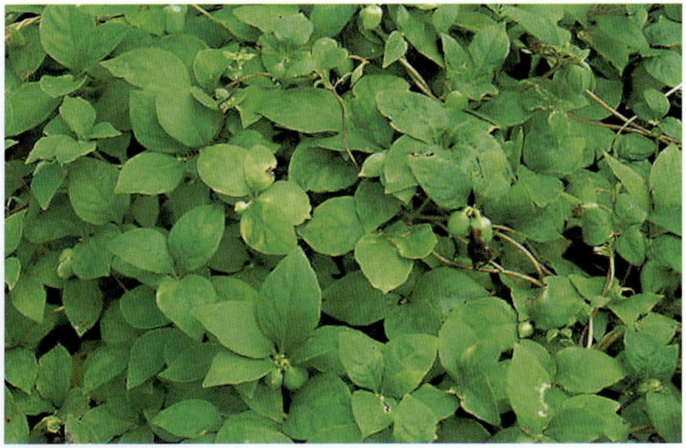

더덕은 어린순을 나물로 먹기도 하지만, 일반적으로 뿌리를 먹는다. 더덕은 칼슘, 인, 철분 같은 무기질이 풍부하고 단백질, 지방, 탄수화물, 비타민B 등 영양가가 고루 갖추어진 고열량 식품이다. 일반 성분은 다른 나물과 비슷하나 칼슘이 비교적 많으며 식용 부위인 뿌리의 성분은 도라지나 인삼과 마찬가지로 사포닌류가 많이 들어있어 약용효과를 기대할 수 있다. 특수 성분인 사포닌 스테롤 성분 등도 포함되어 있다.

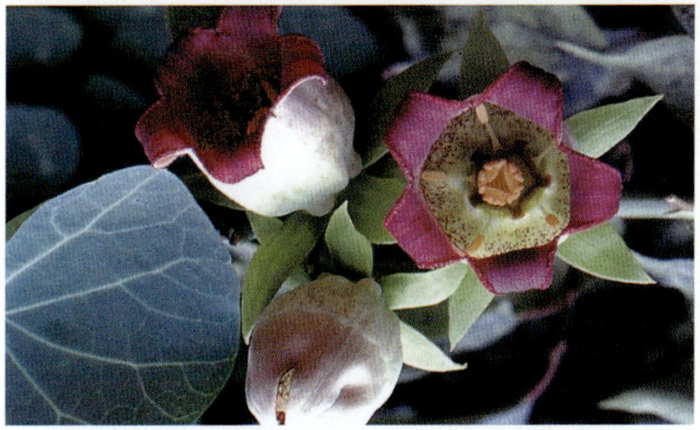

※"물을 먹고 체 한데는 약이 없다"고 하는데 이때 더덕을 이용하면 효과가 좋다. 그리고 해열, 해독 작용, 콜레스테롤을 저하해 혈압을 낮추며 피로회복, 갈증, 기침에 매우 유효한 식품이다.

더덕술 담그는 법

더덕을 껍질째 깨끗이 씻어 물기를 뺀 후 4~5cm 길이로 잘라, 더덕의 3배가량의 소주를 술 단지에 부어 밀봉해서 서늘한 곳에서 약 3개월 정도 숙성 시킨다. 그 후 1개월쯤 되면 설탕을 더덕량의 1/3 가량을 넣고 다시 밀봉하여 숙성시키면 달고 향긋한 더덕 술이 된다.

더덕구이

껍질을 벗겨 적당히 쪼갠 다음 칼자루로 지근지근 두들겨 물에 약간 맘구어 두었다가 아린 맛을 뺀 다음 참기름, 간장, 고추장 기타 양념 재료를 넣어 혼합한 다음 석쇠에 타지 않게 구워 먹는다.

더덕의 약용 성분

콘도높신〈condonopsin〉이라는 일종의 알칼로이드의 유효물질인 것으로 알려 있다. 또한, 더덕은 더덕구이, 더덕찜, 더덕장아찌, 더덕 생무침, 더덕전, 더덕 무름전, 더덕 자반 등 대체로 우리 음식 많으며 근래에는 수프, 드레싱, 넥타, 차, 술 등 용도가 다양하다.

도라지 · 초롱꽃과 도라지는 자양강장 작용으로 정력에 효능이 있으며 기침을 멎게 하기도 한다

Chiness bellflower

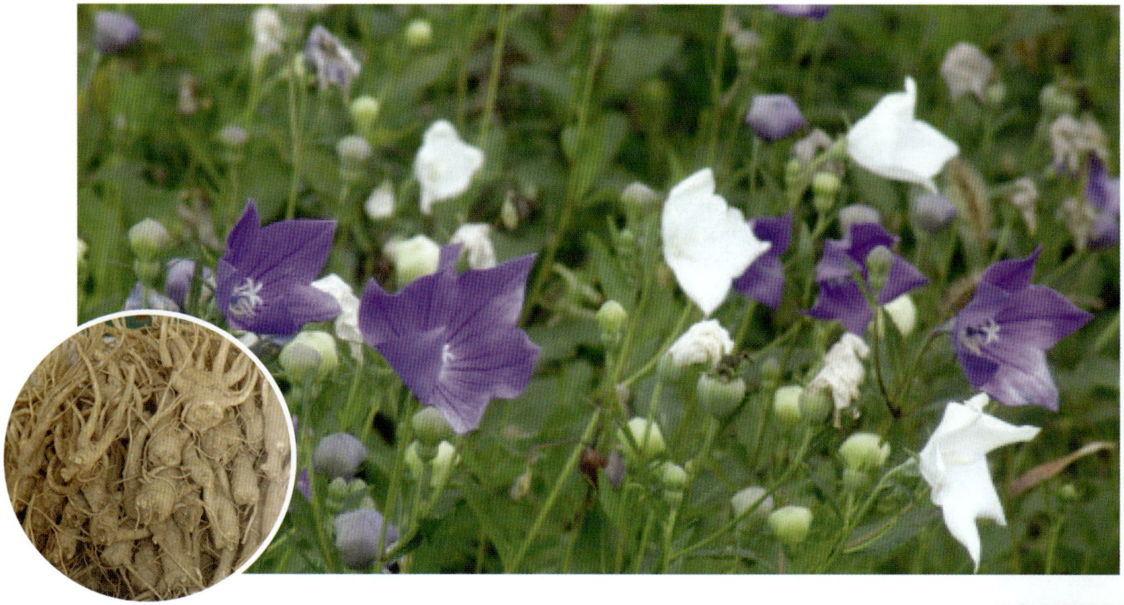

도라지는 수분 85%, 단백질 1.8%, 지질 0.2%, 당질, 10.4%, 섬유질 2.1%, 회분 0.5%를 함유하고 있다. 도라지는 당분과 섬유질이 그리고 철분 및 칼슘이 많은 알칼리성 식품이다. 또 뿌리에는 단백질, 당분, 칼슘, 철분, 회분, 인 같은 무기질이 많을뿐더러 비타민 B1, B2도 들어있다.

도라지의 뿌리는 혈압을 낮추기도 하며, 20년 이상 된 도라지 뿌리는 동맥경화, 고혈압, 당뇨병 환자에게 좋고 자양강장 작용으로 정력 감퇴 시 효능이 있다. 그리고 기침을 멎게 하는 작용을 한다.

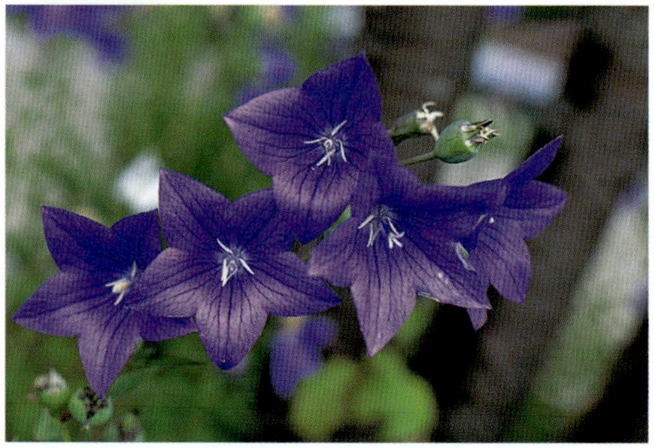

해설 : 1. 폐경(肺經)에 작용하므로 해수와 가래가 많고 호흡이 불편한 증상에 널리 활용되고, 감기로 인하여 해수, 가래, 코막힘, 오슬오슬 춥고 두통이 있는 것을 해소시킨다. 2. 인후 질환을 다스리므로 편도선염, 인후염에 감초와 같이 활용하고, 3. 농(膿)을 배출시키는 배농 작용이 우수하여 폐결핵의 농양, 해수, 각혈 및 가래가 노랗고 썩어 비린내가 나는 증상, 대엽성폐렴, 급만성기관지염, 인후염에 현저한 반응을 보인다. 4. 폐의 기능을 상승시켜 이질이나 후증에 쓰고, 5. 소변을 잘 보지 못하여 전신 부종이 있고 소변의 양이 적을 때에도 활용된다.

임상보고 : 1. 폐농양에 만족할 만한 효과를 거두었고, 2. 진해작용 3. 항염증 작용 4. 면역기능 항진 작용 5. 항궤양 작용 6. 진정,진통, 해열 작용 7. 혈당 강하 작용, 8. 평활근 이완작용 9. 항암 작용이 나타났다. 10. 폐렴에 약모밀과 함께 달여서 복용하고 11. 만성 기관지염에 현저한 반응을 나타났다.

수세미오이 (絲瓜絡) • 참외과 예로부터 수세미 물은 천연의 화장수나 기침을 진정케 한다고 알려져 있다

Luffa cylindrica Roemer

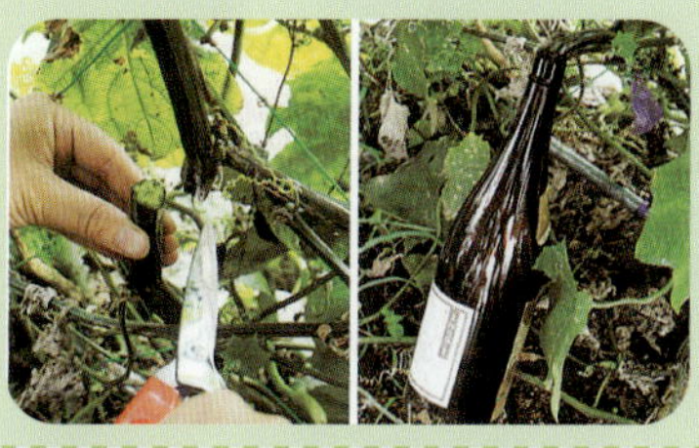

수세미물

수세미를 즐기며 이용하는 방법에는 어린 과실을 채소로써 먹는, 완숙한 과실을 물에 씻어 섬유를 남겨서 수세미로 사용한다. 또한 수세미 물로 이용하는 세 가지 이용법이 있다.
수세미물은 예로부터 천연의 화장수나 기침을 진정케 하기도 하고, 이뇨 등에도 사용되어 왔다. 수세미물을 받는 방법은 땅에서 30cm정도의 중심 줄기를 잘라, 밑동 측을 한 되들이 병에 꽂아 두면 하루에 1.8리터 정도의 물을 받을 수 있다. 이때, 병이 넘어지지 않도록 흙에 묻어 두면 좋다.

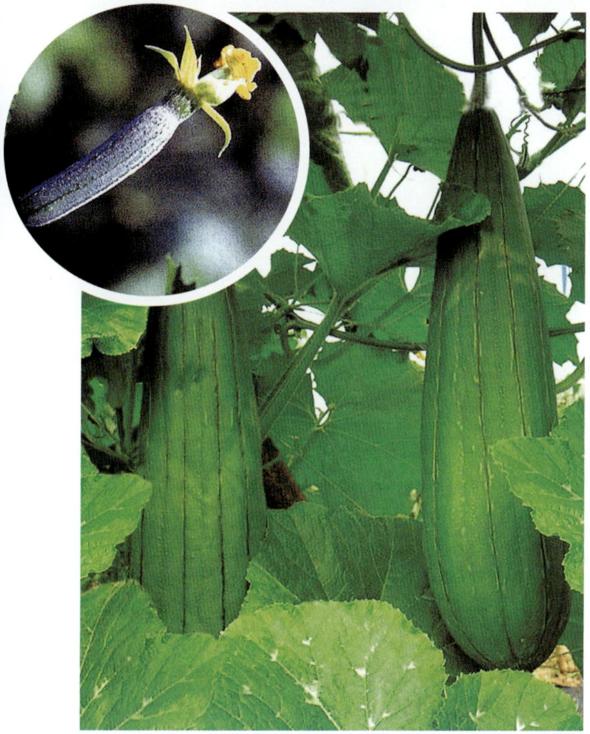

수세미오이는 박과의 열대 아시아가 원산으로 담장이나 울타리에 올리는 한해살이 덩굴성 풀이다. 12m까지 자라는 줄기의 각 마디에서 덩굴손이 잎과 마주난다. 잎은 어긋나기를 하고 잎자루는 길고 얕게 손바닥 모양으로 갈라지며 길이와 넓이는 각각 13~30cm이다. 꽃은 황색으로 8~9월에 핀다.
열매는 녹색을 띠며 길이 30~60cm의 원통형이다. 성숙한 열매를 사과(絲瓜), 종자를 사과자(絲瓜子), 뿌리를 사과근(絲瓜根), 줄기를 사과등(絲瓜藤)이라고 한다.

임상보고 : 1. 만성기관지염, 2. 위축성비염에 효험을 나타냈고, 3. 사지신경통, 허리와 무릎의 동통을 가라앉혔다.

이용부위 열매

채취와 조제

수확한 과실은 항아리에 넣고 물에 잠기도록 돌로 눌러 놓는다. 5~10일 후 과육이 부패하면 겉껍질을 벗기고 돌이나 나무통에 두드려서 종자를 빼내고 맑은 물에 씻은 후 햇볕에 말린다.

약효

사과락은 1. 풍습성 관절염의 부종, 발적(發赤}에 소염, 진통 작용이 있고 2. 피부세균감염증을 억제시킨다. 그리고 사과자는 살충 작용이 있다. 사과자는 1. 7~10복용하면, elaterindp 의해 설사를 일으키며 2. saponin 성분은 물고기에 강한 독성을 나타낸다. 사과 등은 1. 진해 거담 작용이 있고 2. 폐렴규균을 억제시킨다. 〈한방에서는 열매를 말려 약재로 이용한다. 수세미는 성질이 차서 열을 내리고 담을 삭여주는 청열화담[열을 내리고 가래를 삭임]의 효능이 있다고 한의서에 기록되어 있다. 단 냉한 체질은 이용 시 반드시 전문의의 처방에 의할 것.〉

여주 (苦瓜) • 박과 열병으로 가슴이 답답하고 열이 많은 증상과 갈증으로 물을 많이 마시는 증상에 효험이 있다

Momordica charantia L.

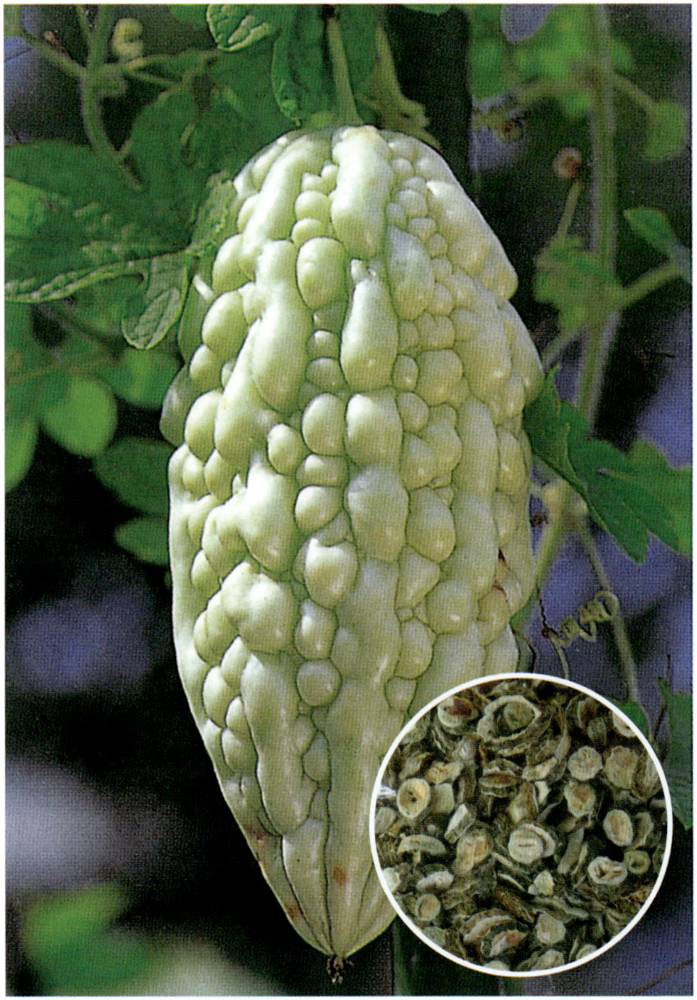

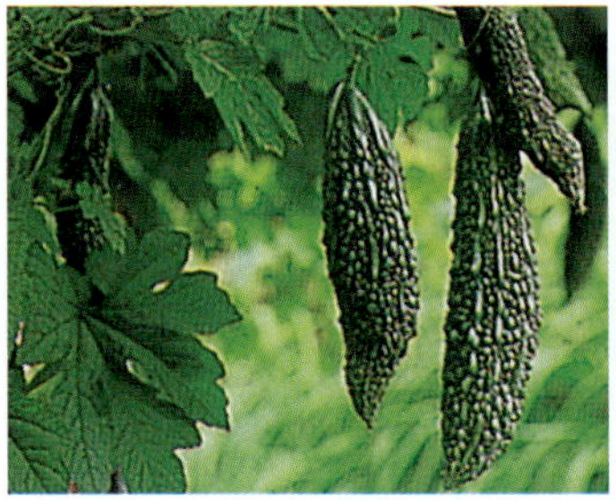

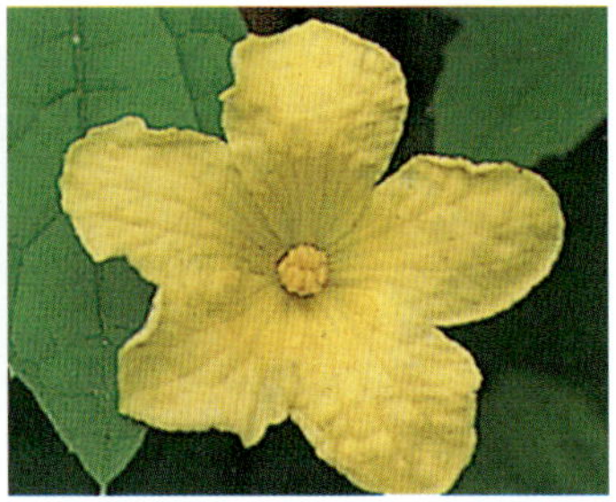

인도, 열대 원산인 한해살이 초화의 덩굴성 관실 식물이다. 높이는 1~2m 정도 자라며, 잎은 호생한다. 덩굴에는 덩굴손이 있는데, 다른 물체를 감고 올라간다. 개화기는 6월이며, 노란색 꽃이 핀다. 열매 겉면의 색은 연녹색, 진녹색, 황록색, 백녹색 등으로 다양하다.
열매가 익으면 오렌지색으로 변한다. 열매의 모양은 겉면이 우툴두툴하게 돌기가 있고, 익어서 터지면 속의 씨와 빨간 속 물질이 보인다. 종자는 납작하고 두꺼우며 긴 타원형인데, 가장자리는 우툴두툴한 톱니 모양이다. 만여지(蔓荔枝)

효능 청서조열(淸署藻熱), 명목(明目), 해독(解毒)

약효

1. 열병으로 가슴이 답답하고 열이 많은 증상과 갈증으로 물을 많이 마시는 증상에 유효하다.
2. 일사병을 치료한다. 3. 이질에도 유효하다.

약리

1. 혈당을 현저하게 내린다.
2. 당뇨에 이 약을 술에 타서 마셨으나 아무런 변화가 없었다. 기타 비위가 허약한 사람이 복용하면 구토와 설사 그리고 복통을 일으킨다.

여지 (리치) • 무환자나무과 당나라의 양귀비가 즐겨 먹은 과일이다

Litchi chinensis

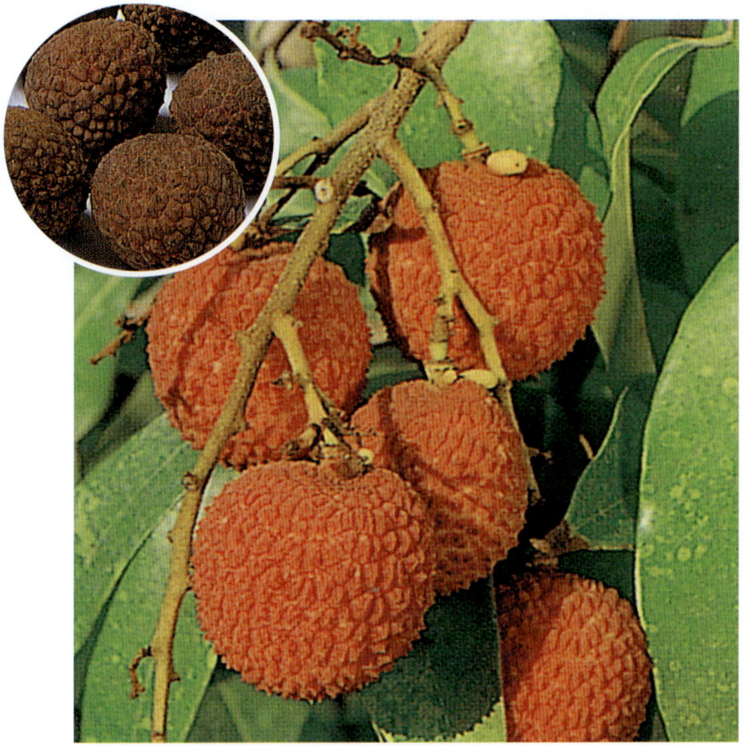

※문헌에 의하면 여지는 오래전부터 재배된 과일로, 당나라 때 양귀비가 즐겨 먹었다고 한다. 과일이며 아열대 지방에서 재배 된다.

원산지가 중국 남부에서 인도차이나 반도로, 우리나라에서는 여지, 일본에서는 여주, 중국에서는 라이치, 영어로는 리치라고 한다. 여지의 열매는 메추리알 보다 조금 크다. 붉은색의 껍질에는 거북이 등과 같은 무늬가 있으며, 딱딱한 것 같은 겉모습에 비해 간단히 껍질을 벗길 수 있다.

속에는 유백색의 과육이 들어 있으며, 열량이 65kcal이고 비타민 C는 500mg이 들어 있는데, 레몬과 거의 같은 양이다.

저장성이 좋지 않기 때문에 시중에 나와 있는 것은 거의 갈색으로 변해 있다. 이렇게 되면 맛이 떨어진다. 신선한 것은 껍질이 새빨갛다. 가지가 붙어 있으면 신선함이 유지되기 때문에 가능하면 가지에 붙어 있는 것을 고른다. 과실은 비닐봉지에 담아 저장, 기간은 2~3일이고 그 안에 먹는다.

해설 : 1. 한사(寒邪))를 제거하고 기(氣)의 순행을 활성화 시키므로 통증을 완화 시킨다. 따라서 간경(肝經)에 한(寒)1 응결되어 일어나는 산통(疝痛), 고환염 등에 효력이 있다. 2. 간경에 실화(實火))가 있어서 고환염이 발생하였을 때에는 용담과 치자를 가미한다. 3. 간기울체(肝氣(鬱滯) 로 복부에 통증이 오래지속될 때에도 유효하다.

약리 : 생쥐에게 투여 하면, 혈당과 간장 내의 당원 함량을 현저히 내리는 효과가 있다.

요리상식

손으로 껍질을 벗겨 그대로 먹는 것이 가장 맛이 있다. 과일 샐러드에 넣어도 좋다. 중국에서는 껍질을 깎고 씨를 뺀 과육과 닭고기, 채소 등을 같이 볶는 요리에 이용하고 있다. 보통은 건과나 통조림으로 이용한다. 우리나라에는 일반적으로 통조림으로 수입되며 과일 화채에 넣어주면 맛과 향이 좋다.

으름덩굴 (木通) • 으름덩굴과 이뇨 작용이 현저하고 여러 종류의 진균 발육을 억제 한다

Akebia quinata <Houtt.> Dence.

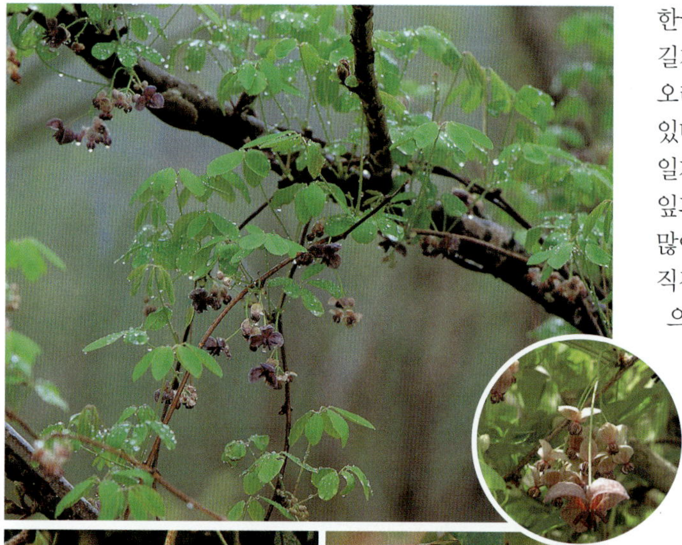

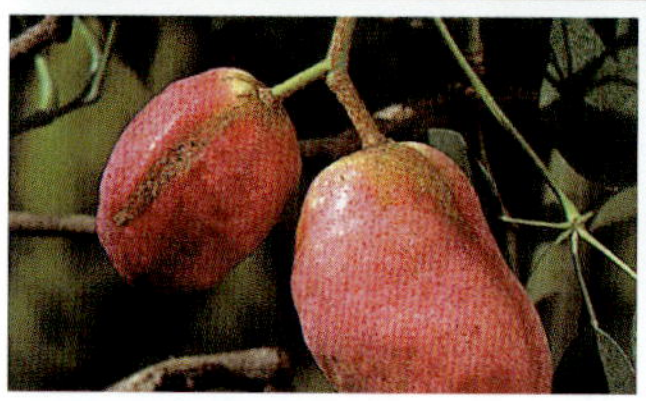

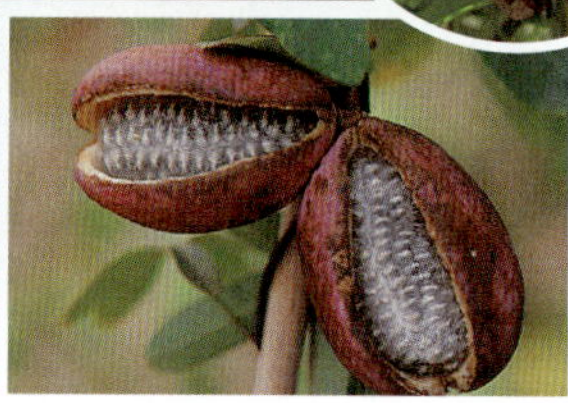

생약명 : 목통, 예지자
용　도 : 관상용, 약용, 식용〈차 대용〉
약　용 : 어깨걸림, 신경통, 관절염, 수종, 이뇨, 각종 결석, 소염

이용부위 줄기 및 뿌리 열매를 약재로 이용

채취와 조제 열매와 줄기는 가을에 채취하여 깨끗하게 처리한 후 햇볕에 말려서 이용한다.

한국, 중국, 일본이 원산지로 산야에서 자라는 낙엽송 덩굴식물로 5m정도 길게 자란다. 가지는 털이 없으며 갈색이 난다. 잎은 새 가지에서 호생하고 오래된 가지에서는 총생하며 장상복엽으로 작은 잎이 5장이나 또는 6장도 있다. 잎은 넓은 난형 또는 타원형이고 끝은 오목하게 들어가 있다. 꽃은 일가화(一家花)로서 4~5월에 핀다.
잎과 함께 짧은 가지의 잎 사이에서 짧은 총상화서에 달리는 수꽃은 작고 많이 달리며 6개의 수술과 암꽃의 흔적이 있다. 암꽃은 크고 적게 달리며 직경이 2~3cm로 자갈색이 나며 장과는 길이가 6~12cm로 10월에 자갈색으로 익고 세로로 갈라져 터지며 과육은 먹는다. 줄기는 약용 또는 바구니를 만들며 분재나 등책, 조경수로 이용된다. 줄기는 목통(木通), 열매는 예지자(預知(子)라고 한다.

해설 : 1. 방광에 습열(濕熱)이 쌓여서 소변을 못 보고 통증을 호소하는 증상과 몸이 부었을 때 즉 신우신염, 방광염, 요도염으로 복수가 차는 증상에 많이 쓰인다. 2. 이뇨 작용이 현저하고 여러 종류의 진균 발육을 억제시킨다.

효능

뿌리와 줄기에 소염, 이뇨, 통경작용의 효능이 있으므로 오줌이 잘 나오지 않는 증세, 요로결석, 담도결석, 수종, 신경통, 월경통, 늑막염 등에 효과가 있다.

약효

말린 줄기 2~6g을 300ml의 물에 넣고 약한 불로 반이 될 때까지 달이거나 가루로 빻아 식후에 한 달 정도 복용하고 열매는 25g의 분량에 물 900ml를 붓고 절반 이하로 달인 액을 나누어 조석으로 식후에 차로 장기 복용하면, 여러 가지 증상들에 효과를 본다.
※ 특히 1. 이뇨작용이 현저하고 2. 여러 종류의 진균 발육을 억제하는 작용을 한다.

앵두 · 앵두나무과 앵두는 식욕 증진에 효과가 있고 폐 기능을 강화시켜 담을 없에 주는 작용을 한다

Chinese bush

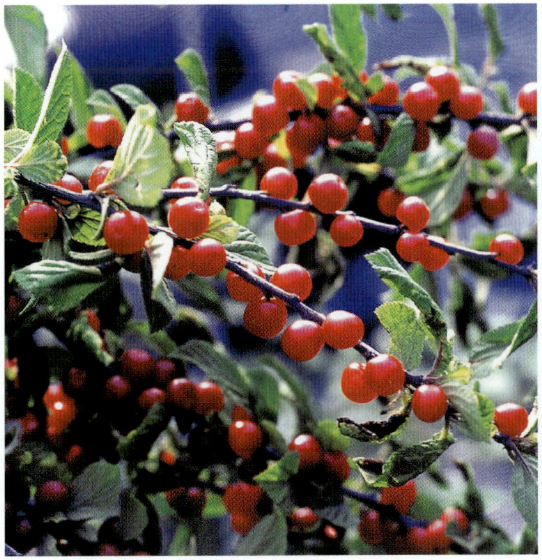

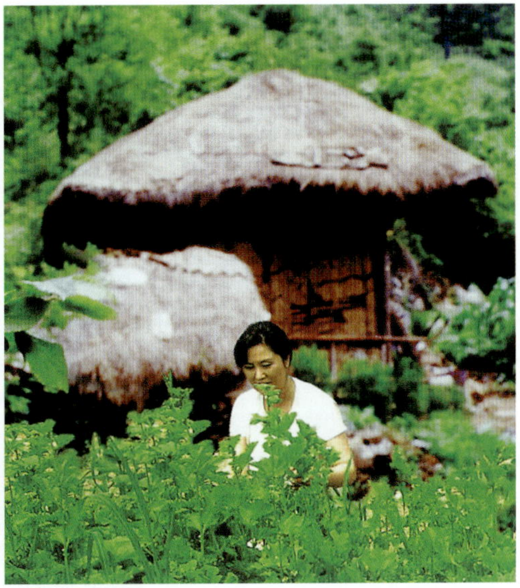

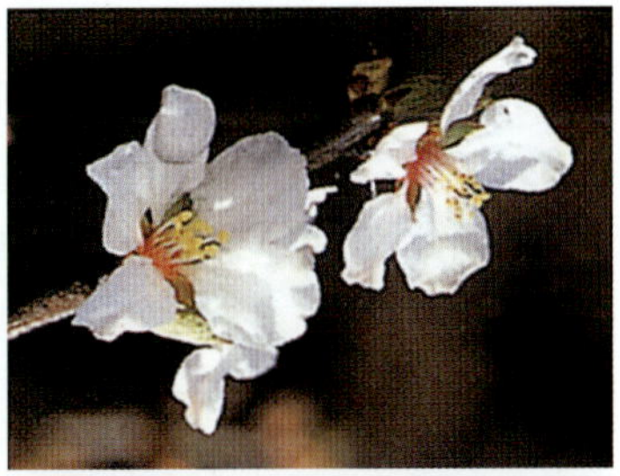

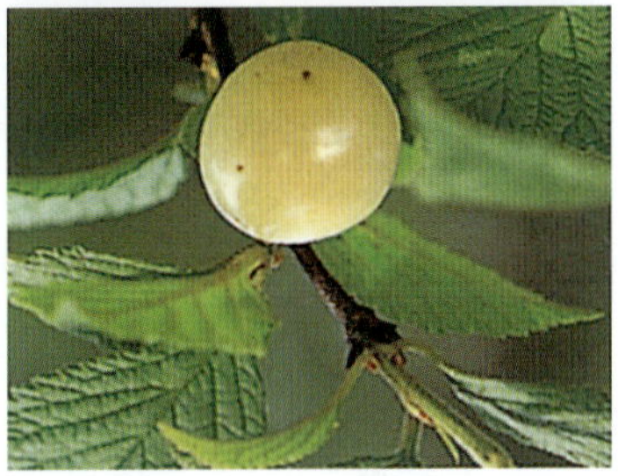

앵두의 주성분은 당질로 가식부 100g 당 8.3%를 함유하고 있으며 새콤한 맛의 성분은 사과산과 구연산 등의 유기산으로 구성되어 있다. 이러한 유기산은 체내에서 신진대사를 도와주며 피로회복에 효과가 크다. 앵두 씨의 성분은 씨 안에 있는 배당체인 아미그달린의 성분중 만데로리트릴의 분해 산물중의 하나인, 맹독성인 청산으로 인체에 매우 해로우니 반드시 씨를 먹지 않아야 한다.

한방요법

앵두를 먹어서 체내에 흡수되면 비위와 심기〈마음이 좋아지는 기분〉에 좋고 원기회복에 도움이 되며 비위 허약에서 오는 설사나 이질에도 효과가 있다. 특히 태양인 체질에는 아주 좋은 과실이다. 그리고 모양이 예쁜 만큼 식욕 증진에 효험이 있고 폐기능을 강화시키며 담을 없애주는 작용을 한다. 하지만 너무 과용하면 오히려 폐를 손상시키므로 주의하여야 한다.

약효와 이용법

소화촉진 – "앵두나무" 술이 좋다. 열매 1kg, 설탕 200g, 35도의 소주 1.8리터를 입이 넓은 병에 넣어 3~6개월이 지난 후에 삼베천에 걸러서 다른 병에 옮기고 열매는 버린다. 1회에 20~30ccTlr 식전에 마신다. 변비, 이뇨에는 앵두의 종자를 1회분 4~10g을 물에 넣고 1/3로 달여 공복에 마신다. 찬 곳에 있었거나 찬 기운에 감촉되어 나타난 복통과 전신통에 앵두나무 가지를 불에 태워 그 재를 술에 타서 마시면 효과가 있다.

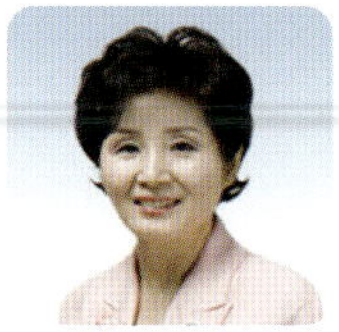

발효식품의 바른 이해

발효發效식품食品이란 무엇인가

식품공학박사 **이종임**

발효란〈fermentation〉 효모 박테리아 같은 미생물(微生物)에 의한 자연현상 등을 통해 미생물의 여러 가지 복잡한 물질대사의 흐름을 이용하여 유기물(有機物)이 분해되는 현상〈술, 간장, 식초, 김치 간장 등의 제조에 이용되는 것〉 으로 질소원이나 탄소원을 기본으로 하는 유용한 물질로서, 식품을 생산하는 수단으로 매우 중요한 기능을 가지고 있다.

발효의 어원을 찾아보면 fervere란 라틴어에서 유래된 것으로 알코올이 생성되는 과정에서 탄산가스의 거품이 방출되어 비등하는 모양 즉 "액체가 끓어오르다"라는 의미다. 인간이 미생물을 인식하기 이전부터 자연에 존재하는 미생물의 도움으로 주류, 장류, 식초, 요구르트, 치즈 등의 발효식품을 만들어 왔지만, 미생물의 존재를 최초로 확인한 것은 1674년 9월 네덜란드의 A. van Leeuwenhok에 의해서이다.

그 후 미생물을 분리, 배양, 살균법 등이 개발 연구되어 미생물의 인공배양이 가능해짐에 따라 순수배양 미생물을 포도주 등의 알코올 발효에 이용했고, 유용한 미생물을 선별, 개량하여 항생물질, 아미노산, 핵산 등의 발효생산이 가능하게 되었다.

우리나라 음식의 특징 중 하나는 발효음식이다. 식물이 발효가 이루어지면 우리 몸에 유익한 많은 미생물들을 만들어내기 때문에 독특한 맛과 향과 더불어 영양학적으로 우수한 식품이다. 우리의 전통발효 식품으로는 장류, 김치, 젓갈, 식초, 술, 장아찌가 있다.

장류로는 간장, 된장, 고추장, 청국장이 있으며 음식의 맛을 좌우하는 첫 번째 요소는 간이다. 따라서 장은 모든 맛의 으뜸이며 음식에

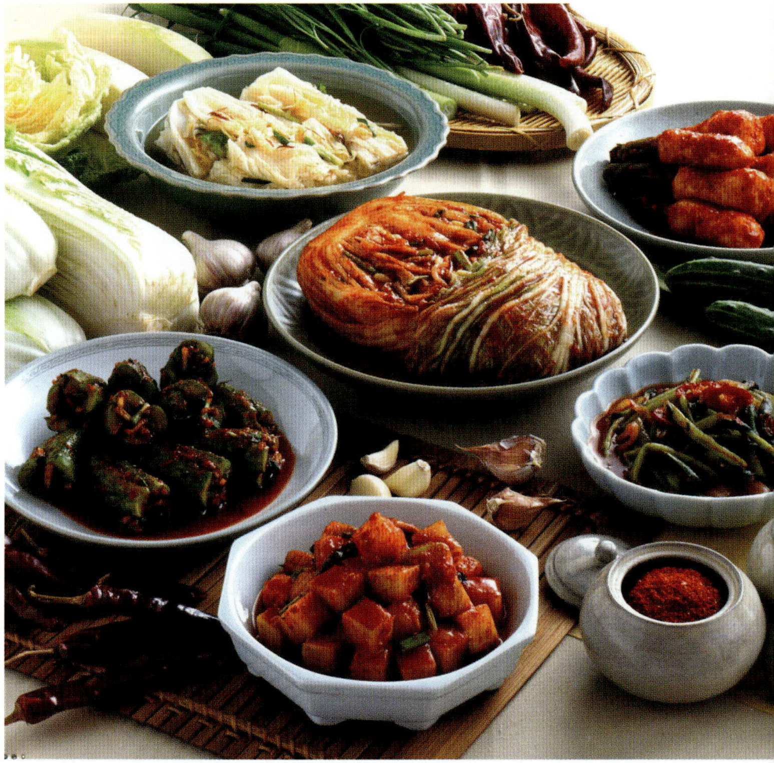

간을 쳐서 맛을 내는 것이므로 음식 중에 제일이라 하겠다.

간장은 잘 띄운 메주와 물, 소금이 결합된 상태에서 오랜 시간 자연환경과 사람의 정성으로 빚어낸 발효를 거쳐 추출한 용액으로 단백질과 아미노산이 풍부한 콩으로 만들어진 훌륭한 발효식품으로 한국음식의 간과 맛을 내는 최고의 식품이다.

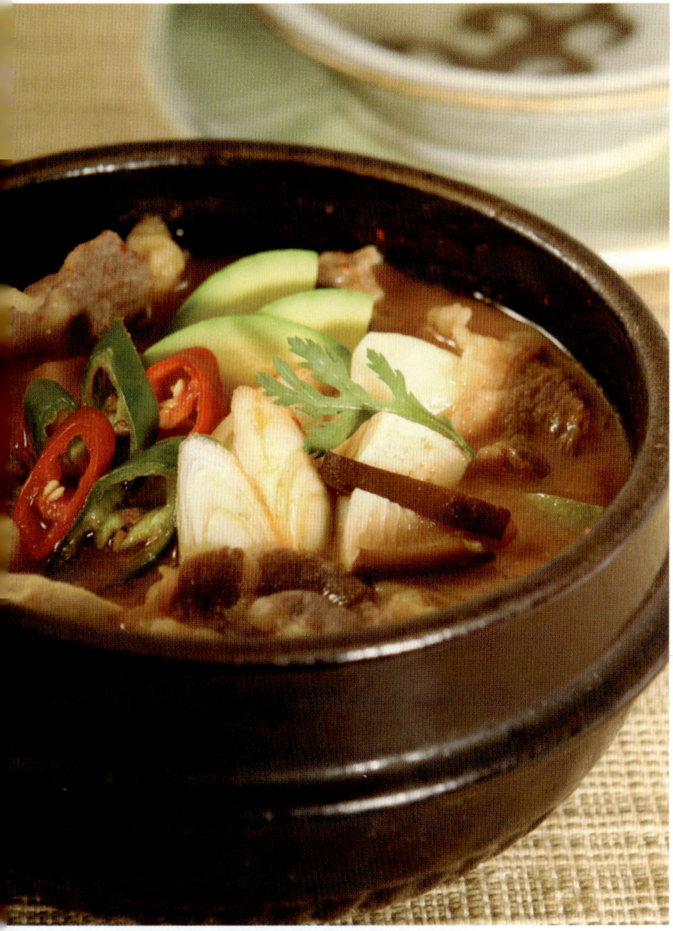

된장은 간장을 뽑고 난 메주를 가공한 것으로 된장의 주성분인 단백질이 갖가지 냄새를 흡착하는 성질이 있어 고기나 생선음식에 된장을 사용하여 비린 맛을 제거하는 역할을 한다.

전통된장은 발효식품가운데 항암효과가 탁월하며 간 기능회복과 간 해독에 효과가 큰 것으로 보고되어 식품학적 가치가 높다.

김치는 수 천년부터 전해 내려오는 전통발효식품으로 한민족의 식문화적 정체성을 나타내는 문화적자산의 가치를 가지고 있다. 장담그기와 김장담그는 일은 인가일년지대계(人家一年之大計)라 하여 김장을 담는 일은 일년중 가장 큰 집안행사로 행하여져오고 있다. 김치를 담그는 김장문화는 여럿이 함께 김치를 만들고 나누어 먹고 함께 어울려 공동체를 형성하여 우리민족을 하나로 결속시키는데 중추적인 역할을 해왔다. 우리나라만이 가지고 있는 독특한 김장문화라는 문화적가치를 인정받아 유네스코 인류무형유산으로 등재권고를 받았다. 김치는 우리나라의 대표적인 채소를 이용하여 만든 발효식품으로 우리식탁에 없어서는 안될 감초역활을 해왔다. 김치는 채소 중에 함유된 효소와 숙성에 관여하는 미생물에 의해 발효되면서 유기산이 생성되는데 그중 대표적인 것이 김치 속 유산균이다.

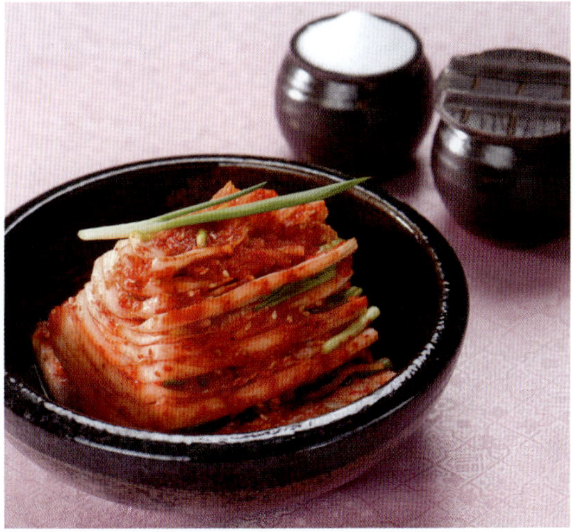

잘익은 김치는 요구르트에 비해 최대 100배나 되는 유산균이 생성되어 톡쏘는 맛과 시원하고 깊은 맛을 낸다. 김치의 영양은 유기산을 비롯한 비타민, 무기질, 섬유소등 식물영양소인 파이토케미컬(Phytochemical)성분을 함유하고 있어 항산화작용, 에너지증진효과, 해독작용, 면역력증강, 정장작용의 효과가 있다. 미국의 건강지인 헬스(Health)지에서 선정한 세계 5대 건강식품으로 김치가 선정되기도 하였다.

기호식품

커피coffee의 이해

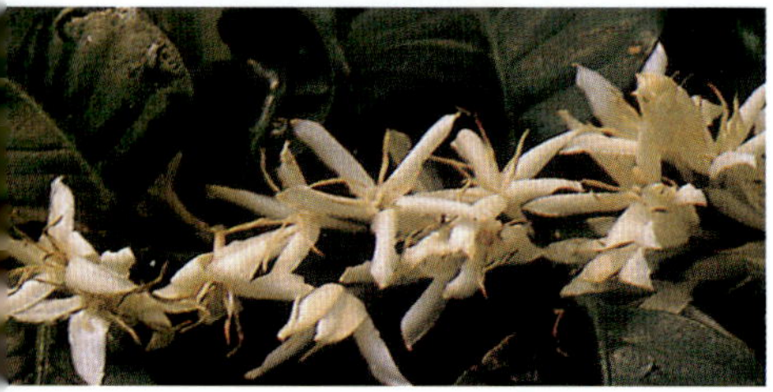

커피는〈Coffeea spp〉꼭두서니과로 목본이다. 주산지는 아프리카가 원산지로, 현재는 남미나 중남미의 커피의 생산량이 가장 많으며, 아프리카, 동남아시아에서도 많이 재배하고 있다. 생산량으로는 브라질이 약 150만 톤으로 가장 많고 콜롬비아 87만톤, 인도네시아 40만 톤, 베트남과 멕시코가 각각 30만 톤 그 외에 과테말라, 코스타리카 등의 중미가 50만 톤 정도를 생산하고 있다.

커피는 파종한 지 7~12개월에 이식하여 3년 후에 향기가 좋은 흰 꽃이 피며, 6~8개월 후에 홍색으로 익은 1~1.8cm의 열매가 달리는데, 이 열매가 커피콩으로 커피의 원료가 된다. 커피 종류로는 보통 재래종으로는 아라비카 커피, 리베리카 커피, 로부스타 커피 등이 있다. 커피의 성분으로 쓴맛은 카페인, 떫은 맛은 탄닌, 신맛은 비장산, 단맛은 당질 때문이다.

이중 지방은 16% 정도의 함유량을 가지며 공기에 닿으면 화학반응을 일으켜 맛이 변하므로 주의가 필요하다. 지방산으로는 포화지방산이 스테카르산, 팔미트산과 불포화지방산인 올레산과 필수지방산인 리놀렌산이 상당량 들어 있다. 커피의 생두 자체에는 향이 없지만, 가열하게 되면 내부에서 아미노산과 환원당이 반응을 일으켜 커피 특유의 향이 생긴다.

인간이 섭취하고 있는 기호식품의 대부분은 카페인을 다량 함유하고 있다. 아울러 카페인은 전 세계의 약 60여가지 식물에 들어 있는데, 주로 커피나 차, 콜라, 코코아, 마태차와 같은 기호식품에 다량 함유하고 있다. 콜라의 경우는 40mg/100mL, 코코아는 5ml/한잔, 캔커피는 46mg/100mL, 초콜렛에는 30g당 약 20mg의 카페인이 들어 있다.

그러나 카페인을 함유하고 있으면서 카페인의 활성이나 작용을 억제하는 성분이 함께 들어있는 식물은 오로지 녹차밖에 없다. 카페인은 인체에 있어 중추신경계를 흥분시켜 수면지연, 권태감과 일시적인 피로회복, 강심 작용으로 동맥을 확장시키고, 심장박동수를 상승

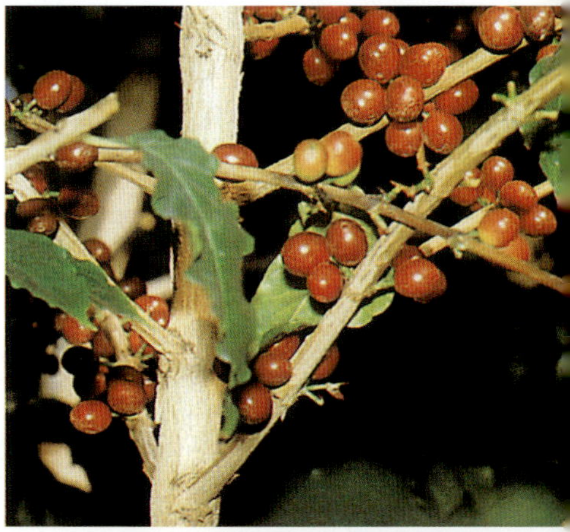

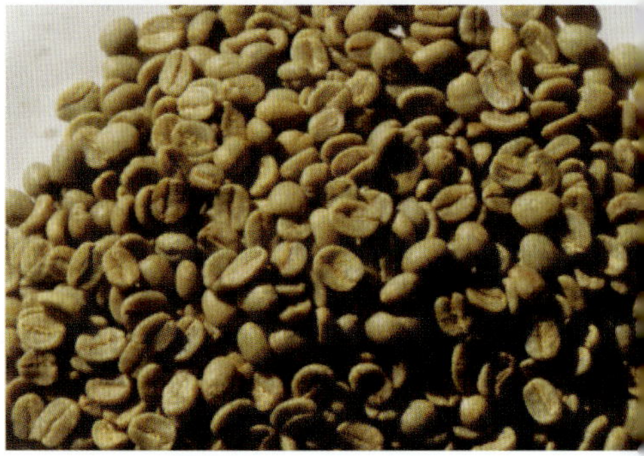

볶으기 전 커피원두

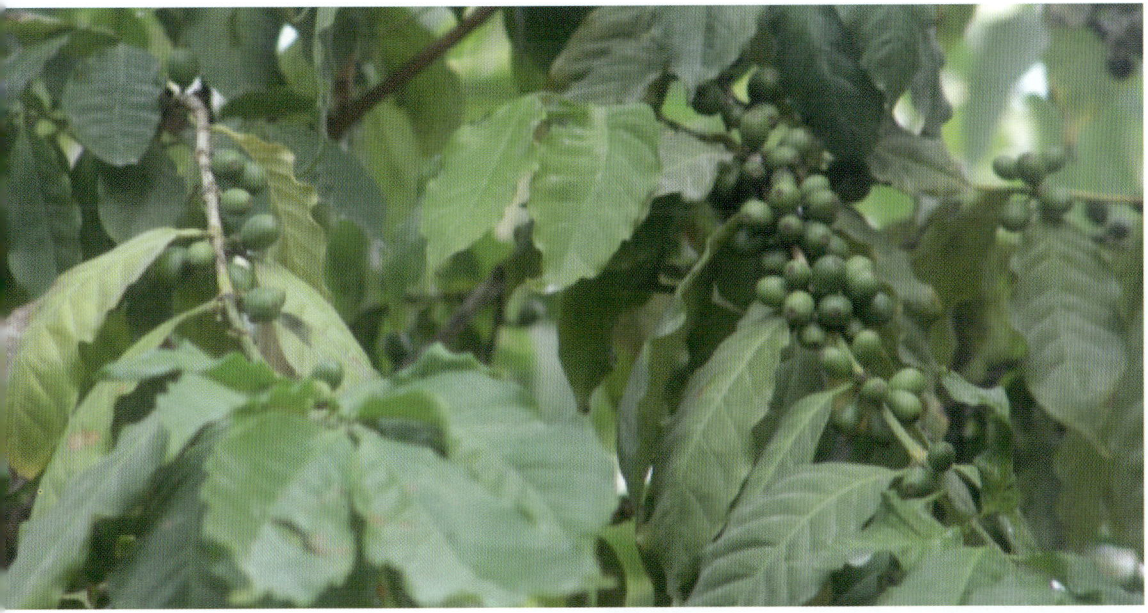

커피열매가 열린 커피나무

시키게 된다. 그리고 이뇨 작용과 항문근을 수축하여 운동이나 민첩성을 증가시킨다.

또한, 위산 분비를 촉진시켜 열량을 증가시키도 한다. 이처럼 적당량의 카페인은 인간의 몸을 이롭게도 하지만, 지나치게 많은 카페인은 여러 가지 부작용을 초래한다. 즉 현기증, 귀울림, 구토감, 불면증, 부정맥, 가슴 두근거림의 급성 중독 현상이 나타나게 된다. 아울러 만성적으로는 동맥경화나 심근경색의 원인이 되는, 콜레스테롤 함량을 높인다.

이러한 결과로 심장질환을 유발시키고, 소변 중의 칼슘 배출이 증가되어 골다공증을 유발시키므로 적당량의 카페인을 섭취 하여야 한다. 그러나 녹차는 카페인이 함유되어 있어도 체내에 흡수되는 양이 적을 뿐 아니라 오히려 콜레스테롤을 감소시키는 작용을 하여 고혈압이나 심장병을 예방하는 효과가 있다

〈현재에 있어서 누구나 할 것없이 커피 마시기가 일상화 되고있다. 아울러 커피에 대한 바른이해가 되었으면 하여 게재함. 편저자〉

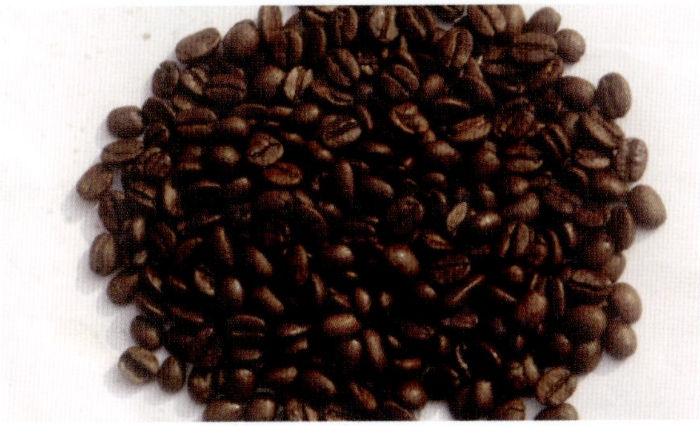

볶은 커피원두

담배 • 가지과 담배를 오래 피우면 만병의 근원이 되므로 피우는 것을 금해야 한다

Tabacco

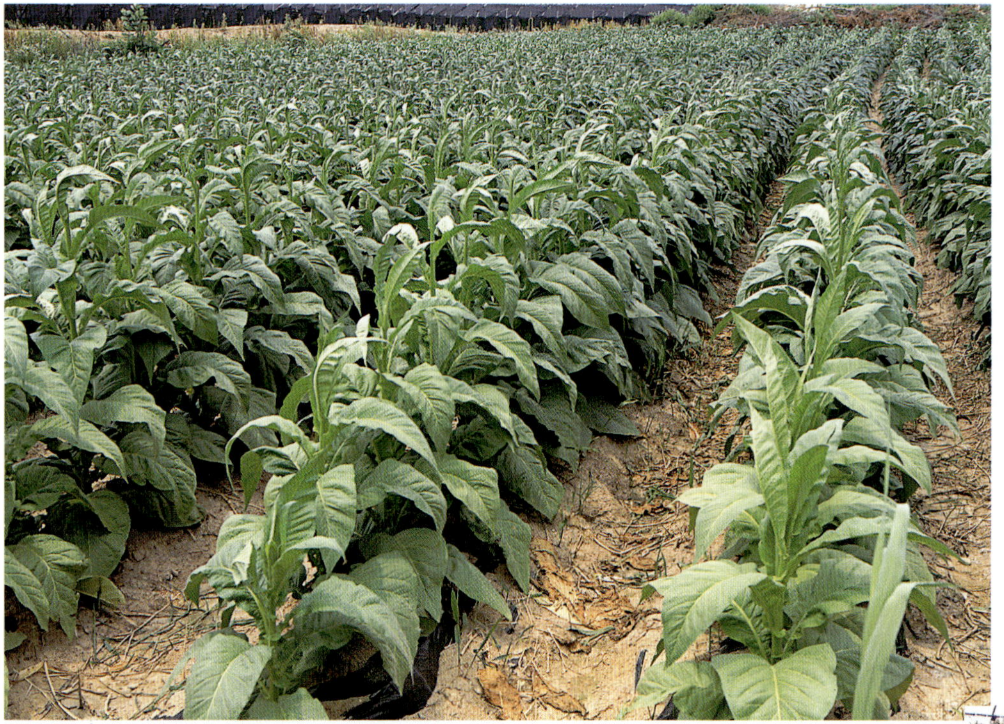

담배는 재배식물로서 높이 1.5-2m가량이고 잎은 넓고 길다. 그리고 끝이 뾰쪽한데 매우 길고 어긋나게 난다. 여름에 담홍색의 꽃이 피고 잎은 '담배'의 재료. 담뱃잎을 말려서 만든 기호품, 남초. 담배에 함유된 니코틴은 심장과 폐에 영향을 주어 여러 가지 질병과 암을 일으키는 원인이 된다. 속명의 Nicotana는 프랑스의 외교관 Jean Nicot의 이름으로 1560년에 담배 종자를 처음으로 우리나라에 들여와 재배하는 데서 유래되었다고 한다.

해설 : 1. 소화가 안 되어 배가 불러오고, 2. 기(氣)가 체(滯)하여 일어난 통증을 완화시킨다. 3. 종기, 악창, 옴, 버짐에는 환부에 붙여 치료하고 4. 개나 뱀에 물린데에도 효과가 있다.

약리작용 :심장의 수축력을 증강시키고 2. 담즙의 분비를 촉진시킨다.
*담배를 오래 피우면 만병의 근원이 되므로 삼가야 한다.

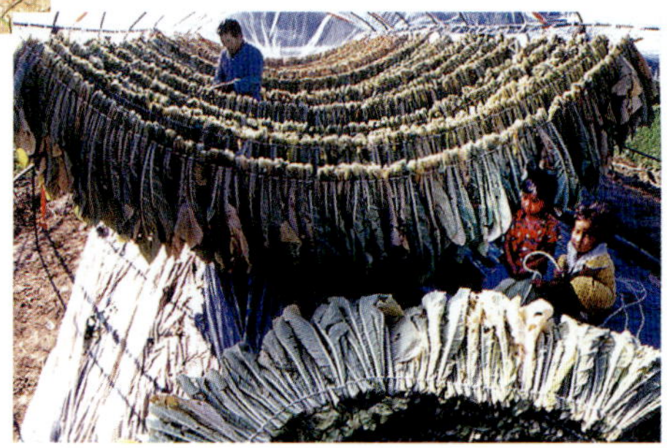

물과 염분 부족은 만병의 근원이다

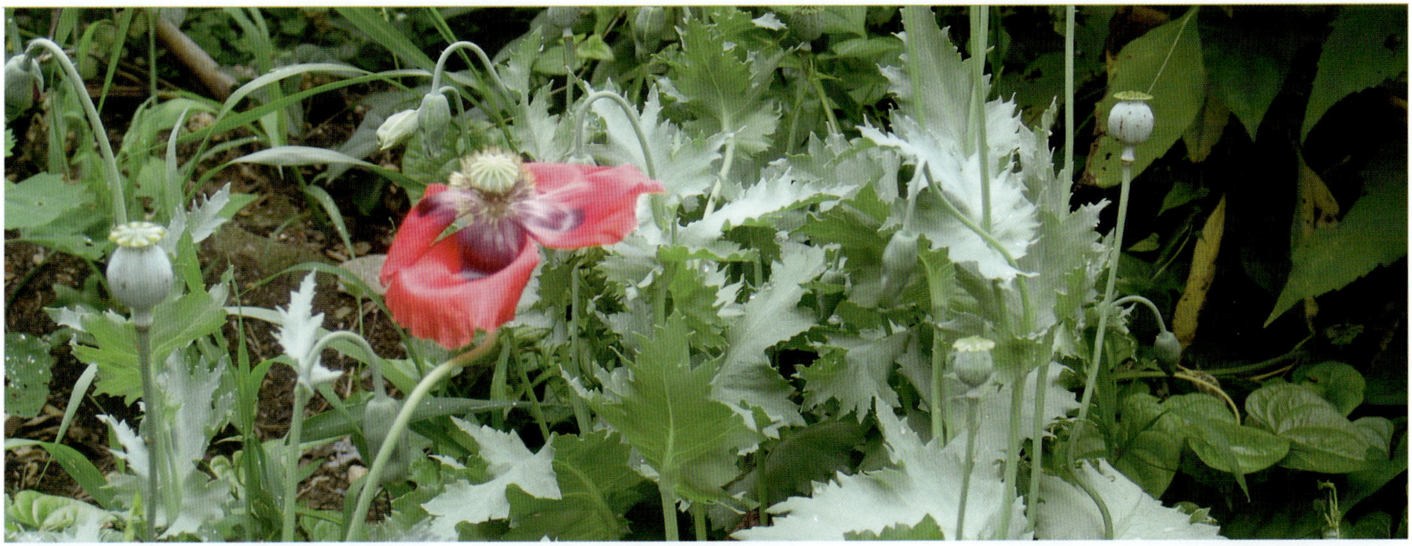

소금은 우리 몸에 •소화 작용 •해독 작용 •살균 작용 •방부 작용 •노폐물 제거작용 •삼투압 작용 •심장박동 작용 •발열 작용 •물 배출 작용 등을 합니다,

맛을 보고, 냄새를 맡고, 소리를 듣고, 사물을 볼 수 있는 것도 소금이 하는 일입니다. 물이 내 몸에 들어 올 때는 맹물로 들어왔지만 나갈 때는 소금의 도움 없이는 단 한방울도 맹물로는 빠져 나갈 수 없습니다.

눈물, 콧물, 침, 땀, 소변, 대변, 생리수, 양수.., 이렇게 우리 몸을 빠져나가는 모든 물은 짠물입니다. 이때 반드시 염도가 0,9% 이상이 되어야 과잉 섭취된 당분이나 지방이나 단백질이나 우리 몸에서 쓰고 발생하는 노폐물이나 요독을 소변이나 대변이나 땀으로 끌어낼수 있기 때문입니다. 소금은 우리 몸에서 이렇게 중요한 역할을 하는 고마운 물질인데 혈압을 높인다는 터무니없는 누명을 씌워 소금을 못먹게 하니 병원마다 염분 부족으로 인한 환자들로 초만원을 이루고 있으니 참으로 안타까운 일입니다.

암이나, 당뇨, 백혈병, 뇌혈관 질환이나 심혈관 질환 같이 큰 병으로 죽거나 고생하는 사람치고 고염식하는 사람이 있는지 찾아보시기 바랍니다. 아는 3년동안 관찰했지만 단 한명도 본적이 없습니다. 그래서 땀을 많이 흘리는 여름철에는 소금을 더 많이 먹어야 합니다. 땀으로 많은 염분이 소모되기 때문이지요. 그래서 저염식하는 사람이 한증막이나 사우나 같은 곳에서 땀을 빼는 행위는 자살행위입니다.

바다가 수십억년이 지나도 썩지 않는 것은 염분과 파도가 있기 때문입니다. 사람도 적당량의 염분섭취와 운동만이 건강을 지킬 수 있습니다. – 글, 출처: 닥터스토리 건강상식 –

결명자 (決明子) · 콩과

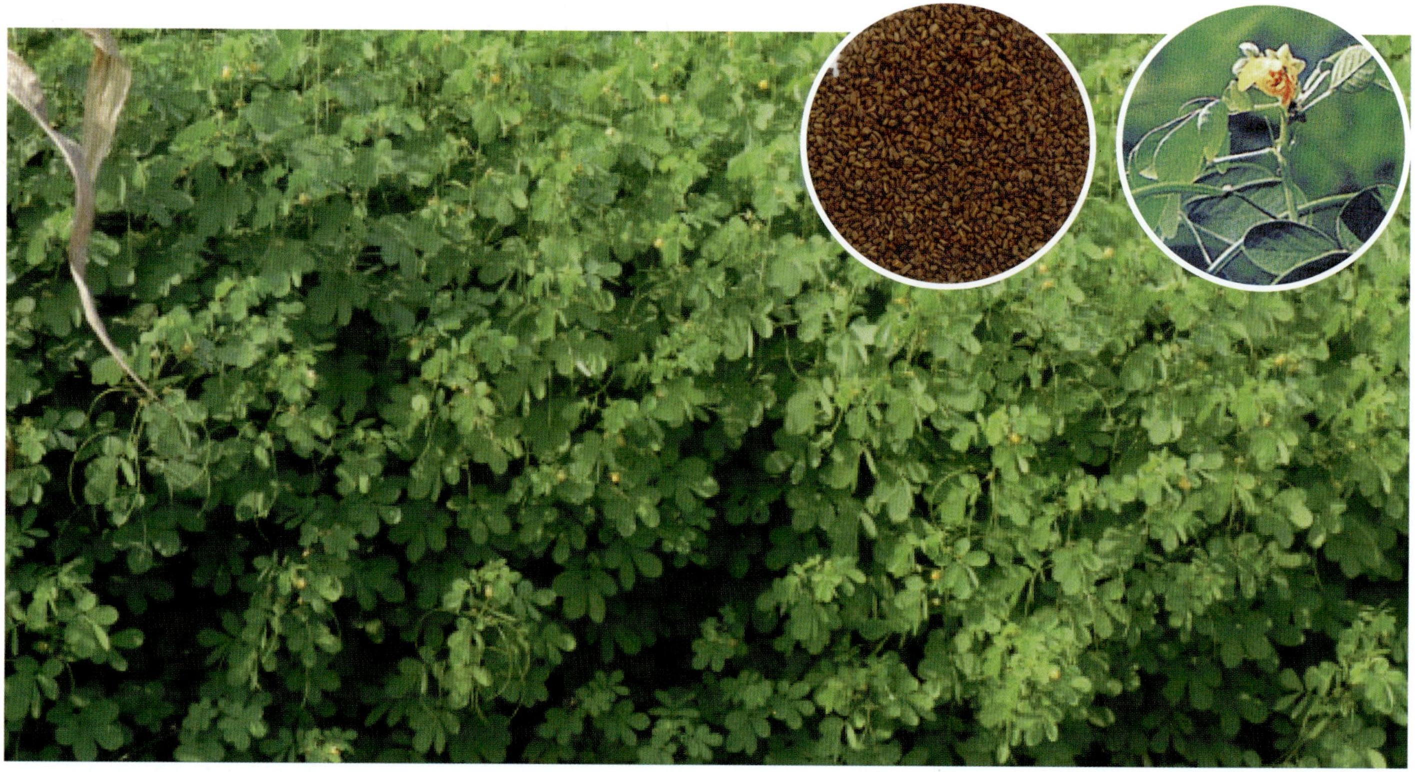

결명자는 높이 1.5m가량이고 잎은 거꿀달걀꼴이고 여름에 노란꽃이 핀다. 삭과(蒴果)는 약용함. 결명자란 눈을 밝게 해주는 씨앗이란 뜻이다. 결명자는 특이한 냄새와 맛이 있으며 약의 속성은 달고 쓰고 짜며 약간 찬 성질이 있다. 간의 화를 내려 눈이 충혈되고 붓고 아프며 눈물이 흐르는 증상을 치료하고 야맹증에도 이용한다. 그리고 열이 대장에 쌓여 생기는 변비에 효과가 있다. 또 혈압을 내리고 동맥경화 예방에도 사용된다. 약리 효과는 혈압강하, 이뇨, 통변, 자궁수축 작용과 피부간균 억제, 콜레스테롤 강하 등의 효능이 있으며, 차(茶)로도 이용한다.

약리작용 : 1. 혈압 강하 작용과 이뇨 작용이 있고 2. 대변을 순조롭게 하는 작용과 자궁 수축 작용을 나타낸다. 3. 콜레스테롤 강하로 죽상동맥경화 형성에 억제 작용을 나타낸다. 4. 면역세포 기능을 억제시킨다.

임상보고 : 1. 고지혈증에 이 약물 50g에 물을 붓고 달여서 1일 2회 복용 하였으며, 2. 음도염에도 달인 물로 1일 1회 환부를 세척하자 유효한 반응을 보였다. 3. 소아의 소화 기능을 개선 시켰다.

양귀비 (楊貴妃) · 양귀비과

Papaver Somniferum Linne

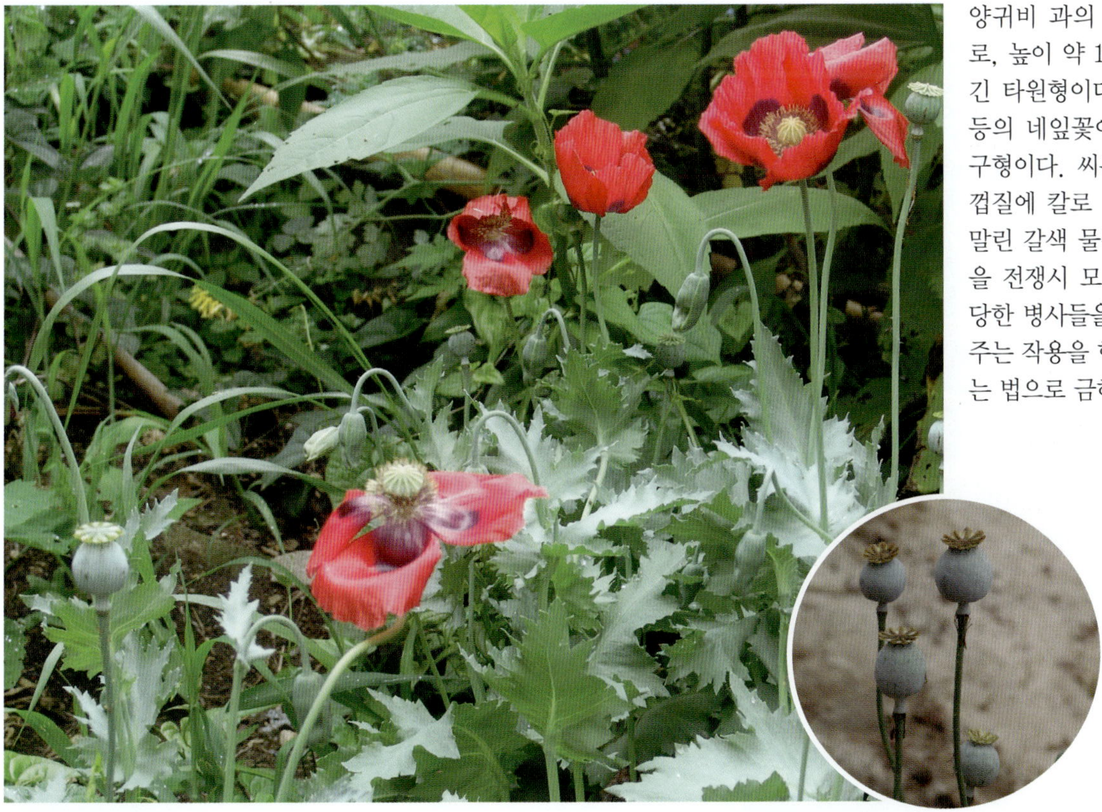

양귀비 과의 한해살이풀 또는 두해살이풀로, 높이 약 1m 정도 자라며 잎은 어긋나고 긴 타원형이다. 늦봄에 백, 홍, 홍자, 자색 등의 네잎꽃이 예쁘게 핀다. 삭과(蒴果)는 구형이다. 씨는 식용한다. 〈덜 익은 과실의 껍질에 칼로 에어서 흘러나오는 진을 모아 말린 갈색 물질, 이것이 아편이다〉 이 아편을 전쟁시 모르핀〈morphine〉주사로, 부상당한 병사들을 일시적으로 통증을 완화시켜 주는 작용을 한다. 양귀비 재배와 아편 채취는 법으로 금하고 있다. 일명 앵속(罌粟).

약효

1. 폐(肺) 기능 허약으로 해수가 오래도록 치료되지 않는 것을 다스리고
2. 수렴성이 강하여 오래된 설사와 이질에 특효를 보인다.
3. 강한 진통 효과가 있어서 복통과 위통 그리고 근육과 골격통 및 암 등의 격렬한 통증을 다스린다. 잎과 줄기도 약효가 뛰어나다.

약리작용

1. 진통 진해 작용이 뛰어나고 호흡 억제 작용도 나타난다.
2. 위장과 괄약근의 장력을 높여주고, 위장 내용물의 전진 운동을 느리게 하므로 변비를 일으킨다. 반복하여 이용하면 중독성을 보이므로 장복은 금물이다.

양하 · 생강과, 생강 속 (다년초)

zingiber mioga

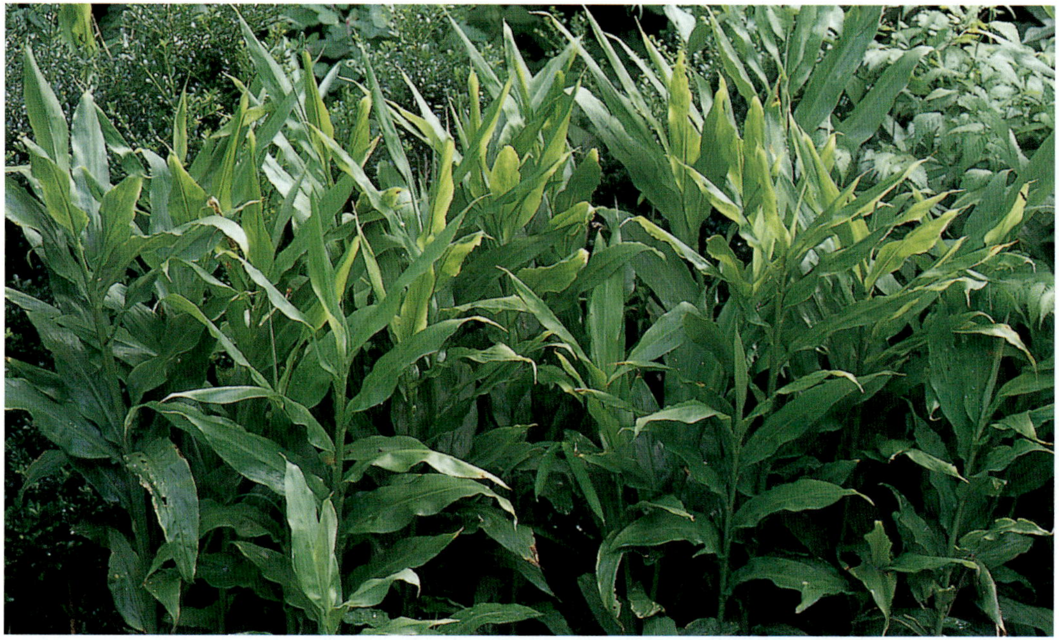

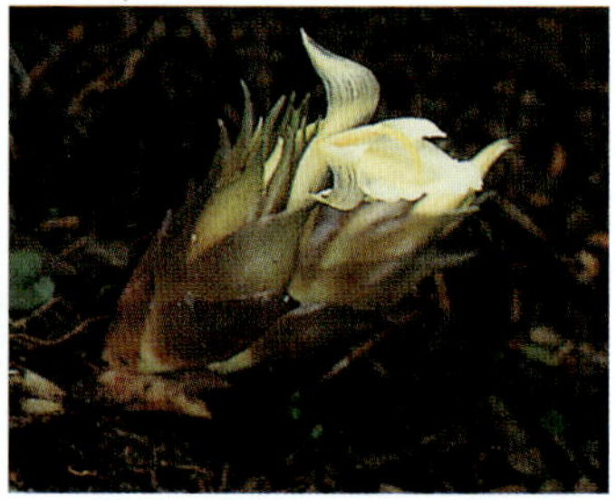

▲양하의 꽃

재배 포인트

반그늘에서 부식질에 풍부한 토질을 좋아한다. 건조를 싫어하기 때문에 포기 밑동을 멀칭해서 여름에는 1~2일에 1회 물주기를 한다.

- **포기나누기 적기** : 3~4월 • **이식적기** : 3~4월
- **개화기** : 6월(조생종)~10월 (만생종) • **이용법** : 식용, 입욕제

여러해살이풀로 열대아시아에 분포. 높이 50~100cm. 지하줄기로부터 줄기를 내고 조릿대와 닮은 잎을 맺는다. 여름부터 초가을에 걸쳐서 지면에서 직접 화수를 내어 비늘모양의 포엽에서 담홍색의 1일화를 피게 한다. 화수를 양하의 싹, 연백화한 어린 줄기를 양하의 키라고 부르고, 양념이나 식초에 담근 식품 등으로 한다. 9~10월에 줄기, 잎을 베어서 건조 보존한 잎은 입욕제로 이용하면, 혈행을 좋게 하고, 몸을 따뜻하게 하는 효과가 있다.

해설 : 뿌리줄기는 1. 여인의 몸이 한랭하여 생리가 일정하지 않을 때에 효력을 얻고, 허약해서 생기는 백대하도 치료하며, 2. 노인성 해수, 천식에 진해 거담 작용을 나타낸다. 3. 종기에 짓찧어 환부에 바르고 4. 안구 출혈에도 가루를 만들어 사용한다. 5. 솔비나무 껍질과 같이 달여서 간염에 쓴다. 종자는 복통이 심할 때에 설탕과 물을 붓고 달여서 복용한다. 단, 위 출혈에는 쓰지 않는다.

달맞이 꽃이브닝 드림로즈바늘꽃과, 달맞이꽃 속

Oenothera biennis

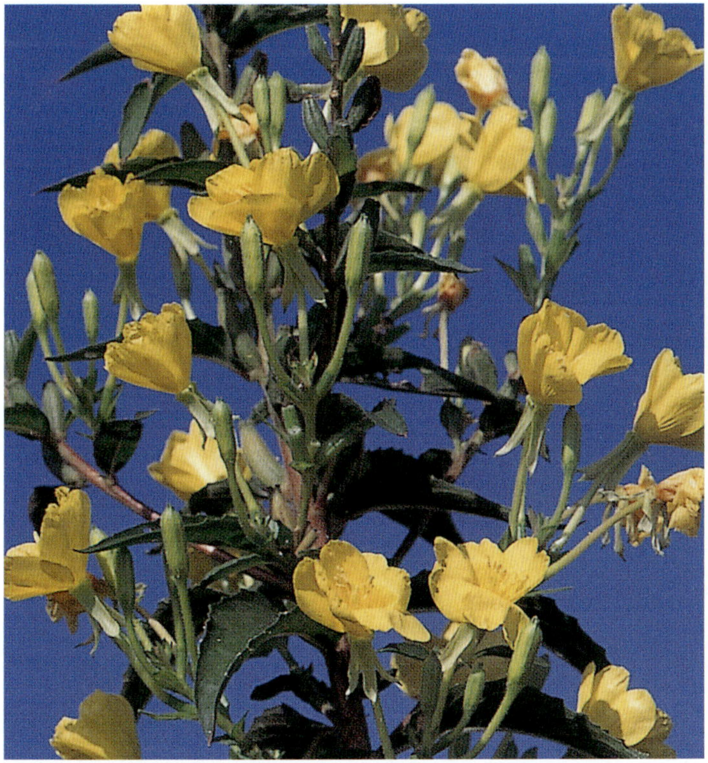

두해살이풀로 북미에 분포하고, 건조한 황무지에서 자란다. 줄기에 털이 있고, 포기에서 갈라져 나와서 높이는 1m정도. 근출엽은 군집하듯 많이 달리고, 직경이 60cm정도나 된다. 줄기에 달리는 뿌리밑동의 잎은 가느다랗고 끝이 뾰족하며, 가장자리에는 얕은 결각이 있다. 줄기의 털의 기부는 붉어지지 않는다.

변이성에 풍부하고, 교잡하기 쉽기 때문에 근연종과의 구별이 어렵다. 꽃잎은 도심장형으로 4잎, 꽃 지름5~6cm. 2년째에 담황색의 꽃이 맺는다. 꽃은 저녁때에 피고, 아침까지 계속 피어 감미로운 향기가 나는데, 아침이 되어 시들면 붉게 변한다.

뿌리는 직근으로 깊게 뻗고, 육질로 굵고, 직경이 약 5cm나 되며, 「햄의 뿌리」라고도 부른다. 이 뿌리를 2년째의 여름에 파내서 건조시킨 후 보존한다. 삶으면 달아서, 식용이 된다. 어린 싹은 샐러드로. 또한, 열매에서 채취하는 지방산은 피부의 건강에 좋다고 하여 약용이 된다. 뿌리를 월견초라 하고 종자를 월견자라 한다.

- **파종적기** : 9~10월, (온실에서 2~3월)
- **개화기** : 6~9월
- **이용법** : 식용, 약용

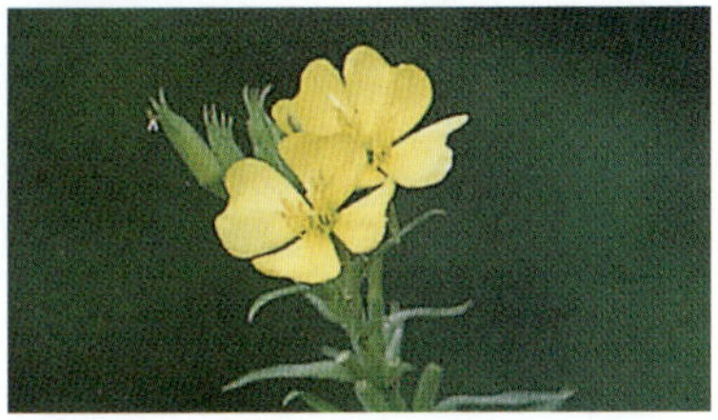

▲꽃은 야간 성으로 달콤한 향기가 있다.

해설 : 월견초는 감기로 고열이 있거나 인후염이 있을 때 6~12g에 물을 붓고 달여서 복용한다. 민간에서는 종자의 기름을 당뇨병에 복용 한다. 월견자는 콜레스트롤을 비롯한 지질 성분의 과다한 축적 작용을 억제시키므로 고지혈 등에 여러가지로 응용 된다.

성분 : 꽃에는 소량의 정유가 함유 되어 있다.

재배 포인트

햇볕이 잘 들고 배수가 잘 되는 좋은 사질토양을 좋아한다. 온실 내에서 파종을 하고, 육묘를 하여, 5월에 포기사이를 50cm로 잡아서 정식한다. 비료는 너무 많이 줄 필요는 없다.

천궁 (川芎) • 미나리과

Lingustieum chuangxiong Hort

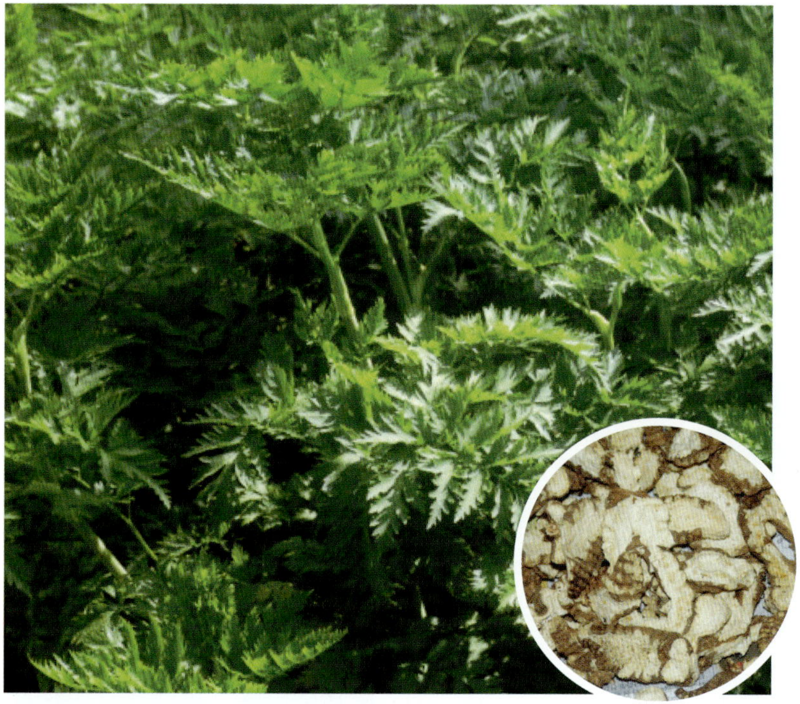

다년생 초본으로 높이 30~60cm이고, 중국 원산의 재식 식물이다. 곧게 자라고 가지가 갈라진다. 잎은 호생하고 2회 우상 복엽이며, 소엽은 난형 또는 피침형이고 결각상 톱니와 예리한 톱니가 있으며 근생엽은 잎자루가 길고 위로 올라갈수록 작아진다. 꽃은 백색으로 산형화서를 이루며, 꽃잎은 5개로 안으로 꼬부라진다.
산경은 19개, 소산경은 15개 정도이며, 총포와 소총포는 각각 5~6개로 선형이다. 수술은 5개, 암술은 5개이며 열매는 익지 않는다. 방향성 식물이다.

해설 : 1. 혈액순환을 활발하게 하고 기운의 순행을 도와서 통증을 제거하는 식물이다. 전신의 기체혈어(氣滯血瘀)로 인한 협통과 복통에 유효하며, 2. 여자의 생리통에 향부자(香附子) 등과 배합해서 치료한다. 3. 관상 동맥 질환으로 인한 흉부동통에 유효하다. 4. 풍한(風寒)으로 인한 감기에 쓰이고, 사지와 전신의 동통을 치료하며, 5. 맹장염으로 인한 심한 복통을 완화시키고, 6. 타박상으로 어혈(瘀血)이 정체된 것을 풀어 주는 동시에 통증을 완화한다. 7. 두통에 지통(止痛) 효과가 높다. 8. 산전산후에 널리 활용된다.

임상보고 : 1. 심장박동 이상에 유효성을 나타냈고 2. 국부의 마취 작용을 보였다. 3. 관상 동맥 질환에 80% 알코올 추출액을 약침 제제로 사용하자 심교통증이 완화되고 심전도상에서 개선 반응을 보였다.

용　도 : 식용〈어린잎〉 약용〈뿌리줄기〉
약　용 : 장, 치통, 진정, 항균, 비타민 E 결핍, 월경불순, 부인병

이용부위 뿌리줄기와 어린잎

성분 열뿌리는 봄과 가을에 채취하여 햇볕에 말려 이용한다.

이용법

뿌리 10g에 물 700ml를 붓고 약한 불에서 반이 될 때까지 달인 액을 조석으로 나누어 식후에 약 2주일 정도 복용하거나 아니면 환약이나 가루약으로 복용하며, 외용에는 환부에 가루를 뿌리거나 조합하여 바르면 된다.

자주달개비 (紫露草) • 닭의장풀과

Tradescantia reflexa RAFIN.

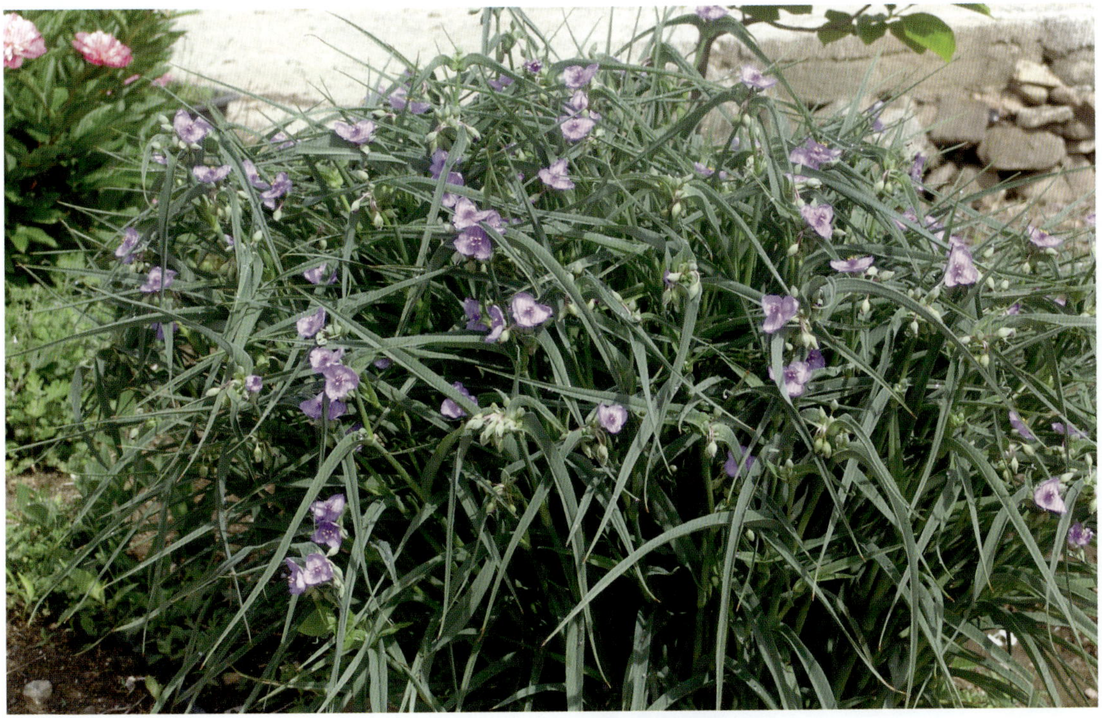

다년생 초본으로 높이 50cm 내외이며, 북아메리카가 원산으로 흔히 사찰 등에서 관상용으로 화단에서 볼 수 있다. 여러 대가 모여 나며, 원줄기는 둥글고 지름 1cm 정도로 푸른빛이 도는 녹색이다. 잎은 호생하고 넓은 선형이며 길이 30cm로 밑부분이 원줄기를 감싸고 윗부분은 수채처럼 흠이 있으며 뒤로 젖혀진다. 꽃은 자주색으로 가는 꽃자루에 취산상으로 달리며 아침에 피었다가 오후에 시든다.

외화피는 3개로 두껍고 자주색이며, 내화피도 3개로 보다 넓고 자주색이다. 수술은 6개이고 수술대에 털이 많은데, 털은 염주형이고 세포가 연결되어 있어 식물학계에서는 세포실험 재료로 이용하기도 한다. 닭의장풀에 비하여 꽃 빛깔이 자줏빛이기 때문에 자주달개비라는 이름이 붙었다.

생약 명 : 자압척초
용　도 : 약용, 관상용, 식물세포 실험재료
약　용 : 당뇨병, 종독, 소종, 해독

이용부위 잎, 줄기, 전초와 꽃

성분 전초에 안토시아닌〈anthocyanin〉이 함유되어 있다.

효능

당뇨병에 혈당강하작용이 있으며 종기를 삭혀주고 종독을 해독시켜 주는 작용이 있다.

약효

전초 말린 것 50~75g을 열탕으로 달여서 하루에 2~3회 나누어 마시면 당뇨병의 혈당을 조절 한다. 그리고 종독의 치료에는 전초를 짓찧어서 환부에 붙이면 효과가 있다.

자운영 (紫雲英) · 콩과

Astragalus sinicus L.

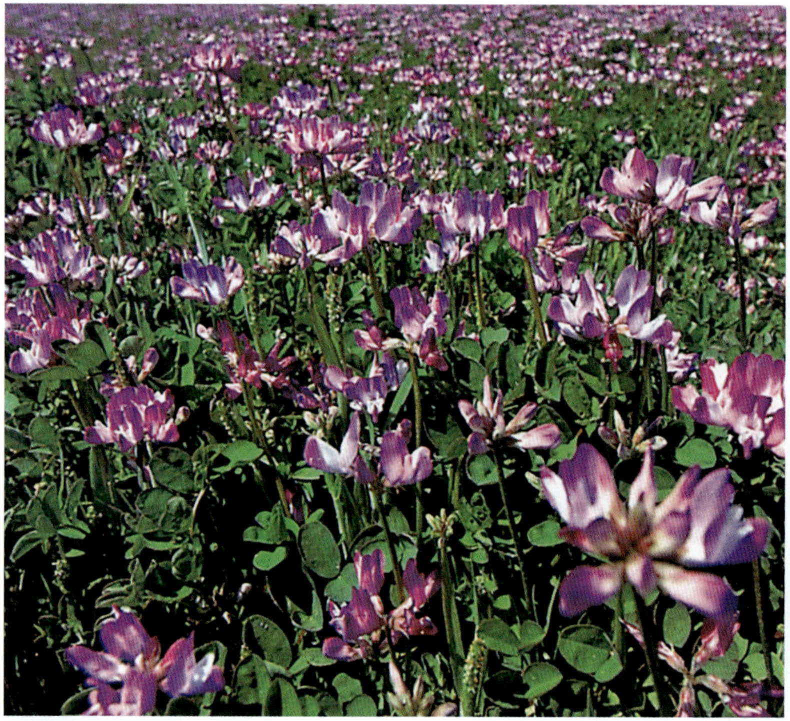

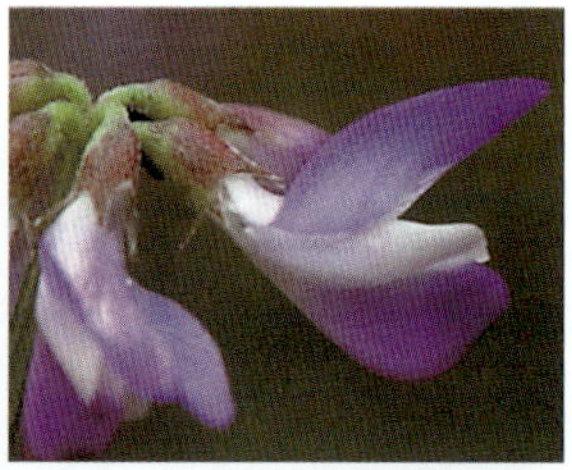

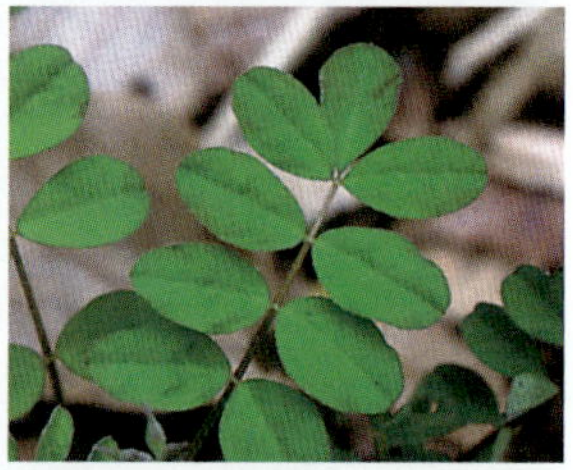

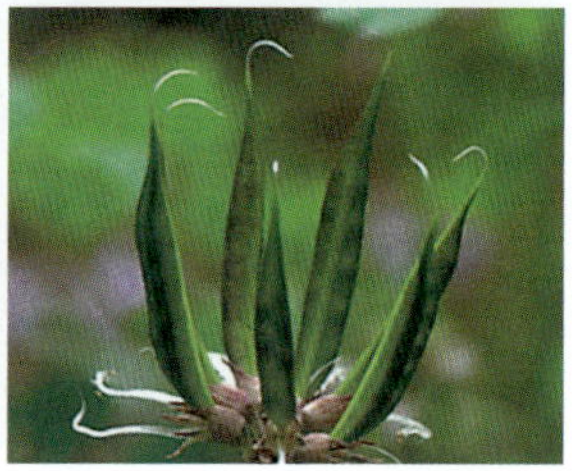

높이 10~15cm 정도 자라는 2년 초로 줄기는 비스듬히 또는 옆으로 퍼지면서 자라며 흰색 털이 약간 있다. 가지는 지상에서 많이 분지되어 직립한다. 잎은 기수우상복엽이며 작은 잎은 9~11장이고 잎은 도란형 또는 타원형으로 길이는 6~15mm, 폭은 3~7mm로 끝이 둥굴거나 오목하게 피어져 있다.

엽병 길이는 2 · 5cm이고 탁엽은 난형이며 길이는 2~4mm로 끝이 뾰쪽하며 뒷면에는 부드러운 털이 나 있다. 꽃은 접형화이고 자홍색으로 피며 가끔은 흰색도 있다. 꽃대 길이는 10~15cm로 7~10개의 꽃이 윤상 산형화서로 배열하여 핀다. 꽃은 4~5월에 피며 작은 꽃대 길이가 1~2mm이다. 흔히 녹비를 하기 위해 재배하여 여린 잎은 식용한다.

효능

청열해독[淸熱解毒], 거풍명목(袪風明目), 량혈지혈(凉血止血)

약효

1. 감기의 열로 인한 인후염 치료에 쓰이고 가래가 끓는 해수에도 유효하다.
2. 급성 결막염으로 눈이 충혈되어 감고 뜨기가 어렵고 통증이 있을 때에 활용되며,
3. 피부염, 종기, 혈소판감소성자반병, 대상포진에도 해열, 소염, 항균 작용을 한다.
4. 생리불순과 대하에도 쓰이며,
5. 뿌리는 급성간염에 이용되고,
6. 종자도 역시 급성 결막염에 응용된다.

독새풀 (看麥娘) • 화본과

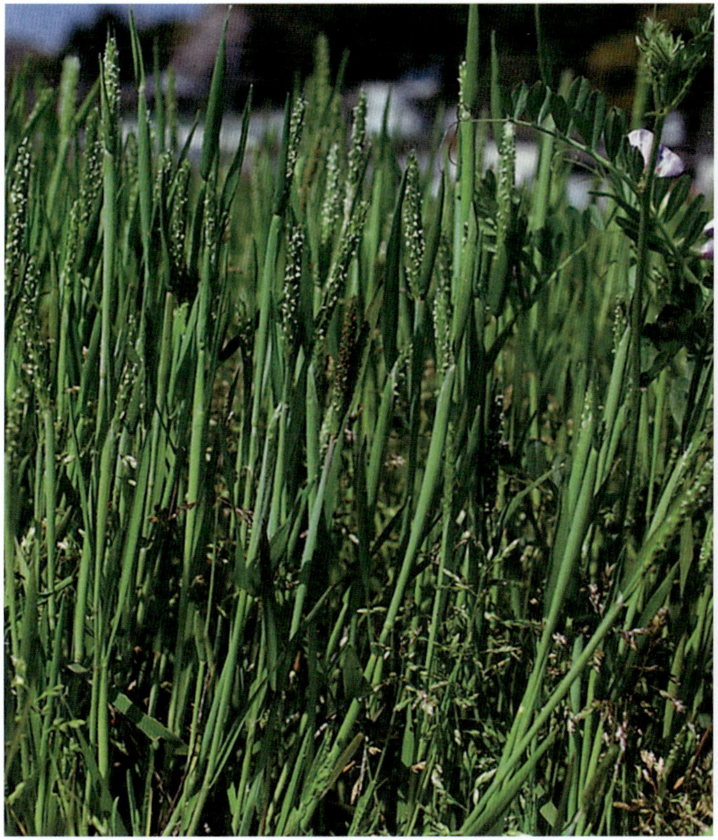

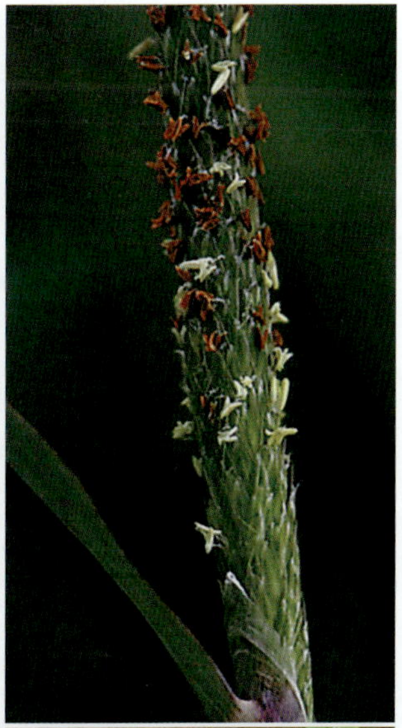

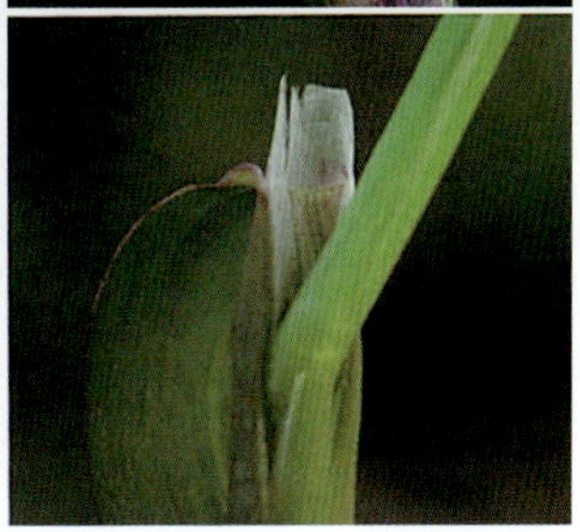

화본과의 한 두해살이풀, 독새풀〈뚝새풀〉 Alopecurus aequalis SoROL의 지상부이다. 독새풀의 특징은 봄이면 논에 지천으로 반갑지 않게 나서 농사를 짓는데, 애를 먹이는 풀이다. 생명력과 번식력이 강하여 보리 재배에 많은 어려움을 주었던 풀이, 그 시절엔 이처럼 약용이 된 줄은 몰랐었다. 이상하게도 어린순은 소가 먹다가 하얗게 꽃이 피면 잘 먹지를 않는다. 6~70년대까지 농사짓는데 애물단지였던 독새풀이, 이제는 세월의 흐름과 변화에 따라 차츰 자취를 감추고 있다. 지난날 농사를 짓던 사람들에겐 못 견디게 추억이 묻어나는 회억의 식물이다.

효능

이수소종(利水消腫), 해독(解毒)

약효

1. 전신부종을 내리게 하고,
2. 소아의 수두(水痘)에도 효험이 있으며
3. 소아의 복통 설사에도 이용된다. 기타 종자는 짓찧어서 뱀에 물린데 외용한다.

쇠뜨기 (問荊) • 속새과

Equisetum arvense Linne

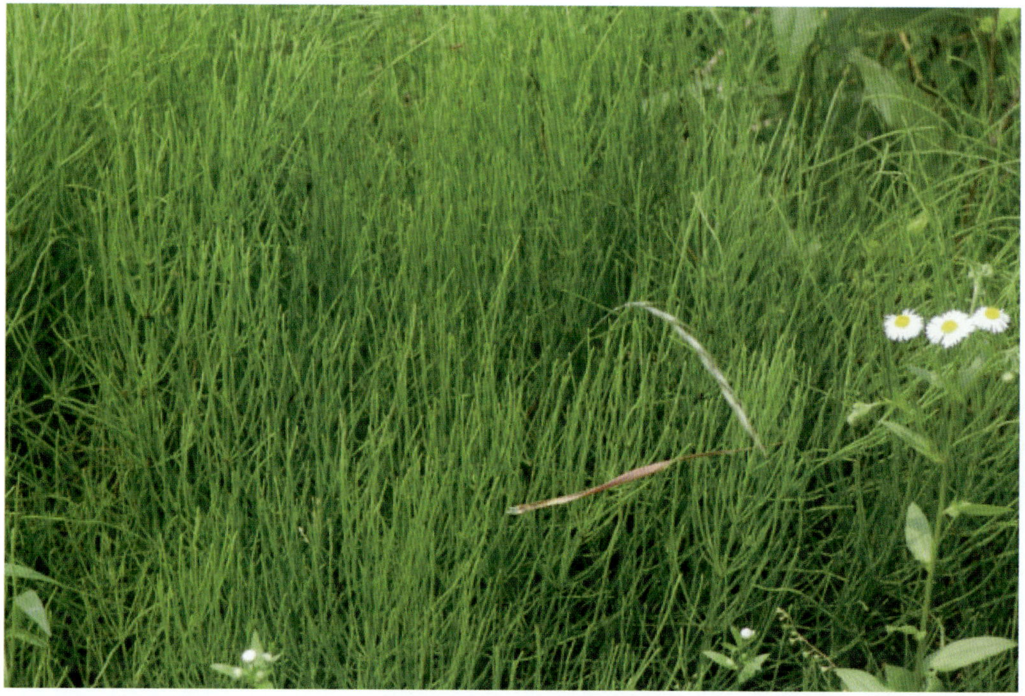

햇볕이 잘 드는 논밭 둑에서 잘 자라며 긴 땅속줄기가 뻗으면서 자라는 다년생초본이다. 생식 줄기는 이른 봄에 자라고 그 끝에 포자낭수가 달려있다. 가지가 없고 마디에 비늘 같은 연한 갈색 잎이 돌려난다.

영양 줄기는 높이 30~40cm로 생식줄기가 쓰러질 무렵에 녹색을 띠며 마디와 능선이 있고 마디에 비늘 같은 잎이 돌려나며 가지가 갈라진다. 포자낭수는 타원 모양으로 육각형의 포자엽이 밀착하며, 안쪽에는 각각 7개 내외의 포자낭이 달린다. 일명 쇠뜨기란 "소가 잘 뜯어 먹는다"는 뜻이 있다.

생약 명 : 문형(問荊)
용　도 : 약용〈영양줄기〉, 식용〈생식줄기〉
약　용 : 지혈, 천식, 고혈압, 장염, 눈병, 기관지병, 변비, 탈모예방

이용부위 전초

채취와 조제

여름에 채취하여 그늘에서 말린 후 이용 시는 잘게 썰어서 이용한다.

이용법

탈모증에는 줄기를 물에 잘 씻은 다음 믹서로 물과 섞어 갈아 나온 액으로 머리를 감으면 효과가 있다. 이때 쇠뜨기의 즙이 줄어들어 없어질 때까지 감으면 머리카락이 반짝반짝 윤이 나고 탈모도 예방된다.

토끼풀 (三消草) · 콩과

Trifolium repens Linne.

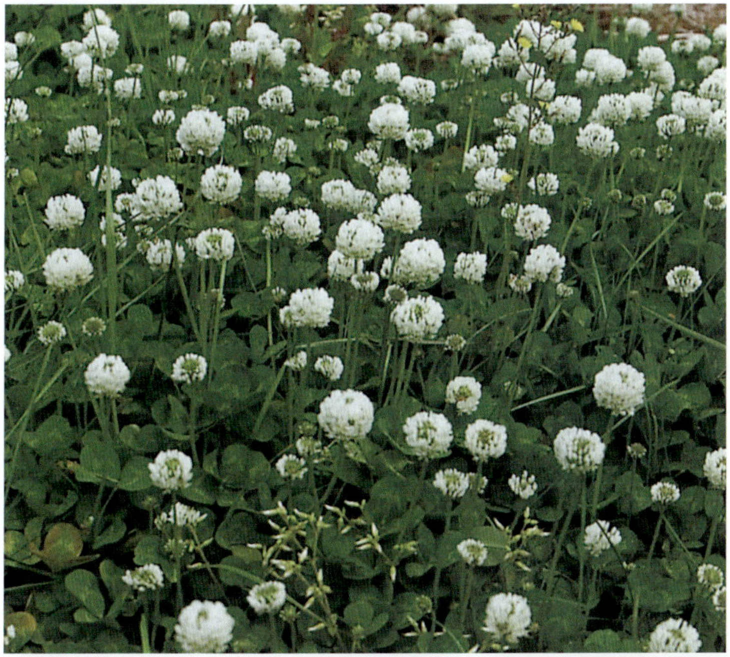

콩과의 여러해살이풀로서, 길이 20~30cm의 잎꼭지 끝에 작은 잎이 보통 세 개가 심장 모양으로 붙어 있다. 여름에 흰 꽃이 나비 모양으로 핀다. 녹비용(綠肥用)으로 재배. 클로버, 화란자운영.

성분

여성호르몬, Aminoacid가 함유되어있다.

효능

청열량혈(淸熱涼血)

약리

이 식물의 여성 호르몬 성분은 성장기 흰쥐의 자궁에 수축 작용을 나타내고 자궁의 무게를 증가시키는 작용을 한다.

약효

1. 신경 이상 증상에 이 식물 40g에 물을 붓고 달여서 복용하고 생것을 짓찧어서 얼굴에 붙이면 깨어난다.
2. 민간요법으로 치질 출혈에 이 식물 40g에 물과 술을 각각 2/1씩 넣고 달여서 복용하면 효과가 있다.

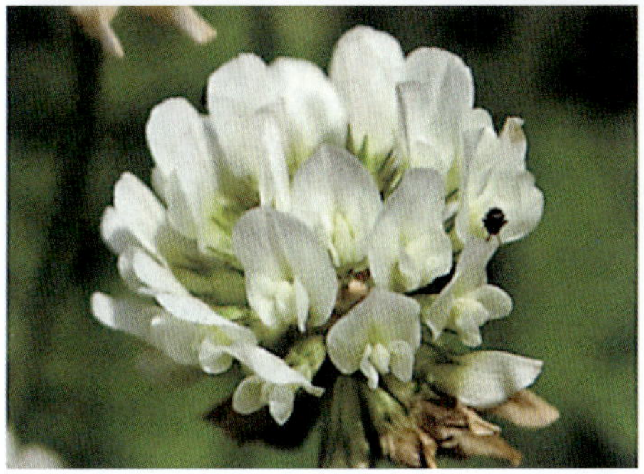

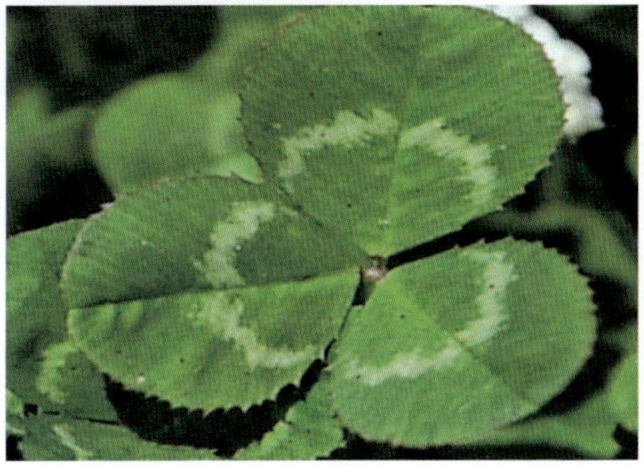

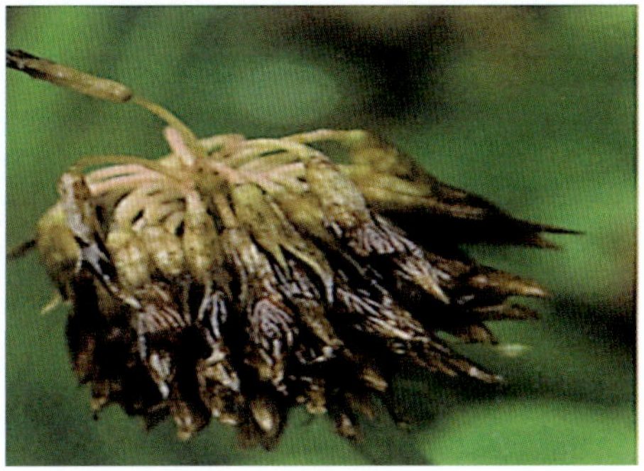

쑥

Mugwort

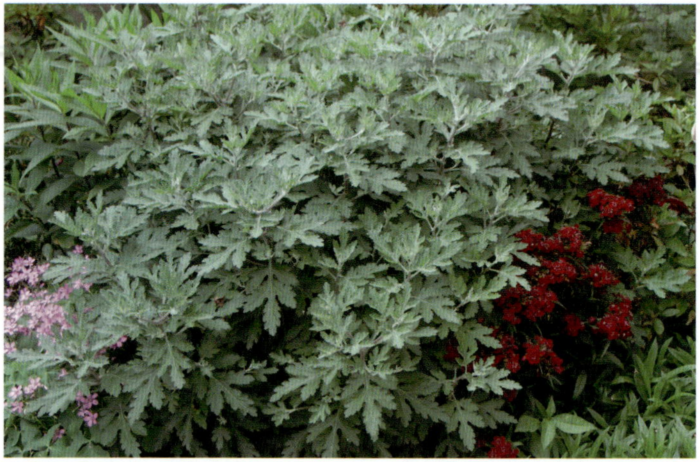

- 학　명 : Artemisia vulgaris
- 과　목 : 국화과 쑥 속 / 다년초
- 원 산 지 : 유럽
- 분포지역 : 한국, 일본, 중국 등지
- 화 초 키 : 60~150cm
- 개 화 기 : 9~10월
- 증 식 법 : 포기나누기 2~3월

우리 민족에게 가장 친근하고 많이 이용해 오고 있는 허브

들에 남. 가지가 잘 나누어지는 줄기가 무리지듯이 돋아난다. 잎은 크게 갈라지고, 표면은 녹색. 잎의 뒷면은 젖빛 솜털이 있고 회백색으로 보이며 향기가 남. 잎은 요리에 사용하며, 떡과 뜸의 재료로 이용한다. 여름 가을에 담홍자색 꽃이 핌. 봄에 여린 잎을 따고, 삶아서 떡에 넣어서 쑥떡으로 하는 외에, 잎을 건조시켜서 절구에 빻아, 잎의 뒷면의 면모를 모은 것은 뜸뜰 때의 약쑥으로 이용된다. 특히 강화약쑥이 유명하다.

해설: 1, 氣血과 經脈을 따뜻하게 하므로, 자궁과 하복부가 허약하고, 차서 일어나는 자궁 출혈 및 임신 중 출혈, 토혈, 코피, 각혈에 지혈 반응을 나타낸다. 2, 하초下焦가 허약하고 차며 복부에 냉감과 동통이 있는 증상 및 생리불순, 생리통, 대하帶下 등에 유효한 반응을 보인다. 3, 습진, 피부 가려움증에 약물 달인 물로 환부를 세척 한다.

약리: 1, 지혈 작용이 있어서 응혈凝血 시간을 단축 시키고 2, 기관지 평활근에 이완 작용이 있으며, 3, 진해 거담 작용 4, 수면 시간 연장과 자궁 흥분 작용이 있다.

임상 보고: 1, 유산 전조증으로 출혈을 보일 때에 유효하며 2, 만성 기관지염에 현저한 유효성을 보였다. 3, 만성 간염, 지연성 간염과 간경변에도 반응응 보였으며 4, 화상에 이 약물의 증기를 쐐자 치료율을 보였다. 5, 방사선 피부 궤양에 약물 달인 물로 환부를 세척 하자 높은 치료율을 보였다.

기르기 전에

기　후 : 햇볕과 배수가 잘되는 곳에 심으면 너무 증가해서 곤란할 정도로 들에 해마다 자연적으로 많이 자라남 / 증식법 : 삽목 · 포기나누기

수확을 하면

이용부분 : 잎 · 뿌리 · 씨앗
이 용 법 : 식용 · 약용 · 방충효과

약쑥의 효능

쑥차(쑥 즙) – 암 등 성인병 예방 / 노화방지 / 비만해소 / 알레르기성 병 예방 / 심장병 / 간염에 효험 / 위궤양 위장병 / 동맥경화 고혈압 예방/ 모든 부인병에 유효 / 저혈압 현기증 / 두통 / 설사와 변비 개선 효과

쑥 주(술) – 기침 / 감기 / 천식 / 발작예방에 도움

쑥 목욕 – 혈액순환 피부미용 생리통을 근본적으로 치료함

쑥 베개(방석, 이불) – 숙면과 심장병에 좋다. 요통이나 신경통 변비 치료에 좋다.

쑥 연기 – 치질 / 무좀 / 출산 후 발열성 병 / 지혈 / 살균작용 / 혈액순환 이외에도 쑥뜸 쑥잎 태워 연기 쐬기와 기타 다른 요법의 효능이 많이 있다.

사철쑥 · 국화과

Aryemisia copillaris

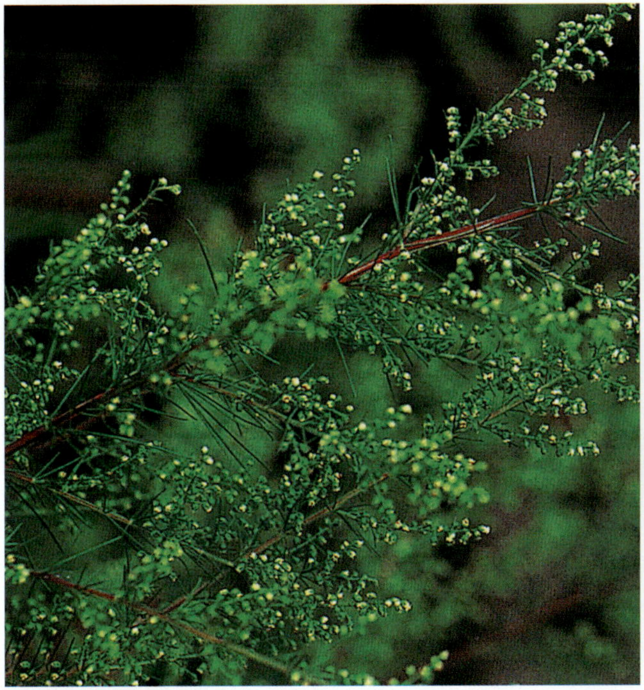

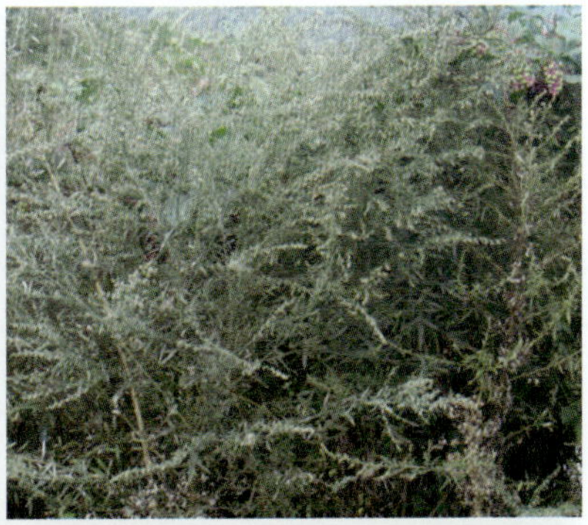

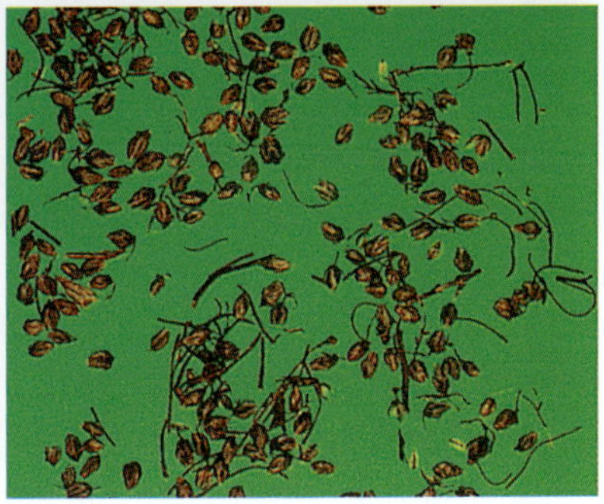

강가나 해안 등의 모래밭에 많이 자생하는 여러해살이풀. 봄에 흰 솜털로 덮인 쑥과 닮은 근생엽이 나온다.
높이30~60cm로, 2회 우상으로 전열하여 호생한다. 여름~가을에 가지 상부에서 대형의 원추화서를 만들고, 다수의 소형인 두화가 고개를 숙이듯 맺는다.
꽃은 황색이지만, 녹색의 총포 쪽이 두드러진다. 인진(茵蔯).

임상보고 : 1. 전염성 간염에 1회 40~60g에, 물을 붓고 달여서 복용하자 해열 및 간(肝) 용적 축소와 효소의 활성 반응이 나타났다. 2. 인진 80g, 대추 18개를 넣고 달여서 복용하자 심장 율동 이상에 좋은 반응을 보였다. 3. 고(高) 콜레스테롤 환자에게서 콜레스테롤 강하 작용을 보였다.

이용부위 - 화수

약효 황달

채취 · 보존

5~6월, 흰 솜털이 나 있는 어린 근생엽을 채취하여 그늘에 말린다. 이것을 인진면이라 한다. 8~9월의 개화시에는 화수를 따서 그늘에 말린다. 인진호라고 한다.

사용법

황달에는 건조한 화수 10~20g을 컵3의 물로 반이 될 때까지 끓여서 1일 분량으로 하여 3회에 나누어 복용한다. 건조한 근생엽도 같이 사용할 수 있으나 약효는 화수 쪽이 높다고 할 수 있다.

• **황달(黃疸)** 주로 간의 이상으로 인한 부차 증상으로서 쓸개집의 색소가 혈액에 옮겨서 생기는 병(살갗과 오줌이 누른빛으로 변함). 달병(疸病).

개똥 쑥 · 국화과

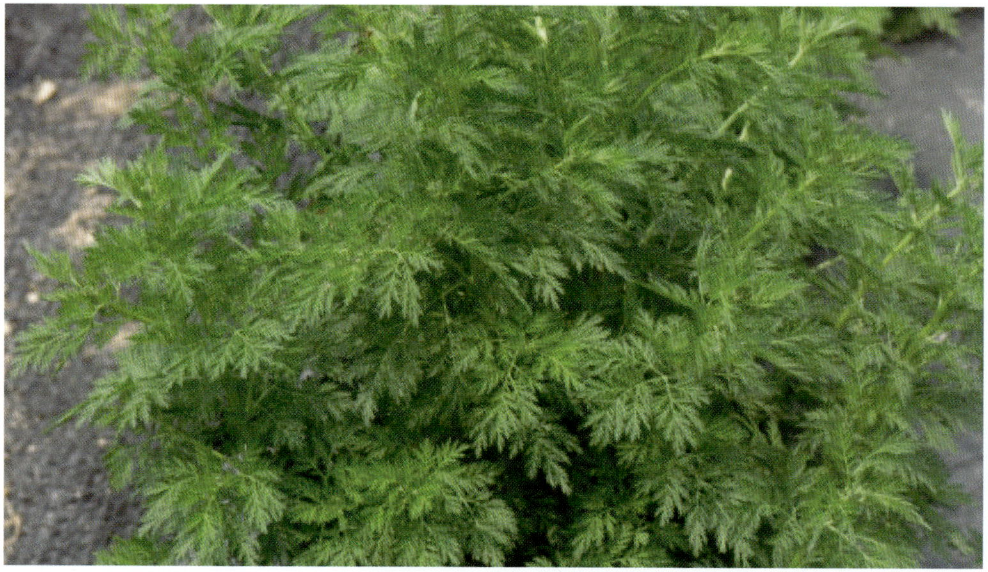

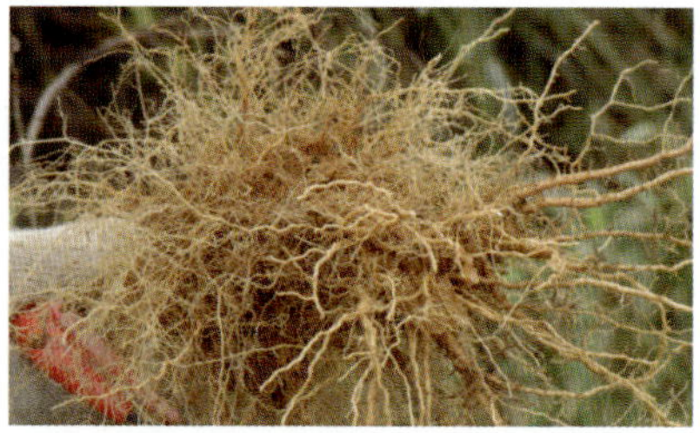

▲개똥 쑥 뿌리

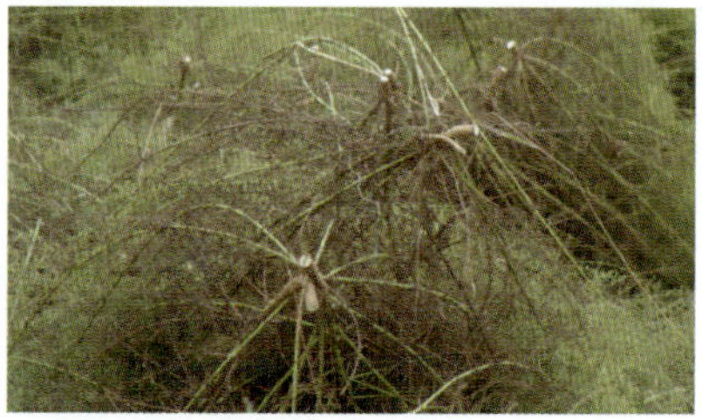

▲수확기의 개똥 쑥

국화과의 한해살이풀 개똥쑥 Artemisia annua Linne의 지상부이다. 효능은 여름철 더위로 인한 메스꺼움, 구토, 가슴이 답답하고 열이 많은 증상에 도움이 되며, 허열을 내리게 하고 뼛골이 쑤시면서 열이 나고, 특히 해가 질 때 조열이 나며 미열이 지속적으로 없어지지 않고 손과 발에 열이 나믄 증상과 온열병(溫熱炳) 후기에 사기(邪氣)가 음분(陰分)에 들어가서 밤에는 열이 나고 아침에는 약간 춥게 느껴지고 땀이 없으면서 간혹 미열이 계속 되는 증상에 쓰인다. 또한, 혈액 속의 백혈구 수를 늘려주어, 면역력을 강화하여 피를 맑게 하고 혈관을 깨끗하게 하여, 혈당조절 및 당뇨와 고혈압을 치료하는 데 효과가 있다. 그리고 "아르테미신"이라는 살암(殺癌) 성분이 암을 스스로 자멸하게 하는 작용을 하여 암 치료와 예방에 큰 도움이 된다 한다. 〈미국 워싱턴대학 연구 실험결과 실제 병원에서 환자에게 투여되는 항암 약물보다 무려 1200배 이상 항암 효과가 있는 것으로 밝혀졌다고 한다. 다만 다른 약초와 섞어서 사용할 때의 이야기다.〉 또한 다량의 비타민이 함유되어 있어 면역력을 강화해 만성피로를 개선하는데 효능이 있다 한다.

성분

정유성분이 다량 함유되어 있다.

임상보고

1. 학질에 생것을 달여 마시면 임상효과가 현저하다. 2. 만성기관지염의 진해, 거담, 천식에 효과가 있다. 3. 홍반성낭창에 환을 지어서 장기간 복용한다. 4. 간디스토마에 매일 약침 재재를 써서 대략 1~4일 이내에 효과를 볼 수 있다. 5. 구강 점막의 편평태선에 일정한 효과를 나타낸다.

당귀 · 미나리과, 멧두릅 속 (다년초)

Angelica acutilca acutloba

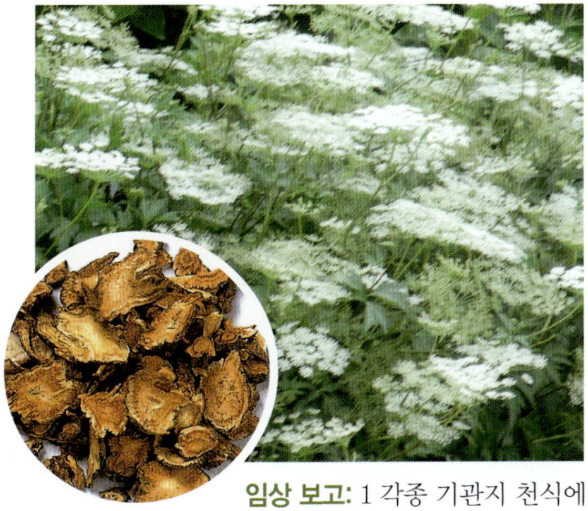

▲당귀(생약명)

해설: 1 심혈心血과 간혈肝血이 부족해서 일어나는 안면창백, 입술과 손톱에 광채가 없고 머리와 눈이 어지러우면서 가슴이 뛰는 증상에 작용을 한다. 2 부인이혈허血虛하고 어혈瘀血이 있어서 생리가 불규칙하고 생리통 또는 생리가 없는 증상에 쓰인다. 3 여자의 생리 조절 작용이 뛰어나고 산전, 산후 질환에 통용 된다. 4 혈액 대사를 촉진 시키므로 어혈과 혈액 순환 장애로 인한 마비 증상을 풀어 주고 통증도 완화시킨다. 5 부기를 빼 주고 피부가 헐어 생긴 발진을 다스리므로 외과에도 활용된다. 6 혈허로 인해서 나타나는 두통에 쓰고 7 변비에도 유효하다.

약리: 1 자궁 흥분과 억제 작용을 조절하고, 단백질 합성을 촉진 시키며, vitamin E 결핍을 방지 하므로 유산을 막아 준다. 2 관상동맥의 혈류량을 촉진 시키고 3 적혈구 생성을 왕성하게 한다. 4 항염증 진통 작용이 나타난다. 5 비 특이성 면역 촉진 작용이 있어서 단핵 대식 세포의 탐식 능력을 높인다. 6 항산화 작용을 한다. 7 항방사능 작용이 있고 8 기관지 천식에도 유효하며 9 간 기능 보호작용도 나타난다.

임상 보고: 1 각종 기관지 천식에 유효성을 높였고 2 결혈성 중풍과 심장 박동 이상을 조절했다. 3 약침 제제들은 결혈성 중풍 치료에서 혈류 변화를 볼 수 있으며 4 뇌동맥 경화에도 치유율을 높였다. 5 요퇴통腰腿痛 6 흉부외과 수술 후의 통증해소 7 간장 질환 치료 8 급성 신우 신염, 상부 소화 기도의 출혈증상 9 자궁탈수, 불면증 10 뇌동맥경화 11 유뇨遺尿 12 하악 관절의 문란 증상 13 혈젼폐쇄성맥관염, 대상성 포진 14 우피선, 습진 15 만성 비염, 만성 인후염 16 돌발성이롱, 음경섬유성해면체염 17 관절염 18 위, 십이지장 궤양 19 만성간염 20 습관성 변비 등에 효과가 뛰어 났다.

- **파종적기 :** 3~4월
- **포기나누기 적기 :** 9~10월
- **개화기 :** 5~9월
- **이용법 :** 약용

여러해살이풀로 우리나라 중부 이남에 자생하며 높이 20~80cm. 포기가 퍼지고, 여기저기서 싹이 나온다. 줄기는 하부에서 잘 분지하여 홍자갈색을 띤다. 잎은 깊이 결각이 들어가고, 표면에 광택이 난다. 꽃은 백색의 작은 꽃이 다수 모여서 대형의 삿갓모양을 하고, 꽃대 끝에 맺는다. 줄기와 잎에 상처를 내면 특유의 향기가 난다.

지상부는 개화 시에, 뿌리는 만추에 수확하여 그늘에 말린다. 뿌리는 여성의 보건 약으로서 유명하고, 정혈, 강장, 생리불순 등으로 사용된다. 잎은 목욕용이나 음용으로 하면 혈행을 잘 돌게 하여 몸을 따뜻하게 한다.

재배 포인트

퇴비 등을 섞어 넣은 배수가 잘되는 비옥한 흙을 좋아한다. 여름에는 반그늘이 지는 곳에서 기르고, 건조하지 않도록 물주기를 한다.

맥문동 (麥門冬) · 백합과

Liriope platypyhlla

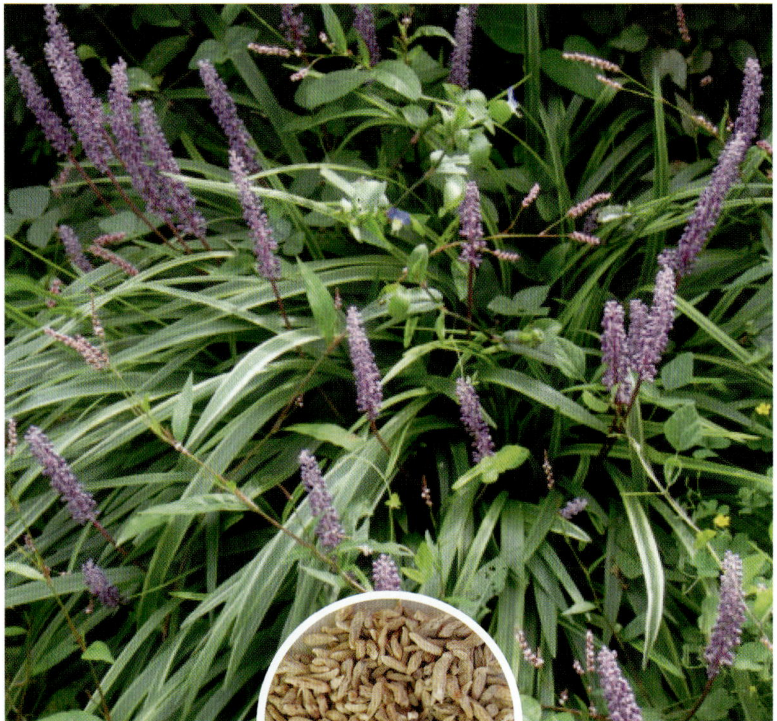

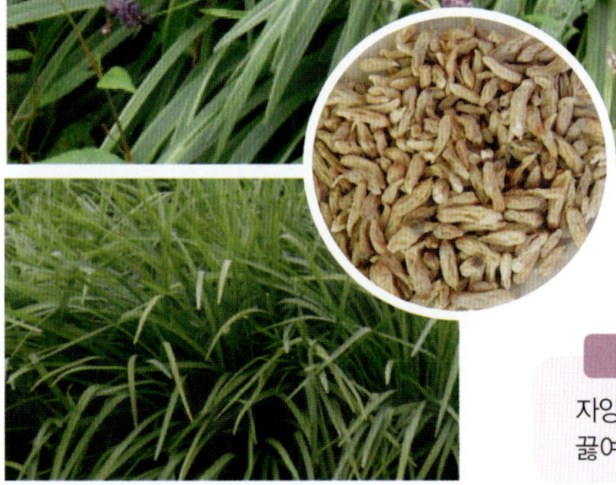

백합과의 여러해살이풀로, 산야의 나무그늘에서 흔히 볼 수 있는 다년초로. 뿌리는 짧고 굵으며 햇볕이 닿지 않는 장소에서도 생육한다. 잎은 모두 뿌리를 내놓고, 선형으로 길이 30~60cm. 뿌리에 군데군데 굵어진 괴근이 달려 있다. 8월에 잎 사이에서 꽃대가 나와서 보라색 꽃이 원주상의 화수가 되어 달린다.
열매는 구형으로 지름 7cm정도, 종자가 자방을 찢고 흑색 구형으로 익는다.
일반적으로 맥문동 쪽이 크다. 또, 상향으로 꽃이 피는 것이 맥문동, 하향으로 꽃이 피는 것이 소엽맥문동이다.

- **원주(原株)** 곁가지에 대한 원줄기.
- **자양강장(滋養强壯)** 몸에 영양이 되어 건강해짐.
- **최유제(催乳劑)** 젖이 잘 나오도록 촉진하는 것.

이용부위 – 뿌리

약효

거담, 기침 그침, 자양강장, 최유

채취 · 보존

가을~봄, 뿌리를 채취, 비대한 부분을 모아서 물로 씻어 햇볕에 말린다. 이것을 대엽 맥문동이라고 한다.

사용법

자양강장, 기침 그침, 거담, 최유 등에, 건조한 괴근 6~10g을 컵2의 물로 3분의 1양이 될 때까지 끓여서 1일양으로 하고, 3회로 나누어 복용한다.

소엽-맥문동 (小葉-麥門冬) • 백합과

Ophiopogon joponicus

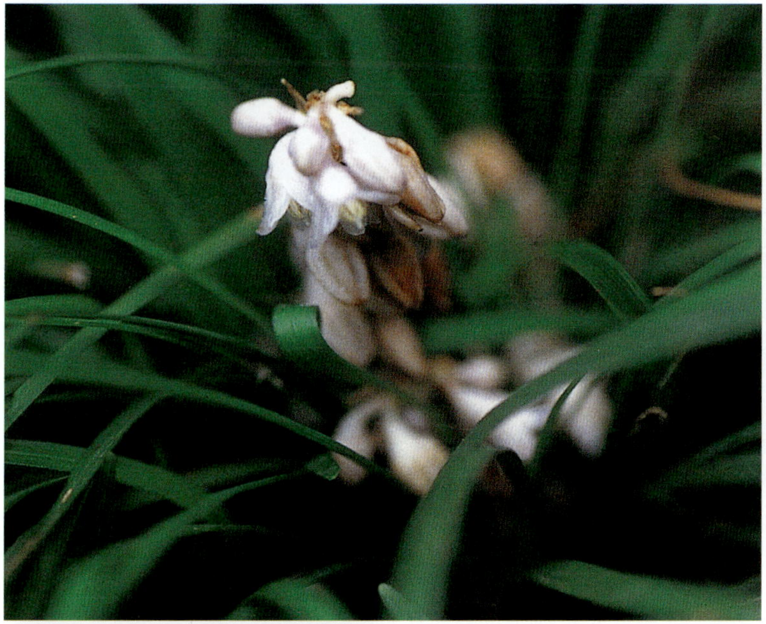

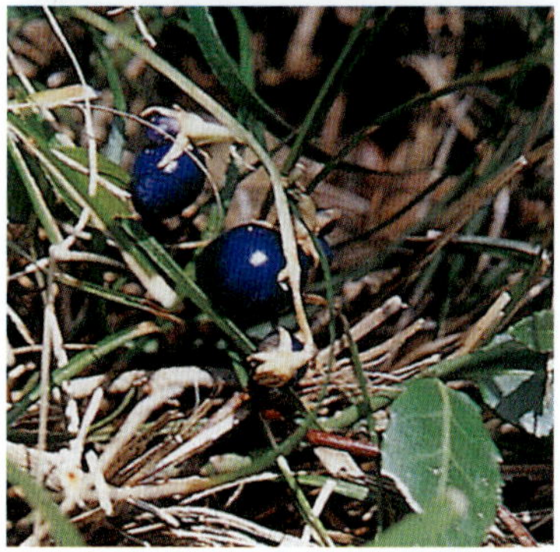

백합과의 여러해살이풀로 각지의 숲에 나고, 또한 관상용으로서 정원 등에 재배되는, 키10cm정도, 잎은 선형으로 길이 10cm~20cm, 뿌리에서 뭉쳐난다.

지하에는 수염뿌리가 있고, 그 일부가 방추모양으로 부풀어 있다.

뿌리로 부터는 긴 런너(포도가지)가 자라서 번식한다.

7~8월, 잎 사이에서 짧은 꽃대가 뻗어, 그 끝에 담자색의 선상화서가 달린다.

- 선형(線形) 잎의 형상의 하나로 폭이 좁고 길며 가장자리가 고른 것.
- 괴근(塊根) 식물의 한 종류로, 뿌리가 비정상적으로 살이 쪄 덩이모양으로 된 것.

이용부위 - 뿌리

약효

거담, 기침 그침, 천식, 기관지염, 당뇨병, 심장병, 류머티즘, 이뇨, 최유

채취 · 보존

7~8월, 잎이 달린 포기 마다 뽑아, 흙을 털어 수염뿌리의 비대한 괴근만을 모아, 물로 씻은 후, 햇볕에 말린다. 이것을 맥문동이라 부른다.

사용법

건조한 덩이뿌리5~10g을 컵3의 물로 반이 될 때까지 끓여서 1일양으로 하고, 3회로 나누어 식간에 복용한다. 심한 기침과 첨성이 강한 가래가 나올 때에는 건조한 괴근10g, 반하, 멥쌀 각 5g, 당근, 감초(감초의 말린 뿌리)각 2g, 대추3g를 끓여서 복용한다.

할미꽃 (白頭翁) • 미나리아제비과 (독)

Puisatilla cernua

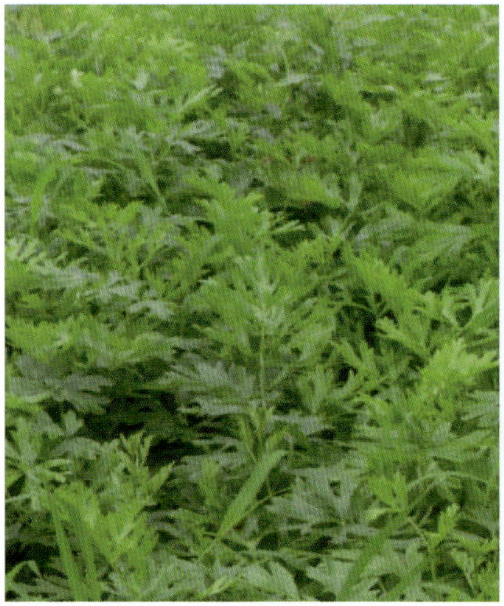
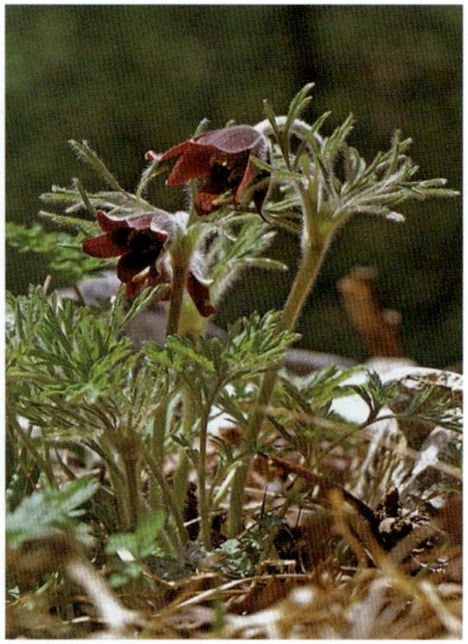
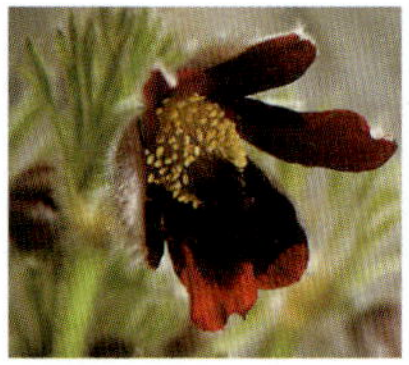
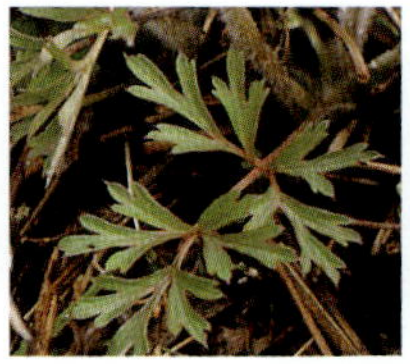
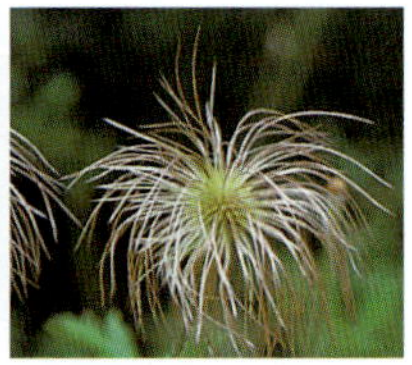

해설: 1, 경부림프절염, 치질에 내복 하거나 외용 한다. 2, 외치질에 짓찧어서
환부에 붙인다.

약리: 1, 항균 작용이 있어서 황색포도상균, 녹농균, 이질균, 디프테리아균, 결핵균에 억제 작용을 보이고 2, 아메바원충에 항균 작용을 보인다. 3, 일종의 강한 심장 독성이 있으며 4, 강력한 피부 점막 자극으로 발포, 눈물, 재채기를 하게 한다. 잎은 강심 작용이 있다.

다년생 초본으로 높이 40cm 내외이며, 산지의 건조한 초원에서 자란다. 뿌리는 굵고 흑갈색이며 전체에 백색 털이 많이 난다. 잎은 총생하고 잎자루가 길며 5개의 소엽으로 구성된 우상 복엽이다. 소엽은 2~3개로 갈라지고 열편끝이 둔하다. 꽃은 적자색으로 두상이며, 꽃줄기 끝에 1개의 꽃이 밑을 향해 달린다. 소포는 꽃줄기 윗부분에 달리고 다시 잘게 갈라지며 고운 백색 털이 밀생하고 안쪽은 털이 없다. 꽃잎은 없고 꽃받침 잎이 꽃잎같이 보인다. 수술과 암술은 많고 꽃밥은 황색이다. 수과는 겉에 백색 털이 있으며, 긴 암술대는 날개같이 퍼진 털이 열매의 모습이 할머니의 흰머리카락과 닮았다 하여 백두옹, 허리가 구부러 졌다하여 노고초(老姑草), 할미꽃이라 불린다.

이용부위 – 뿌리, 잎

약효

뿌리–치질, 쇠버짐, 열성설사, 생리불순, 잎–백선

채취 · 보존

8~9월, 포기를 파내어 뿌리를 채취하여 물에 씻은 후 햇볕에 말린다. 굵은 뿌리의 경우에는 세로로 쪼개고 나서 말리면 좋다. 본래의 백두옹은 중국산인 넓은 잎, 우리나라 할미꽃은 건조한 뿌리.

사용법

외용으로서, 성인의 치질에 뿌리를 찧어 흘러내리게 한 즙을 바른다. 또한 쇠버짐에도 잎을 짠 즙을 바른다. 건조한 뿌리는 다른 생약에 배합하여 열성인 설사, 생리불순 등에 사용되지만, 유독성분이 포함되어 있기 때문에 민간요법에서는 외용만으로 한정하는 것이 바람직하다.

원추리 (忘憂草) • 백합과

Hemerocalis fulua longituba

백합과의 여러해살이풀로 산지(山地)의 약간 습한 초지 등에 자생한다.
섬유로 둘러싸인 짧은 구경이 있고, 그 밑에 황적색의 굵은 뿌리가 많이 달린다. 잎은 폭 2cm정도의 광선 형으로, 2열이 되어 속생한다. 6~9월, 잎 사이에서 높이 70cm정도의 꽃대가 나오고, 끝이 분지하면서 자라 여름에 백합 비슷한 꽃이 달린다. 꽃은 황적색으로 주간에만 피는 1일화. 보통은 씨앗을 맺지 않는다.

해설 : 1. 이뇨 작용이 있어서 전신이 붓고 소변이 잘 나오지 않을 때와 소변 색이 흰빛인 증상에 효험이 있다. 2. 요통에 원추리의 종자 15개를 돼지 콩팥 1개에 넣고 달여서 2회로 나누어 복용한다.

원추리의 특성과 성분

원추리는 예로부터 봄의 대표적인 풍미가 있는 산나물의 하나였으며, 정월 대보름에 국을 끓여먹는 민속까지 있던 귀한 식물 이다. 원추리에는 단백질, 포도당, 서당, 지방, 회분, 비타민, 무기질, 함수탄소 등 영양소가 많다. 지하경은 녹말질이 많아서 쪄서 먹기도 하고 녹말가루를 만들어 쌀이나 보리 가루를 섞어 떡을 만들어 흉년에 구황작물로 이용하기도 하였다. 또한 술을 담가 먹어도 자양강장, 피로회복에 좋다. 산속에서 멧돼지가 원추리 뿌리를 뒤져 먹는 것으로도 자양강장에 좋다는 걸 알 수 있다.

- 속생(束生) 식물이 더부룩하게 모여 나는 것.
- 구황작물(救荒作物) 기근 때 재배하기 적당한 작물 〈피, 감자, 원추리 등〉

이용부위 – 뿌리/ 꽃봉오리

약효 방광염, 불면증/ 꽃봉오리 : 해열

채취 · 보존

6~7월, 꽃봉오리를 따서 햇볕에 말린다. 또한 여름에서 가을에 걸쳐서 뿌리를 채취해서 햇볕에 말린다.

사용법

방광염 등으로 소변의 배설이 나쁠 때, 혹은 불면증에는 건조한 뿌리 20~30g을 컵3의 물로, 반이 될 때까지 끓인 것을 1일 양으로 하여 3회로 나누어 마신다. 해열에는 건조한 꽃봉오리를 5~10g를 컵2의 물로 반이 될 때까지 끓여서 1일양으로 해서 복용한다.

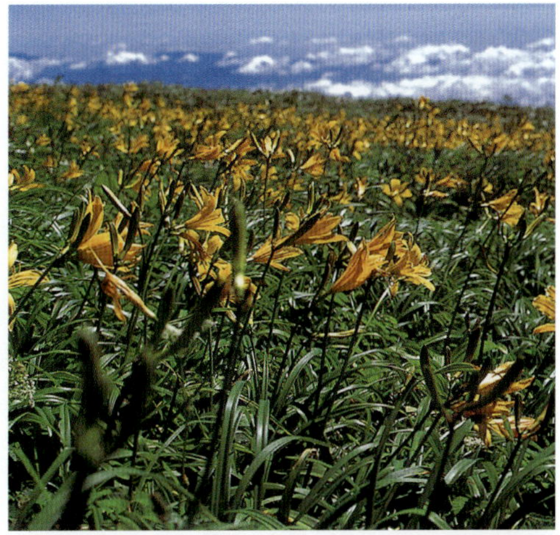

▲ 원추리 군락

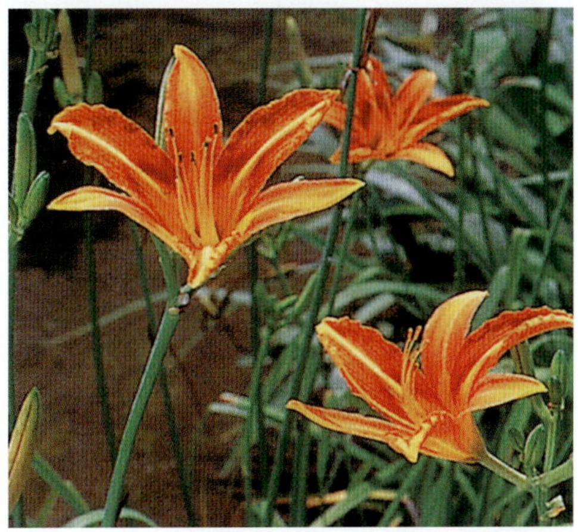

*긴 꽃대에서 피는 꽃의 화피편은 6잎

까치무릇 (甘菜) · 백합과

Amana edulis

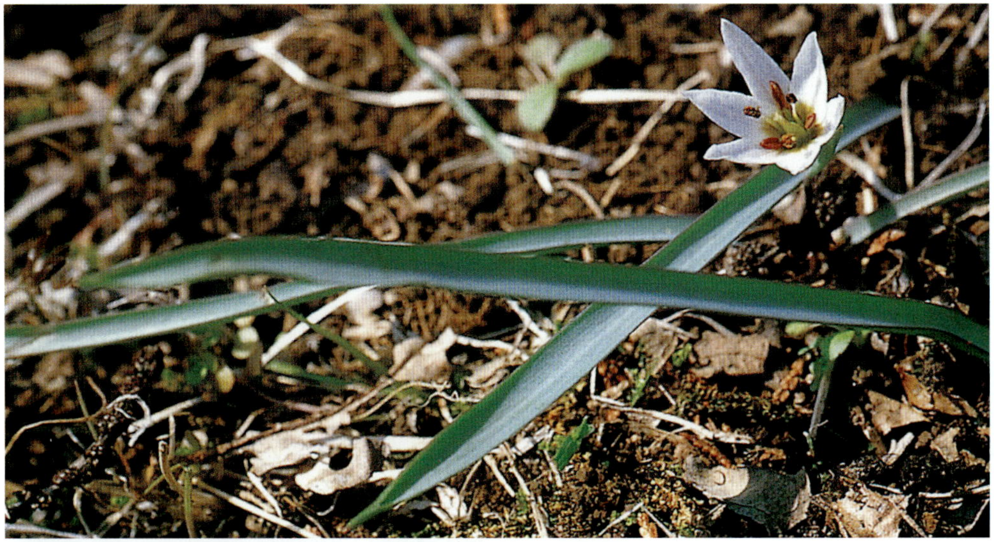

햇볕이 잘 드는 산자락 등의 초지에 자생하는 백합과의 여러해살이풀. 땅 속 깊숙이 인경이 있고, 한포기의 지상의 줄기가 뻗어 부추와 닮은 잎이 2잎이 지표면에 넓게 퍼진다.

초봄에 높이 15~30cm의 꽃대를 뻗쳐서, 흰색으로 뒷면에 엷은 자조가 있는 정화를 맺는다. 꽃이 진 후, 삼릉형으로 길이 1cm정도의 열매를 맺고, 결실 후 지상부는 시들어, 여름에는 지하부에서만 휴면한다.

- **인경(鱗莖)** 줄기가 짧아져, 그 주위에 양분을 저장하여 두껍게 된 잎이 많이 겹쳐 구형, 타원형, 달걀꼴을 이룬 땅속줄기〈파, 마늘, 나리 등의 뿌리 따위〉 일명 비늘줄기.

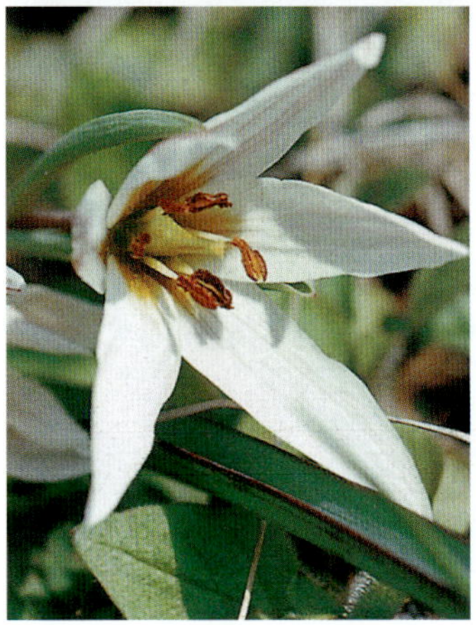

이용부위 – 인경(鱗莖)

약효

목의 통증, 자양강장

채취 · 보존

인경을 파내어 물로 씻은 다음 외피를 벗겨서 보슬보슬하게 햇볕에 말린다.

사용법

목통증에는 건조한 인경4~8g을 컵1의 물로 반이 될 때까지 끓여서 차갑지 않을 때 목에 퍼지도록 해가면서 마신다. 자양강장에는 뽑아서 물에 씻고, 풀은 인경200g를 정제설탕50g와 함께 35도의 화이트 리커컵 3~4에 담가 넣고 3~6개월 두고, 1일 20~40cc를 취침 전에 마신다.

만년청 (萬年靑) · 백합과 (독)

Rohdea joponica

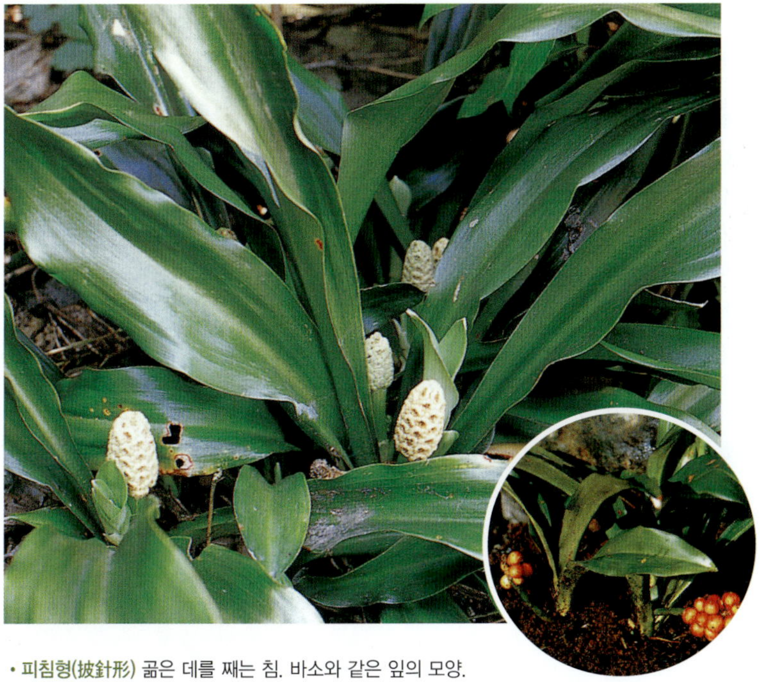

• 피침형(披針形) 곧은 데를 째는 침. 바소와 같은 잎의 모양.
• 엽액(葉腋) 잎겨드랑이.

이용부위 – 근경/ 잎

약효 수족과 목의 부기, 부종, 비듬. 강심제. – 잎 : 유선염(乳腺炎)

채취 · 보존

근경과 잎을 채취하고, 물에 씻은 후 햇볕에 말린다. 필요할 때에는 잎을 채취한다.

백합과의 여러해살이풀로, 난지의 산림 밑에 자생하는 상록의 짧은 지하줄기가 옆으로 뻗어, 굵은 수염뿌리가 다수 돋는다.
지하 줄기의 꼭지에서 8~10의 잎이 뭉쳐난다. 잎은 광택이 있는 롱 녹색으로 이용1길이 30~40cm의 피침형(披針形)으로 살이 두껍고, 전면으로 딱딱하다.
5~6월, 아래쪽의 엽액(葉腋)에서 굵은 꽃대가 나오고, 살의 두께에서 담황색 꽃덩이의 꽃이 이삭모양으로 맺는다.
가을에 적색, 혹은 황색으로 선구형의 액과(液果)가 익는다.

약리작용 : 1. 강심 작용이 현저하며. 2. 관상동맥, 신장, 뇌와 사지혈관 등의 확장 작용이 있어서 혈압을 내린다. 3. 이뇨 작용과 위장, 자궁 평활근의 흥분 작용을 나타낸다.

해설: 1, 인후염 등에 물을 붓고 달여서 먹거나 즙을 내어 마신다. 2, 종양이나 치질, 뱀에 물린데 짓찧어서 붙이고 치질이나 탈항에는 증기를 쪼인다. 3, 심장병으로 인한 심장 박동력 부족과 부종에 단미單味로 달여서 복용 하거나 황기, 오가피, 복령을 배합해서 쓴다.
양혈 지혈 작용이 있어서 각혈, 토혈, 자궁 출혈에 단미나 기타 지혈 약을 배합해서 쓴다.

사용법

수족과 목의 부기, 비듬에는 파낸 생 뿌리를 물에 씻고, 금속칼로 떼어낸 후, 천으로 도포해서 환부에 붙인다. 유선염에는 생잎을 짓이겨서 붙인다. 비듬을 억제할 때에는 건조된 근경과 잎을 달여서 그 액으로 두피를 씻는다. 유독성분이 포함되어 있기 때문에, 외용으로만 이용하고, 복용을 해서는 안된다.

둥굴레 (甘野老) • 백합과

Polygonatum odoratum var pluriflorum

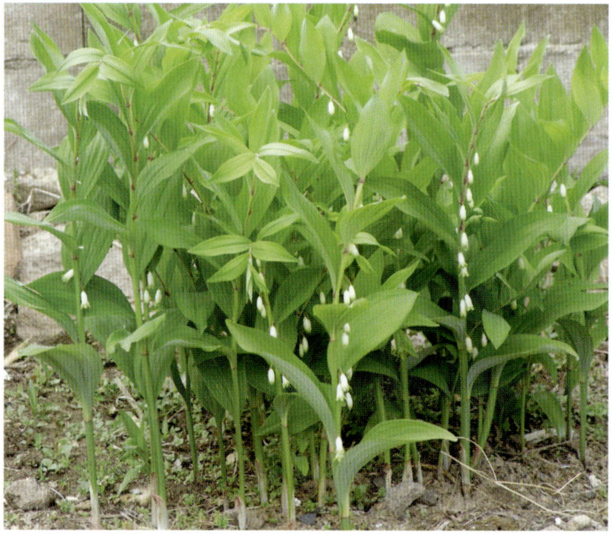

양지바른 초원 등에 자생하는 다년생 초본으로. 담갈색의 지하줄기가 옆으로 길게 뻗고, 그 선단으로부터 30~50cm의 줄기를 1년마다 내고 번식한다.
줄기의 하부에는 모가 나고 잎의 무게로 휘어진다. 잎은 장타원형으로 가장자리가 밋밋한 것이 두드러지고, 뒷면은 흰색을 띈다. 5월경, 엽액에서 보라색의 꽃무늬가 생기고 녹백색으로 조종형의 아름다운 꽃이 아래로 드리워지듯이 핀다.
꽃이 진후에는 둥근 구형의 열매가 열어 검게 익는다.
둥굴레의 뿌리에는 전분이 68%나 함유되어 있어서 예로부터 흉년에는 구황식량으로 귀중하게 여긴 식물이다. 그리고 재난을 당했을 때 식량 대용으로 굶주림을 해결 해 주기도 하였다. 특히 뿌리는 노화방지, 체력증강, 정신허약, 성기는 강화 등의 약효가 있다.

- 구형(球形) 공처럼 둥근 모양.
- 근경(根莖) 줄기가 변형 된 땅속줄기의 하나로, 뿌리 비슷하게 땅 속으로 뻗어나가며 많은 마디가 생기고, 각 마디가 새싹과 엇 뿌리가 난다. 대, 연(蓮), 등의 땅속줄기 같은 것이다.

이용부위 – 근경

약효

자양강장, 타박상, 관절 삔데, 폐렴, 당뇨병, 폐창.

채취 · 보존

10~11월, 줄기, 잎이 마르기 시작하면 뿌리를 파내어 물에 씻어 수염뿌리를 제거하고 햇볕에 말린다.

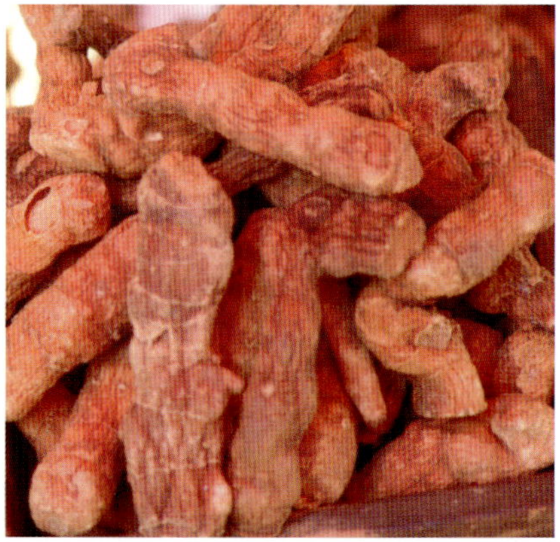

사용법

자양강장, 당뇨병, 폐렴, 폐창에는 건조한 뿌리5~8g을 컵3의 물로 반이 될 때까지 끓여서 1일 양으로 하여 3회에 나누어 복용한다. 타박상, 삔데, 관절염 등에는 생뿌리를 다져서 밀가루, 식초를 적절히 가하여 이겨서 천에 묽게 해서 환부에 댄다.

치질 痔疾

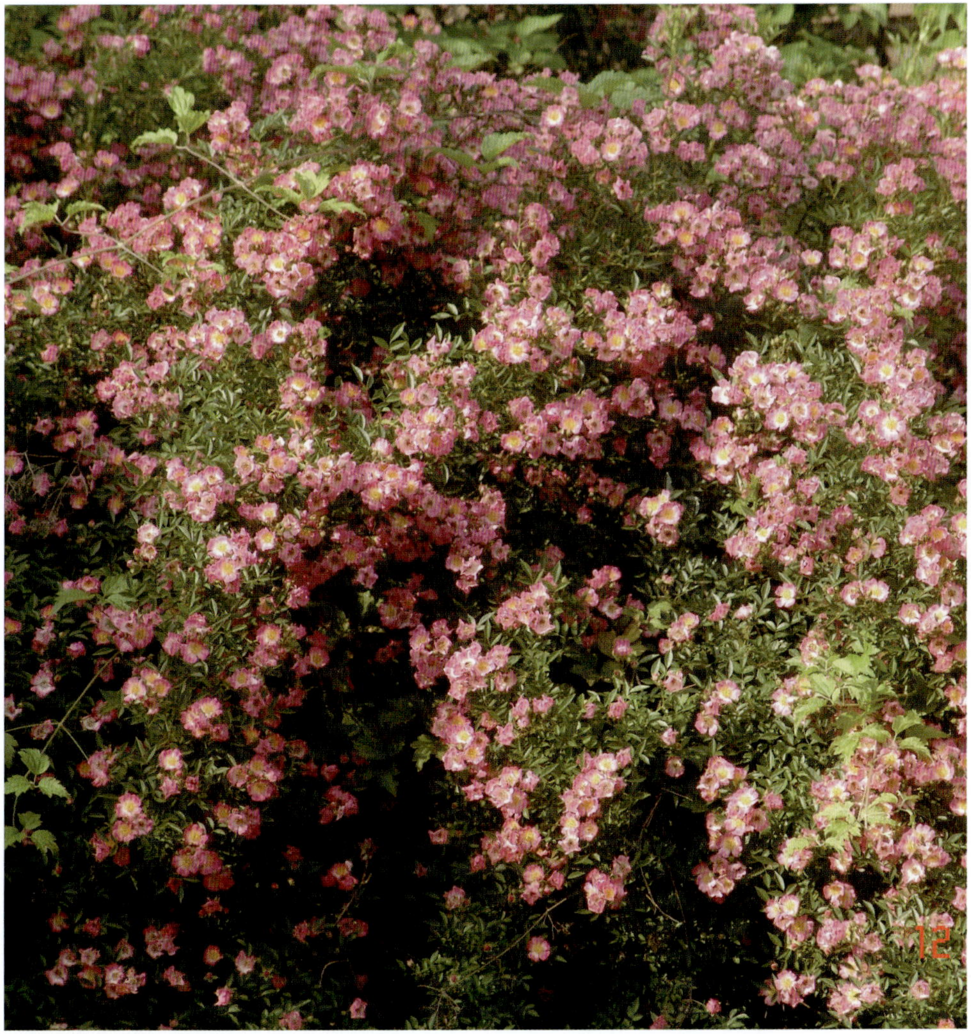

치질이란 항문 안팎에 발생하는 질병의 총칭이다. 그리고 치핵(痔核)은 항문 및 직장의 정맥이 울혈(鬱血)에 의해 결절상의 종창(腫脹)을 뜻한다. 또한, 치열은 배변으로 인한 항문부의 균이며, 치루는 항문(肛門)이나 그 주위의 농양에서 농이 나오는 병이다. 여기서 탈항(脫肛)은 치핵이 진행되어 일어나는 현상이며 선천적인 것, 출산으로 인한 것 등이 있다.

치질의 예방으로 규칙적인 배변을 하고 배에 힘이 들어가는 것을 피해야 한다. 어린이의 탈항은 경증인 채로 자연적으로 낫는 경우가 대부분이지만, 어른인 경우에는 중증(重症)이 되기 쉬우므로 주의하여야 한다. 치질의 한방요법은 여러 가지 증상을 완화하는 동시에 체력을 올려 개선함으로써 병을 낫게 한다.

치질이 있는 사람은 배변(排便) 후에는 항문 주변을 깨끗하게 씻어 청결을, 그리고 목욕을 자주 하여 혈액순환이 잘되도록 하여야 한다. 또한, 딱딱한 의자에 오랫동안 앉아있지 말고, 술처럼 자극성이 있는 것은 삼가함이 좋으며 채소와 과일을 많이 먹는 것이 도움된다. 〈특히 치질은 배변 후에는 반드시 항문을 깨끗이 씻으면 예방과 치료가 된다.〉

명자백합 (鳴子百合) · 백합과

Porygonatum falcatum

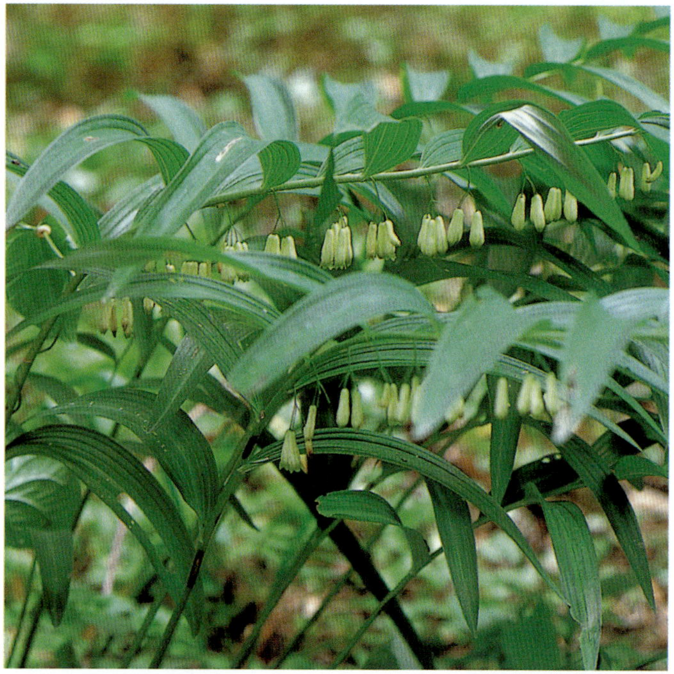

낮은 산의 숲이나 초원 등에 자생하는 육질의 여러해살이풀로. 굵은 지하줄기가 마디를 만들어 가면서 옆으로 뻗는다.

줄기는 둥글고, 새 뿌리의의 끝에서 나오며, 높이 50~80cm로, 잎의 무게로 끝이 기울어진다.

잎은 2열이 되어 마디마다 방향을 달리하며 어긋나게 난다. 엽심(葉心)은 피침형~타원형이며, 길이10~15cm, 선단도 기부도 뾰족하다. 엽맥(葉脈)이 두드러지고, 엽맥상에는 가느다란 돌기가 있어 껄끄럽다.

초여름, 엽맥에서 꽃무늬가 나와 2~3개로 나뉘어, 담록백색의 총상화서(總狀花序)를 3~8개 아래방향으로 맺는다.

열매는 과피(果皮)가 다육질로 즙이 많은 과실로 검게 익는다.

- **엽심(葉心)** 잎의 중심.
- **총상화서(總狀花序)** 무한 꽃차례의 하나로 긴 꽃대에 꽃꼭지가 있는 여러개의 꽃이 어긋나게 붙어서 밑에서부터 피기 시작하여 끝까지 미치어 피는 꽃으로 꼬리풀, 투구꽃, 냉초 등이다.

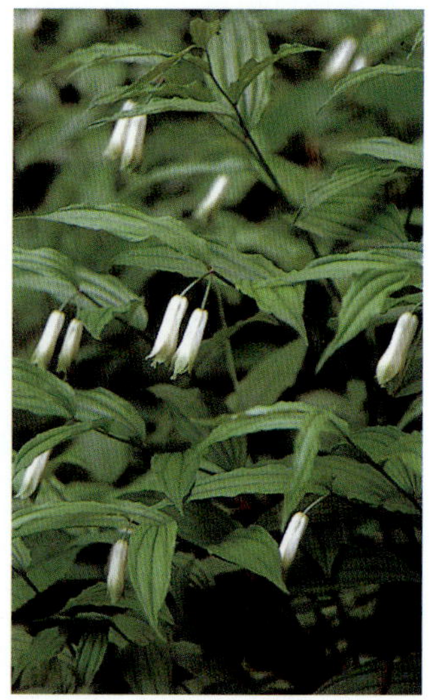

*명자백합과 닮은 봉착초

이용부위 – 근경

약효

자양강장, 식욕부진, 기침 멈춤, 목 갈증

채취 · 보존

화기, 혹은 지상부가 시들기 시작하는 가을에 근경을 파내어 물에 잘 씻어 수염뿌리를 제거하고 햇볕에 말린다. 이것을 황정이라고 부른다.

사용법

화기, 혹은 지상부가 시들기 시작하는 가을에 근경을 파내어 물에 잘 씻어 수염뿌리를 제거하고 햇볕에 말린다. 이것을 황정이라고 부른다.

골풀 (등심초) · 골풀과

Juncus effu var decipiens

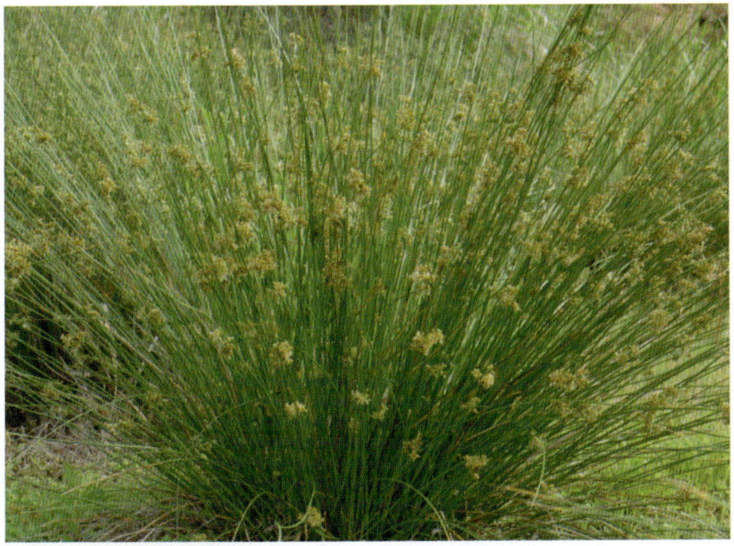

개천가나 습지에 자생하고, 재배품종을 논에 심는 높이 70~100cm이상이 되고 가지가 많이 갈라 자라는 여러해살이풀로. 뿌리가 옆으로 뻗고, 줄기는 원주형으로 표면은 매끄럽고, 푸른색. 돗자리용의 재료로도 사용되는 것으로 잘 알려져 있다. 통상 잎은 없고, 줄기 아래쪽에는 칼집과 같은 모양의 잎이 비늘모양으로 달린다.
6~9월에 갈색을 한 작은 꽃이 맺고, 열매는 도란형으로 길이 1cm 내외로 5, 6개의 종자가 들어 있다.

해설 : 1. 열이 있으면서 소변을 못 보고 소변 색깔이 붉은 증상과 신우신염으로 몸이 부었을 때 부기를 빼준다. 2. 가슴 속이 답답하고 편안하지 않아서 잠을 못 이루는 증상에 유효하다. 3. 폐열로 인후가 붓고 아픈 증상에 약물을 태워서 가루를 환부에 불어넣는다.

- **부종(浮腫)** 심장병이나 신장병에 걸리거나, 어느 국부의 혈액 순환에 탈이 나서 몸이 퉁퉁 부어 오르는 병. 부증(浮症).
- **환부(患部)** 병 또는 상처가 난 곳.
- **종기(腫氣)** 피부에 생기는 큰 부스럼.

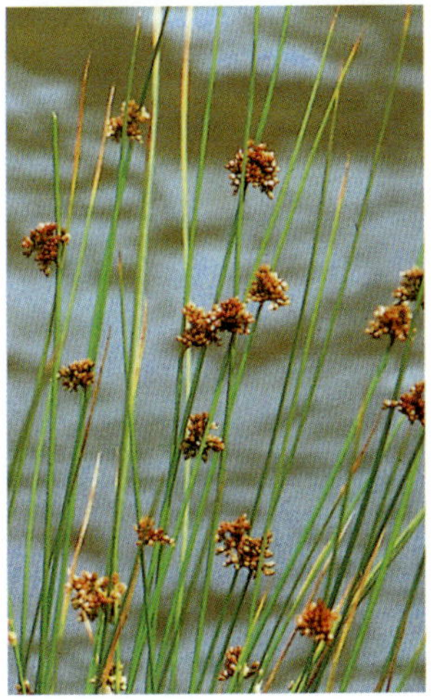

이용부위 – 근경

약효 부종시의 이뇨, 소아의 밤에 울음 멈춤, 종기.

채취 · 보존

가을, 지상 부를 베어서 물에 씻은 후 햇볕에 잘 말린다. 이 건조된 것이 생약인 등심초이다.

사용법

임신 중의 부종 등에는 등심초 10~15g을 컵3의 물에 넣고 반이 될 때까지 끓여 1일 양으로 하여 3회로 나누어 식간에 복용한다. 어린이가 밤에 울 때에는 등심초를 알루미늄호일에 싸서 프라이팬 등으로 검게 태워 분말로 한 것을 복용케 하고 종기는 태운 분말을 밥에 으깨어 환부에 바른다.

염주알 (數珠玉) • 벼과

Coix lacryma jobi

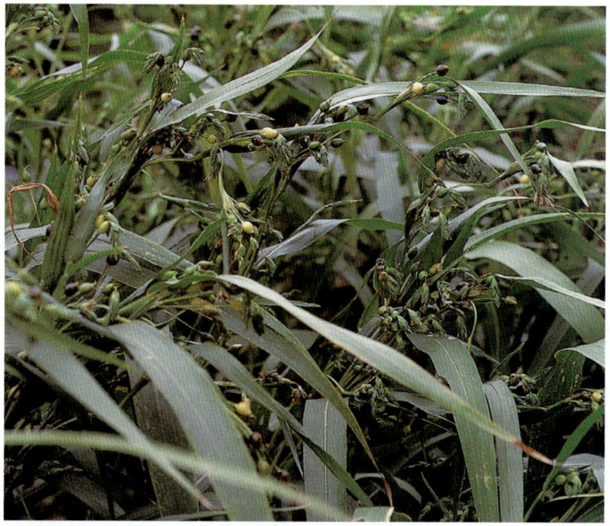

볏과의 여러해살이풀로 열대 아시아가 원산이다. 길가나 논의 주위나 개천가 등에서 군생하고 있는 일이 많다.

줄기는 포기가 되어 굵고 높이는 1m 내외이고 잎은 선형(線形)으로 10개정도의 마디가 있어 분지한다.

잎은 길이 20~40cm, 폭 3cm정도의 광선형으로, 짙은 녹색, 여름~가을, 줄기 상부의 엽액에 분지한 장단이 고르지 않는 화서가 잇달아 생겨난다. 보통, 열매라고 하는 부분은 딱딱한 단지상태의 포로, 안에 자성의 소수가 3개 있고, 흰 주두만을 밖으로 내놓는다. 이 부분을 묶어서 염주와 같이 해서 논다는 점에서 염주라고 하는 이름이 붙어 졌다. 종자가 될 무렵에는 단지모양의 밑동은 단단한 껍질이 되고, 광택이 나는 갈색 혹은 회색이 되며, 안에는 타원형의 열매가 있다. 껍데기가 딴딴한 법랑질로 싸여있어 염주 대용이 된다.

• 군생(群生) 식물 등이 한데 모여 나는 것

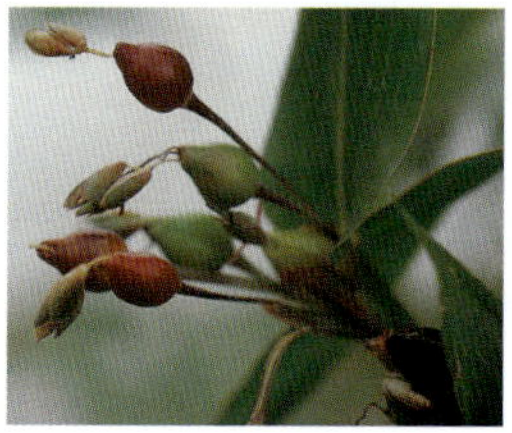

*염주 알의 열매

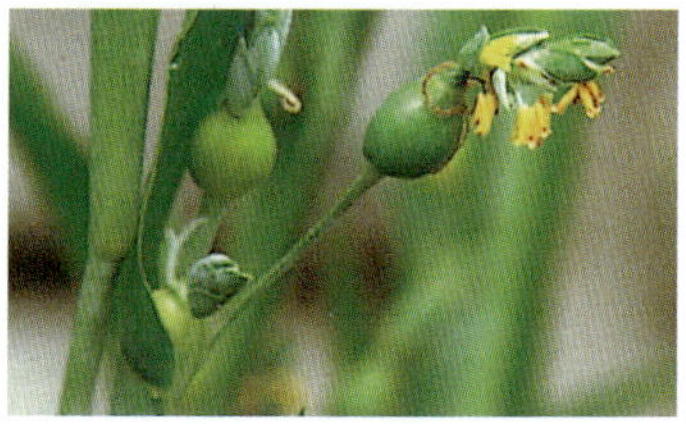

*노란부분이 수꽃

간조한 종자, 천곡▶

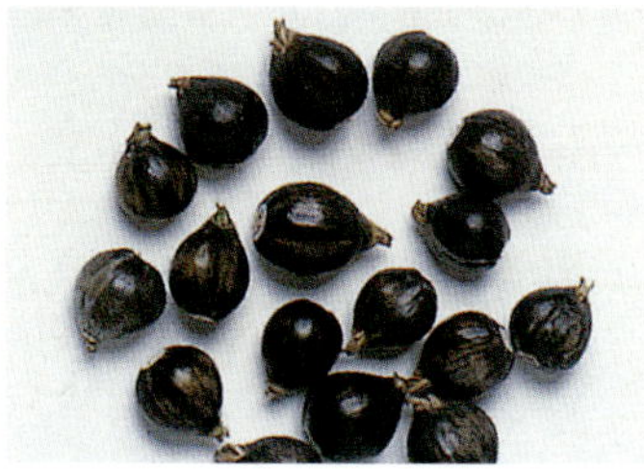

이용부위 – 종자, 뿌리

약효

자양강장, 이뇨 / 뿌리–신경통, 관절염 / 류머티즘.

약용부위

9~10월, 열매(종자)를 채취해서 햇볕에 잘 말린다. 이것을 천곡이라 부른다. 같은 시기에 뿌리를 캐어 물에 씻은 후 햇볕에 잘 말린다. 이것을 천곡근 이라 부른다.

사용법

자양강장, 이뇨에는 건조한 종자를 율무대용으로 사용한다. 종자는 단단하기 때문에 끓일 때에는 쇠망치 등을 사용해서 깬 후 이용하면 좋다. 신경통, 관절, 류머티즘에는 건조된 뿌리 6~12g을 3컵의 물로 반이 될 때까지 끓여서 1일 양으로 하여 3회에 나누어 복용한다.

율무 · 벼과

Coix ma yuan

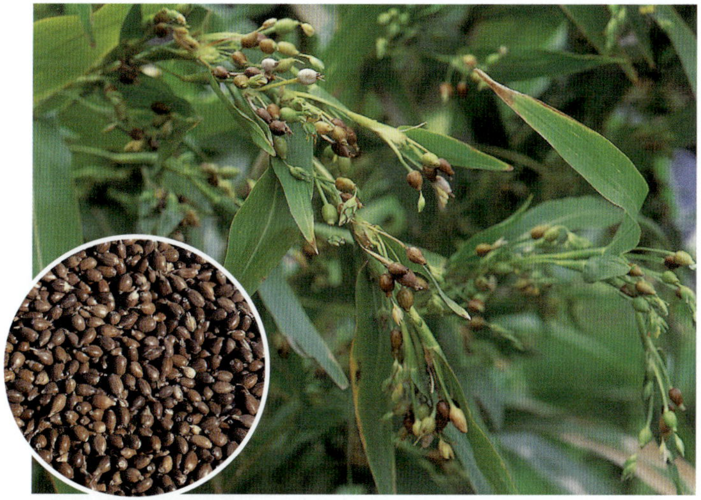

염주알과 잘 닮은 볏과의 식물. 동남아시아가 원산인 한해살이풀로, 가을에 결실 후에 시든다.
살은 염주알 보다 부드럽다. 뿌리가장자리에서 포기가 갈라져서 높이 1~1.5cm가 된다.
잎은 폭 2.5cm 정도의 피침 형으로 끝이 뾰족하고 기부는 칼집모양으로 되어 줄기를 감싼다.
8~9월, 엽액에서 화수가 몇 개 나온 다음 타원형의 열매를 맺는다.

약리 : 1. 동물 실험에서 항암 작용이 입증 되었다. 2. 좌골결절활낭염에 약물 달인물을 26~45일간 복용 후 완쾌되었다. 3. 진정, 진통, 해열 작용을 나타낸다.

- **견사(絹紗)** 누에 고치에서 빼낸 실. 명주실.
- **식간(食間)** 끼니때와 끼니때의 사이.〈식간에 복용(服用) 하다〉
- **찰과상(擦過傷)** 찰상(擦傷) 〈넘어져서 무릎에 찰과상을 입다〉.

이용부위 – 씨앗

약효
해열, 설사 멈춤, 편도선염과 목의 통증, 습진 · 피부병.

채취 · 보존
8~9월, 잎을 향한 듯이 나온 짧은 꽃무늬에 황록색의 2잎의 화포에 싸여 파란 꽃이 핀다. 개화기에 전초를 베어, 물에 씻은 후 햇볕에 잘 말린다. 이것을 압석초라 한다.

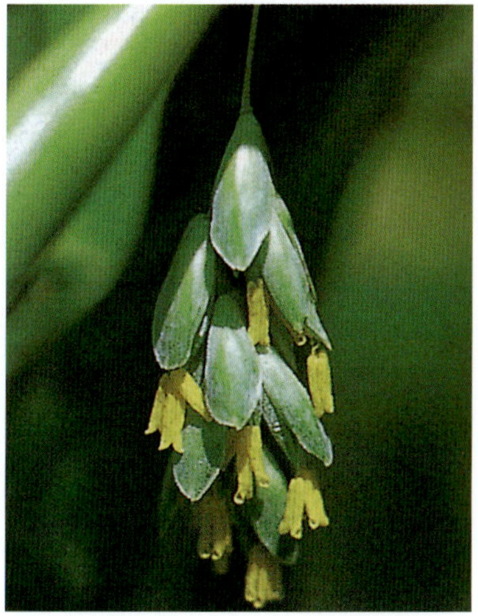

사용법
해열에는 건조한 전초 4~6g을 1컵 반의 물이 반이 될 때까지 끓여서 이것을 1회양으로 해서 마신다. 설사 멈춤에는 건조한 전초 10~15g를 컵3의 물이 반이 될 때까지 끓여서 1일 3회로 나누어 마신다. 편도선염이나 목의 통증에는 전초 15g를 3컵의 물로 반이 될 때까지 끓여서 그 액으로 양치질을 한다. 습진 · 피부병에는 양치질액과 같은 것을 차게 해서 냉 습포에 사용한다.

유럽 사람들이 왜 짜게 먹는지 아는가?

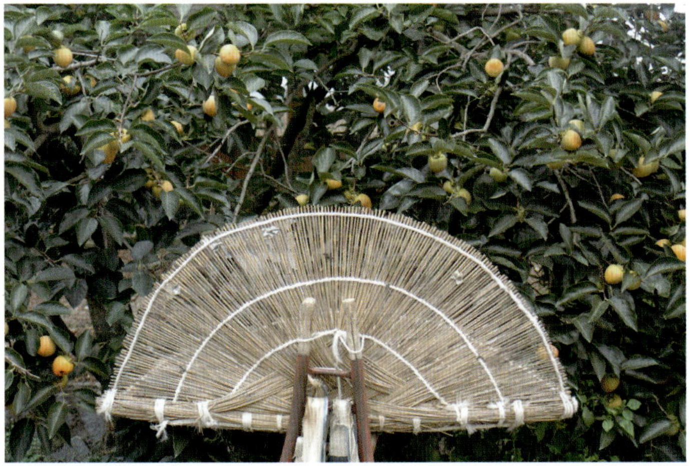

"소금을 먹으라는 거야? 먹지 말라는 거야?" 에 대한 수 많은 논쟁이 있었는데... 우리 알고나 삽시다. 암환자 500만명, 당뇨환자 700만명, 고혈압환자 1000만명 OECD 국가중 1위인 나라! 이것은 남의 나라 얘기가 아니다.

지금과 같이 풍요롭고 의학이 발달하고 병 의원이 지천인 나라에서 어쩌다가 이런 엄청난 사건이 벌어지고 있을까? 이건 6.25전쟁 보다 더 참혹한 현실이다. 이 모든 책임은 이 나라의 의사들에게 있다.

암이나 당뇨나 고혈압이나 이 질환들은 공통점이 딱 하나가 있다. 모든 암은 설탕은 많이 먹고 소금은 적게 먹어서 몸이 썩는 질환이고, 당뇨는 인슐린이 부족해서 많은 당분을 다 중화시키지 못해서 신장이 망가지는 질환이며 고혈압은 혈관에 당분과 지방이 많아서 혈액이 끈끈하고 탁해져서 혈액순환이 원만하지 못해서 혈압이 높아지는 질환이다. 이 세가지 질환만 보더라도 과잉섭취된 당분이 문제가 되는 것이다.

그런데 이 당분을 신장에서 인슐린으로 중화를 시켜서 제때 제때 소변으로 배출을 시켜야 하는데 인슐린 공급을 제대로 못 받다보니 신장이 무리를 해서 망가지면 그것이 바로 "신부전증" 이다. 그런데 이 인슐린을 생산하는 기관은 췌장이다. 췌장에서도 인슐린을 생산하려면 주 원료인 소금이 있어야 하는데 지나친 저염식으로 소금이 턱없이 부족하니 충분한 인슐린을 생산할수가 없는것이다.

현실이 이러한데도 소금의 중요성을 모르는 의사들은 소금이 혈압을 높인다는 엉터리 연구발표만 신봉하며 무조건 저염식을 강요하다 보니 암이나, 당뇨나, 고혈압 같은 큰 질환들이 줄어들기는 고사하고 오히려 병명도 모르는 희귀한 질환들까지 걷잡을수 없이 증가하고 있는데 정부에서는 언제까지 방관만 하고 있을 것 인가?

이제는 정부가 질병과의 전쟁을 선포해야 한다. 더욱 안타까운 일은 당수치가 2백 3백으로 올라가는데도 의사들은 소금을 못먹게 하는것이다. 이것은 배가 고파서 죽어가는 사람한테 밥은 몸에 해로우니 먹지말라는 것과 똑같은 이치다. 어떻게 이런 황당한 사건이일어날수 있을까? 이것은 소금의 역할에 대해서 너무 무지하기 때문이다.

의대 6년동안 소금의 역할에 대해서는 단 한줄도 배운적이 없다고 하니 이런 엄청난 사건이 벌어지고 있는 것이다. 이렇게 중요한 소금의 역할에 대해서는 왜 안 가르치는 걸까? 혹시, 제약업계와 의료업계에서 소금은 불문율로 되어있는것이 아닌가 한다. 그렇지않고서는 그많은 의사들이 소금의 중요성을 이렇게 모르지는않을 것이다. 나는 인체와 소금에 대한 연구를 하던중 엄청난 사실을 발견하게 되었다.

각종 암. 심장마비. 패혈증. 백혈병. 간경화. 신부전증. 혈관질환. 모든염증. 등등 이러한 크고작은 질병으로 죽거나고생하는 사람들은 하나 같이 저염식하는 사람들이라는 것을 알게되었다. 여러분들도 관심을 가지고 잘 관찰해 보시면 제 의견에 동감하시리라 믿습니다.

사람이나 동물은 소금으로 절여야지 설탕으로 절이면 부패 될 수 밖에 없는 구조로 되어있다. 그래서 소금을 못먹는 동물들은 설탕을 안먹기 때문에 체내 염도가 0.4% 밖에 안되어도 암이나 당뇨같은 질병이 없기 때문에 의사나 약이 없어도 수십년을 살수 있는 것이다.

그런데 인간은 설탕을 먹기 때문에 당분을 중화 시키려면 훨씬 더 많은 소금을 먹어야 하는 것이다. 그런데 오히려 동물들 만큼도 안먹으니 체내 염도가 0.2%~0.3%밖에 안되어 암이나 당뇨나 패혈증같은 큰 질환이 발생하는 것이다.

그런데 의사들은 한술 더 떠서 소금을 하루에 6그램이하로 먹으란다. 6그램 가지고는 뇌척수액으로 쓸 양밖에 안되는데 그럼 다른기관들은 다 맹물로 쓰란 말인가? 우리 몸에서 맹물은 아무짝에도 쓸모없는 쓰레기다.

피도. 침도. 눈물도. 땀도. 소변도. 대변도.소화액도. 생리수도. 양수도.뇌척수액도. 림프액도. 인슐린도 우리 몸에 모든 액체는 다 소금물이다. 그런데 이것들이 맹물이라면 어떻게 되겠는가? 이래도 6그램 이하로 먹으라고 강요 하겠는가?

천일염 6그램이면 물 600미리로 0.9%를 만들수 있는 양이다. 1일 사용양 2,500미리 중에 600미리만 쓸수있고 1,900미리는 쓰레기다. 쓰레기는 그냥 버리나요? 쓰레기 봉투값이라도 들어야지요. 물이 들어올때는 맹물로 들어왔지만 나갈때는 소금의 도움없이는 단 한방울도 맹물로는 못 나갑니다. 그래서 소변이고 땀이고 눈물이고, 침이고 생리수고 다 짠 것입니다. 이 소금값이 바로 쓰레기 봉투값입니다. 그래서 저염식하는 사람은물도 많이 먹으면 안되는 것입니다.

옛날에는 너무 못먹어서 병들고 단명했다. 그러나 지금은 못먹어서 병이 나는 사람은 천명에 한명이 있을까 말까한 세상에 그 많은 병원들마다 환자들로 초만원을 이루고 있는데 이 환자들 70%는 염분부족에 의한 환자들이라고 생각한다.

당뇨의 천적은 설탕이다. 인간이 설탕을 발명한것이 최고의 실수다. 바다 거북이는 사람보다 소금을 더 많이 먹고 설탕을 안먹기 때문에 300년까지 살 수있는 것이다. 사람은 하루에 1,500미리 이상의 물을 먹어야 하고 소금은 반드시 80여가지 미네랄이 살아있는 천일염으로 25그램 이상을 먹어야 체내염도 0.9% 유지할 수 있다. 실제로 세계 최장수 국가인 독일인들은 하루에 25그램 이상의 소금을 먹는다고 한다. 영유아들은 80%가 물이고 염도가 1.6%나 되기 때문에 체온이 37~37.5도를 유지할 수 있는 것이다.

사람이 늙는 다는 것은 염분과 수분이 점점 줄어 들면서 체온은 떨어지고 내몸에서 필요한 염수를 만들지 못해서 늙고 죽고 하는 것이다.

※ 참고로 이것만은 꼭 알아둡시다.
금의 역할-소화작용, 해독작용, 소염작용, 염장작용, 발열작용, 중화작용, 심장 박동작용, 삼투압작용, 노폐물 제거작용 등을 하는 물질이다.
이것은 소금만이 할 수 있는 특권이다.
염분 부족은 만병의 근원입니다.

소금 안먹어 죽은사람은 있어도 소금 먹고 죽은 사람은 없다.

갈대 (蘆) · 벼과

Phragmites communis

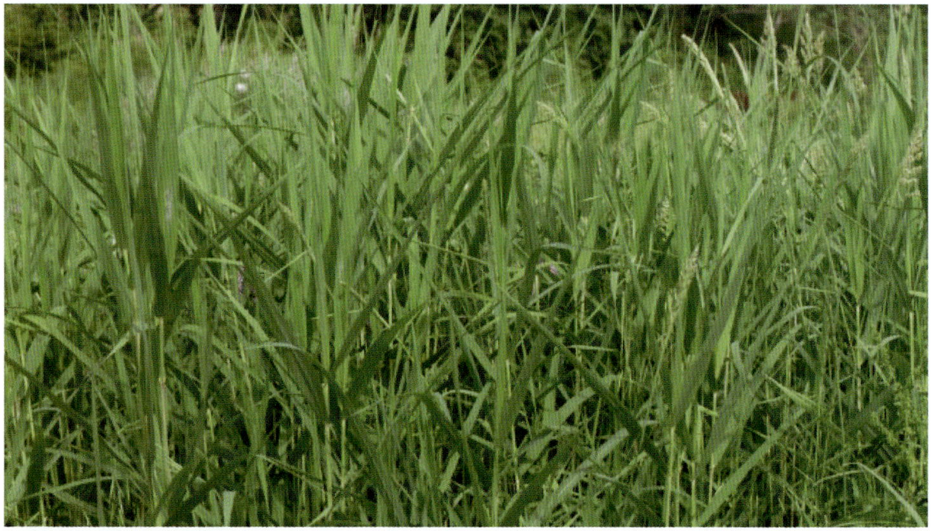

해설 : 1. 열을 내리는 작용을 하므로 위열에 의해 구역질, 메스꺼움 등의 증세가 있을 때 진하게 달여서 자주 마신다. 2. 폐열로 인한 해수, 가래가 끈끈하고 입안이 마르는 증상에도 활용된다. 3. 생선과 게를 먹고 중독된 것을 풀어 주는데, 특히 복어의 독을 해독시키는 작용이 있다.

• 원추화서(圓錐花序) 복총상 꽃차례의 하나로, 꽃차례의 축이 한 번 또는 몇 번 고르지 않게 갈라져 맨 나중의 분지((分枝)가 총상 꽃 차례를 이루고 전체가 원뿔 모양을 나타낸다. 대나무, 옻나무, 바위취, 범의귀 등이다.

이용부위 – 뿌리

약효 부종시의 이뇨, 구역질 멈춤, 지혈, 건위, 발한

채취 · 보존

가을에 뿌리를 파내어, 물에 잘 씻은 후 썰어서 햇볕에 잘 말린다. 이렇게 해서 건조시킨 것을 노근이라고 한다.

사용법

이뇨, 구토 멈춤, 지혈, 건위, 발한에는 건조한 뿌리 5~10g를 2컵의 물로 반이 될 때까지 끓여서 1일 양으로 하여 3회로 나누어 복용한다. 또, 생 뿌리를 으깨어 나오는 즙은 구토의 억제, 건위에 효과가 있다.

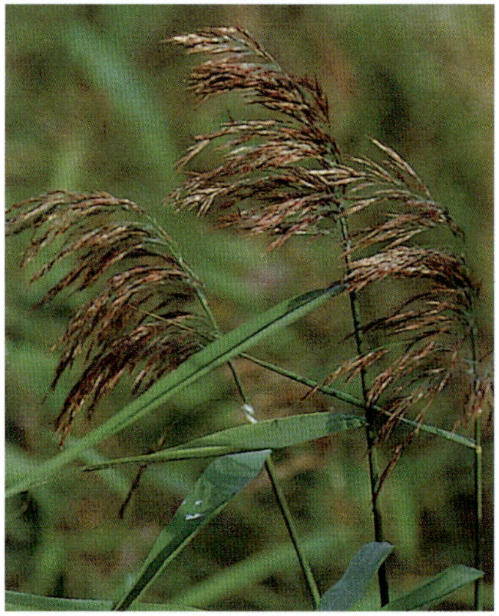

*줄기꼭대기에 달린 작은 이삭

얼룩 조릿대 · 벼과

Sasa veitchii

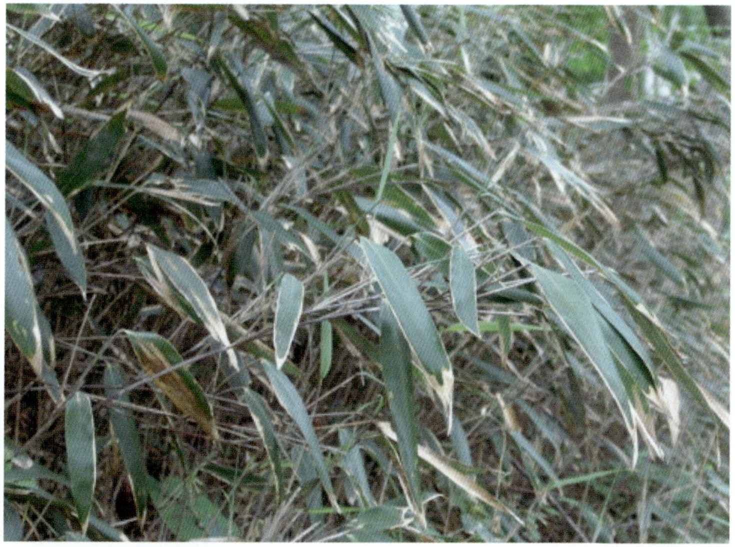

전국의 산지에 자생하는 것으로 알려져, 정원이나 공원의 관상용으로서 심는 일이 많다.

볏과의 조릿대의 일종으로, 가늘고 길며 튼튼한 지하 줄기가 있고, 약간 기울어 올라간 밑동에서 드문드문 분지(分枝)하고, 상부는 뻗어 올라가, 높이 60~150cm, 마디에서 보통 1개의 가지를 내고 그 끝에 5~7개의 잎이 붙는다.

겨울이 되면 잎의 가장자리가 변화해서 백색이 된다. 잎에는 방부작용이 있어 예로부터 음식물을 보존하기 위하여 이용되어 왔다. 보기 드물게 간의 기초부로부터 홀쭉한 화경을 내고, 끝에 원추상태의 화서를 만든다.

• **분지(分枝)** 원줄기에서 갈라져 나간 가지

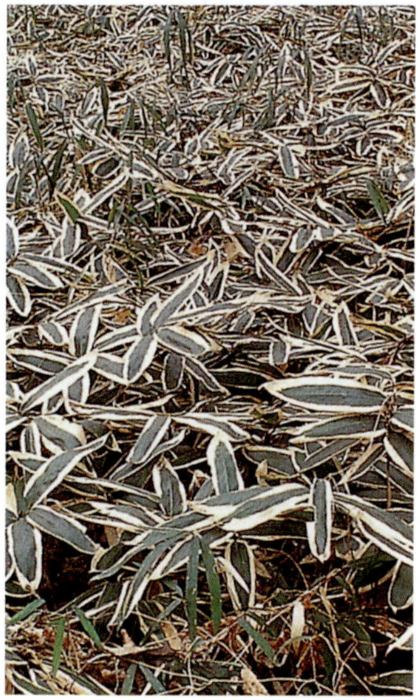

이용부위 - 잎

약효

위염, 구내염, 구취예방

채취 · 보존

필요시에 잎을 수확하여, 잘게 썰어서 햇볕에 말린다.

사용법

위염, 구내염, 구취예방에는 건조한 잎을 끓여 차 대신으로 마신다. 또, 신선한 잎20g을 믹서를 해서 생즙으로 하여 1일 2회 복용해도 된다. 조릿대에 포함되는 조릿대다당류는 항암작용이 있다고 알려져 있다.

반하 (半夏) • 천남성과

Pinella ternata

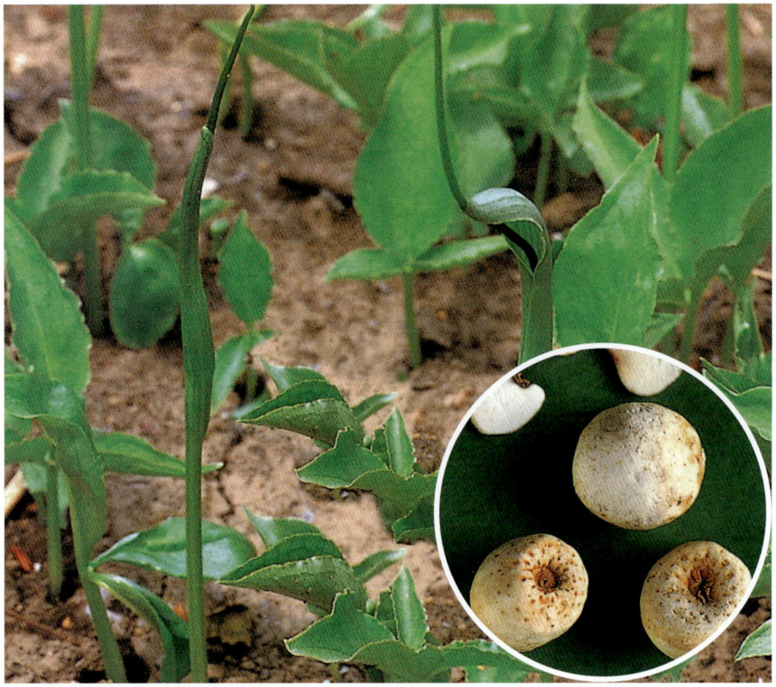

물을 덮어 쓸 수 있을 것 같은 장소에 서도 생육한다.

*반하. 위에 있는 것이 둥글게 자른 것

천남성과의 여러해살이풀로 밭 등에 나는 잡초의 하나로, 지하에 직경 1cm정도의 구경이 있고, 1~2개의 잎이 나온다.
잎을 지탱하는 꼭지는 길이 10~20cm정도이고, 하부의 안쪽에 엽병과 소엽의 기부에 있는 기관이 하나 달린다.
잎은 3소엽부터 시작, 소엽은 선단이 뾰족한 계란형. 초여름에는 녹색줄기가 잎보다 높이 자라서 그 선단에 육수화서가 달리고, 황록색의 불염포가 있는 꽃이 핀다.
주아(珠芽)로 번식하며, 번식력은 매우 왕성하다.

약리작용 : 1. 유독성 성분으로 거담, 진해 작용이 있으며, 2. 약물 달인 물은 구토를 멈추게 하고, 3. 항암 작용도 현저하다.

*독성이 강하므로 허약자와 임산부는 사용을 삼간다. 특히 대반하는 더 강한 중독 반응을 보인다.

• **엽병(葉柄)** 잎의 일부로써, 잎몸을 줄기에 붙게 하는 잎꼭지〈잎을 햇빛 방향으로 돌리는 작용을 함〉 잎자루

이용부위 – 알줄기

약효 구토 멈춤, 담, 습증, 해수 등.

채취 · 보존

여름, 개화기에 구경을 파내어 홀쭉한 뿌리를 제거한 후, 물에 잠시 담가 둔다. 그 후 모래를 넣은 물속에서 휘저으면 외피가 벗겨지므로, 그대로 물에 우려낸 후, 물에서 꺼내서 햇볕에 말린다. 이 건조한 구경을 반하라 한다.

사용법

구토 멈춤으로 반하6~10g에 생강6~8g를 가한 것을 물컵 1에 넣고 반절이 될 때 까지 끓여 1일 3회로 나누어 마신다.

창포 (菖蒲) • 천남성과

Acorus calamas

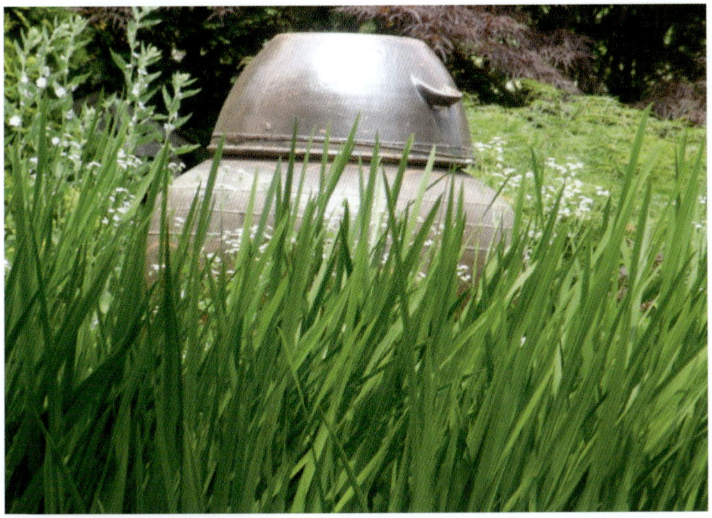

천남성과의 여러해살이풀로, 잎은 창검같이 뾰쪽하고 길며 각지의 습지에 자생한다.

뿌리는 마디가 많고, 굵게 지표를 옆으로 뻗어, 마디에서 수염뿌리가 나온다.

뿌리의 머리에서 잎이 서로 향하듯이 총생(叢生)하고, 길이40~120cm, 폭2~3cm의 선형. 봄에 잎 사이에서 꽃대가 나오고, 원추 화수에 다수의 꽃을 조밀하게 맺는다. 꽃은 담황녹색이다.

- **총생(叢生)**여러 개의 잎이 짤막한 등걸에서 무더기로 나는 것으로, 뭉쳐나기, 모여나기라고도 한다. 속생(束生)이라고도 한다.
- **건망증(健忘症)** 기억력이 장애를 받아 보고 들은 것을 금방 잊어버리거나 어떤 시기 이전의 일을 기억하지 못하는 등의 증상.

이용부위 – 뿌리

약효

신경통, 류머티즘, 진정, 진통, 기침 멈춤, 거담, 식욕증진, 위염, 소화불량, 건망증, 번민증.

채취 · 보존

11월~다음해의 3월, 혹은 8~9월, 뿌리를 파내어, 물에 씻으면서 수염뿌리를 제거하고 햇볕에 말린다. 이것을 창포근 이라고 한다. 후, 물에서 꺼내서 햇볕에 말린다. 이 건조한 구경을 반하라 한다.

사용법

신경통이나 류머티즘 등에는 건조한 뿌리 썬 것을 한줌 포대에 넣고, 적당량의 물로 삶은 후, 삶은 즙과 함께 욕조에 넣고 입욕제로 사용한다. 진정, 진통, 기침 멈춤, 거담, 식욕증진, 위염, 소화불량 등에는 건조한 뿌리 3~6g을 분말로 해서 3등분하여, 오블라이트에 싸서 1일 3회로 나누어 복용한다. 끓여서 복용하면 구역질을 일으킬 수 있으므로 피한다.

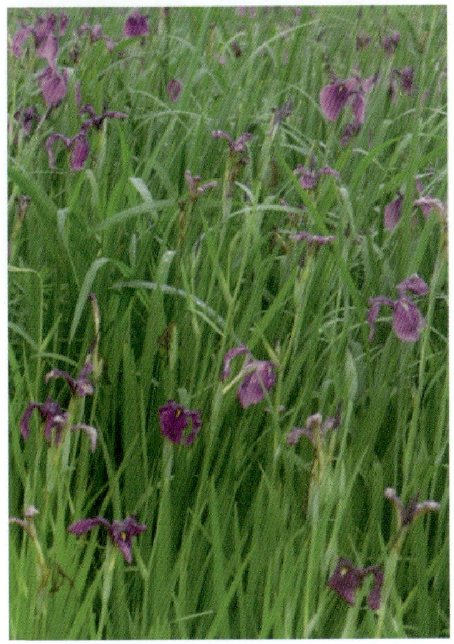

석창포 (石菖蒲) • 천남성과

Acorus gramineus

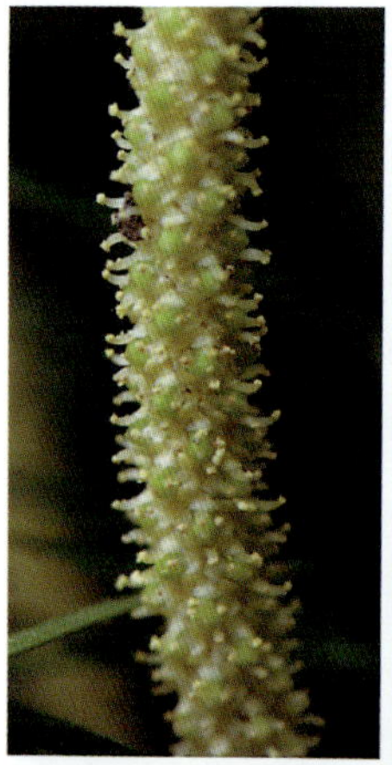

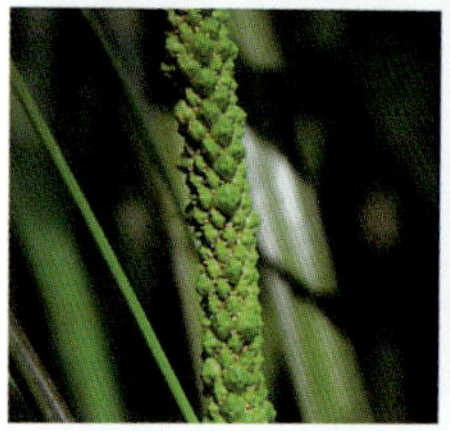

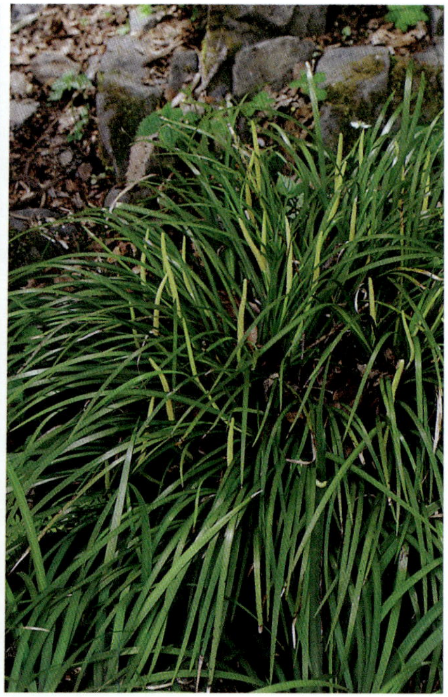

천남성과의 상록 여러해살이풀로 골짜기나 물가에 한곳에 모여 난다. 관상용으로 재배 하기도 한다.
뿌리가 옆으로 뻗고, 수염뿌리를 내어 바위가 많은 곳에 달라붙듯이 하여 번식한다.
뿌리에는 방향성이 있다. 뿌리의 끝에서 길이 20~50cm로 선형의 줄기가 2열이 되어 총생한다. 4~5월, 잎 사이에서 높이 30~50cm의 1개의 줄기가 나와 선단에 담황색의 홀쭉한 육수화서가 달린다. 꽃은 길이 5~10cm와 작게 화축에 조밀하게 달린다.

• 냉증(冷症) 하체(下體)를 차게 하여 생기는 병의 총칭. 냉병(冷病)

사용법

건위, 복통에는 건조한 근경 5~10g을 3컵의 물로 반이 될 때까지 끓여서 1일양으로 3회로 나누어 식간에 복용한다. 다리 허리의 냉증과 냉증으로 오는 복통에는 생잎을 욕조에 넣고 입욕제로서 사용한다.

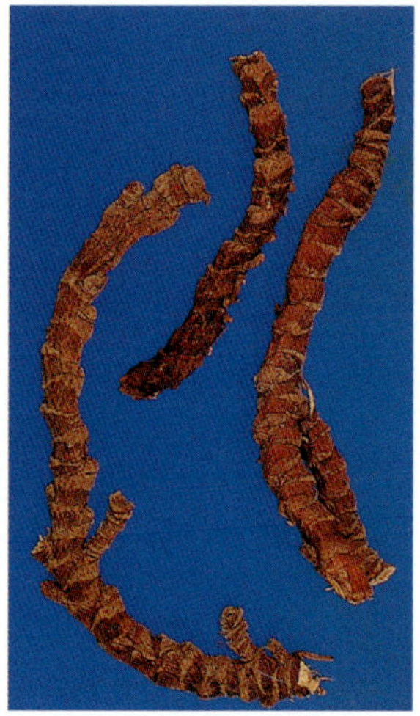

*햇볕에 말린 석창포
선단에 있는 수꽃을 채취해서 이용

이용부위 – 뿌리와 잎

약효

건위, 복통, 잎–다리와 허리의 냉증, 냉증으로 발생하는 복통

채취 · 보존

8~10월, 근경을 채취하여 물에 씻은 후 햇볕에 잘 말린다. 이것을 석창포라고 한다. 잎은 연중 채취 가능.

부들 (香蒲) • 부들과

Typha latifolia

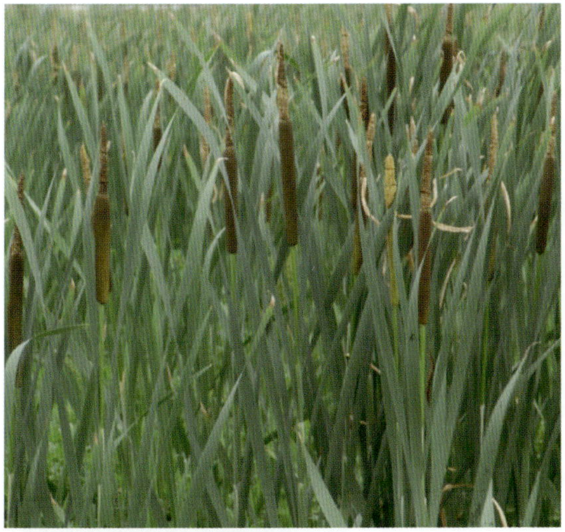

각지의 얕은 호수, 개울가, 습지 등에 자생하는 부들과의 여러해살이풀로, 뿌리가 물밑의 진흙 속에 옆으로 뻗고, 그곳에서 줄기를 직립하여 높이 2m정도가 된다. 잎은 길이 1~2m, 폭 1~2cm의 선형으로 털이 없다. 6~8월, 줄기꼭대기에 생기는 수상화서는 상부가 수화군, 하부가 암화군 2개로 갈라진다.

임상보고 : 1. 어혈(瘀血)이 미진한 증상에 치료 반응이 높고 2. 관상동맥 질환에 단미제로 1일 30g을 2개월간 복용하여 효험을 얻엇다. 3. 고지혈증 강하에도 유효한 반응을 보였다.

- **수상화서(穗狀花序)** 무한 꽃차례의 하나로, 한 개의 긴 꽃대의 둘레에 꽃꼭지가 없는 여러개의 꽃이 촘촘히 붙어서 마치 이삭과 같은 모양으로 피는 꽃차례를 말한다. 벼, 보리, 밀 등이다. 이삭 꽃차례이다.
- **요도염(尿道炎)** 방광 안의 오줌이 몸 밖으로 나오는 길. 수컷은 도중에 수정관(輸情管)이 합쳐서 정액(精液)을 사출하는 관도 겸하는 오줌줄에 염증이 생기는 것.

이용부위 – 수꽃가루

약효 혈, 토혈, 벤 상처, 가벼운 화상, 치질, 요도염

채취 · 보존

여름, 수꽃 군이 익어갈 무렵에 수꽃부분을 잘라서 비닐봉지에 넣고 가볍게 두드리면 노란꽃가루를 채취할 수 있다. 이 꽃가루를 햇볕에 잘 말린다. 이 건조한 꽃가루를 향포(香蒲)라 한다.

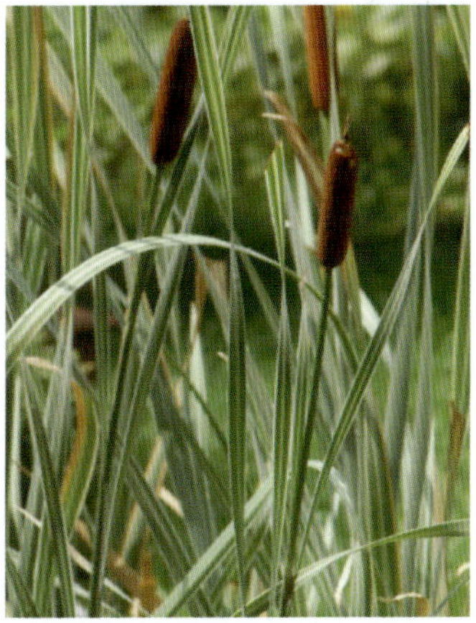

사용법

하혈, 토혈에는 건조한 꽃가루를 5~10g을 3컵의 물로 반이 될 때까지 끓여서 1일양으로 하여 3회로 나누어 복용한다. 또, 1g의 건조화분을 1일 3회 복용해도 된다. 벤 상처나 치질, 가벼운 화상에는 환부에 직접 건조한 화분을 도포한다. 요도염에는 건조한 화분 8g을 따뜻한 술과 함께 복용한다.

사초 (莎草) • 사초과

Cyperus rotuns

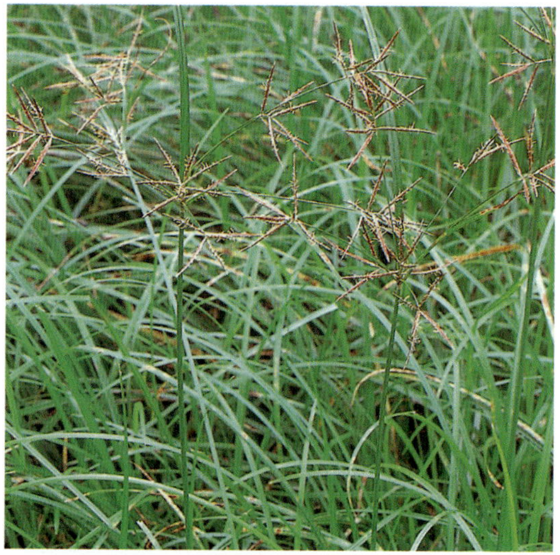

해안가나 하천부지, 밭 등에서 흔히 볼 수 있는 여러해살이풀로, 1.사초과의 골사초, 두메사초, 산사초, 낚시사초, 바랭이사초의 등의 총칭이다. 2.향부자(香附子) 3.잔디. 단단하며, 가는 지하줄기를 옆으로 뻗고 번성하며, 줄기의 기부에는 길이 1cm정도 계란형의 덩이줄기가 있다.

줄기는 가늘고 높이 10~20cm정도, 잎은 심록색으로 광택이 나며, 여러 잎이 총생(叢生)하고, 기부는 칼집모양으로 줄기를 감싸고 있다.

• 기부(肌膚) 동 · 식물의 몸을 감싸고 있는 겉가죽.

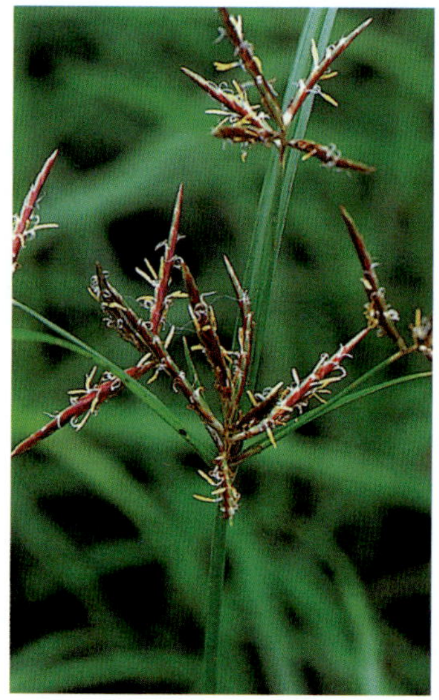

*사초의 개화기는 7~10월정도

이용부위 – 뿌리

약효

생리불순, 신경과민증상, 감기.

채취 · 보조

10~11월. 괴경을 캐내어 물에 씻은 후 햇볕에 말려서 반절정도로 건조가 되면 수염뿌리를 제거하여 다시 그늘에 말린다. 이것을 향부자라고 한다.

사용법

생리불순이나 갱년기 장애 등에 의한 신경과민증상 완화에는 건조시킨 뿌리 5~7g을 3컵의 물로 반이 될 때까지 끓여서 1일 양으로 하여 3회로 나누어 복용한다. 체력이 약한 사람의 초기의 감기에는 건조한 뿌리 4g, 소엽(蘇葉) 2g, 진피(온주 귤껍질) 2g, 감초 1.5g, 생강 3g을 합쳐 3컵의 물로 반이 될 때까지 끓여서 1일양으로 3회로 나누어 식간에 복용한다.

자란 (紫蘭) • 난초과

Bletilla striata REICHB fil

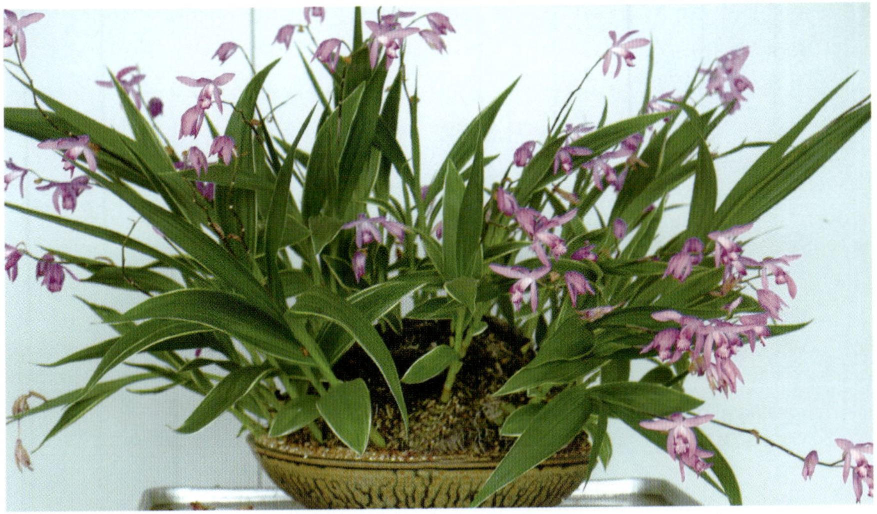

• 위 카타르〈catarrh〉 위의 조직은 파괴되지 않고 점막이 헐면서 부어오르는 염증. 점액 분비가 심한 염증의 한 형.
• 위궤양(胃潰瘍) 위벽(胃壁)점막에 궤양이 생기는 병. 주로 유문(幽門)에 생기면, 동통(疼痛)과 구토 하열을 하고 심하면 위벽에 구멍이 남.

저산지대의 약간 습한 초지나 숲가에 드물게 볼 수 있으며, 보통 관상용으로 재배되는 여러해살이풀. 지하에 위구경(僞球莖)을 가진 구경은 1년마다 1구씩 증가해 간다.
줄기는 높이 30~70cm가 되고, 3~5잎의 조릿대의 잎과 같은 세로주름이 두드러진 잎이 호생한다. 5~6월, 줄기끝에 자홍색의 꽃이 몇 개씩 드문드문 맺는다.
꽃의 지름은 3~5cm. 측화변이 개평하고, 설변은 얕게 3열하며 가장자리는 안쪽으로 감겨서 통상이 된다. 속명/자란초, 미려골절초, 백급(白及), 백약(百藥).

약리작용 : 1. 국부 출혈에 양호한 지혈 반응을 보이고 2. 실험성 위, 십이지장 천공에 치료 반응을 보이고, 3. 혈압 상승 작용 4. 항암 작용이 나타난다.

이용부위 – 뿌리

약효

위 카타르 · 위궤양에 의한 출혈, 코피, 가벼운 화상, 살갗이 틈

채취 · 보존

9~10월, 근경을 캐내어 줄기, 잎, 뿌리를 제거하고 물에 씻은 후, 15~20분정도 열탕에 끓이고 나서 햇볕에 말린다. 이것을 백급이라 한다.

사용법

토혈, 코피 등의 지혈에는 건조한 근경 3~5g을 3컵의 물로 반이 될 때까지 끓여서 1일 분량으로 하여 3회로 나누어 식간에 복용한다. 건조한 구경을 갈아서 으깨어 분말로 한 것을 화상에는 식용유, 살갗이 튼 데에는 물로 개여 환부에 도포한다.

갈퀴덩굴 (八重葎) · 꼭두서니과

Humulus japponicus

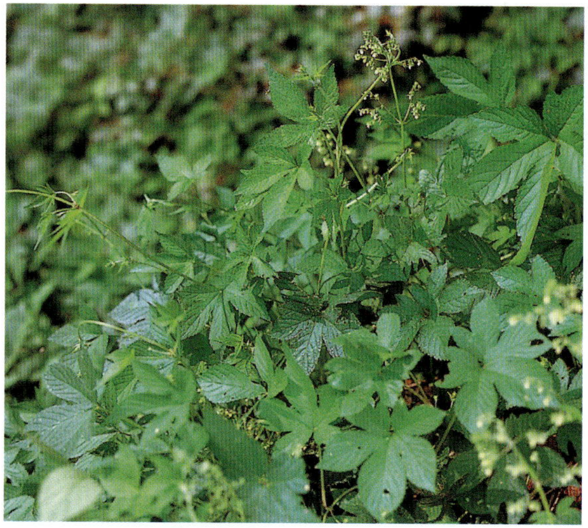

꼭두서니과의 두해살이 덩굴성 식물로, 전초에 작은 가시가 있고, 지면을 덮을 듯이 번성한다.
잎은 긴 엽병이 있고, 대생(對生)하며 잎은 손바닥모양으로 5~7개로 갈라진다.
열편은 계란형 혹은 피침형(披針形)으로 가장자리에 톱니가 있고, 엽면이 까칠까칠하다.
자웅 이주로 수포기에는 황록색의 작은 꽃이 원추모양으로 맺는다. 암포기에는 솔방울모양의 자갈색 꽃이 맺는다.

해설 : 1. 임질 치료에, 해열, 이뇨, 소염에 효과를 보임으로써 효력을 얻고 2. 맹장 주의염 3. 타박상으로 인한 동통 및 근육과 골격동통의 증상을 완화시킨다.

- **건위(健胃)** 위를 튼튼하게 함. 또는 튼튼한 위.
- **해열(解熱)** 몸의 열을 풀어 내림.

이용부위 – 전초

약효

건위, 해열, 이뇨, 소양〈가려움증〉

채취 · 보존

여름에 무성한 전초를 베어 적당한 길이로 잘라 햇볕에 말린다. 이 말린 것이 율초이다.

사용법

건위, 해열에는 건조한 것 5~10g을 3컵의 물로 반이 될 때까지 끓여 1일양으로 하여 앙금을 제거하고 3회로 나누어 마신다.
전초에 이뇨작용이 있는 플라보노이드를 포함하고 있고, 이뇨에는 같은 방법으로 복용한다. 소양〈가려움증〉에는 전술한 끓인 액으로 환부를 세정한다.

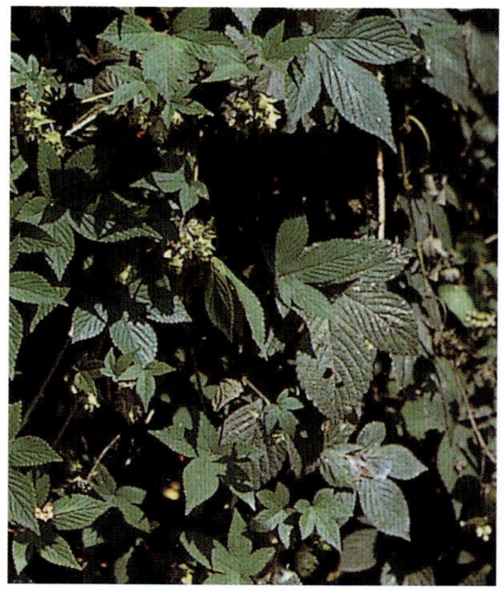

당화초 (唐花草) · 뽕나무과

Humulus lupdus var cordifolius

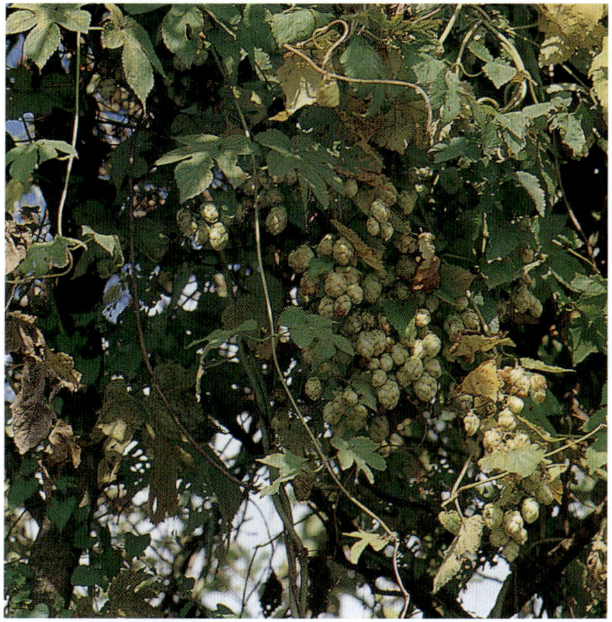

산지의 숲에 자생하는 덩굴성 여러해살이풀로. 줄기와 엽병에는 가시가 있고, 다른 식물을 휘감는다. 잎의 기부는 심장형으로, 선단부에서는 종종 3갈래가 된다.
어린 포기에서는 잎의 가장자리가 톱니모양으로 결각이 되는 일도 있다.
자웅이주. 맥주의 원료가 되는 호프의 변종, 여름에 담황녹색의 꽃이 핀다.
암꽃에는 4~5cm정도가 되는 계란형의 구과가 열려, 꽃보다도 두드러진다.
구과(毬果)의 주위에는 작은 선모(腺毛)가 달린다.

이용부위 – 열매, 호프선

약효

건위, 진정

채취 · 보존

8~9월, 구과를 따서 햇볕에 말린다. 이것을 봉지에 넣고 잘 흔들면 강한 향과 쓴맛이 나는 호프선이 떨어진다.

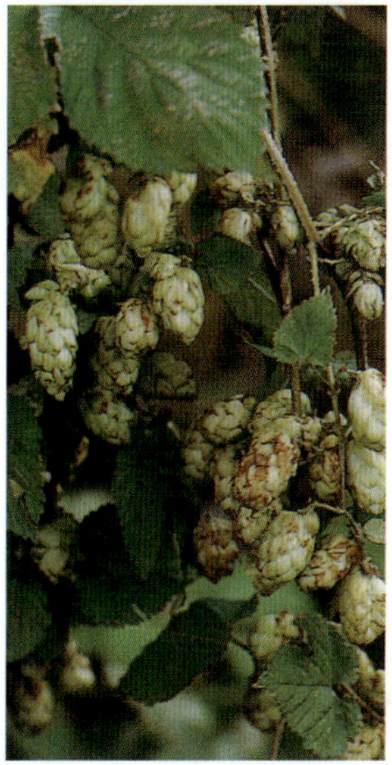

*당화초에 꼭 닮은 호프

사용법

건위와 진정에는 건조시킨 열매 1~2g을 열탕에 붓고 5분정도 놓아 둔 것을 마신다. 호프선 0.5~1.5g을 그대로 복용하기도 하고, 미지근한 물에 녹여서 마셔도 건위, 진정작용이 된다.

수영 마디풀과

Rumex acetosa

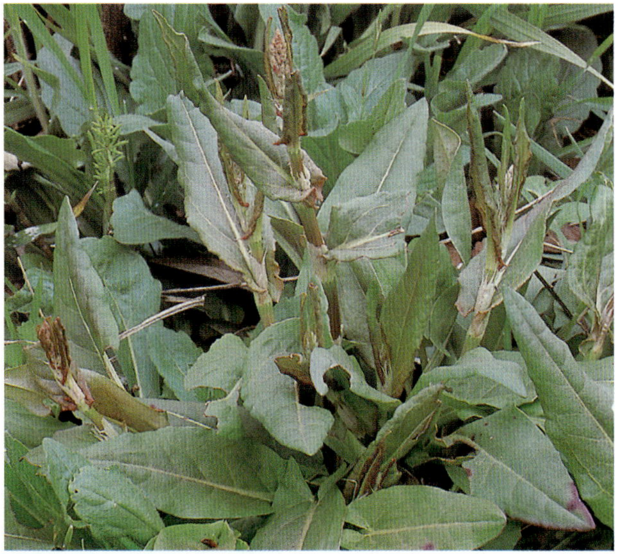

황무지나 들판에 나는 다년초. 자웅 이주. 높이 70cm정도가 되고, 전체가 녹색으로 적자색을 띠고 있다.
근생엽은 긴 엽병이 있고 엽신은긴타원형, 경엽은 피침상 긴타원형으로 호생하고, 하부의 잎에는 짧은 엽병이 있으나, 상부의 줄기는 기부가 줄기를 감싸고 있다.
봄에 줄기 꼭대기에 담록색의 작은 꽃이 다수 맺는다.
암꽃에는 꽃이 진 후, 붉은 색을 띤 3잎의 둥근 악편에 싸여 열매가 생긴다.
속명/승아, 산모(酸模)

해설 : 1. 최근 항암 치료에 사용하고. 2. 폐결핵의 각혈에 지혈 반응을 보인다. 3. 종기에는 짓찧어 붙인다.

• **백선(白線)** 흰 줄 또는 흰 선.
• **무좀** 백선균이나 효모균이 손바닥이나 특히 발가락 사이에 잘게 물이 잡히여 몹시 가려운 피부병.

이용부위 – 뿌리

약효

변비, 무좀 · 백선 등

채취 · 보존

9월경, 근경을 캐내어 물로 잘 씻고, 썰어서 햇볕에 말린다. 이것을 산모근이라 한다.

사용법

변비에는 건조시킨 뿌리 15g을 3컵의 물로 반이 될 때까지 끓여서 1일 양으로 하여 3회로 나누어 식간에 복용한다. 무좀 · 백선 등에는 생근경을 금속 이외의 강판 그릇에 흘러내리게 하여 환부에 붙인다.

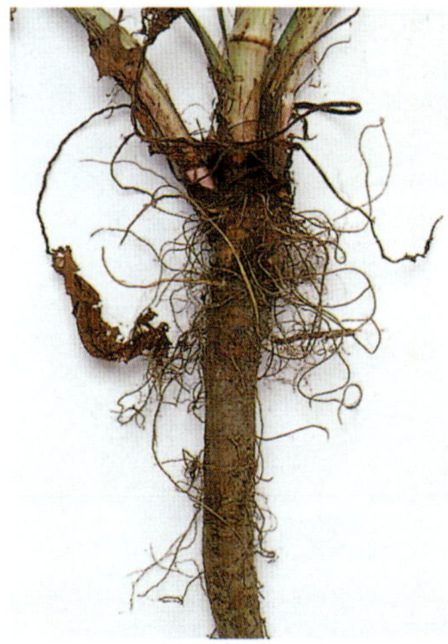

*수영의 뿌리

소루쟁이 (羊蹄) • 마디풀과

Rumex japonicus

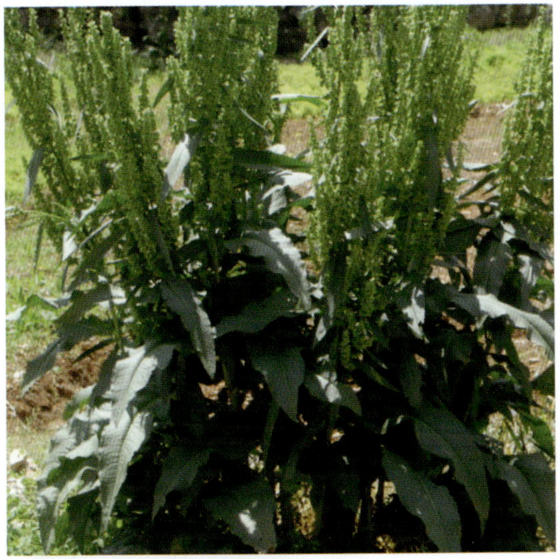

들판에 자생하는 여러해살이풀로, 노랗고 큰 뿌리가 있으며, 줄기는 직립, 높이 60~100cm정도가 된다.
긴 엽병(葉柄)이 있고, 엽신(葉身)은 끝이 뾰족한 긴 타원형이며, 기부는 원형이거나 약간 쐐기형. 줄기에서 나오는 잎은 엽병이 짧고 홀쭉하다.
잎의 가장자리는 물결치는 모양. 6월, 줄기의 상부로부터 분지한 가지 위에 총상화서가 있고, 작은 꽃을 다수 테두리와 같이 수단을 단다. 각 단마다 잎과 같이 보이는 단이 있다.
열매는 갈색으로 익는다. 양제(羊蹄) 양제초(草).

임상보고 : 만성기관지염에 현저한 반응을 보이는 동시에 식욕증진, 수면개선, 신체의 면역력 향상 및 감기 예방 작용이 나타냈다.

• **진정(鎭靜)** 흥분이나 아픔 따위를 평온하게 가라앉힘.

이용부위 – 뿌리

약효

변비, 무좀 · 백선 등

채취 · 보존

10월경, 뿌리를 캐내어 물로 잘 씻고, 썰어서 햇볕에 말린다. 이 건조한 뿌리를 양제근이라 한다. 생 뿌리를 이용하는 경우에는 1년을 통하여 캐내지만, 겨울에는 지상부가 시들기 때문에 발견하기 어렵다.

사용법

변비에는 건조시킨 뿌리 10g을 3컵의 물로 반이 될 때까지 끓여서 1일양으로 하여 3회로 나누어 식간에 복용한다. 무좀 · 백선 등에는 생뿌리즙을 흘러내리게 하여 환부에 붙인다.

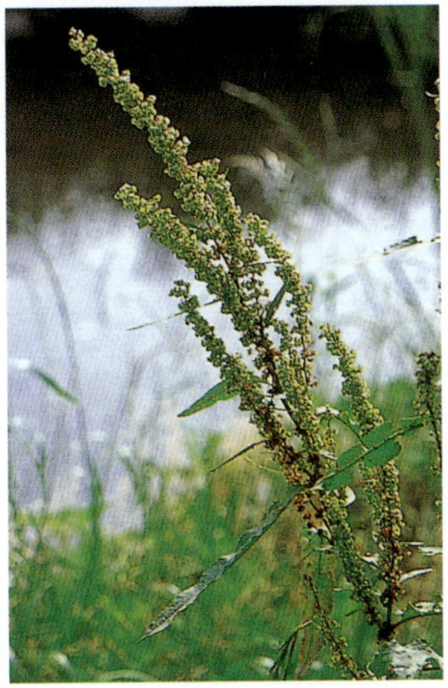

*참소리쟁이의 총상화서

쪽 (藍) • 여뀌과

Persicaria tinctoria

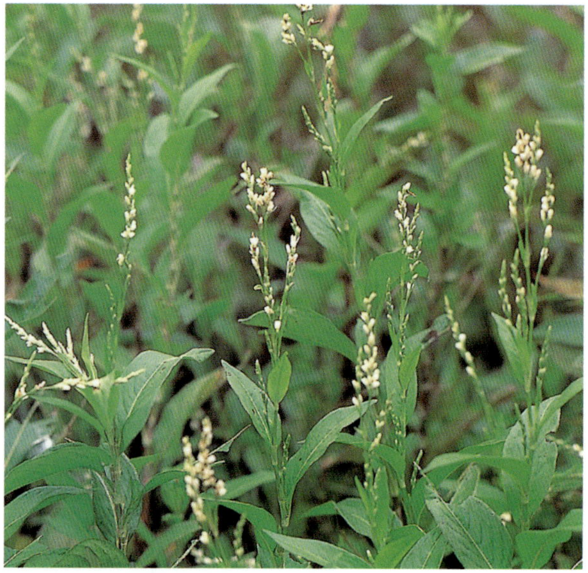

• **해독(解毒)** 독기를 풀어 없앰.

여뀌과의 중국 원산 한해살이풀로, 줄기는 홍자색을 하고, 높이 50~60cm가 된다. 잎은 호생하고 긴 타원형이며 잎이 달린 뿌리에는 칼집모양으로 털이 있는 탁엽이다. 여름에 홍색 또는 백색의 작은 꽃을 수상에 맺는다. 3모의 열매 중에 흑색의 열매가 있다.

약리작용 : 1. 암세포의 핵산 대사를 억제시키고 2. 달인물은 탄저균, 이질균, 콜레라균에 항균 작용이 있다. 3. 간 기능 보호 작용을 나타낸다.

사용법

작은 벤 상처의 소독이나 벌레에게 물린 데에는 잎을 잘 문질러서 나온 즙을 환부에 바른다. 해열, 해독에는 건조한 열매 5~10g을 1컵의 물로 반이 될 때까지 끓여서 복용한다.

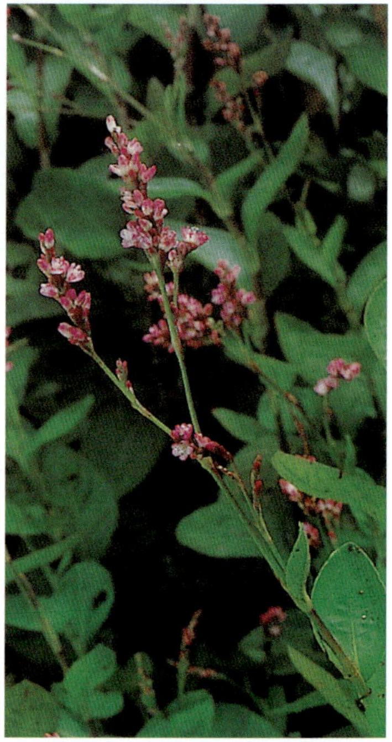

*가을에 피는 쪽 꽃

이용부위 – 열매/ 잎

약효 열매, 해열, 해독 잎, 작은 상처의 소독

채취 · 보존

잎을 채취하여 물에 씻어서 햇볕에 말린 것을 남엽이라 한다. 또, 채취한 잎을 겹겹이 쌓아서 남상으로 하고, 여기에 물을 끼얹어 2~3개월 발효시킨 것을 쪽 염료〈남빛의 물감〉라고 한다. 쪽 염료에 석회와 물을 가하여 액의 표면에 뜬 거품을 떠내서 말린 것을 청대라고 한다. 채취한 열매를 말린 것을 남실이라고 한다.

번행초 (蕃杏草) · 석류풀과

Tetrsgonia tetragonoides

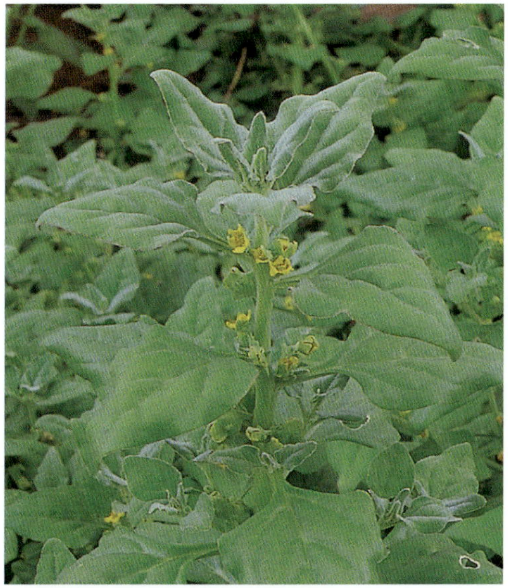

각지 난지나 해안 모래땅에서 볼 수 있는 한해살이풀로. 열대지역에서는 한해살이풀 이다.
줄기는 약간 다육질이고, 포복하면서 분지하고, 지면을 덮을 듯이 무성하다. 길이 1m 정도가 되는 것도 있다.
잎은 육질로 호생, 삼각상란 형에서 광란형, 혹은 마름형 꼴로 길이 3~10cm정도, 양면이 까칠까칠하다.
4~10월, 엽액(葉腋)에는 꽃잎이 없고, 꽃받침이 3~5열 안쪽의 노란 꽃이 늦봄에 1~2개 달린다. 꽃이 진후, 마름열매와 같은 4~5개의 돌기가 있는 열매가 열린다.

해설 : 1. 청열(淸熱) 작용이 있어서 눈이 충혈되고 아픈 것을 풀어주며, 2. 장염에도 유효하며, 3. 위암, 식도암, 자궁경부암에 이 약물 120g, 능인(菱仁) 150g 의이인(薏苡仁) 40g에 물을 붓고 달여서 복용한다.

- 위염(胃炎) 위의 점막(粘膜)에 생기는 염증성 질환의 총칭. 〈급성과 만성이 있음〉위장염(胃腸炎) 위 카타르.
- 위산과다(胃酸過多) 위에서 분비되는 염산의 양이 많은 병증.〈신경질적인 체질이나 흡연, 빠른 식사 등으로 생기는 현상〉

이용부위 – 전초〈지상부〉

약효

위염, 위산과다, 가슴앓이, 위궤양, 십이지장궤양

채취 · 보존

개화시, 지상부의 줄기, 잎을 베어서 햇볕에 말린다. 이것을 번행이라 한다.

사용법

위염, 위산과다, 가슴앓이, 위궤양, 십이지장궤양에는 건조한 전초 15g을 3컵의 물로 반이 될 때까지 끓여서 1일 양으로 하여 3회로 나누어 식간에 복용한다.

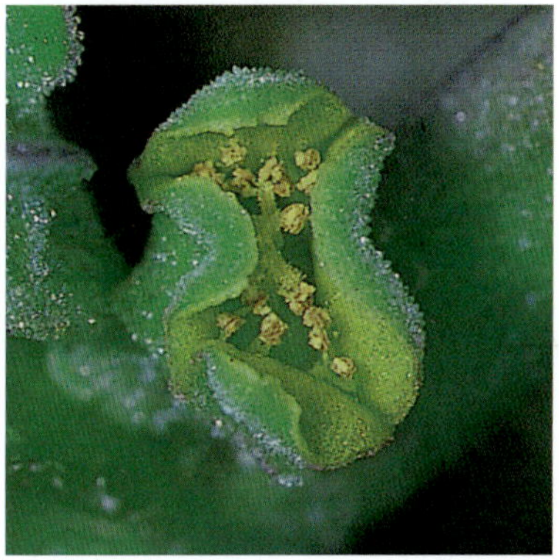

*번행초의 꽃

심장에 관한 어드바이스

사람의 심장을 염통(소금통)이라고 합니다. 심장암은 없습니다. 아마 소금 덕인 것 같다.

소금은 크게 두 가지 종류가 있다.
암염 또는 정제염과 우리나라와 같은 것 벌에서 만드는 천일염이다. 미국에는 천일염이 없고, 모두가 암염이나 정제염뿐이다. 암염이나 정제염은 미네랄이 없는 순수 염화나트륨(Nacl)이다. 이 암염이나 정제염은 미네랄이 없다.

소금을 많이 먹지 말라는 이론은 바로 이 암염과 정제염을 말하는 것이다. 인간의 몸속에 필요한 것은 미네랄이 풍부한 천일염이다. 당연히 미국 의사들의 이론은 소금을 먹지 말라고 하게 되어있다.
한국의 의사들이 미국의학의 영향 아래 있기 때문에 당연히 소금을 먹지 말라는 이론을 따르고있는 것이다. 그러나 창조주의 섭리에 의하면 이 천일염을 먹어야만 하는 것이다.

사람의 인체는 70%가 물이다. 그냥 물이 아니라, 0.85%의 소금물이다. 그래서 병원에 입원 하자 마자 꽂아 주는 주사가 바로 닝겔이란 사람이 발견했다 해서 이름 붙여진 닝겔이다. 이 닝겔이 0.9%의 소금물인 것이다. 이 0.9%의 식염수가 혈관 속으로 바로 들어가면 우선 사람이 깨어나는 것이다. 여기서 한 가지... 환자에게 소금물을 혈관에 직접 주사하는 것은 괜찮고, 먹으면 안되는 근거가 있는가? 없다.

미국 의사 월렉이 쓴 책 '죽은 의사는 거짓말을 하지 않는다' 라는 책을 보면 소금을 먹였더니 환자들이 약을 끊었다는 임상실험을 설명하기도 한다. 정부의 무지한 관료들은 천일염은 비위생적이므로 천일염 농장인 염전을 폐쇄하고 위락시설로 바 꾸라고 정부 지원금까지 지불하며 권장하는 실정이다.
심지어는 대량식품 업체나 학교나 공장의 대량급식 업체에서는 천일염을 사용할 수 없다는 법령까지 만들어 시행하는 실정이니 참으로 큰일이 아닐 수 없다.

소금의 역할은 방부제防腐劑이다.
인체 속에 염도가 부족하면 몸이 썩는다. 즉 부패한다. 부패하는 현상은 어떤 것인가?

바로 각종 염증, 아토피, 무좀 등의 세균번식이다. 대부분의 병은 세균성이다. 의사들의 지시에 의해 모든 국민들은 소금을 먹지 못하고 있다. 그나마 먹는 소금이 천일염이 아니라 맛 소금, 꽃소금 등 정제염精製鹽이다. 많은 사람들의 몸이 부패해가고 있는것이다. 요즘은 소아 아토피로부터 시작하여 성인들도 아토피라는 병으로 말로 다할 수 없는 고통을 당하고 있다.

주변에 아토피로 고통당하는 사람들을 본적이 있는가? 심하면 문둥병이라고 생각할 정도로 온몸이 흉해지고, 진물이 나는 등 고통을 견디다 못해 성격이 민감해지거나 포악해지는 경우도 있다. 몸속에 염도가 부족하여 사람의 몸이 부패하고 있는 것이다.

부패방지 물질 세 가지 일반적으로 부패를 방지하는 물질이 소금과 설탕과 알콜이다. 인간의 몸은 이 세가지중에서 소금으로 몸을 절여 부패하지 않도록 창조되었다. 그런데 소금 금지령 때문에 소금을 먹지 못하니까 몸은 자신의 부패방지를 위해 무엇인가 요구하게 되었는데 이때 현대인들은 설탕으로 대신한 것이다. 그래서 현대인들의 특징이 바로 설탕을 좋아한다는 것이다.

그러나 몸은 소금으로 부패를 방지하는 것이지,설탕으로 부패를 방지하는 것이 아니다. 그나마 이 설탕도 미네랄이 풍부한 원당이면 영양면에서라도 좋을 수 있을텐데 모두가 정제과정을 통해 미네랄을 모두 제거한 순수한 당분일 뿐이다.

알콜중독

알콜중독도 같은 이치이다. 염도가 부족한 사람이 알콜을 마시기 시작하면 몸은 알콜을 부패방지용으로 착각하고 소금이 부족함을 느낄 때마다 알콜을 찾게 되지만 몸은 만족할 수가 없다. 그래서 더 많은 양의 술을 먹어 보지만 주량만 늘 뿐 소용이 없다. 결국, 몸은 망가지고 각종 성인병과 수족을 벌벌 떠는 신체의 마비증상인 수전증까지 오게된다. 이 알콜중독자에게 천일염을 섭취시키 면 신기하게도 알콜중독에서 벗어나 평정을 되찾게 되는 사례가 보고되고 있다. 각종 질병과 천일염은 밀접한 관계를 가지고 있다.

심지어는 불면증, 우울증, 정신착란증 온 전신의 뼈마디 마디가 쑤시는 고통스런 질병인 신경성류마 티스 관절염 환자들에게 천일염을 먹이면 수일 내에 증상이 사라지는 현상이 일어난다.

이 모두가 현대인들이 누군가가 잘 못 전해준 정보에 의해 소금섭취를 하지 못한 심각한 현실을 말해주는 증거들이다.

구약 성경에 모든 祭物들에는 반드시 소금을 쳐야 한다.

신약성경에 너희는 세상에 빛과 소금이 되라는 것은 참으로 자연의 이치이며, 영적인 이치이다. 이제 우리는 소금을 먹지 말라는 편견에서 벗어나야 한다. 더 이상 인간의 병을 책임지지 않는 병원의 지시를 무조건 따를 수 없다. 입원 환자에게 나오는 식사를 몇 개월만 먹으면 건강한 사람도 병에 걸릴 수밖에 없이 싱겁다. 게다가 하얀 쌀밥은 더더욱, 환자에게 도움을 주지 못하는 밥상이다.

암세포가 가장 싫어하는 것들, 햇빛과 물과 소금과 섬유소, 비타민C 등이다.

어쩌면 현대인들은 단백질(고기)을 비롯하여 암세포가 좋아하는 것들만 먹는다고 봐야 한다. 그 중 소금과 물은 아무리 강조해도 지나치지 않는다. 혹자는 소금을 많이 먹으면 안 된다고 걱정한다. 미안하지만 걱정 안 해도 될 것은 소금은 과식이란 게 불가능 하다. 왜냐하면 많이 넣으면 짠 것이 아니라, 써서 먹을 수가 없다. 어떤 사람도 써서 못 먹을 만큼 소금을 많이 먹지 않기 때문이다.

그리고 많이 먹으면 몸이 물을 달라고 보채기 때문에 이때 물을 마시면 된다. 양질의 생수를 말이다. 그래서 우리 몸은 일정의 염도를 유지하게 된다. 생수만 많이 마셔도 사람의 성격이 차분 해진다는 연구, 실험 발표가 있다. 물과 소금... 건강의 필수요건이다.

그리고 현대인의 모든 병이 심혈관계 질병이다. 다른 말로 하면 혈액이 문제라는 것이다. 일반적으로는 피가 탁하다고 한다. 그러나 사실상은 피가 탁하다는 말 이전에 피가 묽은것이다. 그러니까 핏속에까지 오염이 되고 노폐물이 침전되어 뻑뻑한 오염물질로 변해 혈액순환이 안 되는 것이다.

청량음료가 아닌 순수 생수와 천일염을 충분히 섭취하면 건강한 혈액, 즉 맑고 깨끗한 피가 되어 당신의 몸을 건강하게 유지시켜 줄 것이다. 나의 몸이 0.85%의 염도를 유지하게 되면 어떤 병균이 내 몸속에 들어와도 이길 수 있다. 더 없이 좋은 식품... 차라리 약이라고 해야한다. 우리가 겨울에 동치미 심심하게 한 잔 쭉 마시는 것 생각하면 된다. 실제 동치미 국물을 겨우 내내 먹어두면 이보다 더 좋은 민간요법이 없다. 여름엔 물김치로 만들어 시원하고 간간하게 음료수 처럼 수시로 마시는 것도 역시 최고다. 누구든지 할 수만 있다면 필수 식생활로 실천하면 이게 보약이다.

소금에 절인 배추나 음식은 상하지 않는다.몸에 염증이 많다는 것은 곧 부패했다는 뜻이다. 한글로 곰팡이... 영어로 바이러스... 더 쉬운 말로 썩어가고 있다. 다시 강조해도 지나치지 않다.

건강이 제일 우리 모두 건강하여 즐겁게 삽시다.

별꽃 (蘩蔞) · 석죽과

Stellaria media

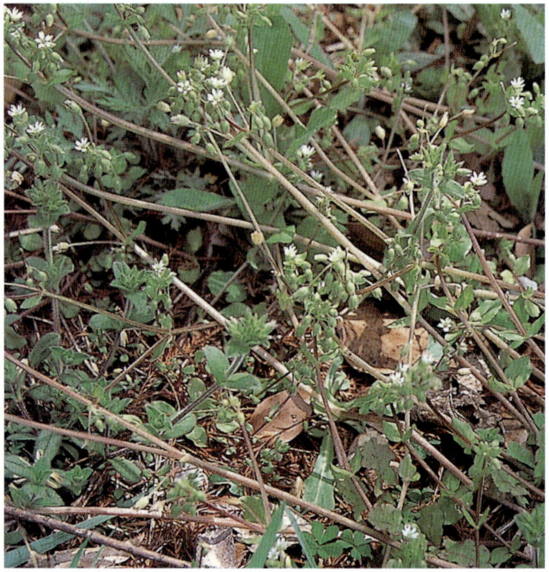

밭이나 길가 등에서 흔히 볼 수 있는 석죽과의 두해살이풀로. 봄의 7초중의 하나. 별꽃은 위의 사진의 작은 별꽃과 녹색별꽃을 구별하지 않고 부르는 이름으로, 양종 모두 줄기는 기부에서 분지하여 지면을 덮을 듯이 퍼지고, 길이 30cm정도로 뻗어, 줄기의 한쪽 면에는 부드러운 털이 있다.

잎은 끝이 뾰족한 계란형으로 대생, 3~6월, 줄기 끝에 집산화서를 만들고, 직경이 대략 5mm의 늦봄에 흰 작은 꽃을 맺는다.

꽃이 진 후에는 계란형의 열매가 생기고 익으면 6열해서 표면에 작은 돌기가 있는 씨앗을 많이 떨어뜨린다.

해설 : 1. 어금니가 아플 때. 2. 머리카락이 희어질 때. 3. 유선(乳腺)염. 4. 타박상 종기 등에 사용한다.

- **치조농루(齒槽膿漏)**
  이가 흔들리고 치조에서 고름이 나는 병.

이용부위 – 줄기/ 잎

약효 잇몸으로 부터의 출혈, 치조농루(齒槽膿漏)의 예방

채취 · 보존

개화기에 지상부의 줄기 잎을 베어내어 물에 씻어서 햇볕에 말린다. 이것을 번루 또는 별꽃이라고 한다.

사용법

잇몸으로 부터의 출혈과 치조농루의 예방에는 건조한 지상부의 전초를 양념절구 등으로 분말을 만들어 같은 양의 소금을 섞어서 별꽃소금으로 사용한다. 별꽃소금을 손가락으로 찍어서 잇몸을 마사지하는 것도 한 가지 방법이다.

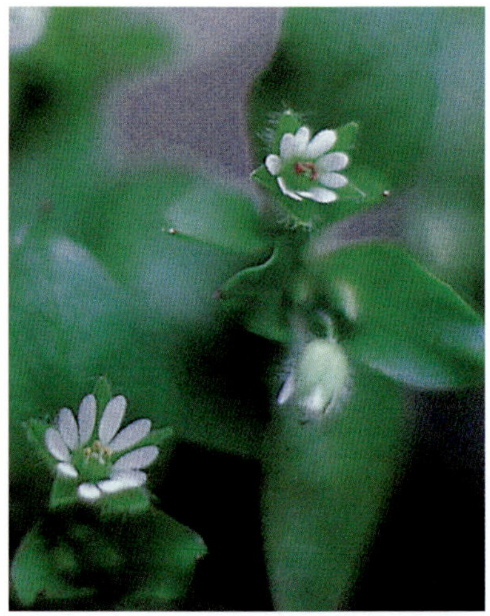

*3~6월의 개화기에 줄기, 잎을 채취한다.

패랭이꽃 (河原撫子) • 석죽과

Dianthus superbus var longicalycinus

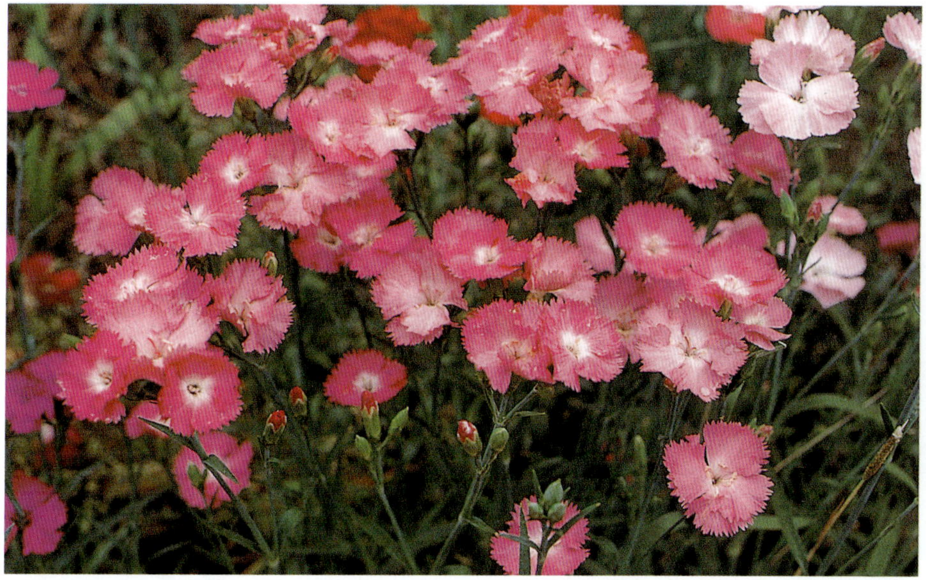

*꽃 끝에는 가장자리에 가는 결각이 있다

이용부위 - 열매

약효 이뇨, 부종, 생리불순, 방광염

채취 · 보존

익은 열매를 채취해서 그대로 건조시켜, 건조 후 안에서 씨앗을 꺼내어 햇볕에 말린다. 이것을 구맥자라 한다.

사용법

부종, 이뇨, 생리불순, 방광염에는 건조한 씨앗 6~8g을 3컵의 물로 반이 될 때까지 끓여서 1일 양으로 하여 3회로 나누어 복용한다.

각지의 밝은 들판이나 강가의 모래밭에 많이 자생하는 숙근성 다년생 관화식물이다. 줄기는 기부에서 곧게 뻗어 높이 30~50cm, 상부에서 잘 분지한다.

잎은 길이 5cm정도의 선형으로 대생하고, 6~9월, 줄기 끝에 지름 4cm정도의 5화변을 갖는다. 화변은 분홍색으로, 끝이 실 모양으로 가늘게 결각되어 있다.

꽃받침은 통상으로 길이 약 3cm, 기부에 3쌍의 인편상의 포를 가지고 있다. 열매는 원주형으로, 안에 편평하고 원형, 흑색의 씨앗이 수없이 생긴다. 산악지대의 바위에 생육하는 고령패랭이꽃도 있다.

임상보고 : 몸이 붓는 증상에 이 약물 100g을 1시간 동안 뜨거운 물에 넣은 후 복용하자 일정한 반응을 보였다.

- 이뇨(利尿) 오줌을 잘 나오게 함.
- 방광염(膀胱炎) 세균의 감염 등으로 방광 점막에 생기는 염증. 〈오줌이 자주 마렵고 눌 때는 아프며, 오줌이 탁하고 발열(發熱)함.

명아주 (藜) · 명아주과

Chenopodium centrorubrum

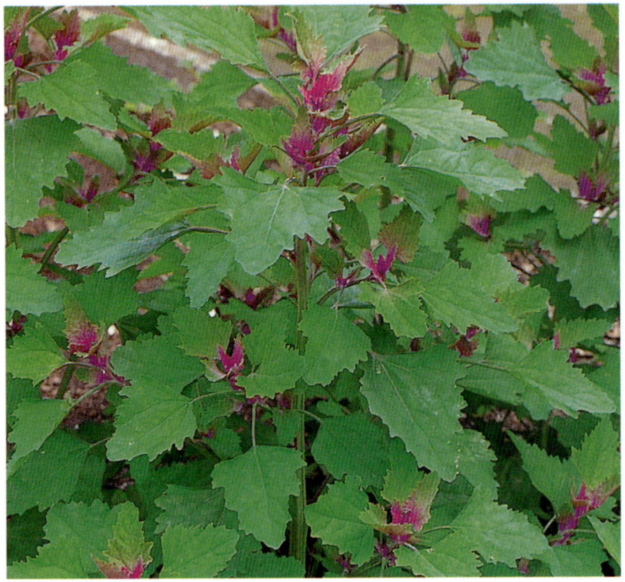

햇볕이 잘 닿는 지대나 밭 등에서 자생하는 1년초. 어린잎이 흰색 쪽이 일반적이며. 줄기는 높이 1.5m정도. 잎은 장3각형 계란형으로 질은 부드럽고, 호생한다.
여름에담녹색의 작은 꽃이 맺은 후, 원형으로 넓적한 열매가 생긴다.

해설 : 1. 이질과 복통, 설사에 쓰고. 2. 습(濕)이 많아서 일어나는 창진(瘡疹)과 가려움증에 활용되며. 3. 독충에 물렸을 때에 외용한다.

- **고혈압증(高血壓症)** 혈압이 최고, 최저 모두 비정상으로 높은 병적상태. 보통, 최고 150~160mmHg 이상, 최저 90~95mmHg 이상을 말함. 고혈압.
- **치통(齒痛)** 이가 아픈 증세. 이앓이.

이용부위 – 잎, 열매, 꽃

약효

벌레 물린데, 치통, 목의 통증, 천식, 고혈압의 예방/ 열매, 꽃 : 소아습진

채취 · 보존

봄, 날씨가 맑은 날에 전초 혹은 잎을 채취하여, 통풍이 잘 되는 곳에서 그늘에 말린다. 또한 여름에 열매를 채취해서 햇볕에 말린다.

사용법

벌레에 물린 데에는 생잎을 문질러서 즙을 내어 환부에 바른다. 치통에는 생잎의 즙을 둥근 탈지면에 스며들게 해서 아픈 이에 잠시 동안 물고 있어야 한다. 목의 통증이나 천식, 고혈압의 예방에는 건조한 전초 혹은 잎10g을 3컵의 물로 반이 될 때까지 끓여서 1일 양으로 하여 3회로 나누어 복용한다. 소아습진에는 열매와 꽃을 합친 것을 알루미늄 금속 종이에 싸서 검게 구워 참기름으로 반죽한 것을 천 등에 발라서 환부에 붙인다.

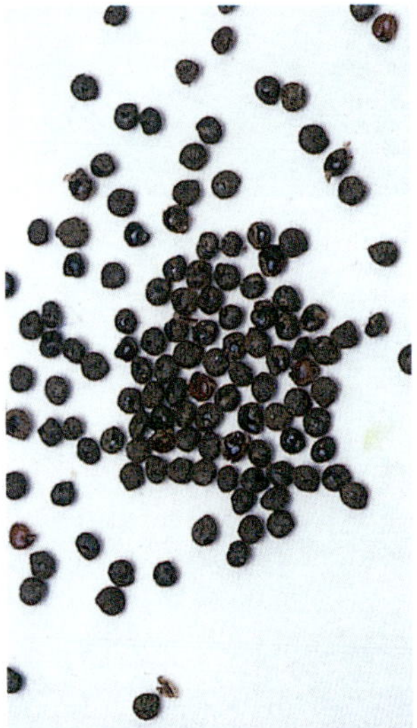

*열매를 건조시킨 것

맨드라미 (鷄頭) • 비름과 유니크한 질감의 꽃이 핀다

Celosia cristata

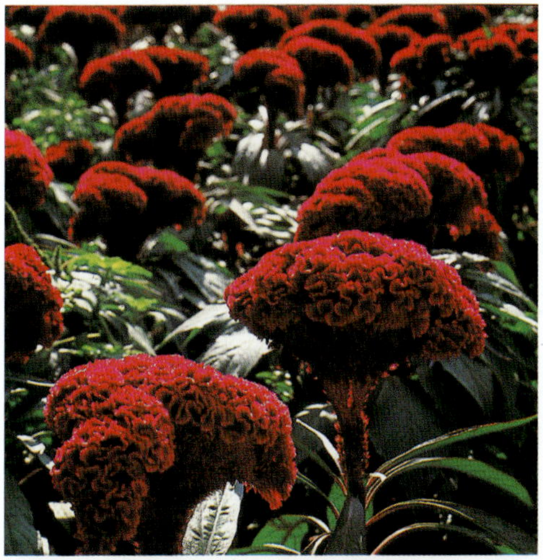

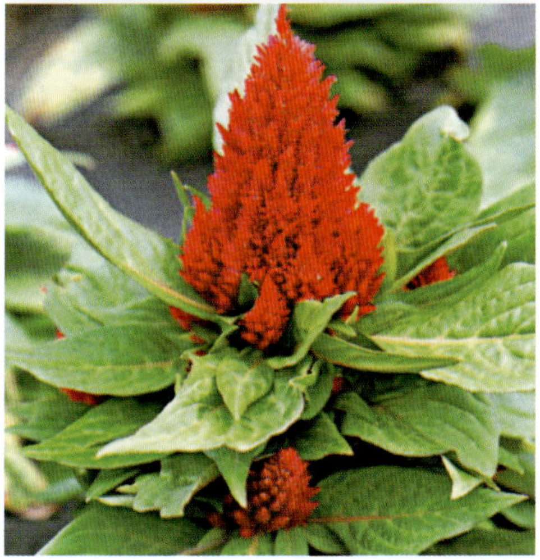

인도원산의 1년초. 줄기는 굵게 직립하고, 높이 50~90cm정도가 된다. 잎은 긴 엽병을 갖고, 엽신은 끝이 뾰족한 계란형 혹은 난상 피침형이고, 호생한다. 줄기 끝에 부채형으로 펴져서 여름에 닭의 볏과 같은 모양을 한 수상화서를 만든다. 열매는 계란형이며 옆으로 터져 자방안에 3~5개의 검은 종자가 있다.

해설 : 꽃은 1. 약성이 서늘하여 치질로 인한 출혈, 대변 출혈, 소변 출혈, 부인의 자궁 출혈, 터혈 및 기침할 때에 가래에 피가 섞여 나오는 것을 치료하고 2. 이질과 여인의 대하증(帶下症)에 쓰인다. 3. 이마의 머리카락이 난 부위에 종기가 생겼을 때에 신선한 것을 짓찧어 설탕을 넣고 환부에 붙인다. 종자는 1. 대변 출혈, 적백이질(赤白痢疾), 3. 계관묘,〈줄기와 잎〉는 치질 출혈, 이질 토혈 등에 물을 붓고 달여서 복용한다.

약리작용

꽃과 종자를 달인 물은 음도적충(蔭道(滴蟲)에 유효한 반응을 보인다.

- 치질(痔疾) 항문 안팎에 발생하는 질병의 총칭.〈치루(痔漏), 치핵(痔核), 치열 (痔裂) 등〉
- 천식(喘息) 발작적으로 호흡이 곤란한 병. 기관지성, 심장성, 신경성, 요독성(尿毒性) 천식 등의 구별이 있음.

이용부위 – 꽃과 씨앗

약효

치질, 설사, 동상 / 씨앗 : 자궁출혈

채취 · 보존

개화의 최성기에 화수의 부분을 가위로 잘라서 햇볕에 말린다. 이 건조한 화수를 계관화라고 한다. 또, 늦가을에 종자를 모아서 햇볕에 말린다. 이것을 계관자라고 한다.

사용법

치질, 설사에는 건조한 화수10~15g을 3컵의 물로 반이 될 때까지 끓여서 1일 분량으로 해서 3회로 나누어 식간에 복용한다. 동상에는 건조한 화수10~15g를 잘게 해서 2컵의 물에 삶아서 그 액으로 환부를 씻는다. 자궁출혈에는 건조한 종자 3~5g을 끓여 식후 30분 정도로 물을 복용한다.

우슬 (牛膝) · 비름과

Achyranthes bideentata var japonica

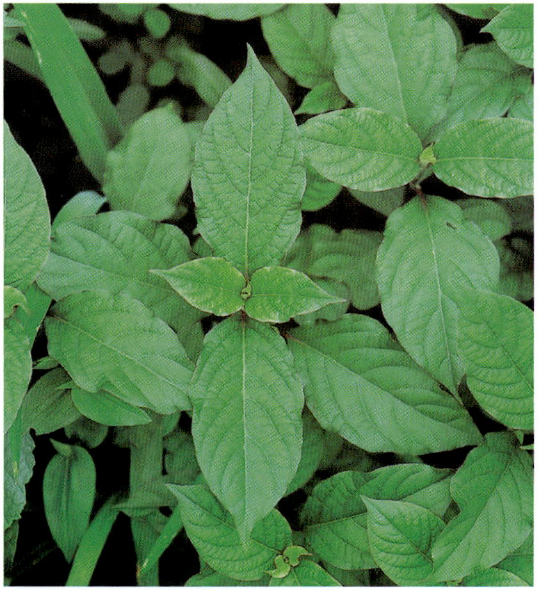

산야와 길가의 그늘진 곳에서 자생하는 여러해살이풀로, 높이 90~100cm정도가 된다. 줄기는 단면이 정방형으로 단단하고, 굵은 마디가 있다.
잎은 타원형으로 대생하고, 단모가 조밀하게 돋는다. 여름에 엽액과 줄기꼭대기에 수상화서를 만들고, 담록색의 작은 꽃이 맺는다.
열매는 장타원형으로 가시가 있고, 동물의 털과 사람의 의복에 잘 부착하며, 다른 곳으로 옮긴다.

해설 : 1. 간신(肝腎) 부족으로 인한 근육과 골격의 연약 증상과 무릎과 다리에 힘이 없으며 통증이 있을 때 쓰고, 2. 관절을 부드럽게 하므로 다리와 무릎 관절이 붓고 아픈 풍습성 관절염, 류머티스성 관절염, 퇴행성 관절염을 치료하며, 3. 이뇨 작용이 있어서 소변 출혈, 소변의 양이 적으면서 잘 나오지 않는 증상에 사용한다.

- **요통(腰痛)** 허리가 아픈 병.
- **생리불순** 월경(月經)이 순조롭지 않은 부인병.

이용부위 – 뿌리, 줄기, 잎

약효

뿌리 : 생리불순, 방광염, 무릎통증, 요통, 강장.
줄기, 잎 : 벌레물린데, 외음부의 염증

채취 · 보존

가을에 뿌리를 캐내어, 물로 잘 씻은 후 햇볕에 말린다. 이것을 우슬이라고 한다. 여름~가을, 전초를 베어 그늘에 말린다. 줄기 잎을 생으로 사용하는 경우에는 필요에 의하여 채취한다.

사용법

생리불순 등에 건조한 뿌리를 5~8g을 3컵의 물로 반이 될 때까지 끓여서 1일량으로 하여 3회로 나누어 복용한다. 벌레 물린 데에는 생줄기 잎을 잘 비벼서 즙을 내어 환부에 바른다. 외음부의 염증에는 건조한 전초 100g을 3컵의 물로 반이 될 때까지 끓여서 1일 수회, 염증이 치료될 때까지 끓인 액으로 씻는다.

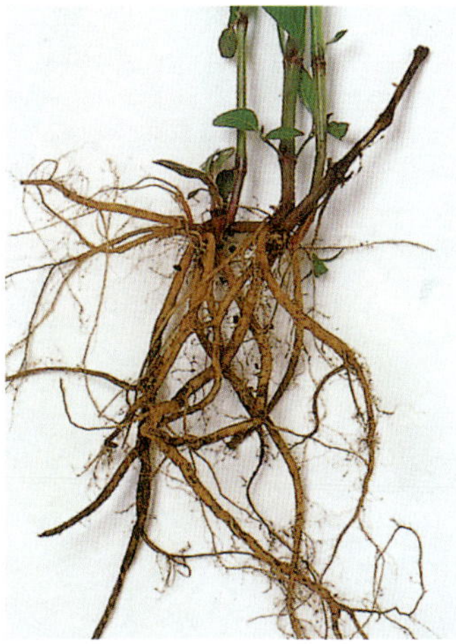

선인초 (仙人草)

Clematis terniflora

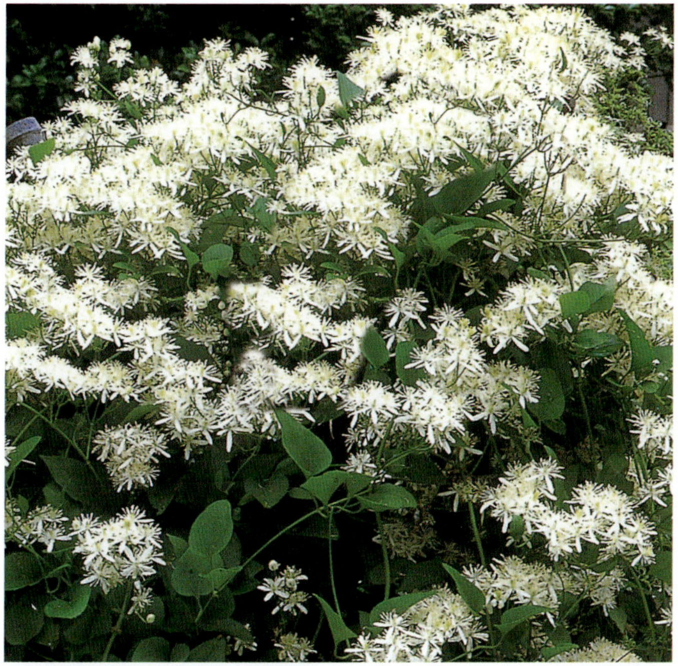

햇볕이 잘 드는 길가의 관목림이나 수풀상태의 소림에서 흔히 볼 수 있는 덩굴성 여러해살이풀. 유독. 줄기의 하부는 목화해서 시들지 않고 월동을 한다. 잎은 우상복엽으로 대상하고, 소엽은 5매로 계란형 혹은 협란 형으로 전연. 엽병과 소엽병이 다른 수목의 잔가지 등에 감긴다.
8~9월, 가지 끝이나 엽액에서 3출 집산상화서를 내고, 흰 꽃이 상향으로 전개한다. 열매는 편평한 도란형으로 등황색.

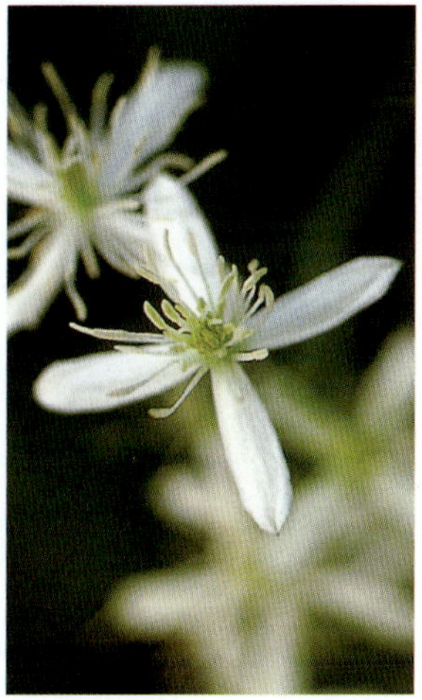

• **편도선염(扁桃腺炎)** 편도선에 생기는 염증.〈편도선이 벌겋게 부어서 음식물을 넘기가 어렵게 됨〉 편도염.

이용부위 – 잎

약효
편도염

채취 · 보존
여름~가을, 잎을 채취해서 생잎 그대로 사용한다.

사용법
생잎 1개의 2분의 1을 잘 주물러 한쪽손목의 안쪽에 붙이고, 가제를 대고 가볍게 붕대 등으로 눌러 준다. 5분 정도 붙인 부분에서 통증이 오면 편도염의 통증이 잡혀지므로 선인초의 잎을 제거한다는 민간요법이 있다. 하지만, 붙인 부분이 소포가 생기는 위험이 있으므로 충분한 주의를 기울여야 한다. 한방에서는 뿌리를 사용하지만, 민간에서는 이용하지 않도록 하는 게 좋다. 유독성이 있기 때문에 복용은 엄금.

황련 (黃連) • 미나리아재비과

Coptis japonica

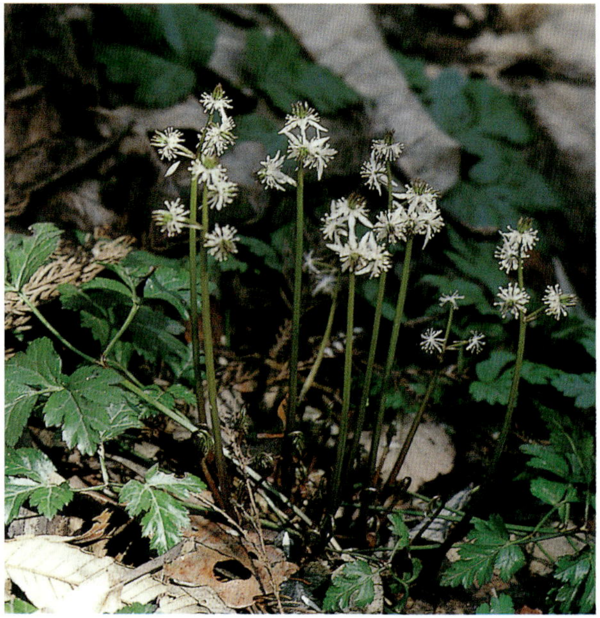

산지, 특히 침엽수림의 임상에 자생하는 상록성 여러해살이풀. 지하줄기가 옆으로 뻗어 근생엽은 긴 엽병으로 근경에서 총생하고, 1회, 2회, 혹은 3~4회 3출 복엽으로, 제각기 국화잎 황련, 미나리잎 황련 작은 미나리잎 황련이라 한다.

임상보고 : 1. 급성 위장염, 장염, 소아복통, 설사에 임상 효과가 높다. 2. 구강과 얼굴의 염증을 치료하며 3. 음식물 중독 4. 화농성 중이염 5. 심박동 이상 6. 고혈압 7. 피부염 등의 치료에 유효하다.

- 결막염(結膜炎) 눈의 결막에 생기는 염증. 눈이 발갛게 붓고 눈곱이 낌.
- 다래끼 눈시울에 나는 작은 부스럼. 안검염(眼瞼炎).

이용부위 – 근경

약효

건위, 정양, 설사 멈춤, 결막염, 다래끼, 구내염

채취 · 보조

가을, 근경을 캐내어 그대로 햇볕에 말려서 반 건조시킨 후, 불에 쬐여서 수염뿌리를 태우고 수세미 등으로 문지르면서 물로 잘 씻은 후에 햇볕에 말린다. 이것을 황련이라 한다.

사용법

건위, 정양, 설사 멈춤에는 건조시킨 근경을 분말로 한 것을 0.2~0.5g을1회량으로 해서 1일 3회 식후에 복용한다. 결막염이나 다래끼에는 건조한 근경 2g을 1컵의 물에 넣고 비등시키면 불을 멈추고 미지근할 정도로 식혀서 그 액에 가제를 적시어 세안한다. 구내염에는 건조한 근경을 진하게 끓여서 입에 넣고 양치질을 한다.

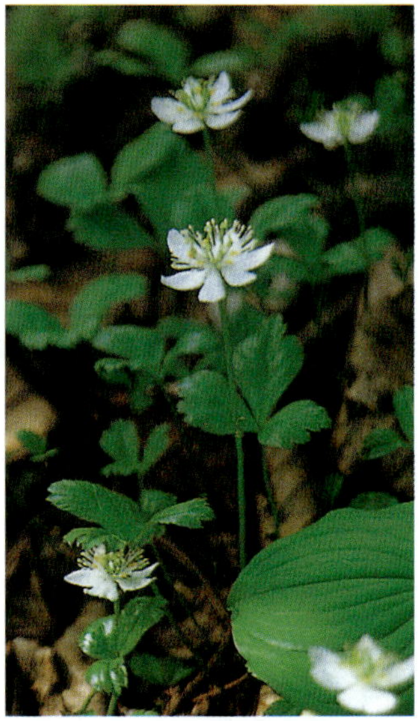

*꼭 닮은 세잎 황련은 약용으로 하지 않는다.

삼지구엽초 (三枝九葉草) • 매자나무과

Epimedium grandiflorum

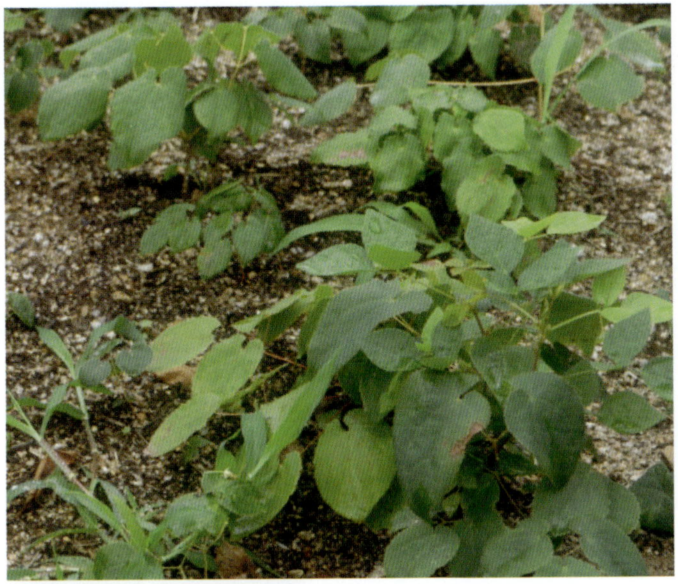

매자나뭇과의 여러해살이풀로, 숲속에 자생하는데 단단한 지하줄기를 가지며 다수의 뿌리가 있다.

풀의 높이는 30~50cm, 보통 잎은 2회3출 복엽으로, 꽃대에 1개의 잎이 달린다.

꽃은 4~5월에 개화, 홍자색 혹은 백색으로, 꽃잎의 기부에 긴 며느리발톱이 있고, 모양이 배의 닻을 닮아 있다.

약리작용 : 1. 혈압 강하 작용이 있고 2. 관상 동맥의 혈류량을 촉진시키며, 3. 혈당과 고지혈증을 낮추고, 4. 신체의 면역 기능을 촉진시킨다.

- 불면증(不眠症) 잠이 잘 오지 않는 병증.
- 강정제(强精劑) 남성의 정력을 강하게 하는 약제.

이용부위 – 줄기와 잎

약효

강장, 강정제, 저혈압증, 식욕부진, 불면증

채취 · 보존

5월 하순~여름, 포기밑동에서 줄기, 잎을 베어내어 통풍이 잘 되는 장소의 그늘에서 말린다. 이것을 음양각이라 한다.

사용법

강장, 강정에는 건조한 줄기, 잎 10g를 3컵의 물로 반이 될 때까지 끓여서 1일 분량으로 하여 3회에 식간에 복용한다. 저혈압증과 식욕부진에는 건조한 줄기, 잎 60~70g을 300~400g의 얼음설탕과 함께 1.8리터의 화이트리커에 넣고, 1개월 정도 냉암소에 넣어둔 것을 매 식간에 술잔으로 1잔씩 마시면 좋다. 불면증에는 같은 삼지구엽초 주를 취침 전에 술잔으로 한잔씩 마신다.

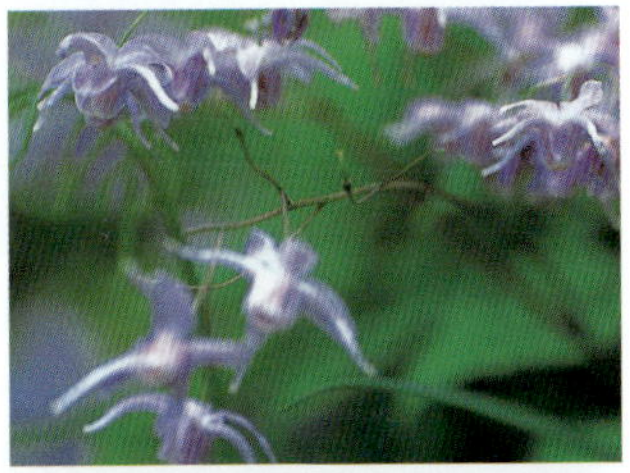

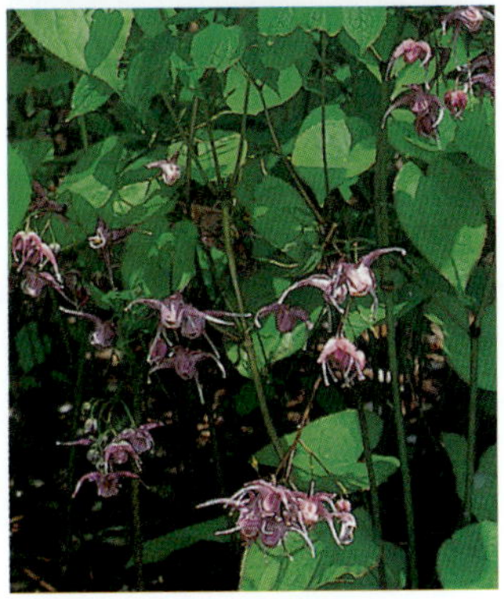

개연꽃 (河骨) · 수련과

Nuphar japonicum

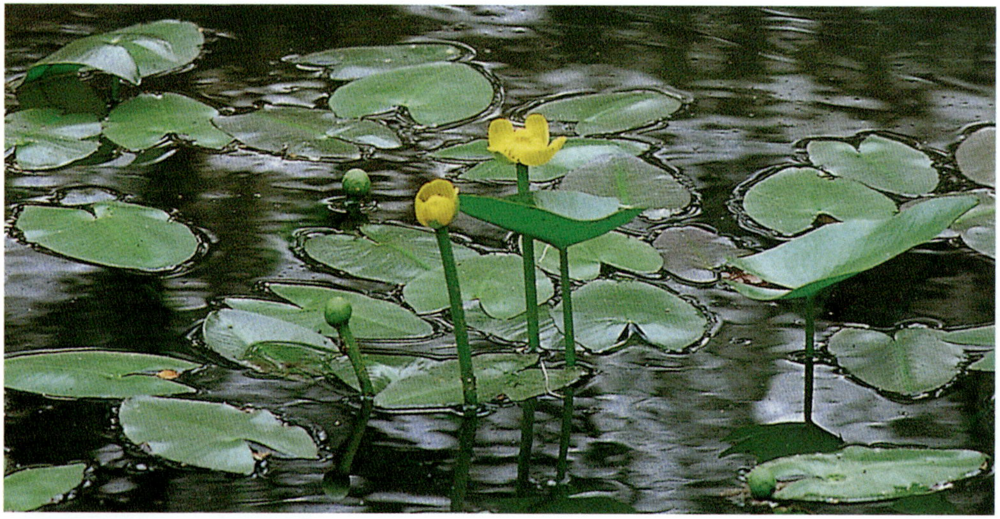

각지의 연못과 냇가에 자생하고, 또한, 정원의 연못 등에서 재배되는 여러해살이 수초다. 해면질로 굵고 흰 뿌리가 진흙 속에 옆으로 뻗고, 드문드문 분지한다. 뿌리위에 잎이 나선상으로 붙고, 수상엽과 수중엽의 2종이 있다. 수상엽은 물에서 나와 장란형, 기부는 칼끝모양으로 전연. 수중엽은 얇은 막질로 주위가 물결친다. 여름에 직립한 꽃무늬를 길게 뻗히고 그 끝에 선명한 황색의 꽃잎모양의 꽃받침을 5개, 꽃잎은 소형으로 다수의 꽃을 피운다.

해설 : 1. 건위 소화 작용이 있어 위장 기능을 왕성하게 한다. 2. 신체 허약에 자양(慈養)강장 효력을 나타내고, 3. 여성의 생리불순을 치료한다. 4. 호흡 중추 마비 작용을 한다.

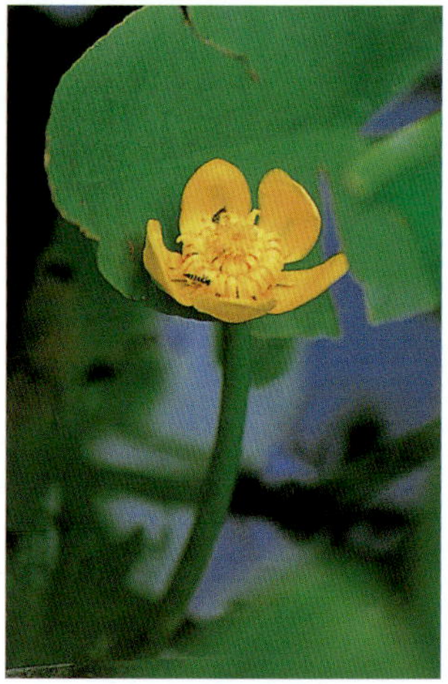

*꽃의 직경은 4~5cm정도

이용부위 – 부리

약효 생리불순 강장

채취 · 보존

여름~가을, 뿌리를 캐내어 물에 씻으면서 수염뿌리를 제거하고 20~30cm로 자른 후에 다시 세로로 잘라서 햇볕에 말린다. 이것을 하골이라 한다.

사용법

생리불순과 강장에는 건조한 뿌리 5~10g을 컵3의 물로 반이 될 때까지 끓여서 1일 양으로 하여 3회로 나누어 식간에 복용한다.

약모밀 • 삼백초과

Houttuynia cordata THUNB.

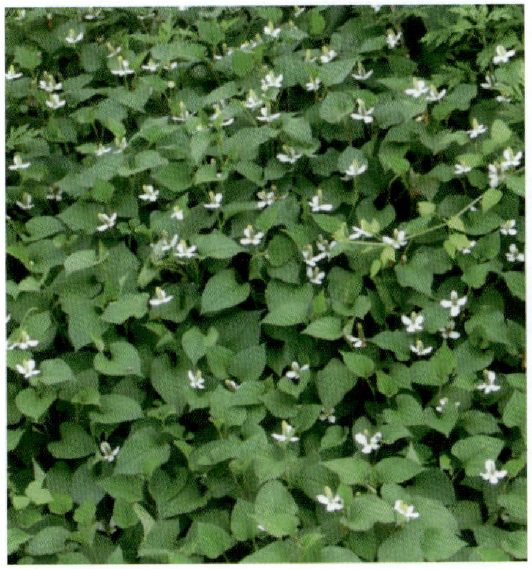

여러해살이 초본으로 지하에 흰 근경을 가지고, 지면을 덮을 듯이 뻗으며 활발히 가지가 갈라져 번성한다. 잎으로 부터는 독특한 물고기의 비릿한 냄새가 나는 것으로 알려져 있다. 줄기는 직립하여 검은 색을 띤 보라색, 높이 15~35cm정도가 된다.

잎은 짧은 엽병을 가지고 있으며, 호생. 엽신끝이 뾰족하고 홀쭉한 심장형으로 고구마 잎과 유사하다. 6월, 줄기의 상부로부터 화수가 나와 담황색의 작은 꽃이 수상에 많이 맺는다. 작은 꽃에는 1개의 포가 있고, 꽃잎과 꽃받침은 없다.

- 담띠 땀을 많이 흘려 피부가 자극되어 생긴 발진(發疹).
- 만성비염(鼻炎) 콧속의 점막의 염증으로, 쉽사리 낫지 않는 콧병.
- 비 – 카타르 〈鼻 catarrh〉, 비염(鼻炎).

최하의 4소화의 포가 발달해서 백색의 십자형이 되고, 일견하여 꽃잎과 같다. 강한 생선 비린내가 나서 일명 어성초, 10가지 병을 고친다 하여 십약이라는 이름이 붙었다.

속명 / 취채(臭菜), 필관채 십약(十藥), 즙채(蕺菜), 어성초(魚腥草)

약리작용 : 1. 항균 작용이 있어서 장염균, 이질균의 발육을 억제한다. 2. 면역 기능을 증강시키며 3. 항염증 작용, 4. 이뇨작용, 5. 진해 작용이 있다.

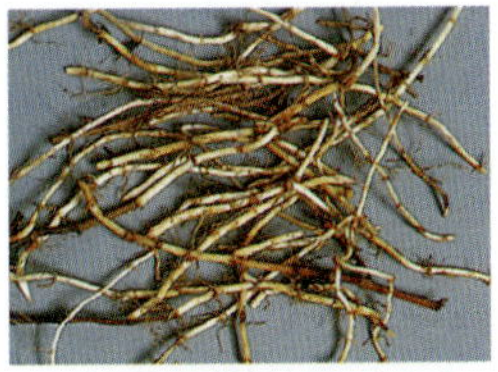

약모밀의 근경은 희다.

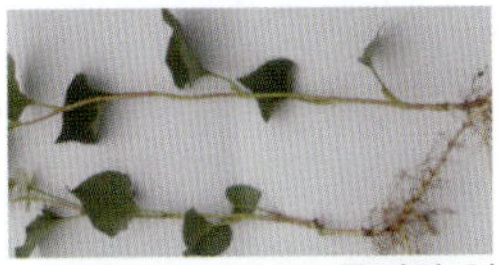

줄기와 잎

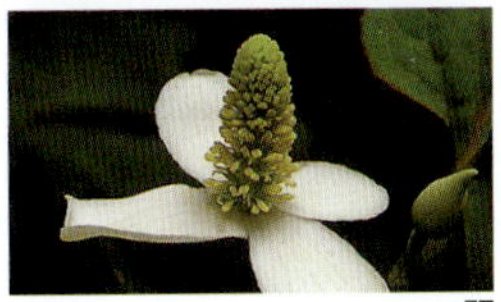

꽃

약효

생잎 : 화농성인 부종, 면도자국, 구두스침, 땀띠, 기저귀땀띠, 만성비염
건조한 전초 : 고혈압 · 동맥경화의 예방, 급성 신장염, 임신시의 부종, 땀띠 · 습진

채취 · 보존

개화기에 뿌리를 포함한 전초를 캐내어, 씻어서 햇볕에 말린다. 이 말린 것을 십약. 또한 만성비염에는 필요시에 잎을 따서 생잎을 비벼서 코속에 넣는다.

사용법

화농성인 부종에는 채취한지 얼마 안 된 생잎을 물에 씻어서 알루미늄호일 등에 싸서 불에 구워 부드럽게 되면 부종의 크기에 맞추어 접어서 환부에 대고 테이프로 붙여 둔다. 면도자리와 구두스침, 땀띠나 기저귀 발진 등에는 생잎즙을 1일 수회 도포한다.
만성비염에는 문질러서 부드럽게 한 생잎을 둥글게 해서 콧구멍에 넣어 둔다. 고혈압과 동맥경화의 예방, 부종 등에는 건조한 전초해서 콧구멍에 넣어 둔다. 고혈압과 동맥경화의 예방, 부종 등에는 건조한 전초 20~30g을 끓여서 1일 양으로 하여 수차례 나누어 차 대신으로 마신다.

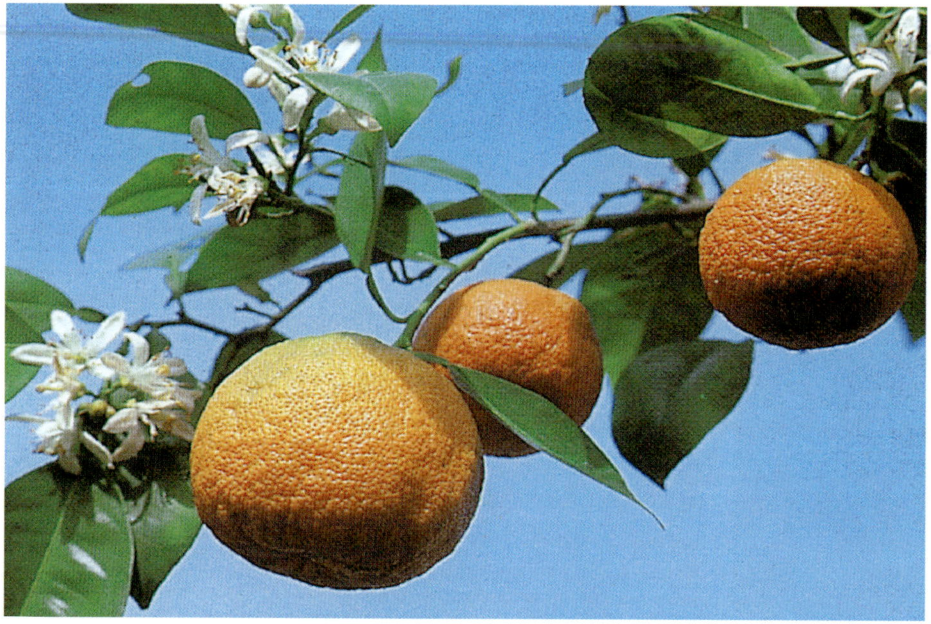

당뇨병 糖尿病

인간이 섭취한 대부분 음식물은 소화액의 작용으로 포도당으로 분해된다. 이 당은 우리 몸의 성장과 유지의 에너지원으로 이용된다. 포도당을 조절하는 인슐린은 췌장에서 생산되며 음식물을 먹으면 췌장에서 포도당이 혈액을 통하여 세포로 이동하기 위해 자동으로 필요한 양의 인슐린을 생산 · 분비하게 된다.

당뇨병이란

췌장이 인슐린을 생산하지 못해 세포가 인슐린에 반응하지 않아 포도당이 세포로 들어가지 못해, 그것이 혈액에 지나치게 많이 남아 소변으로 많은 당이 배출되는 병이다. 결국, 탄수화물의 신진대사 장애로 혈당수치가 높아지고 이로 인하여 혈당수치가 높아져 포도당이 소변으로 다량 배설되는 이유로 인슐린의 생산, 분비 혹은 이용의 이상으로 발생되는 질병이다.

당뇨병의 증상

다뇨와 빈뇨, 구갈, 다식, 체중감소, 전신권태, 음부소양감 등이 대표적이고 그 외에 눈이 침침하다거나 손발 저림이나, 통증, 장딴지의 경련, 구취, 잇몸 출혈, 성욕감퇴, 그리고 여성의 월경 이상도 볼 수 있다.

이런 증세들이 다 나타난다고는 할 수 없으며, 또한 처음부터 증상이 뚜렷하지 않기 때문에 당뇨병이라고 알기가 쉽지 않다. 그러나 방치하면 생명에 관계되는 합병증을 일으키므로 조금이라도 의심되면 전문의와 상담을 하는 것이 건강을 지키는 일이다.

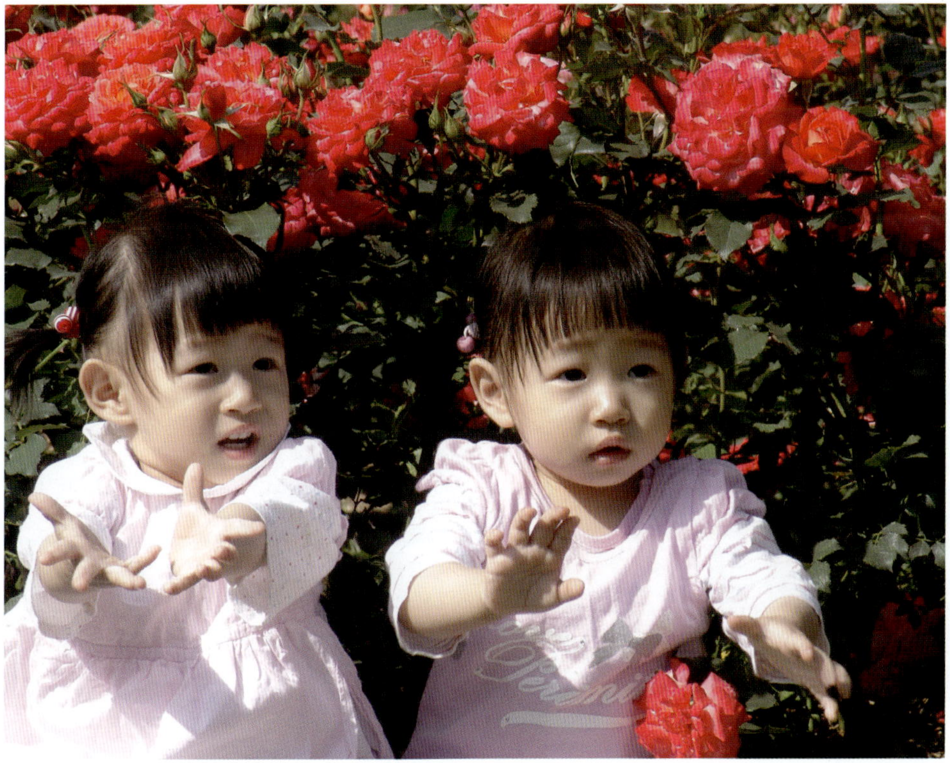

심장병 心臟病

심장병은 심장에 생기는 병의 총칭이다. 〈심장 내막염, 심장 판막증, 심장염, 심장 파열 등〉 위와 같은 병의 증상이 전혀 없는 경우도 있는가 하면 가슴이 답답하거나 죄어지는 듯하기도 한다. 이때에 "지금 바로 죽는 것은 아닌가?" 하는 공포감에 사로잡히고 안절부절을 못한다. 한밤중에 자다가 갑자기 심장이 답답하고 심하게 두근거리며, 얼굴이 창백해지고 손발이 차거워지고 호흡곤란에 빠지는 등 원인에 따라 갖가지 증상이 나타난다.

이처럼 증상이 나타났을 때 맥박을 재어보면 강약이 있거나 맥의 세기가 불규칙하다. 부정맥 증상이 있을 때에는 자가진단은 위험하다. 반드시 전문의 진찰 즉 심전도, 홀타심전도 등을 받아 조처를 해야 한다. 근본적으로 심장질환이 없는 경우 부정맥이 계속되어도 그리 걱정할 필요는 없다. 아울러 일상생활에서 지나친 흡연, 커피, 과음만 조심하면 된다. 그러나 다른 병이 원인으로 부정맥이 생긴 경우에는 그 병을 치료하여야 한다.

박엽 세신 (薄葉細辛) • 마령초과

Asiasarum sieboldii

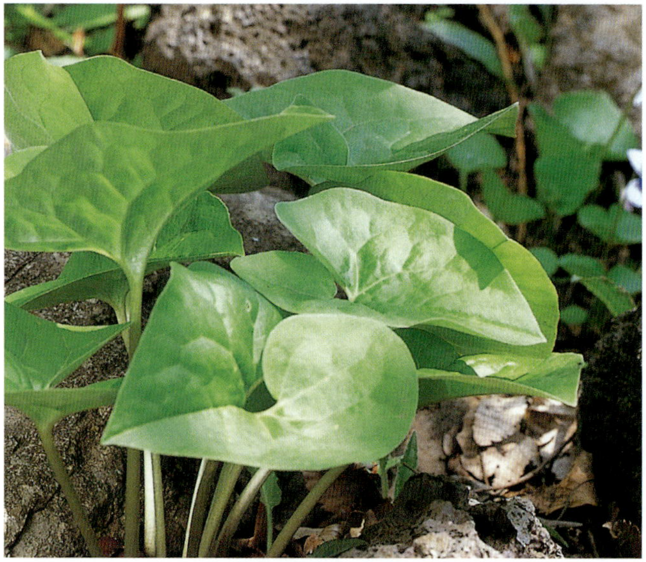

우리나라 각지의 약간 습기 찬 산지에 자생하는 여러해살이풀로. 다육질로 마디가 많은 뿌리를 가지고 있으며, 뿌리의 꼭대기에서 탁한 보라색을 한 긴 대를 가진 잎을 좌우로 2개를 펼치고 있다.

엽신(葉身)은 길이 5~8cm, 계란형으로 끝이 뾰족한 기부가 하트형. 엽질(葉質)은 얇고 매끄러운 녹색. 3~4월, 잎이 피기 조금 전에 보라색을 띤 갈색의 꽃봉오리 모양의 꽃이 맺힌다.

• 감기(感氣) 추위에 상하거나 바이러스에 의한 호흡기 계통의 염증성(炎症(性) 질환<코가 막히고 머리가 아프며 기침이 나고 열이 오름>고뿔, 감모(感冒).
• 구취(口臭) 입에서 나는 악취. 입내

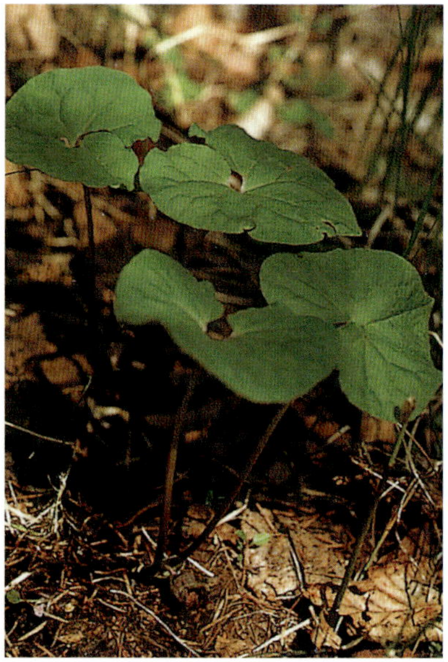

잎은 근경에서 직접 나온다.

약효

두통, 감기, 기관지염, 구취

채취 · 보존

8~9월, 뿌리를 캐내어 물에 씻어서 햇볕에 말린다. 이것을 세신이라 한다.

사용법

두통, 감기, 기관지염에는 건조한 뿌리4~8g을 컵3의 물로 반이 될 때까지 끓여서 1일양으로 하여 3회로 나누어 따뜻한 것을 복용한다. 기관지염 등으로 특히 목의 통증이 심한 경우에는 1일 수회한다.
기관지염 등으로 특히 목의 통증이 심한 경우에는 1일 수회 양치질을 해도 좋다. 구취에는 생잎 3~5개를 끓여서 그 액으로 양치질을 한다.

동규 (冬葵) • 마령초과

Heterotropa kooyana var. nipponica

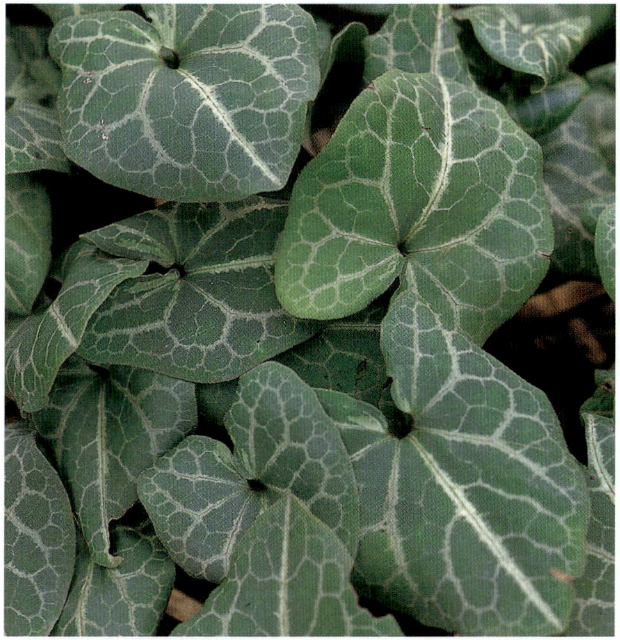

산속의 음지에 분포하는 상록성 여러해살이풀. 관상용으로도 재배된다. 지표 가까운 땅속을 비스듬히 마디가 많은 지하 줄기가 뻗는다.
극히 짧은 줄기의 끝에 1~2개의 잎을 내서 포기를 만든다. 잎은 두껍고, 길이 6~10cm의 칼끝모양의 계란형으로 엽색은 짙은 녹색인 것과 갖가지 얼룩무늬가 있는 것 등 다채롭다.

가을에서 겨울, 잎 사이에서 짧은 화경을 가진 암자색, 드물게는 황록색을 띤꽃을 맺는다. 꽃받침은 통상으로, 지면에서 약간 얼굴을 내밀고 개화한다.

• 기침 기도점막(氣道粘膜)이 자극을 받아 반사적으로 일어나는 강한 호흡. 해수.

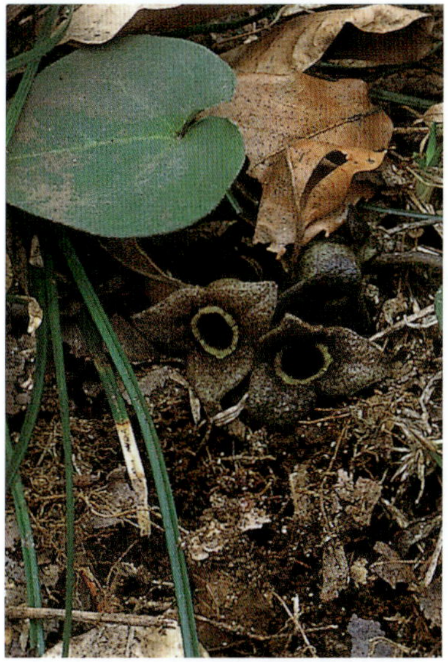

*중앙의 둥근 모양과 같이 보이는 것이 꽃

이용부위 – 근경 뿌리

약효

기침 멈춤, 진통, 경련 멈춤, 이뇨

채취 · 보존

가을~겨울, 근경과 뿌리를 캐내어 물에 씻은 후 햇볕에 말린다. 이것을 토세신 혹은 두형이라고 한다.

사용법

기침 멈춤에는 건조한 근경, 뿌리 5~10g을 3컵의 물로 반이 될 때까지 끓여서 복용한다. 진통, 경련 멈춤, 이뇨에는 건조한 근경, 뿌리 5~10g을 2컵의 물로 반이 될 때까지 끓여서 1일 양으로 하여 3회로 나누어 복용한다.

작약 (芍藥) · 미나리아재비과

Paeonia lactiflora var trichocarpa

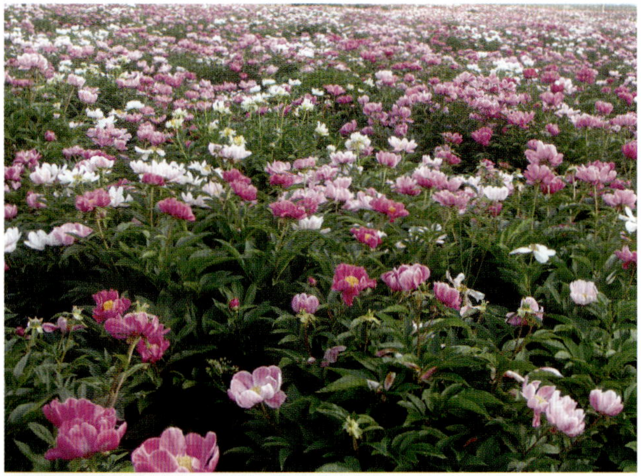

중국에서 도래하여, 약용, 꽃꽂이로서 밭에서 재배되고, 또한 관상용으로 정원에서 재배되는 여러해살이풀로. 줄기는 직립하여 높이 60cm 정도가 된다. 잎은 호생, 1~2회 출복엽으로, 소엽은 깊이 찢겨져 있는 일이 많고, 톱니는 없다. 초여름, 가지 끝에 대륜의 꽃이 상향으로 핀다. 백(白)작약, 산(白)작약, 호(胡)작약, 적(赤)작약의 총칭.

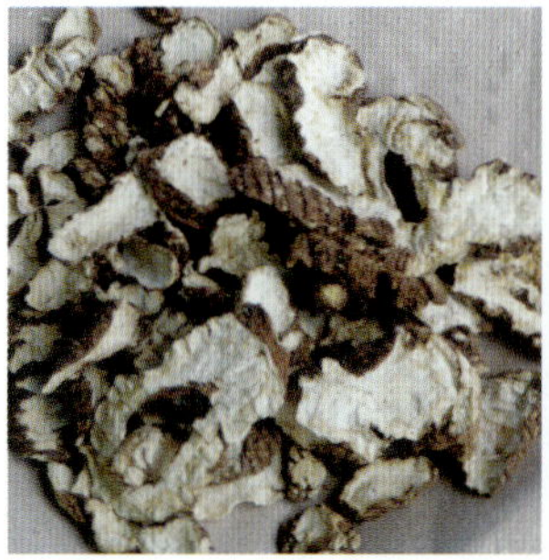

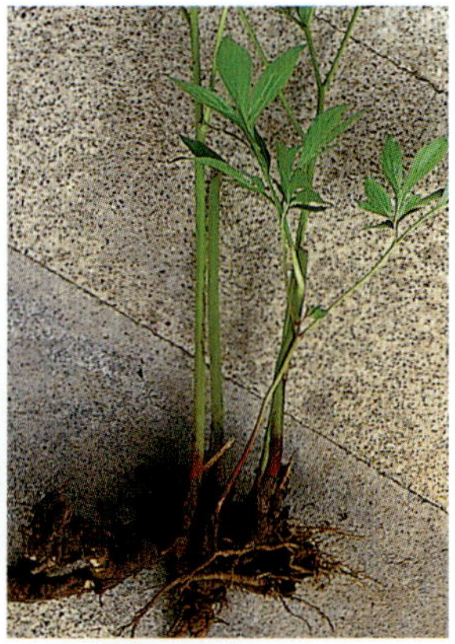

*가을에 뿌리를 캐어 약용으로 한다.

이용부위 – 뿌리

약효

근육 경련통, 위경련, 담석통, 신경통, 생리불순, 냉성

채취 · 보존

9~10월, 뿌리를 캐내어 물에 잘 씻어서 햇볕에 말린다. 이것을 작약이라고 한다. 일본에서는 외피를 제거하여 미지근한 물에 담그고 나서 햇볕에 말린 것을 진작이라 하여 구별한다.

사용법

근육의 경련통과 위경련, 담석통, 신경통 등에는 작약 3g, 감초 3g을 끓여서 1일양으로 하여 1회 복용한다. 생리불순 등에는 작약 3g에, 당귀(당귀의 건조근), 천궁(천궁의 건조근), 지황(지황의 건조근) 각 3g을 1일량으로 하여 컵3의 물로 반이 될 때까지 끓여서 1일 3회로 나누어 복용한다.

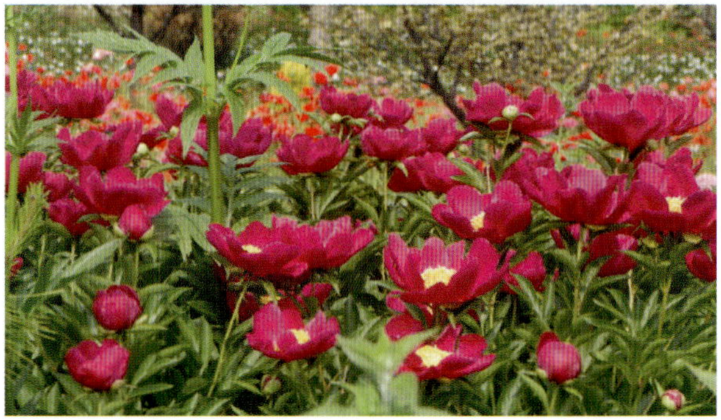

적 작약

고추나물 (弟切草) • 물레나물과

Hypericum erectum

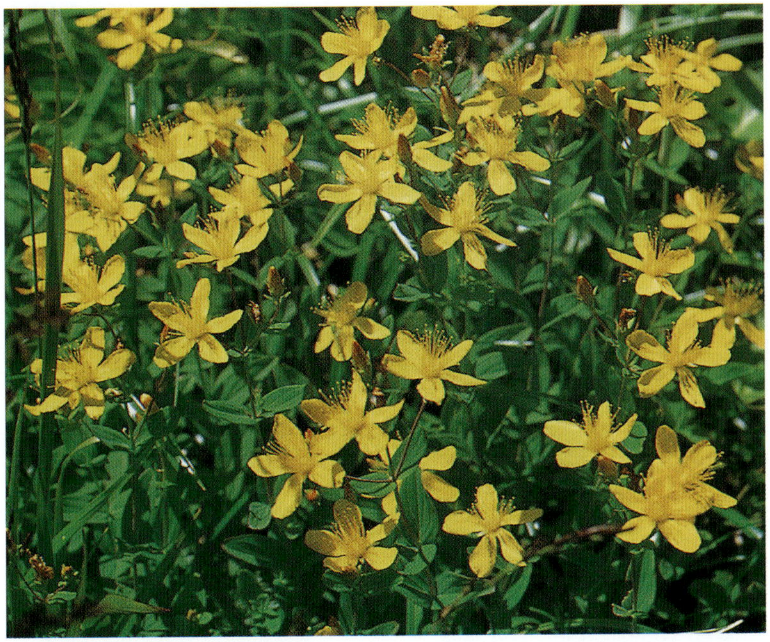

우리나라 각지의 양지바른 들판, 산지, 길가 등에 나는 여러해살이풀로. 줄기는 둥글고 직립하여 높이 20~60cm. 잎은 2개씩 줄기를 감싸듯이 대생(對生)한다.

엽신(葉身)은 피침형 으로 끝은 둥그스름하고, 길이2~6cm, 잎 가장자리는 전면으로 잎을 통해서 보면 검은 유점이 산재한다. 7~8월, 줄기꼭대기에 지름1.5cm정도의 황색의 5꽃잎의 꽃이 핀다.

• 대생(對生) 마주나기 • 생리불순(生理不純) 월경이 순조롭지 않은 부인병

이용부위 – 전초〈지상부〉

약효

편도선염, 감기기침, 벤 상처, 타박상, 종기, 벌레물린데, 생리불순

채취 · 보존

8~10월, 열매가 달린 채의 지상부를 베어서 햇볕에 말린다. 이것을 소연교라 한다.

사용법

사용법 편도염에는 건조한 전초 10~20g을 컵3의 물로 반이 될 때까지 끓여서 찌꺼기를 제거하고 식혀서 양치질을 한다. 벤 상처, 타박상, 부종에는 전술한 끓인 액을 환부에 바른다. 벤 상처, 벌레 물린 데에는 생잎을 문질러서 즙을 내도 좋다. 생리불순에는 건조한 전초2~4g을 컵1.5의 물로 반이 될 때까지 끓여서 복용한다.

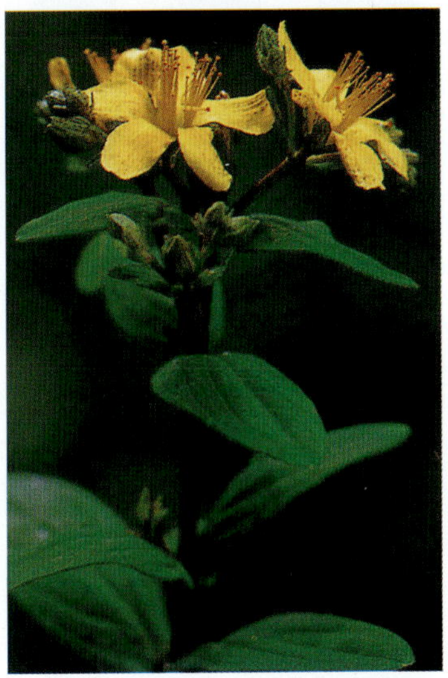

*7~8월에 피는 꽃

냉이 (薺) • 겨자과

Capsells bursa-pastoris

우리나라 각지의 길가, 제방, 밭의 가장자리 등, 햇볕이 잘 드는 장소에 자생하는 2년초로. 줄기는 직립하여 분지하고, 높이 30cm정도가 된다. 근생엽(根生葉)은 날개모양으로 갈라지고, 로제트상태로 지면에 달라붙어서 월동을 한다.
경엽(莖葉)은 타원형으로 선단이 뾰족하고, 상부의 잎은 가는 선상이 된다. 4~5월, 줄기 끝에 긴 총상화서를 만들고, 작고 흰 십자모양의 꽃이 다수 핀다.
꽃이 진 후에 맺는 열매는 삼각형으로, 두부가 조금 움푹 파인다.

• 경엽(莖葉) 줄기와 잎

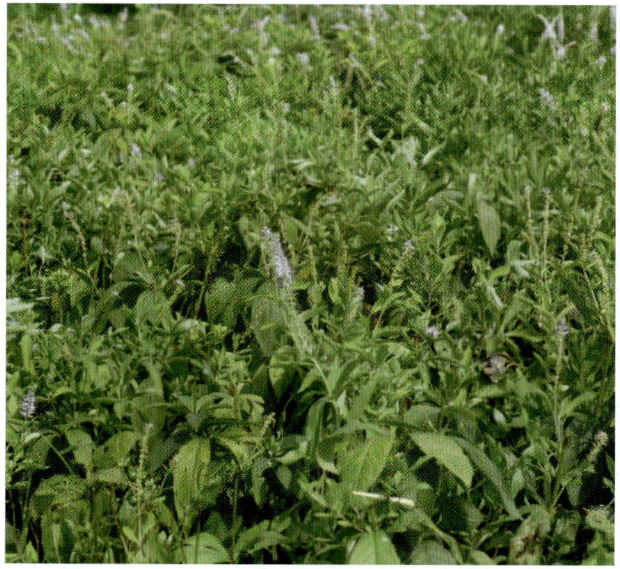

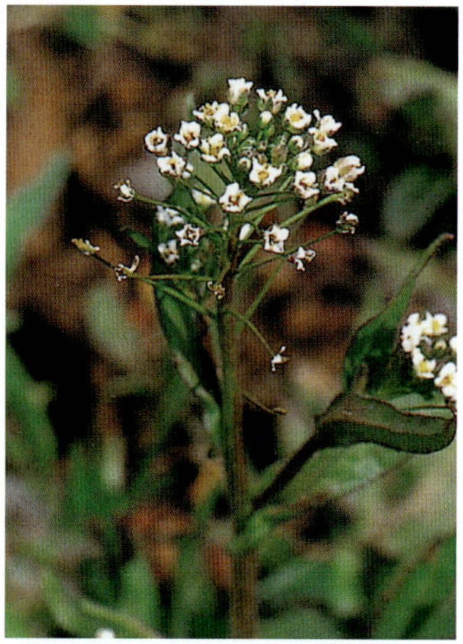

*꽃의 직경은 약3mm로 대단히 작다.

이용부위 – 전초

약효

이뇨, 해열, 자궁과 장의 출혈, 고혈압증, 변비, 눈의 충혈

채취 · 보존

개화기 전초를 베어 물에 잘 씻어서 햇볕에 말린다.

사용법

이뇨, 해열, 지혈을 목적으로 사용하는 경우에는 건조한 전초 10~20g을 컵3의 물로 반이 될 때까지 끓여서 1일 분량으로 하여 3회로 나누어 복용한다. 고혈압증과 변비에도 마찬가지로 복용한다. 눈의 충혈에는 건조한 전초 10g을 컵1의 물로 반이 될 때까지 끓여서 식혀서 이중으로 된 가제로 피부에 대서 차가우면 탈지면을 적시어 세안한다.

댑싸리 · 명아주과, 대싸리 속 (1년초)

Kochia scoparia

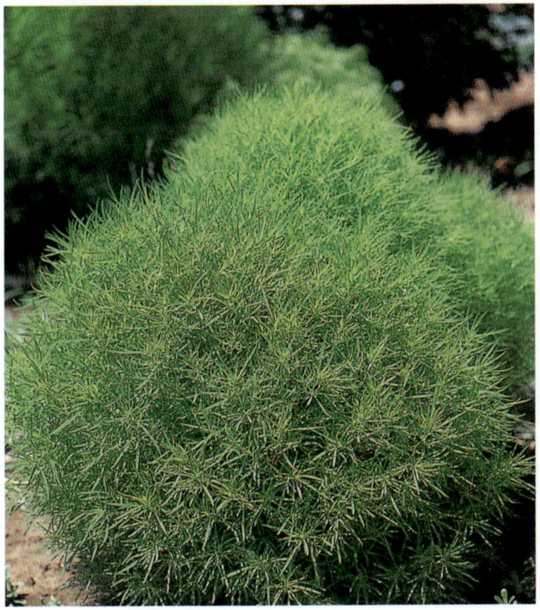

한해살이풀로 유러시아대륙의 건조지에 널리 분포한다. 우리나라와 일본에는 중국에서 도래했다 한다.
줄기는 직립하여 잘게 가지 갈리기를 하고, 높이 70~90cm의 원추모양이 된다. 잎은 길이 약 5cm의 가는 선상으로 호생하고, 가을에는 단풍이 든다. 엽액에 담록색의 작은 꽃을 1~3개 맺는다.
식용으로는 열매를 수확한다. 가을에 잎이 노랗게 변하고, 열매의 중앙부가 다갈색이 되면 수확의 적기. 햇볕에 말려서 건조시킨다. 「덮밥」으로서 먹으려면, 40분정도 삶고 나서 물기를 빼고, 12시간 두고, 잘 문질러 껍질을 벗겨서 삶은 것을 무침으로 한다.

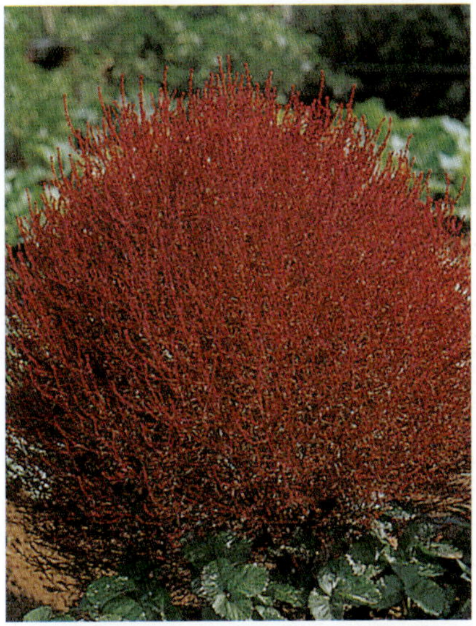

▲댑싸리의 단풍

해설 : 1. 소변을 잘 못 보는 증상에 이뇨 작용이 탁월하고, 방광염, 요도염, 신우신염으로 몸이 붓거나 열감을 느끼는 현상을 제거 : 다. 2. 습진, 창독(瘡毒), 옴, 버짐, 음부습진에 제습(除濕), 살충 작용을 한다. 3. 임신중에 소변을 적게 보는 증상에도 효험이 있다.

- **파종적기** : 5월
- **개화기** : 7~8월
- **이용법** : 식용

재배 포인트

햇볕과 배수가 잘되는 좋은 장소면 토질은 관계없다. 포트에 심어서 성장한 종묘를 포기사이 20cm로 정식. 2~3회 웃거름을 주어 기른다.

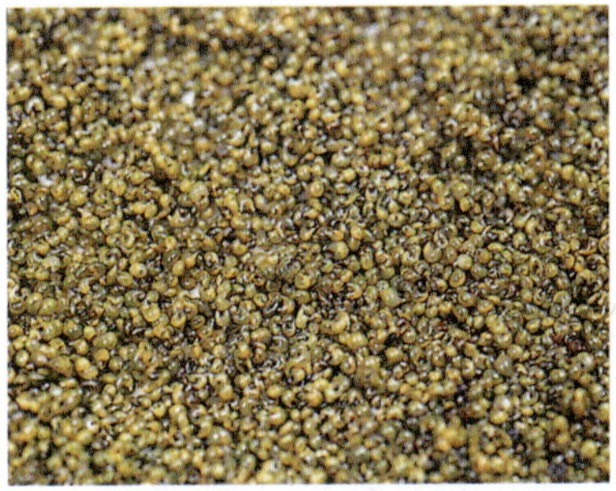

▲댑싸리의 열매

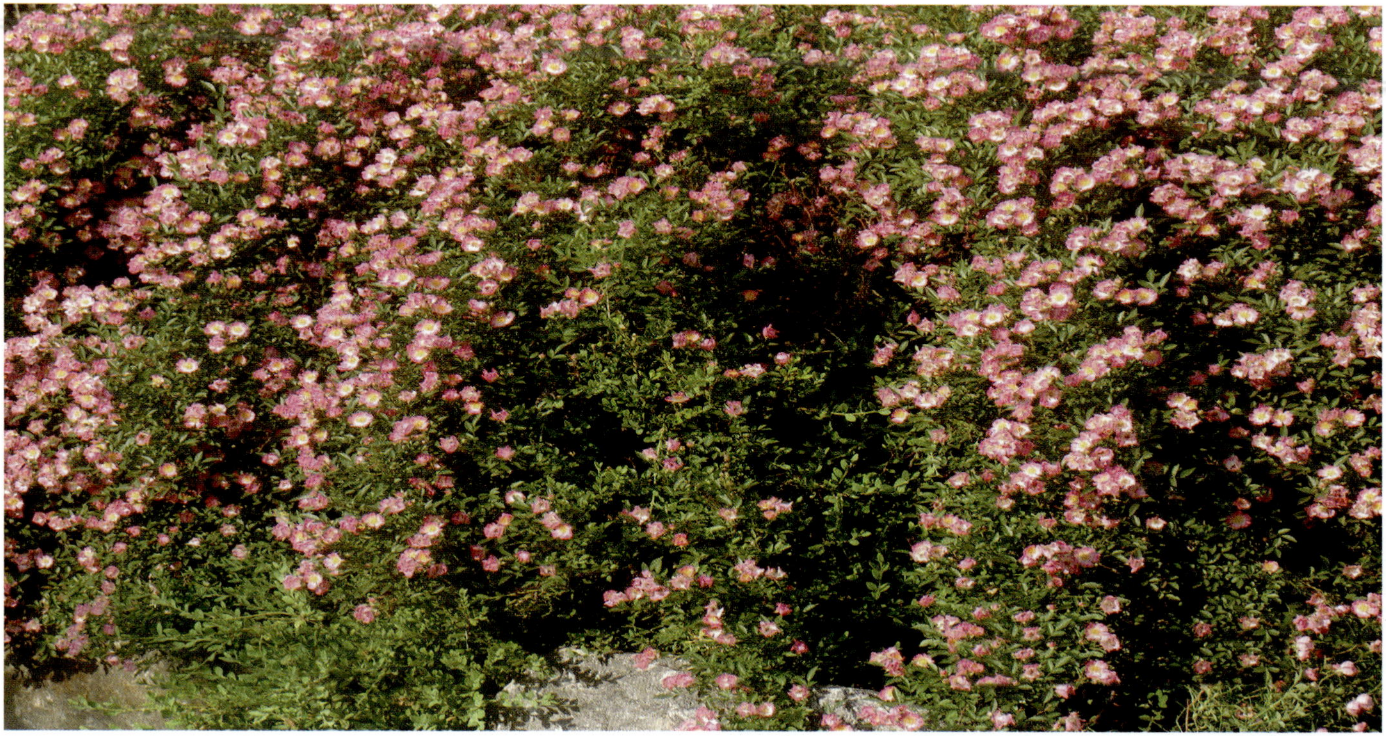

암 癌

암이란, 상피성(上皮性의 악성 종양(腫瘍))으로 조직을 파괴하고 출혈을 초래하며 전신의 영양 장애를 일으켜 어려움이 많은, 일반적으로 악성 종양을 말한다. 암세포는 정상조직과는 다르게, 분화되지 않고 그 성장을 조절할 수 없으며, 주위의 조직으로 침투하고, 다른 조직으로 퍼져 나가면서 성장하는 특징이 있다. 다시 말하면 스스로 걷잡을 수 없이 증가하여, 치료하여도 일부의 환자를 죽음에 이르게 하는 비정상적인 종괴이다.

암 발생의 원인은 거의 규명되지 않고 현재 연구 규명을 위한 노력이 행해지고 있다. 그러나 여러 화학물질들〈벤졸피린, 아플라톡신, 비소, 석면〉 등이 원일 거라고 알려졌다. 그리고 바이러스, 방사선이나 자외선 등의 물리적인 자극이 발암물질로 규명되고 있다. 또한 서구에서는 흡연이 암 발생의 1/3이 관련이 있다고 알려졌다.

술은 식도암이나 인두암, 후두암을 일으킬 때 보조적인 역할을 하며 간암과도 직접적인 영향이 있다고 한다. 이 외에 약물이나 중금속 등이 원인이 된다고 알려졌다. 암의 발생은 개인에 따라 다르다. 같은 발암물질에 노출되어도 사람에 따라 걸리고 안 걸리는 경우가 있다. 이것은 유전적인 영향 때문이거나 발암 물질의 대사과정이 차이가 있기 때문일 거라고 알려졌다.

범의 귀 (雪下) · 범의귀과

saxifraga stolonifera

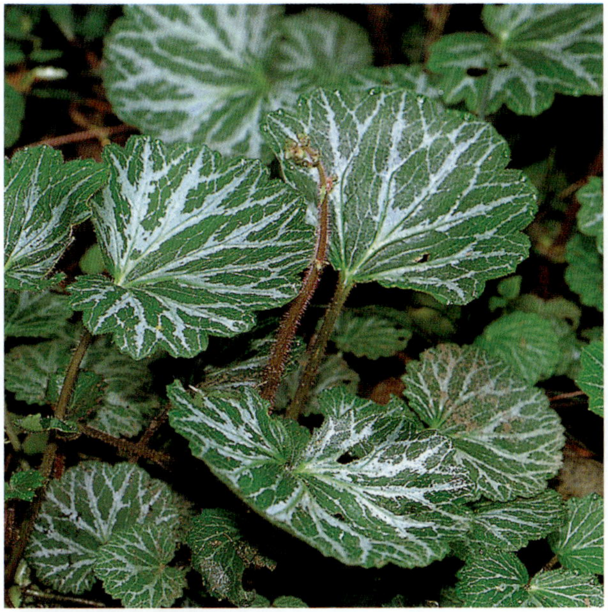

산중의 습기 찬 지면이나 바위가 많은 곳 등에 자생하는 상록 여러해살이풀. 관상용 등으로서 정원에 심는다. 전체에 세모가 밀생한다.
근생엽(根生葉)은 무늬가 있고 육질의 신원형으로 천열하고, 이면에는 자적색 혹은 백록색. 5~7월, 붉은 꽃대가 20~50cm정도로 자라고, 그 끝에 다수의 흰 꽃을 원추형으로 맺는다. 5꽃잎으로, 위의 3꽃잎은 길이 3mm정도, 담홍색으로 농홍색의 반점이 있다.
아래 2개의 꽃잎은 위의 것의 4~5배의 길이로 피침형이다.

임상보고 : 1. 불면증으로 인한 신경쇠약 및 신경쇠약 증후군에 알코올 추출 제제가 유효성을 높였고, 2. 유행성 감기로 열이 나고 오슬오슬 춥고 코가 막히고 콧물이 나며 전신통이 있을 때에 현저한 치료 반응을 보였다.

이용부위 – 잎

약효 종기, 가벼운 화상, 가벼운 동상, 부종, 기침, 유행성 감기

채취 · 보존

개화기, 잎을 채취해서 통풍이 잘되는 장소에서 그늘에 말린다. 이것을 호이초(범의 귀)라고 한다. 생잎은 필요할 때에 채취한다.

사용법

종기나 가벼운 화상, 동상 등에는 신선한 잎을 물로 씻어서 불로 구워 부드러워 진것을 직접 환부에 붙인다. 부종과 기침에는 건조한 잎 10g을 3컵의 물로 반이 될 때까지 끓여서 1일 양으로 하여 3회에 나누어 복용한다.

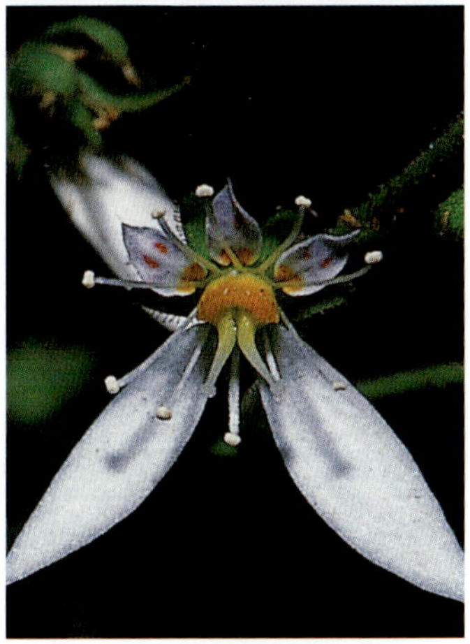

*5개가 있는 꽃잎 중, 아래 2개가 길다.

오이풀 (吾亦紅) · 장미과

Sanguisorba officinalis

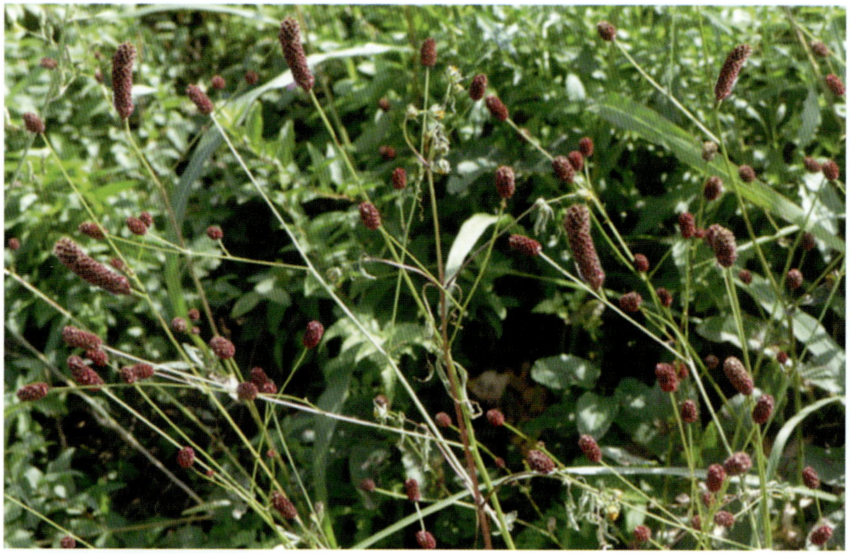

• 수상화서(穗花序) 수상꽃차례

산지의 양지바른 곳에 자생하는 여러해살이풀. 굵고 단단한 만곡한 근경이 옆으로 뻗는다.

줄기는 직립하여 높이 30~100cm, 상부에서 드문드문 분지한다.

잎은 긴 모양을 하고 호생, 기수우상복엽이고, 소엽은 끝이 둥근 장타원형으로 5~11잎, 길이 2~6cm로 잎 가장자리는 톱니모양. 8~10월, 줄기의 상부가 가지가 갈라져서 가지 끝에 직립한 작은 수상화서를 만들고, 암홍자색의 꽃잎을 갖지 않는 작은 꽃이 맺는다.

꽃잎과 같이 보이는 것은 악편. 꽃이 진후, 혁질로 4각형인 열매를 맺는다. 뿌리는 "지유(地楡)" 라 하여 한약제로 쓰고 어린잎은 식용한다.

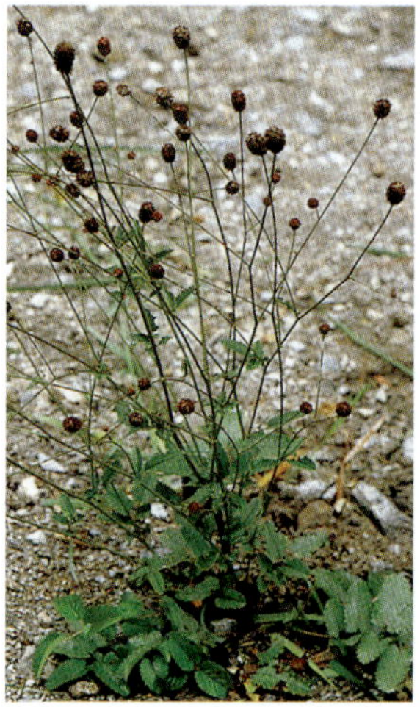

이용부위 – 근경

약효

설사, 토혈, 자궁출혈, 외상

채취 · 보존

10~11월, 지상부가 시들은 것의 근경을 캐내어 수염뿌리를 제거하면서 물에 잘 씻어서 햇볕에 말린다. 이것을 지유라고 한다.

사용법

사 · 토혈이나 자궁출혈의 지혈에, 건조한 근경10~15g을 3컵의 물로 반이 될 때까지 끓여서 1일 분량으로 하여 3회로 나누어 복용한다. 외상에 의한 출혈부위의 지혈에는 전술한 끓인 액으로 상처부위를 씻는다.

보라색 클로버 (紫詰草) · 콩과

Trifolium pratense

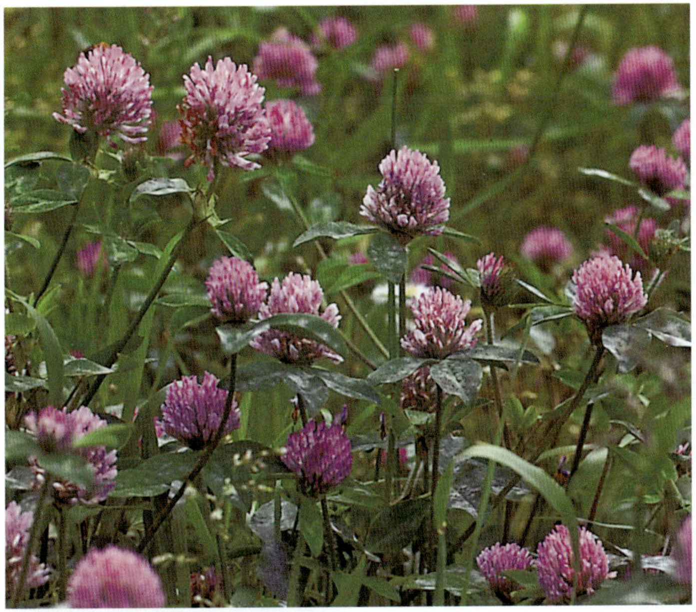

아시아 서부~중동이 원산인 여러해살이풀. 일본에는 18세기에 네덜란드로부터 전해왔다 한다. 우리나라도 각지의 들판이나 길가에 드문드문 야생화 하고 있다.

줄기는 한 포기에서 갈라지고, 잎은 3잎의 타원형을 한 작은 잎이 복엽으로 긴 엽병을 가지고 있으며 보통소엽에는 V자형인 백반이 있다.

여름~가을, 줄기 끝에 둥근 두상의 화수가 맺고, 30~100개 정도의 보랏빛 작은 꽃이 뭉쳐서 핀다.

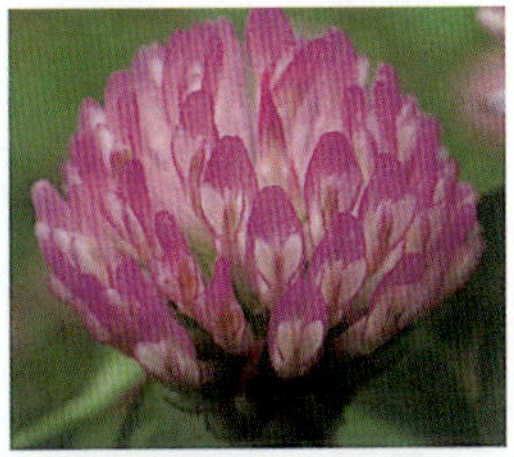

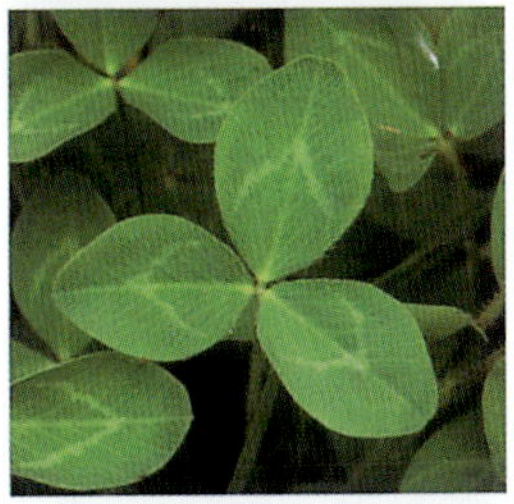

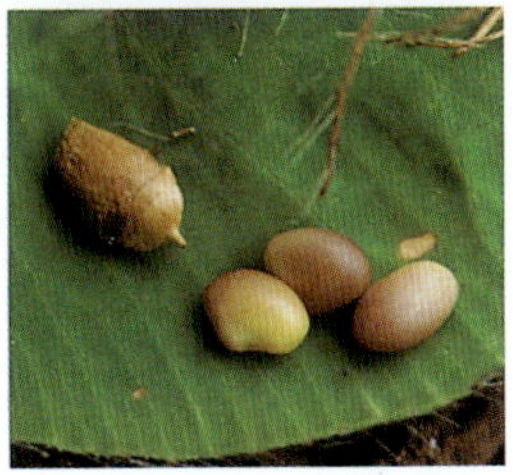

• 복엽(複葉) 겹잎.

이용부위 – 줄기, 잎

약효

자양강장 꽃봉오리 : 거담, 감기, 진정, 부스럼, 완화

채취 · 보존

줄기, 잎은 필요시에 채취해서 물에 잘 씻은 후 사용한다. 꽃봉오리는 5~6월에 채취해서 햇볕에 말린다

사용법

자양강장에는 채취한 잎을 그대로 기름에 볶기도 하고, 줄기, 잎을 잘게 썰어서, 양념절구에서 물을 가하여 잘 갈아 으깨어 2중 가제로 걸러 짜서 청즙을 이용한다. 거담, 감기, 진정, 부스럼, 완화를 목적으로 하는 경우에는 건조한 꽃봉오리 5~10g을 컵1.5의 물로 3분의 1이 될 때까지 끓여서 복용한다.

칡 (葛) · 콩과

Pueraria lobata

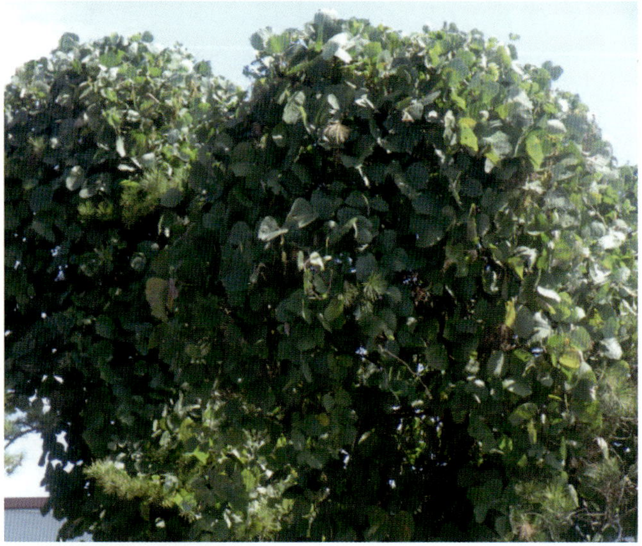

우리나라 전역의 산야(山野)나 황무지에 자생한다.
대형의 덩굴성여러해살이풀로, 기부는 목질 화 한다.
길이가 10m가 되는 것도 있다. 뿌리도 길고, 전분이 풍부하게 포함되어 있다.
주근은 길이 1.5m, 지름이 20cm 정도로 성장한다.
잎은 난원형인 작은잎 3매가 되는 복엽으로 이면은 흰색을 띤다. 8~9월, 엽액(葉腋)에 홍자색의 나비모양의 꽃을 총상에 맺는다.
꽃이 진 후, 갈색의 거친 털로 덮인 길이 5~10cm의 칼집모양의 열매가 맺는다.

임상보고 : 1. 고혈압에 유효율이 증가 되었다. 2. 급성 중이염에 약침 제제로 활용되었으며, 3. 편두통의 예방과 치료 반응을 보였고, 4. 심장 박동이 일정하지 않을 때에 조정 능력이 나타났다.

- 덩굴성 식물의 줄기가 덩굴지어 뻗는 성질. 만성(蔓性)
- 엽액(葉腋) 잎겨드랑이.

이용부위 – 뿌리

약효 감기, 어깨 결림, 설사

채취 · 보존

겨울에 비대한 뿌리를 캐내어 물로 씻은 후 코르크질의 껍질을 벗기고 잘게 썰어서 햇볕에 말린다. 이것을 갈근이라 한다. 갈근을 가루로 해서 물에 우려내면서 전분을 추출해 낸 것을 갈분이라 한다.

사용법

감기와 감기에 의한 어깨 결림, 설사에는 건조한 갈근 5g을 컵1의 물로 반이 될 때까지 끓여서 1일 3회 따뜻한 것을 마신다. 또한, 갈분에 물과 설탕을 가하여, 약한 불에 휘저으면서 갈탕을 마시는 것도 효과가 좋다.

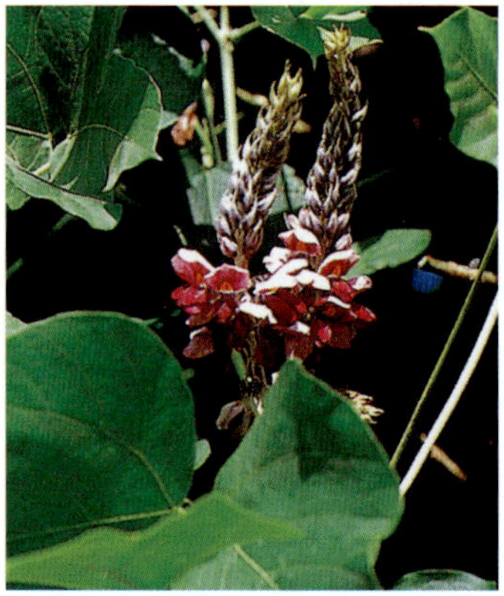

*여름에 피는 칡꽃

작두콩 (刀豆) • 콩과

Canavalia gladiata

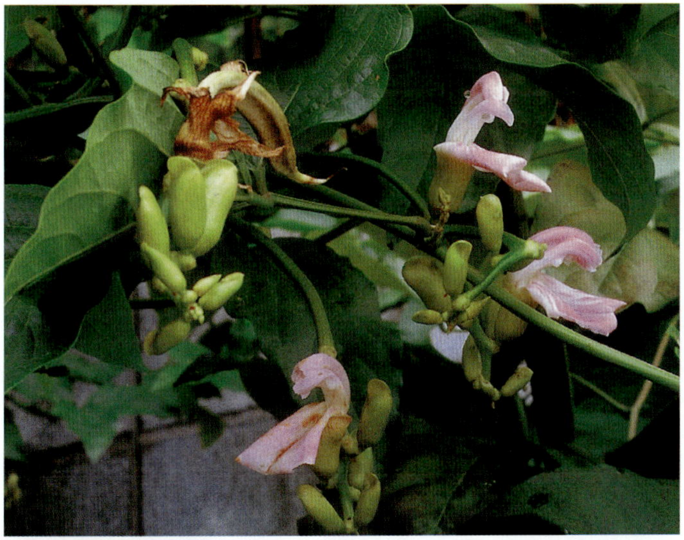

열대 아시아원산으로 어린 콩깍지를 식용으로 하기 위하여 밭에서 재배되는 덩굴성인 한해살이풀. 줄기는 녹색으로 무모, 덩굴이 되어 자란다. 엽신은 3매의 작은 잎으로부터 되고, 소엽은 길이 10~18cm, 폭6~14cm의 계란형, 여름에 길이 약 3.5cm의 백색, 혹은 홍색의 나비모양의 꽃이 맺는다.

두과는 길이 30cm정도로 크고, 녹색으로 납작하며, 궁형으로 구부러지고, 안에는 종자가 있다. 종자는 홍색과 백색.

해설 : 1. 신체가 허약하고 차서 일어나는 , 구토, 복부창만, 이질을 치료하고, 2. 신(腎) 기능 허약으로 인한 요통에 효과가 있다.

• 궁형(弓形) 활처럼 굽은 형상.

이용부위 – 종자

약효

기침 멈춤, 목의 부종, 딸꾹질

채취 · 보존

8~10월, 종자를 채취해서 썰어서 햇볕에 말린다. 이것을 작두콩이라고 한다.

사용법

건조한 종자 5~10g을 컵1반의 물로 3분의 1이 될 때까지 끓여서 1회양으로 하여 기침이 멈출 때까지 복용한다. 또 건조한 종자를 부수어 분말로 한 것을 물로 복용함에 따라 목의 부종이나 딸꾹질에 효과가 있다고 되어있다.

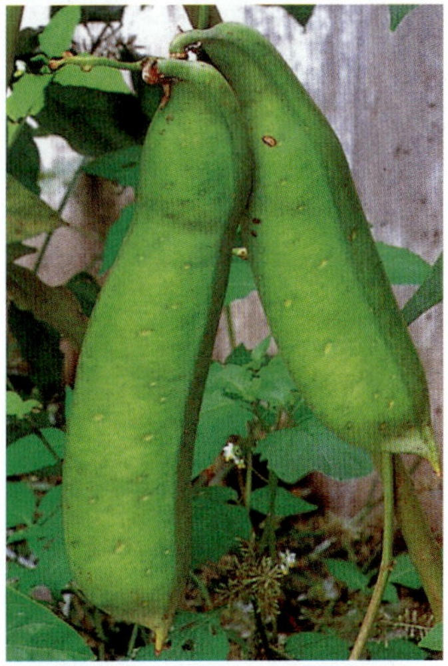

*길이 30cm나 되는 작두콩의 두과

이질풀 (現證據) • 쥐손이풀과

Geranitumnepalense subsp thunbrgii

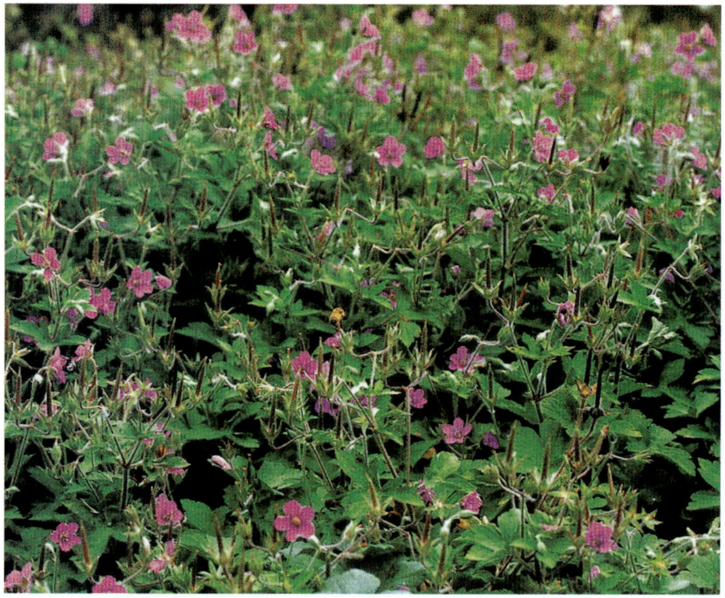

우리나라 각지의 산야나 길가에 자생하는 여러해살이풀. 잎은 손바닥모양으로 깊게 3~5로 갈라지고, 잎 모양은 길다. 잎은 약간 지면을 덮을 듯이 뻗어 비스듬하게 올라가고, 길이 50cm가 된다. 줄기와 잎에는 잔털이 밀생한다.

여름에 엽액(葉腋)에서 나온 꽃무늬에, 백색 혹은 홍자색의 5변화가 맺는다. 꽃이 진후, 홀쭉한 새부리와 같은 모양을 한 열매가 맺고, 익으면 5개의 각편으로 갈라져 제각기의 열편은 달린 뿌리가 축에서 떨어져 바깥쪽으로 감겨서 종자를 날린다.

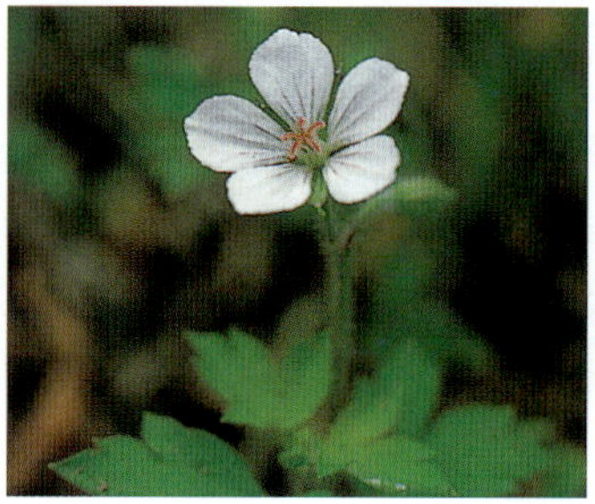

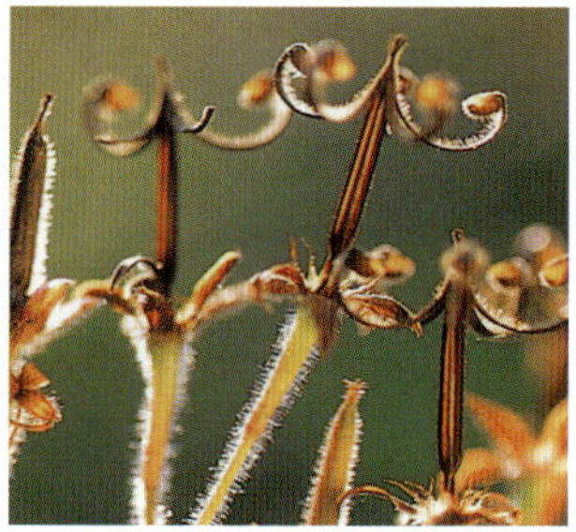

* 절개한 열매

이용부위 – 줄기, 잎

약효

설사 멈춤, 피부병, 습진, 면도자리, 구두스침, 편도선염, 정양(靜養)

채취 · 보존

지상부의 줄기, 잎을 베어서, 물에 씻고 햇볕에 말린다. 이것을 이질풀이라 한다. 비를 맞지 않도록 주의를 하면서 3~4일 말리면 건조하므로 거칠게 썰어 종이봉지 등에 넣어서 건조한 장소에 보관한다.

사용법

설사 멈춤으로 건조한 줄기, 잎 10~20g을 컵3의 물로 반이 될 때까지 끓여서 1일 양으로 하여, 3회로 나누어 식후에 복용한다. 피부병과 습진, 면도자리, 구두스침 등에는 환부를 전술한 끓인 액의 식은 것으로 습포한다. 편도선염으로는 전술한 끓인 물로 양치질을 한다.

또한, 건조한 줄기, 잎 100g을 종이봉지 등에 넣고, 목욕물에 넣으면 염증, 습진의 피부질환이나 냉증 등에 좋다.

정양에는 건조한 줄기, 잎 200g에 같은 양의 결명자를 가하여 끓여서 매일 차 대신으로 마신다.

봉선화 (鳳仙花) · 봉선화과

Impatiens balsamimina

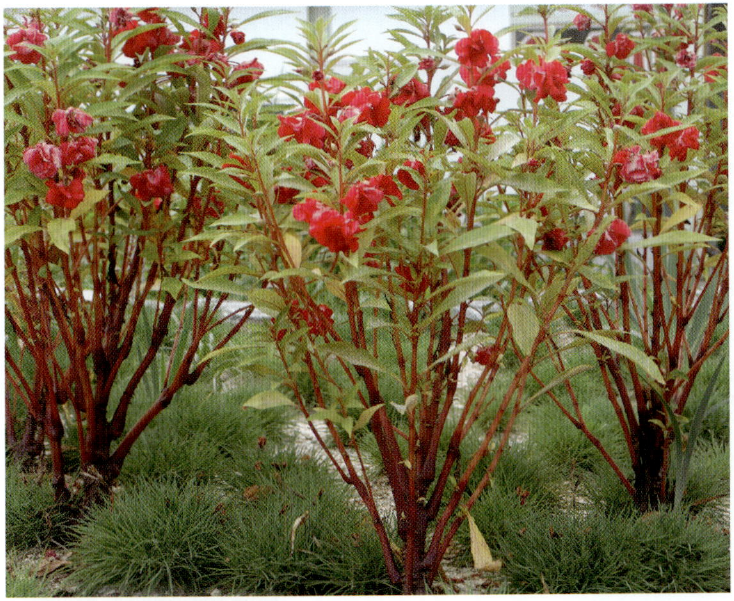

인도가 원산지로 화단이나 화분용으로서 감상되는 한해살이풀. 줄기는 직립하고, 하부의 절부는 부풀어 있다.

잎은 피침 형으로 거친 톱니가 있고, 밀생한다. 여름~가을, 엽액(葉腋)에서 엽병(葉柄)을 내어 홍색에서 홍자색의 꽃을 2~3개, 비스듬히 낮게 핀다.

꽃이 진 후, 약간 뾰족한 타원형의 열매가 열고, 익으면 과피가 터져서 안의 황갈색 종자가 튄다.

꽃잎을 따서 어린아이들 손톱에 붉게 물을 들인다.

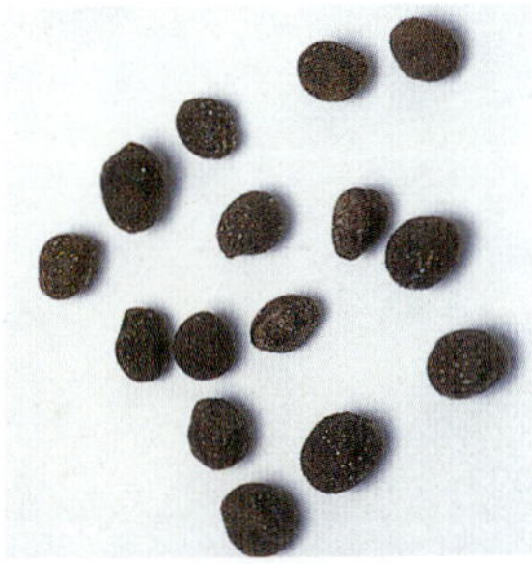

*봉선화의 건조종자, 급성자

이용부위 – 전초, 씨앗

약효

감기, 종기, 씨앗 어육의 중독

채취 · 보존

여름~가을, 전초를 채취하여 물에 씻어 햇볕에 말린다. 이것을 봉선화라 한다. 익기 직전의 열매를 채취하여 상자 등에 넣어 햇볕에 말려 건조시킨 후 종자를 채취한다. 이것을 급성자라고 한다.

사용법

감기에는 건조시킨 전초 3~5g을 컵1의 물로 반이 될 때까지 끓여서 1회 양으로 하여 복용한다. 종기에는 채취한 지 얼마 안 된 잎의 즙을 짜서 환부에 바른다.

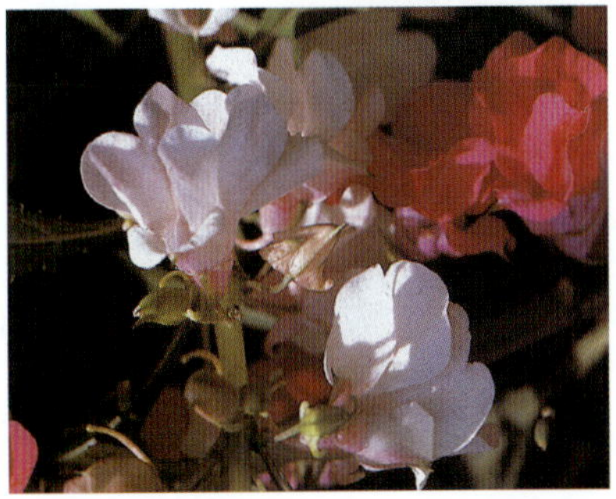

거지덩굴 (蘞枯) · 포도과

Cayratia joponica

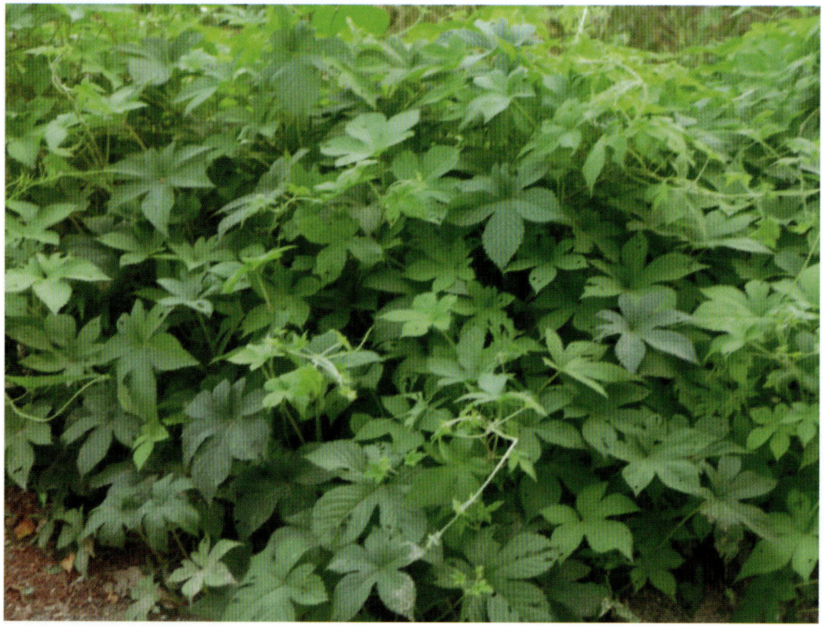

우리나라 각지의 길가나 덤불 등에 자생하는 덩굴성인 여러해살이풀.
번식력이 대단히 강하여, 덤불을 말려버리게 할 정도라고 하는 의미에서 이름이 붙여졌다.
긴 지하줄기에서 나온 줄기는 분지하면서 잘 자란다. 줄기의 기부는 목질화해서 단단하다. 잎은 5소엽으로 되는 새발모양의 복엽. 여름~가을, 작은 꽃이 집산화서를 만들어 핀다. 꽃잎은 4잎, 녹색으로 개화와 함께 탈락하고, 담홍색인 화반이 나타난다. 구형, 흑색의 액과가 맺고, 안에는 광란 형으로 길이 5mm 정도의 종자가 있다. 오렴매(烏蘞莓).

- **목질화(木質化)** 세포막에 니그린(lignin)이 쌓여 나무처럼 단단해지는 현상.(목재는 목질화한 세포로 이루어짐). (木花)
- **집산화서(集散花序)** 꽃이 오밀조밀 모여서 핀다.

이용부위 – 뿌리

약효

종기, 벌레물린데

채취 · 보존

필요한 때에 지하 15~20cm정도의 깊은곳을 옆으로 뻗는 근경을 캐내어 물에 잘 씻어서 사용한다. 이 근경을 오렴매라고 한다.

사용법

종기나 벌레물린 데에는 캐낸 뿌리를 물에 씻어서 두드리도록 으깨어 나오는 점액을 환부에 바른다.

*지하줄기에서 나온 줄기는 번식력이 왕성하다.

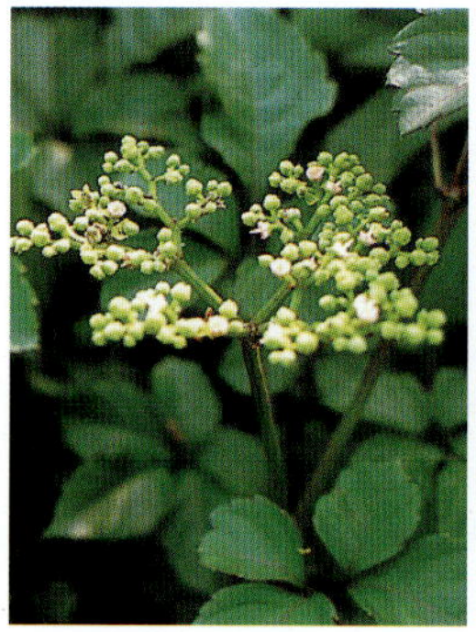

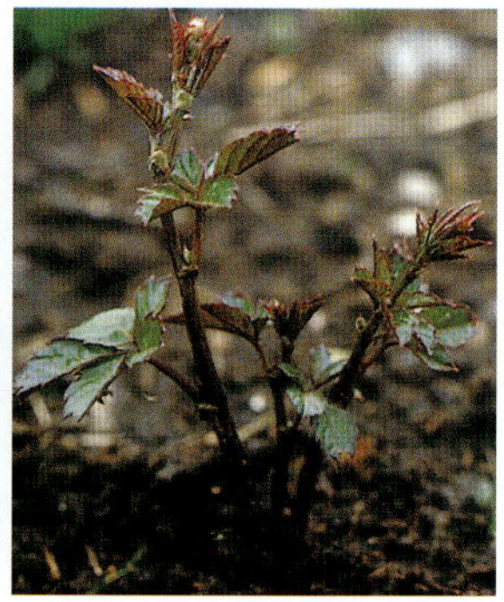

멀꿀 오이 (黃烏瓜) • 오이과

Trichosanthes kirilowii var. japonica

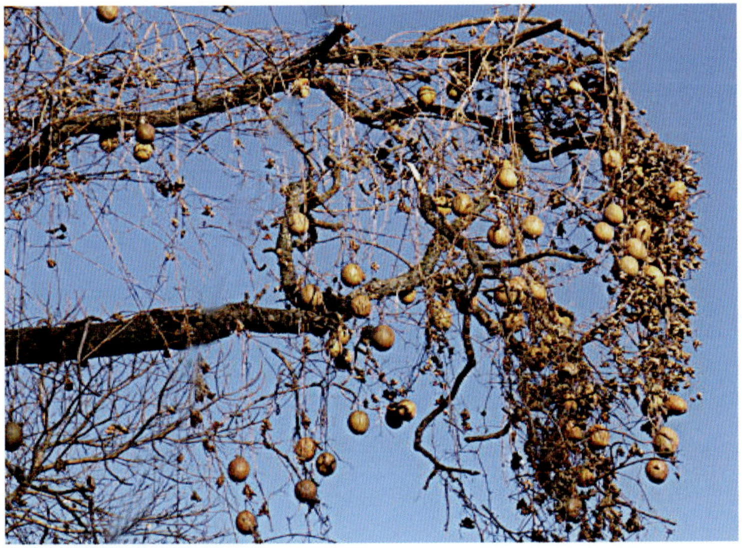

덩굴성인 여러해살이풀. 각지의 산림과 들판, 정원수 등을 휘감고 뻗어가며 번성한다.
잎은 엽병을 가지고 호생, 엽신은 하트형으로 얕고 3~5열. 꼭 닮은 하눌타리와 달라서 전체에 털은 적다.
열매는 타원체이고, 길이 10cm정도가 되며 노랗게 익는다.

이용부위 – 뿌리, 종자

약효

뿌리 : 해열, 이뇨, 최유 / 건조한 종자 : 기침 멈춤, 거담

채취 · 보존

가을~초겨울, 뿌리를 캐내어 물에 잘 씻어 코르크질인 외피를 벗겨서 햇볕에 말린다. 이것을 괄루근 이라 한다. 또, 겨울에 익은 열매 중의 종자를 골라서 물에 잘 씻은 후 통풍이 잘 되는 장소에서 건조시킨다. 이것을 괄루인 이라고 한다.

사용법

해열, 이뇨, 최유에는 건조한 뿌리 3~5g을 컵2의 물로 반이 될 때까지 끓여서 1일양으로 하여 2~3회로 나누어 복용한다. 기침 멈춤, 거담에는 건조한 종자10g을 컵3의 물로 반이 될 때까지 끓여서 3회에 나누어 식간에 복용한다.

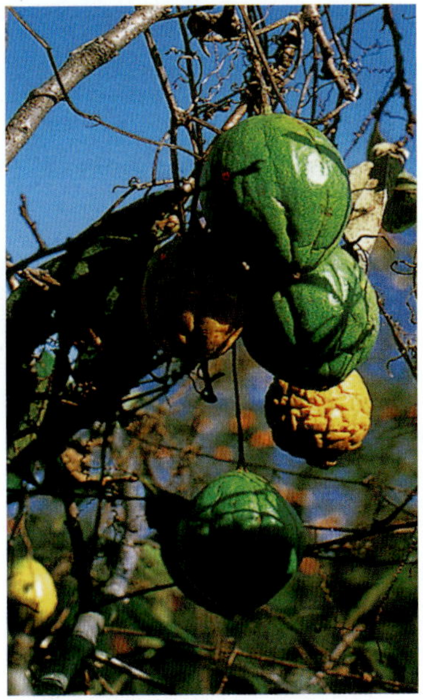

*뿌리는 물에 씻은 후, 둥글게 잘라서 약용으로 한다.

하늘타리 (烏瓜) · 외과

Canavalia gladiata

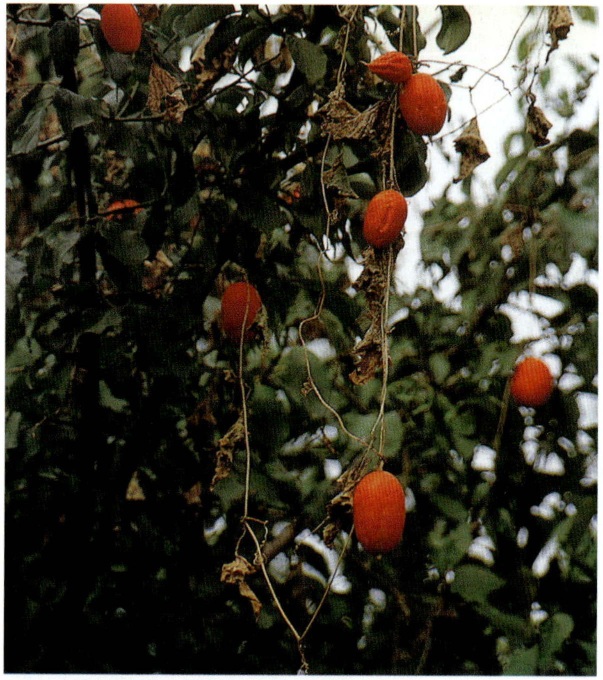

산기슭이나 덤불 등에 자생하는 덩굴성인 여러해살이풀로. 인가의 담장이나 정원수 등에 휘감는 듯이 자라는 일이 흔하다.

줄기는 가늘게 덩굴손으로 다른 물질을 휘감으면서 뻗고, 번성한다. 자웅이화. 잎은 호생하고, 3~5열해서 줄기와 함께 잔털이 돋는다. 8~9월, 꽃이 피어, 화관의 끝은 실 모양으로 홀쭉하여 무수하게 갈라진다.

꽃은 저녁때가 되면 피고, 아침에 시든다. 가을~초겨울, 타원체의 열매가 붉게 익는다. 종자는 짙은 다갈색 이다. 속명-쥐참외, 과루(瓜蔞), 괄루(括樓).

• 자웅이화(雌雄異化) 한 나무에 피되, 암꽃과 수꽃이 각각 달리 피는꽃. 호박꽃 따위. 암수딴꽃. 자웅 이가(異(家). 자웅 별가.

이용부위 – 뿌리, 열매, 종자

약효

뿌리–이뇨, 최유 종자–기침 멈춤, 열매–살갗 튼데, 동상

채취 · 보존

가을~겨울, 붉게 익은 열매를 따서 햇볕에 말린다. 이것을 토과실 이라 한다. 만추~겨울, 줄기의 잎이 시들면 뿌리를 캐내어 물에 잘 씻은 후 외피를 벗기고 둥글게 잘라서 햇볕에 말린다. 이것을 왕가근 혹은 토과근 이라 한다.

사용법

이뇨나 유즙이 잘 나오게 하려면 건조한 뿌리 5~15g을 컵3의 물로 반이 될 때까지 끓여서 1일 양으로 하여 3회에 나누어 복용한다. 단, 뿌리에는 독특한 쓴맛이 있어 구역질이 나는 사람도 있으므로 먼저 소량으로 상태를 보아가면서 사용한다. 건조한 과실과 종자에도 같은 효과가 있다. 기침을 그치게 하려면 종자 10g을 컵3의 물로 반이 될 때까지 끓여서 1일양으로 하여 3회에 나누어 복용한다. 살갗이 튼데, 동상에는 익은 열매를 화이트리커에 적시어 부수고 과육을 이기듯이 하여 1일 3회 정도 그 액을 환부에 스며들게 한다.

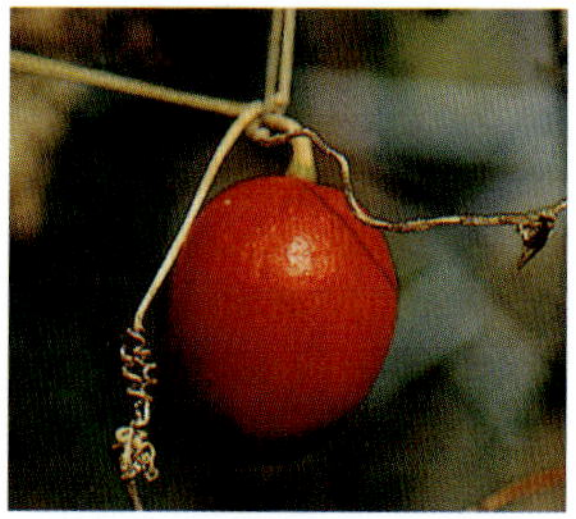

*가을에서 초겨울에 여는 열매

돌외 (甘茶蔓) · 오이과

Cynostemma pentaphylla

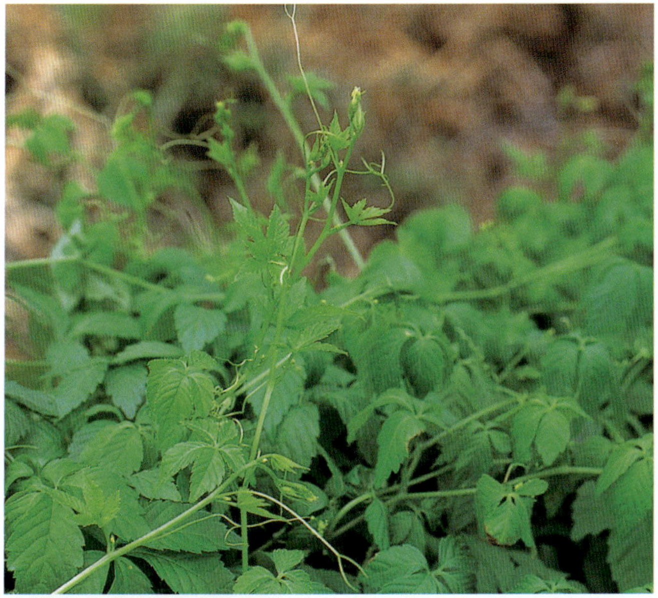

산야에 자생하는 덩굴성인 다년초. 습기 찬 장소와 강가의 사면 등에서 자주 볼 수 있다.
땅속을 굵은 지하경이 뻗어, 줄기는 덩굴이 되고 지상부를 덮든가, 덩굴손이 다른 물체를 감아 올라 번성한다.
잎에는 긴 엽병이 있고 호생, 소엽은 5잎, 꽃은 지름 5mm정도로 작은 담록색으로, 8~9월, 잎이 달린 뿌리에서 나온 화서에 맺는다.
자웅이주. 열매는 지름6~8mm의 대략 구형으로, 상부에 횡선이 있고, 흑록색으로 익어서 안에 2개의 종자가 있다.

임상보고 : 1. 만성기관지염에 1회 3g에 물을 붓고 달여서 1일 3회복용하고 10일 후에 일정한 효과를 보았다.

• **지하경(地下莖)** 땅속줄기

이용부위 – 줄기, 잎

약효 강장, 이뇨

채취 · 보존
개화기의 지상부의 뿌리가장자리에서 베어내어 물에 씻어 햇볕에 말린다.

사용법

강장, 이뇨를 목적으로 하여 건조한 줄기, 잎 15g을 컵3의 물로 반이 될 때까지 끓여서 차 대신으로 마신다.

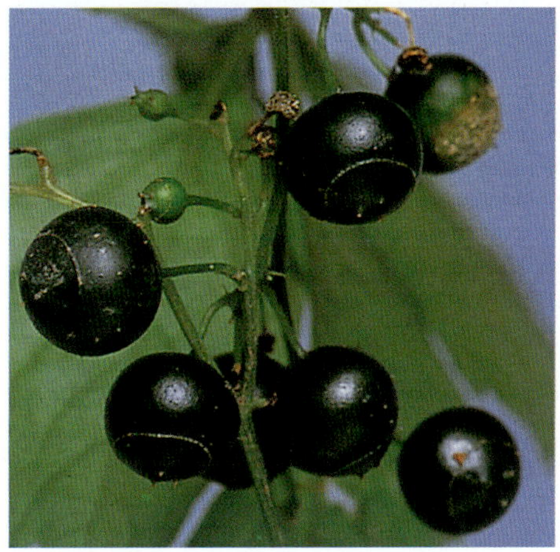

부처꽃 (禊萩) · 부처꽃과

Lythrum

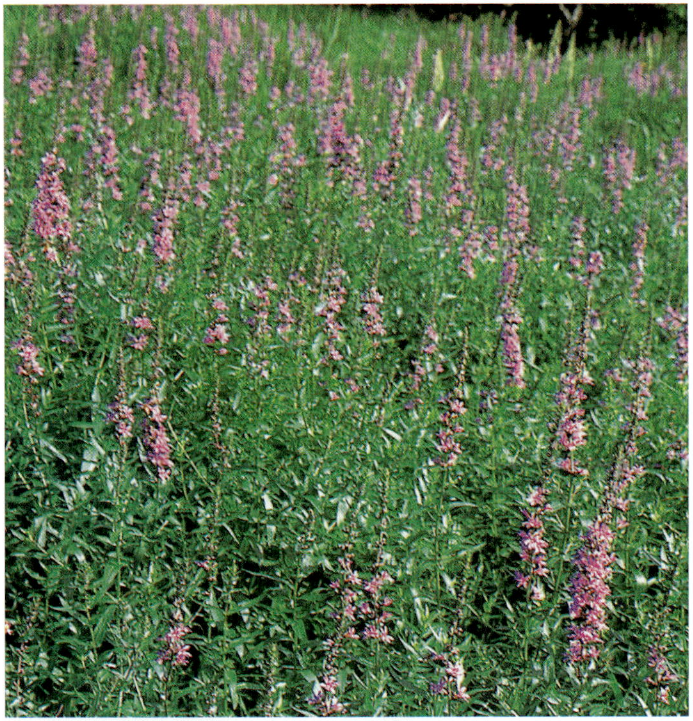

각지의 들판이나 산기슭의 습지에 자라는 여러해살이풀로, 정원 등에도 심는다.

줄기는 직립하여 상부에서 많게 분지하고, 높이 50~100cm, 잎은 길이 2~5cm의 피침형으로 대생한다.

8월, 엽액에 지름 약1.3cm로 홍자색의 꽃이 1~3개씩 맺는다. 꽃잎은 6개이지만, 5개인 것도 있다. 음력 백중맞이 무렵에 개화하기 때문에 불전에 바치는 꽃으로서 이용된다.

사용법

설사 그침에는 건조한 전초 6~12g을 컵3의 물로 반이 될 때까지 끓여서 1일 양으로 하여 3회에 나누어 매식 30분전에 복용한다. 같은 설사 멈춤에는 건조한 전초를 분말로 하여 더운 물로 복용해도 좋다.

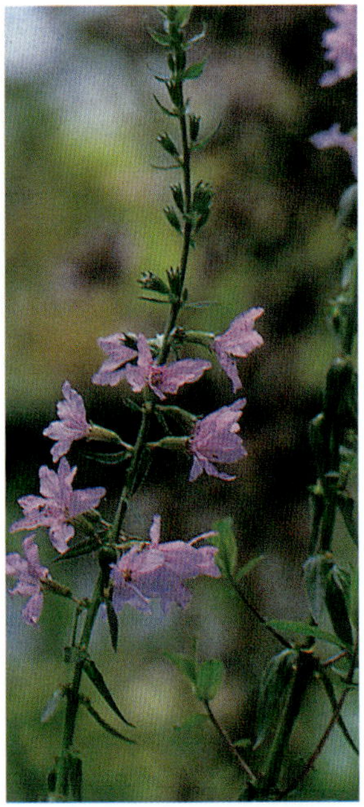

*화기가 지난 무렵의 전초를 이용한다.

이용부위 – 전초

약효

설사 그침

채취 · 보존

여름~가을, 꽃이 지기 시작하면 전초를 채취하여 물에 씻은 후 햇볕에 말린다. 이것을 천굴채 라고 한다.

금수인 (金水引) · 장미과

Agrimonia pilosa var. japonica

햇볕이 잘 드는 장소에서 흔히 볼 수 있는 여러해살이풀. 높이 30~80cm가 되고, 전체에 털이 돋는다.
잎은 호생, 우상복엽으로, 5~9개가 되는 소엽은 긴 타원형으로 크기는 고르지 않다. 또, 엽병에는 잎과 같이 보이는 날개가 있다.
여름~가을 , 총상화서를 만들고 노란 꽃이 맺는다.
꽃이 진후, 익은 열매를 포함한 꽃받침에는 갈고랑이모양의 털이 있고, 의복 등에 달라 붙는다.

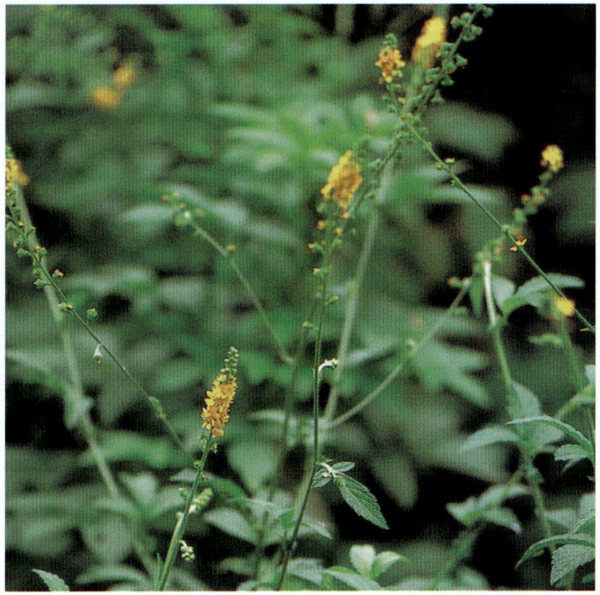

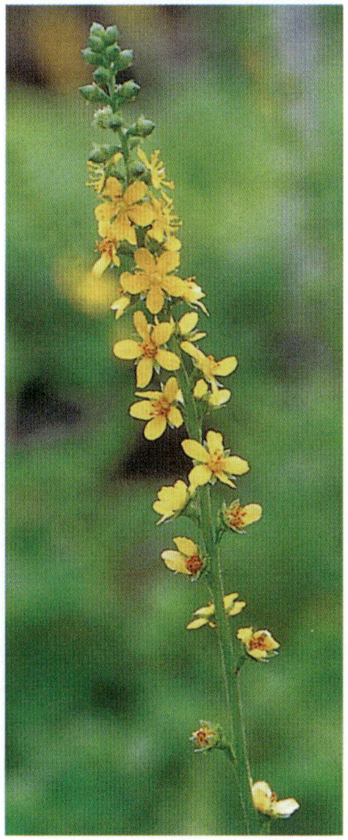

*화기의 전초가 약용이 된다.

이용부위 – 전초

약효

설사 그침, 습진, 피부병, 구내염

채취 · 보존

화기에 뿌리째 전초를 캐어, 물에 잘 씻은 후 햇볕에 말린다. 이 건조한 전초를 용아초 라고 한다.

사용법

설사 그침에는 건조한 전초 10~20g을 컵3의 물로 반이 될 때까지 끓여서 1일 양으로 하여 3회에 나누어 식후에 복용한다. 습진이나 피부병에는 끓인 액을 식혀서 천에 적시어 환부를 냉습포한다. 구내염에는 끓인 액을 식힌 후 사용하여 1일 수차례 양치질을 한다.

피막이풀 (血止草) • 미나리과

Hydrocotyle sibthoorpioides

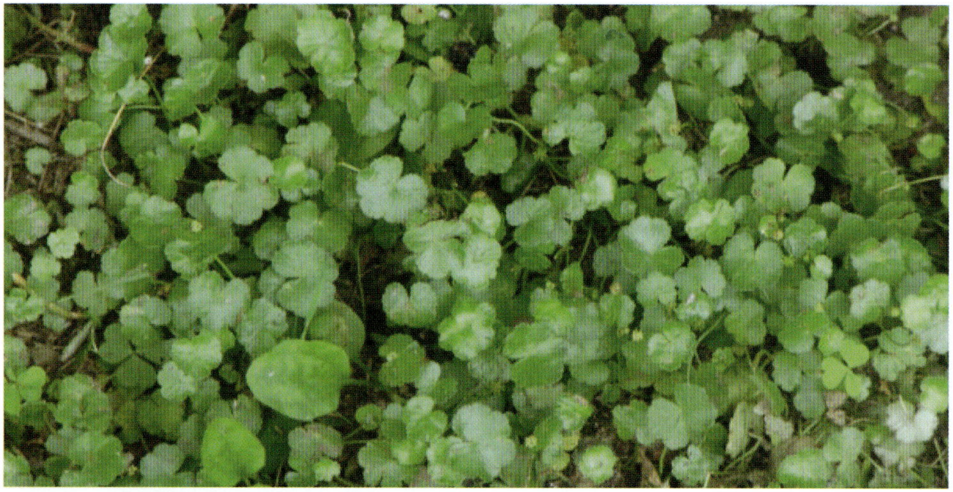

해설 : 1. 급성황달형간염에 쓰고 2. 인후염과 편도선염에도 효과가 있으며, 3. 이뇨 작용이 있어서 신우신염으로 몸이 붓는 것을 치료한다.

우리나라 개울가나 연못 그리고 길가 습진 곳에서 흔히 볼 수 있는 상록 여러해살이풀이다. 줄기는 극히 가늘고, 지면을 덮을 듯이 뻗어, 마디에서 뿌리를 내며 번식한다.

잎은 대개 원형으로 줄기 1~1.5cm, 극히 얕게 5열하고, 표면에 광택이 있다. 초여름~가을, 엽액에서 짧은 엽병이 있는 소형의 산형화서를 내고, 녹백색의 작은 꽃잎이 몇 개 맺는다. 6~9월이 개화기라고 한다. 열매는 편평한 원형으로, 2개의 분과로 나누어진다.

이용부위 – 전초

약효 감기에 의한 발열, 부종, 작은 절상과 찰과상의 지혈

채취 · 보조 8~10월, 전초를 채취하여 물에 씻은 후 햇볕에 말린다.

사용법

감기에 의한 가벼운 발열과 부종에는 건조한 전초 10~15g을 컵3의 물로 반이 될 때까지 끓여서 1일 분량으로 하여 3회로 나누어 식간에 복용한다. 지혈에는 생잎을 잘 문질러 액즙을 내어, 환부에 바른다.

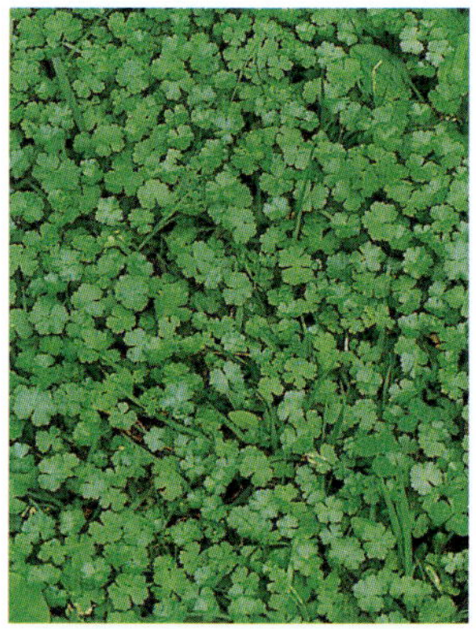

*지면을 덮을 듯이 번성한다.

뱀도랏 (藪虱) • 미나리과

Torllis japonica

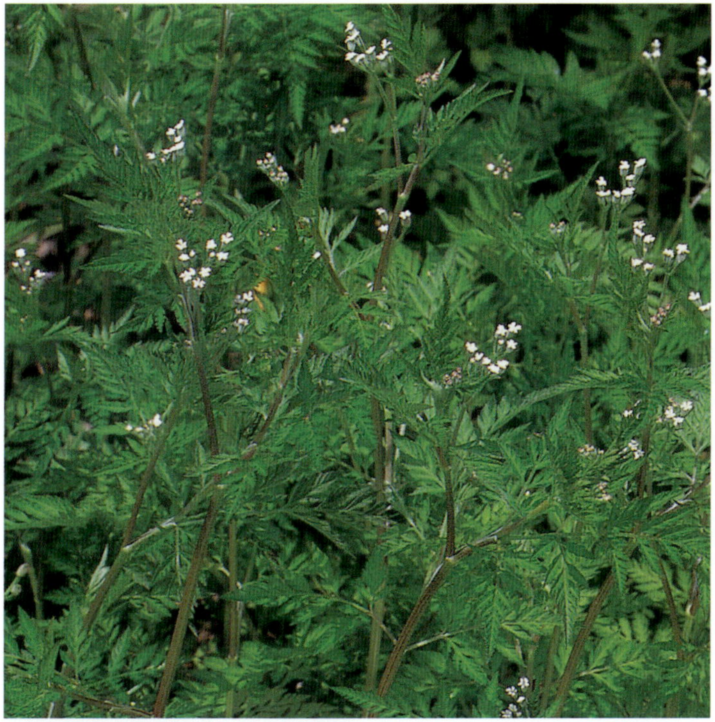

들판에 많은 2년 초. 줄기는 직립해 있고, 높이 30~70cm. 잎은 우상복엽으로, 길이는 5~10cm. 줄기와 잎은 단모로 덮여있다.
5~7월에 복수화서의 백색화가 맺는다. 길이2.5~3.5cm, 계란형 또는 타원형의 열매가 열리고, 침모양의 털이 나 있다.
익은 열매는 손으로 부수면 독특한 향기를 발산한다. 또한, 열매에는 가시가 있어 의복 등에 붙는다.

• 위하수(胃下垂) 위의 위치 이상(異常)으로 위가 배꼽 아래, 심지어는 골반까지 처지는 병증.

이용부위 – 열매

약효

종기, 강장

채취 · 보존

여름에 익은 열매를 채취하여 그늘에 말린다. 이것을 사상자라고 한다.

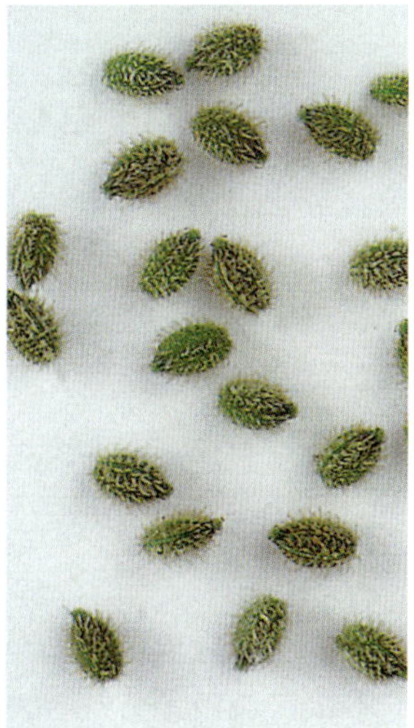

*채취한 열매

사용법

종기에는 건조한 열매 5~10g에 명반 2~4g을 가하여 그것을 컵2의 물로 끓여 식힌 즙을 솜 등에 스며들게 하여 환부를 씻는다. 강장에는 건조한 열매에 오미자, 토사자를 동량으로 혼합하여 벌꿀을 가하여 환약을 만들어 1일 3회 복용한다.

국자풀 (杓) • 미나리과

Anthriscus aemula

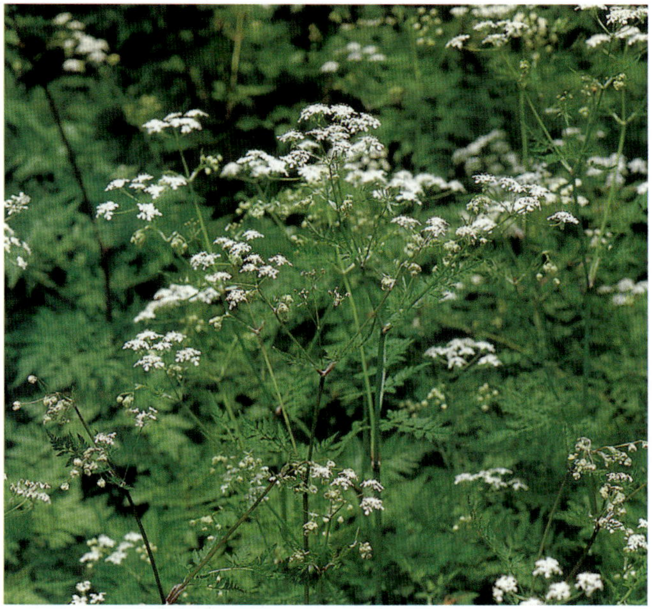

우리나라 각지의 산골짜기에 자생하는 여러해살이풀. 땅속에 다소 비대한 구경을 가지며, 줄기는 직립해서 분지하고, 높이80~140cm정도로 성장. 근출엽은 2, 3회 3출복엽으로 열편은 깊게 결각. 잎은 줄기의 상부의 것일수록 작아지고, 엽병은 칼집모양이 되어 줄기를 감싼다.

5~6월, 가지 끝에 복산형 화서를 만들고, 소형의 백색의 꽃이 다수 맺는다. 화서에는 수꽃과 암꽃이 있다.

열매는 6~8mm의 피침형으로, 익으면 검어지고 2개의 분과로 갈라진다.

• 구경(球莖)–알줄기

이용부위 – 뿌리

약효

소화촉진, 자양강장, 야간의 빈뇨

채취 · 보존

5~6월의 개화기, 혹은 9~10월 지상부가 시들기 시작할 무렵, 뿌리를 캐내어, 물에 씻은 후 통풍이 잘 되는 장소에서 그늘에서 건조시킨다. 이것을 아삼이라 한다.

사용법

종기에는 건조한 열매 5~10g에 명반 2~4g을 가하여 그것을 컵2의 물로 끓여 식힌 즙을 솜 등에 스며들게 하여 환부를 씻는다. 강장에는 건조한 열매에 오미자, 토사자를 동량으로 혼합하여 벌꿀을 가하여 환약을 만들어 1일 3회 복용한다.

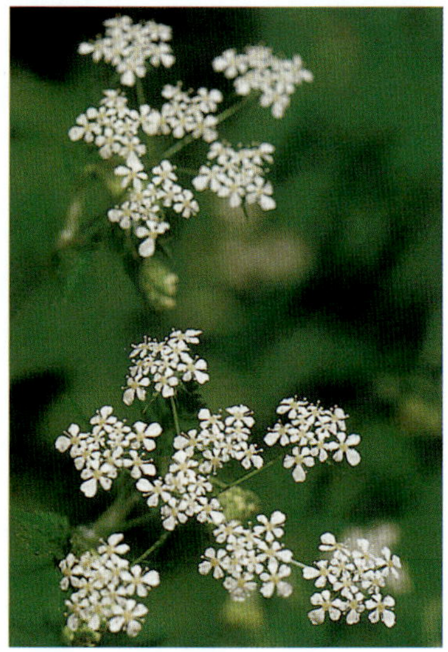

*작은 꽃이 다수 맺는 복산형 화서

갯방풍 (濱防風) · 미나리과

Glelnia littoralis

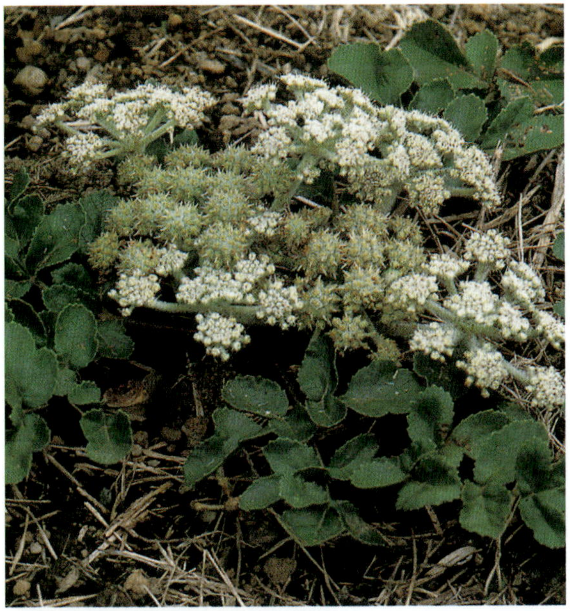

각지의 해안의 모래사장에 자생하는 여러해살이풀로. 지하에 근경과 굵고 긴 뿌리를 가지고 모래 속에 깊이 뻗는다.
잎은 근생 하고, 1~2회 우상복엽으로 소우편은 도란상 타원형, 질이 두텁고 표면에 광택이 난다. 여름에 흰 5잎의 작은 꽃이 다수 맺힌다. 높이10~20cm의 복산형 화서를 낸다.
열매는 길이 6~8mm, 도란형으로 비후하며, 뒷면에는 굵은 모가 있고 조밀하게 털이 돋으며 익으면 코르크질이 되어 분리한다.
속명/ 개방풍, 해방풍, 빈방풍, 갯향미나리, 사삼(沙蔘), 해사삼(海沙參), 야사삼, 북사삼, 산호채(珊瑚(菜).

이용부위 – 뿌리, 근경

약효

감기의 발열 · 두통 · 관절통

사용법

감기에 의한 발열 · 두통 · 관절통 등에는 건조한 뿌리, 근경 5~8g을 컵 1의 물로 반이 될 때까지 끓여서 찌꺼기를 걷어내고 취침 전에 복용한다.

채취 · 보존

가을에 지상부가 시들은 시기에 뿌리와 근경을 캐내어 물에 씻은 후 잘게 썰어, 통풍이 잘 되는 장소에서 그늘에 건조시킨다. 그 후, 곰팡이의 발생을 방지하기 위하여 1일 정도 햇볕에 잘 건조시킨다. 이것을 갯방풍이라 한다.

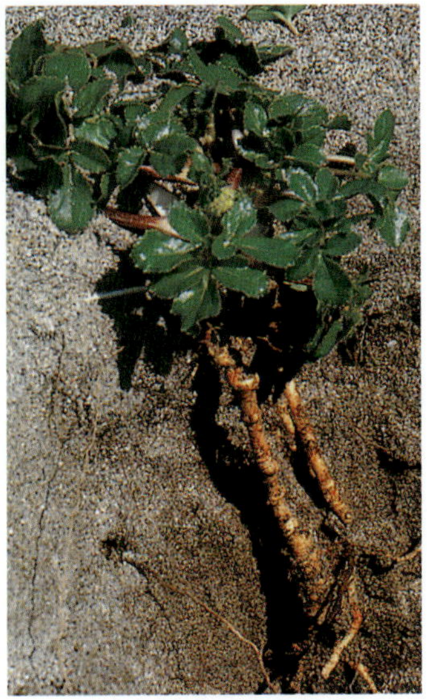

*깊이 파묻힌 개방풍의 근경

저독활 (猪獨活) • 미나리과

Angelica pubescens

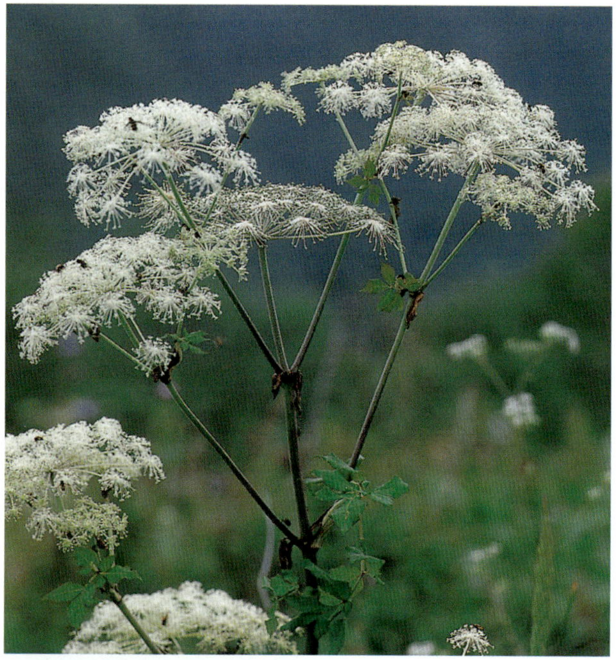

각지의 산지의 따뜻하고 약간 습기 찬 초원 등에 자생하는 여러해살이풀. 대형으로 높이 2m정도가 된다.

줄기는 원추형으로 공중, 직립한다. 잎은 3회 우상복엽으로, 소엽은 계란형, 가장자리에 톱니가 있다.

여름~가을, 가지 끝에 큰 복산형 화서를 만들고, 꽃자루가 사방으로 뻗어서 다수의 백색의 작은 꽃이 핀다. 꽃이 진후, 타원형으로 평탄한 열매를 맺는다.

- 원추형(圓錐(形) "원뿔꼴"의 구용어.
- 식욕부진(食慾不振) 식욕이 줄어듦, 또는 그런 상태.
- 소화불량(消化不良) 먹은 음식이 잘 소화되지 않는 병.

사용법

해열, 두통의 진통에는 건조한 뿌리 20g을 컵3의 물로 반이 될 때까지 끓여서 1일 분량으로 하여 3회에 나누어 복용한다. 류머티즘, 신경통, 냉성에는 건조한 뿌리 300g을 포대에 넣어, 욕조에 넣고 입욕한다.

이용부위 – 뿌리

약효

해열, 두통, 류머티즘, 신경통, 냉성

채취 · 보존

가을에 뿌리를 캐내어 물에 씻어 세로로 쪼개어 통풍이 잘되는 장소에서 그늘에 말린 후 몇 시간만 햇볕에 말려 마무리한다. 이것을 독활이라 한다.

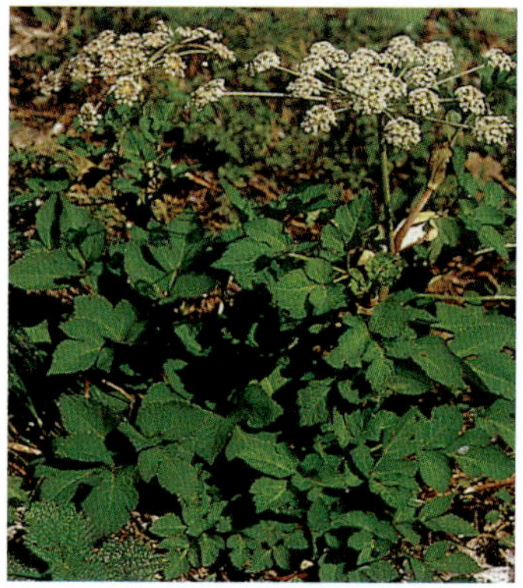

*뿌리를 캐내어 이용한다.

명일엽 (明日葉) • 미나리과

Angelica keiskei

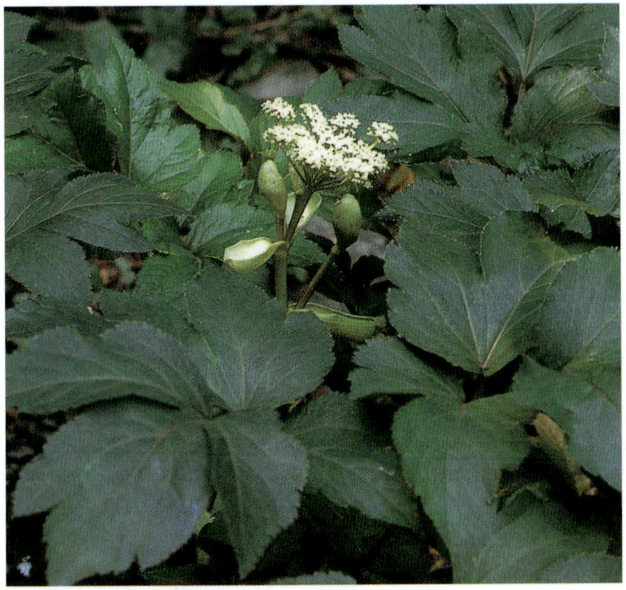

해안에 자생하는 여러해살이풀. 상부의 가지의 갈라짐이 잘 발달해 있고, 높이는 50~120cm가 된다.

지하에 굵은 근경이 있고, 잎은 대형으로 2회 우상복엽, 약간 두텁고 광택이 난다. 가장자리에 톱니가 있으며, 긴 엽병을 갖는다.

줄기는 중공(中空)으로 원통형, 직립하여 높이 1m정도가 된다. 5~10월, 담황백색의 작은 꽃이 복산형 화서에 맺는다.

열매는 1cm정도의 타원형. 줄기와 잎을 자르면 독특한 냄새가 나며 담황색의 즙이 나온다.

같은 해안에서 자라는 꼭 닮은 식물에 갯 두릅이 있다. 갯 두릅은 잎에 광택이 나고, 꽃은 희다. 명일엽과 같이 약초로 사용되는 일은 없으므로 주의가 필요하다.

• 중공(中空) 내부가 비어 있음.

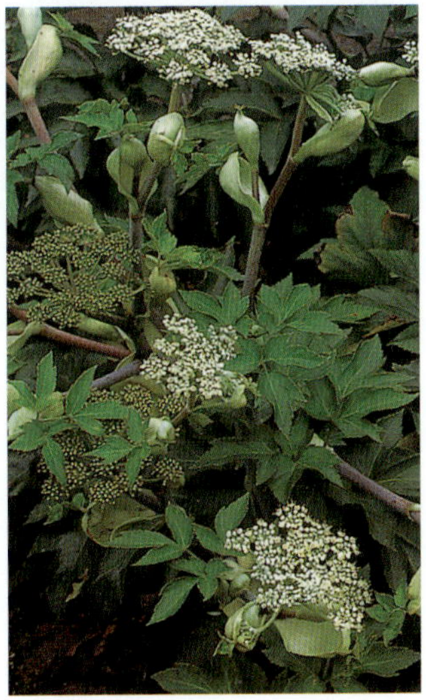

*화서 아래에는 주머니모양의 칼집이 있다.

이용부위 – 잎

약효

고혈압의 예방, 자양강장

채취 · 보존

5~7월, 잎을 채취해서 햇볕에 말린다. 어린 생잎도 이용한다.

사용법

고혈압의 예방, 자양강장에는 건조한 잎 20~30g을 끓이기도 하고 뜨거운 물을 부어 차 대신으로 마시기도 한다. 어린잎을 먹으면 젖이 잘 나온다고 전해진다.

일약초 (一藥草) • 일약초과

Pyrola japonica

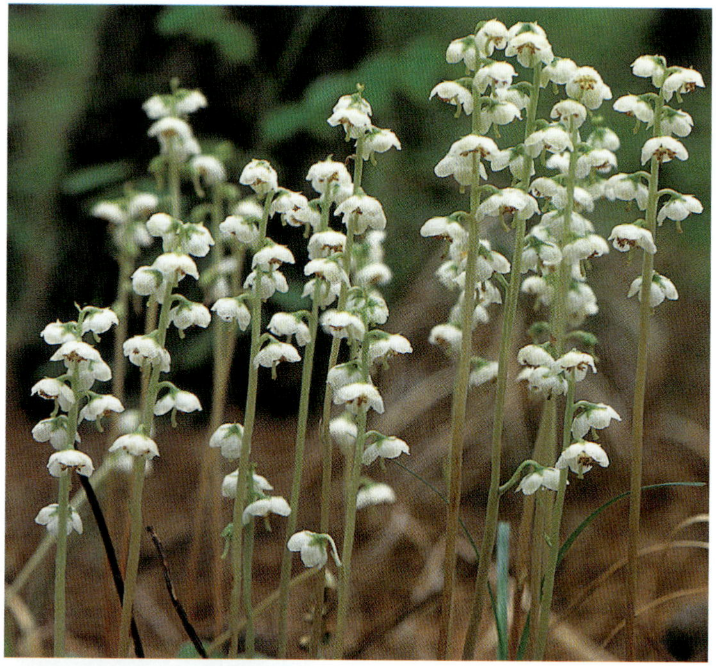

얕은 산의 숲속에 자생하는 상록성 여러해살이풀로, 땅속을 홀쭉한 지하줄기가 뻗고, 그 끝에 몇 개의 잎이 군생(群生)한다.
잎은 굵은 엽병이 있고 난상타원형, 혹은 넓은타원형, 길이3~6cm, 폭2~4cm로 약간 육질에서 끝은 무디고, 가장자리에는 잔톱니가 있다. 6~7월, 꽃대를 높이 20cm정도로 뻗어 총상화서를 만들어, 5~10개의 매화꽃에 유사한 흰꽃이 약간 하향으로 핀다. 열매는 편구형의 삭과.

- 각기병(脚氣(炳) 비타민 B의 결핍에서 오는 영양 실조증의 하나로 다리가 붓고 맥이 빨라짐.
- 신장염(腎臟炎) 신장에 생기는 염증. (급성, 만성 및 위축신(萎縮腎) 등.

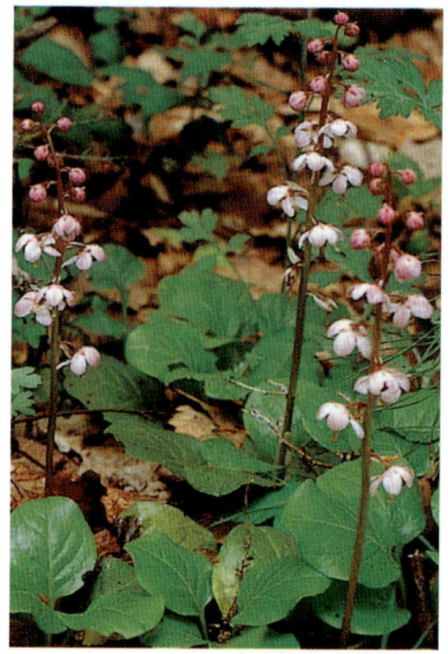

*동속인 홍화일 약초

이용부위 – 전초, 잎

약효

급성 신장염, 방광염, 임신시의 부종, 각기병 잎–벤 상처, 벌레 물린데

채취 · 보존

화기, 뿌리를 포함한 전초를 채취하여 물에 씻은 후 햇볕에 말린다. 이것을 녹제초라고 한다.

사용법

급성 신장염과 방광염, 임신 시 등의 부종, 각기병에는 건조한 전초 10g을 컵3의 물로 반이 될 때까지 끓여서 1일 분량으로 하여 3회에 나누어 식간에 복용한다. 작은 베인 상처와 벌레물린 데에는 생잎을 문질러 으깨어 그 즙을 환부에 바른다.

용담(龍膽) · 용담과

Gentianascabra var buergeri

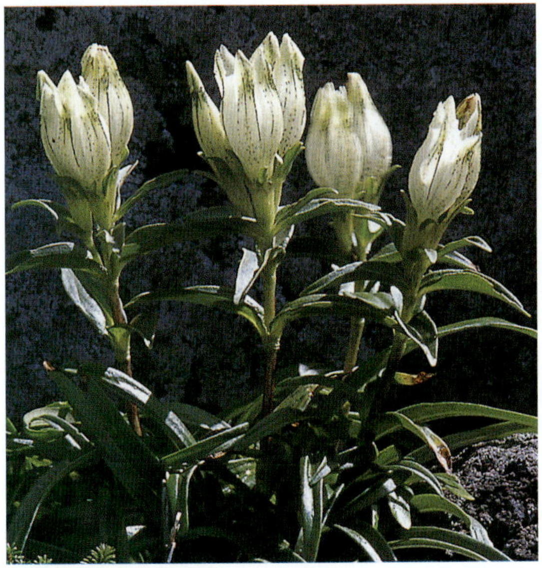

구릉의 초지 등에 자생하는 여러해살이풀. 근경은 담황색으로, 약간 비대하고 길게 뻗어, 많은 수염뿌리가 달린다.
줄기는 직립하여 높이 30~60cm. 잎은 조릿대 잎과 유사한 피침형으로 길이4~12cm, 대생하여 엽병 없이 줄기를 감싼다.
엽신은 전연으로 세로로 3개의 맥이 두드러진다. 9~10월, 줄기의 끝과 상부의 엽액에 농자색의 총상화를 수개 맺는다. 꽃은 길이 4.5~6cm, 5중열 하여 열편은 끝이 바깥쪽으로 젖혀진다.

임상보고 : 1. 만성전염성간염에 유효성을 높였고, 2. B형뇌염에 약침 제제로 효력을 얻엇으며, 3. 급성 결막염에 이 약물 15g에 물 250mL를 붓고 끓여서 150mL가 되게 한 다음 생리 식염수에 타서 눈에 바른다.

• **총상화(總狀化)** 총상꽃차례의 꽃 즉 무한(無限) 꽃차례의 하나로, 긴 꽃대에 꽃자루가 있는 여러 개의 꽃이 어긋나게 붙어서 밑에서부터 피기 시작하여 끝까지 미치어 핌. (꼬리풀 투구꽃 싸리나무 꽃 따위).

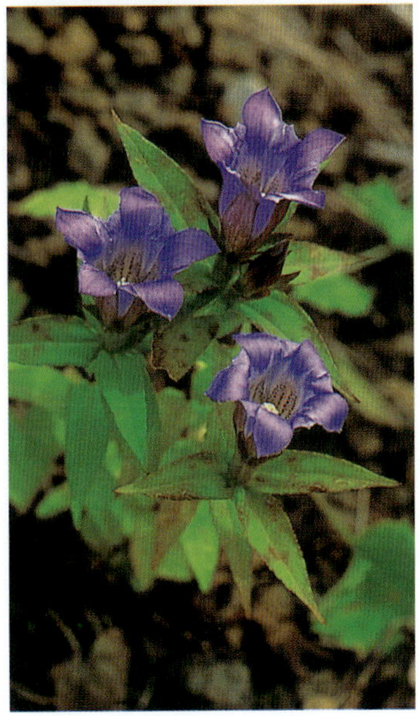

이용부위 – 뿌리

약효 식욕부진, 소화불량, 위하수, 위아토니, 위산과다

채취 · 보존

가을에 가는 뿌리를 주의하면서 캐내어 물에 씻은 후 햇볕에 말린다. 이것을 용담이라 한다.

사용법

건조한 뿌리 3g을 컵3의 물로 반이 될 때까지 끓여서 1일 분량으로 하여 3회에 나누어 식간에 복용한다.
또 건조시킨 분말로 한 뿌리 3~5g을 식후 즉시 복용해도 좋다.

자주쓴풀 (千振) • 용담과

Swertia japonica

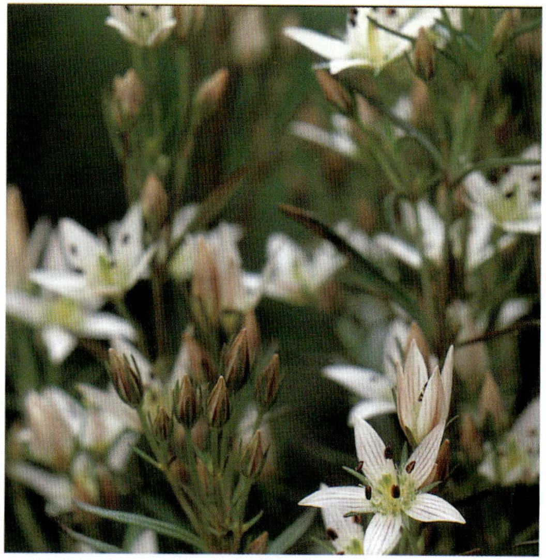

전초에 강한 쓴맛이 나는 자주쓴풀

각지의 햇볕이 잘 드는 약간 습기가 찬 초지 등에 자생하는 두해살이풀. 황색뿌리를 갖고, 줄기는 4각형으로 암자색을 띠고, 직립하여 높이 20~25cm가 된다.
잎은 선형~도피침형으로 대생, 전연(全緣)으로 자록색을 띠는 일이 많다.
8~11월, 가지 끝과 엽액에 백색으로 보라색의 선이 있는 깊게 5열한 꽃을 많이 맺는다.
열매는 홀쭉한 삭과로, 익으면 2쪽으로 갈라진다.

해설 : 1. 소량 복용하면 건위, 소화 작용으로 식욕이 증가하고 2. 골수염, 인후염, 편도선염, 결막염 및 버짐에 항염증 작용을 나타낸다.

이용부위 – 전초

약효 식욕부진, 복통, 소화불량, 설사, 원형탈모증

채취 · 보존

본래 개화기에 전초를 채취하지만, 절멸을 피하기 위하여, 꽃이 진후, 종자의 살포가 끝난 포기를 채취하도록 신경을 쓴다. 채취 후 물에 씻어 통풍이 잘되는 장소에서 그늘에 말린다. 녹색을 잃지 않도록 말리는 것이 요령이다. 이것을 당약이라 한다.

• 삭과(蒴果) 열과(裂果)의 하나로, 여러칸으로 나뉘고 각 칸에 많은 씨가 든 열매. 심피(心皮)의 등이나 심피 사이가 터져 씨가 나옴.

사용법

식욕부진과 복통, 소화불량, 설사 등에는 건조한 전초를 분말로 한 것 0.05g(귀이개 1개 정도)을, 1일 3회, 식후에 즉시, 혹은 식전 30분 정도에서 복용한다. 끓여서 이용하는 경우에는 전기의 건조분말 0.3~1.5g을 컵3의 물로 끓여서 1일 3회 복용한다. 원형탈모증에는 건조한 전초 3g 정도를 진하게 끓여서 그 끓인 액을 탈모 부분에 문질러 바르도록 한다. 또, 건조한 전초 15g을 화이트 리커 200cc에 담가, 냉암소에 1~3개월 두고, 생긴 액체를 1일 1회 탈모 부분에 바른다.

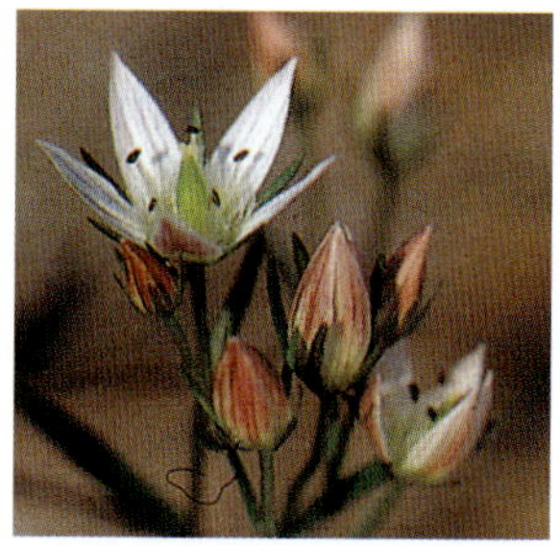

*자주쓴풀의 꽃봉오리와 핀 꽃

삼백초 · 용삼백초과 (속명 / 백설골, 백두옹, 백면골)

Saururus chinensis Baill

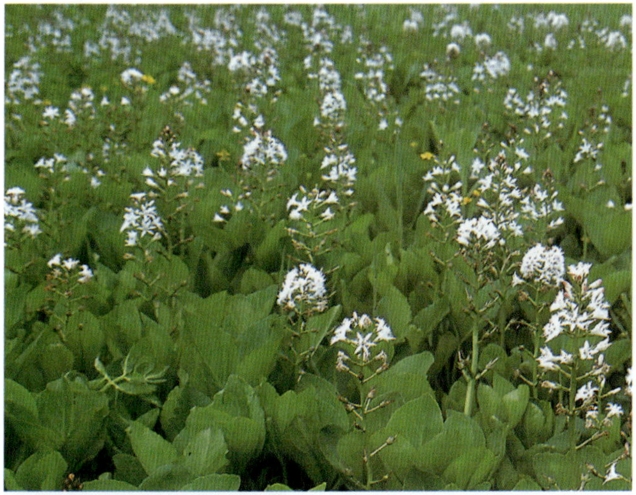

고지의 습지와 호수의 물가나 수중에 자생하는 다년초. 드물게는 저지대에서 생육하는 일도 있다.

지하줄기는 녹색으로 비후하고, 수중을 가로로 뻗고, 진흙 속에 뿌리를 내린다.

잎은 3출 복엽으로 엽병의 기부는 칼집모양으로 되어 있다. 소엽에는 엽병이 없고 질은 약간 두껍고 끝이 둔한 타원형. 5~8월, 20~40cm로 잎보다 긴 꽃자루를 뻗치고 이화주화를 맺는다.

화관의 색은 백색, 때로는 담홍색, 지름1~1.5cm로 5열하고, 열편내면에 백모를 밀생한다.

꽃이 진 후, 암꽃술이 수꽃술보다 긴 긴화주의 포기에 결실한다. 종자는 약간 편평하여 원형, 지름2~3mm로 황적색을 하고 있으며 광택이 난다. 잎 표면과 꽃이 백색이므로 "삼백초" 라는 이름이 붙었다.

• **임질(淋疾)** 임균에 의해 일어나는 요도 점막의 염증〈주로 성관계에 의해서 전염됨〉음질(陰疾).
• **변독(便毒)** 남녀의 음부에 나는 창병. 하감(下疳) 음식창(陰蝕蒼).

이용부위 – 잎

약효

위 거북함, 복통 풍독, 이뇨, 수종, 임질, 간염, 변독, 고혈압 등.

채취 · 보존

여름에 잎자루째 잎을 채취해서 햇볕에 말린다. 이것을 수채엽이라 한다.

사용법

위가 거북할 때나 복통에 건조한 잎 3~5g을 컵2의 물로 반이 될 때까지 끓여서 1일 분량으로 하여 3회에 나누어 매 식전 30분에 복용한다. 건위에도 사용된다.

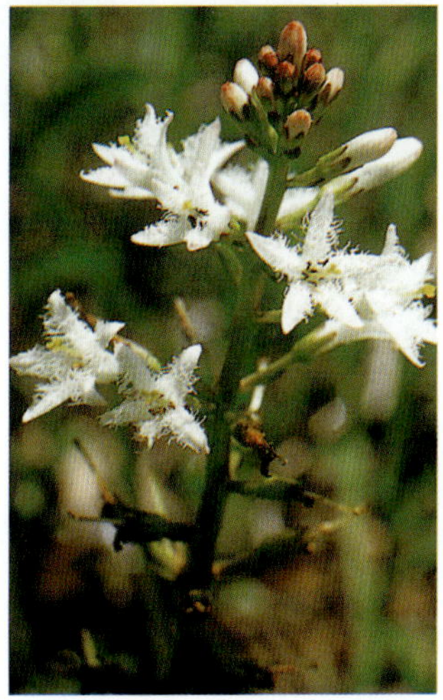

*꽃은 백색과 담홍색을 하고 있다.

비분덩굴풀 (屁糞葛) • 꼭두서니과

pAEDERIA SCANDENS

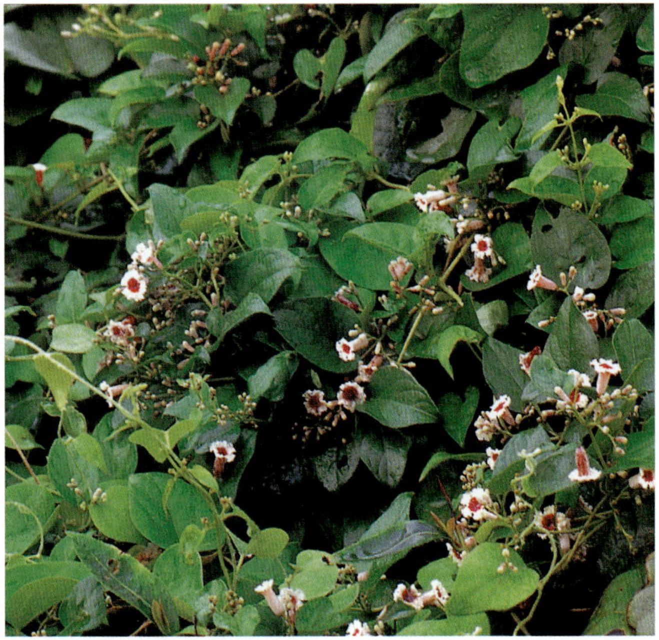

햇볕이 잘 드는 수풀, 수풀가 등에서 볼 수 있는 덩굴성의 여러해살이풀. 일명 5월 처녀덩굴풀이라고도 한다.

줄기는 덩굴모양으로 자라고 다른 물체를 휘감으면서 번성한다. 잎은 대생, 엽신은 난심 형에서 협란형. 잎, 줄기가 함께 털이 다소 돋고 악취가 난다.

여름에, 엽액에서 나온 가지에 다수의 꽃이 맺는다. 열매는 직경5mm 정도의 구형으로 황갈색으로 익는다.

- 복통(腹痛) 복부 통징의 총칭. 또는 몹시 원통하고 답답할 때 쓰는 말.
- 풍독(風毒)–바람에 맞은 병독.

이용부위 –열매

약효

동상, 살갗이 튼데, 근경 : 신장병, 각기병, 설사 그침

채취 · 보존

가을에 잘 익은 열매를 채취, 그대로 이용한다.
근경은 물에 잘 씻은 후 햇볕에 말린다.

사용법

동상, 살갗이 튼데, 손가락으로 눌러서 부수면 노란 액즙이 나올 정도로 잘 익은 열매를 채취하여 물로 잘 씻은 후, 부수어 시판 중인 핸드크림 등과 잘 섞어(핸드크림 5, 열매 1의 비율) 문질러 환부에 두텁게 바르고, 위에 가제 등을 대어 둔다. 심장병, 각기, 설사 멈춤에는 건조시킨 근경 10g을 잘게 썰어 컵2의 물로 반이 될 때까지 끓여서 1일 분량으로 하여 3회에 나누어 식간에 복용한다.

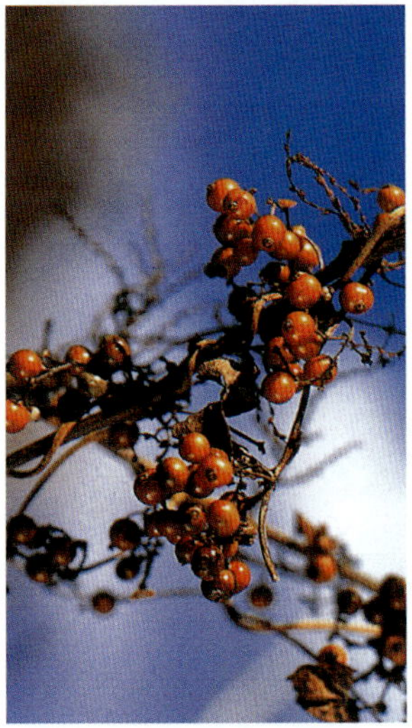

*비분덩굴 풀의 열매

꼭두서니 (茜) • 꼭두서니과

Rubia argyi

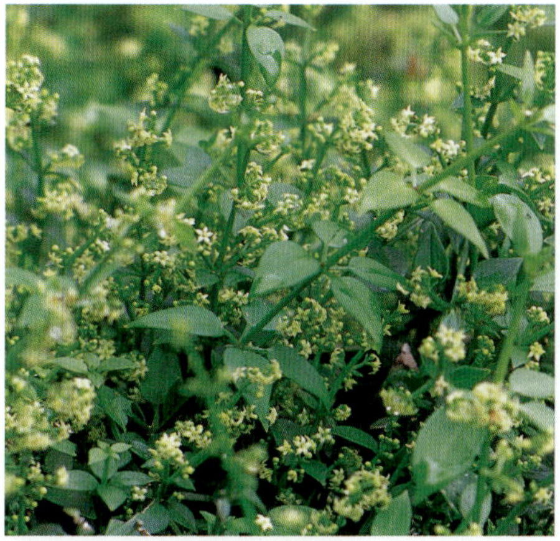

숲가나 도로 옆 등에서 흔히 볼 수 있는 여러해살이풀. 줄기는 4각, 가늘고 연약하지만, 잘 자라서 분지하고, 역조로 다른 식물 등에 감기어 번성한다.

뿌리는 하트형으로, 4잎이 윤생하는데, 그중 2잎은 탁엽, 여름~가을, 엽액에 다수의 원추화서를 만들어, 담황색의 작은 꽃이 핀다. 열매는 액과로 검게 익고, 보통 1개의 종자가 열려 구형이 되는데, 드물게 2개의 종자가 있어 조롱박모양이 되는 것도 있다.

천초(茜草)

임상보고 : 1. 만성기관지염에 이 약물과 등피(橙皮) 24g에 물을 붓고 달여서 복용하고 비교적 강한 치료 반응을 보였다. 2. 잇몸이 붓고 아픈 곳의 환부에 붙여서 통증을 가라앉혔다.

- 객혈(喀血) 폐병 따위로 폐, 기관지 점막 등에서 피를 토함. 각혈(咯血)
- 혈뇨(血尿) 요혈(尿血). 피가 섞인 오줌.
- 구내염(口內炎) 입 안의 점막에 생기는 염증.

이용부위 –뿌리, 열매

약효

생리불순, 월경 곤란 증, 신장병, 코피, 객혈, 혈뇨, 구내염, 치통
열매 : 생리불순, 월경 곤란 증

채취 · 보존

지상부가 시드는 가을부터 다음해 봄에 새싹이 나오기까지의 사이에 뿌리를 캐내어 물에 씻은 후 햇볕에 말린다. 이것을 천초근 이라 한다. 가을~겨울, 검게 익은 열매를 채취해서 햇볕에 말린다.

사용법

생리불순과 월경곤란증에는 건조한 뿌리 혹은 열매 8~10g을 컵3의 물로 반이 될 때까지 끓여서 1일 분량으로 하여 3회에 나누어 복용한다. 신장병에는 이뇨를 목적으로 건조한 뿌리 5~8g을 컵3의 물로 반이 될 때까지 끓여서 1일 분량으로 하여 3회에 나누어 복용한다. 편도선염, 구내염, 치통에는 건조한 뿌리 10~15g을 컵3의 물로 반이 될 때까지 끓여서 그 액으로 양치질을 한다.

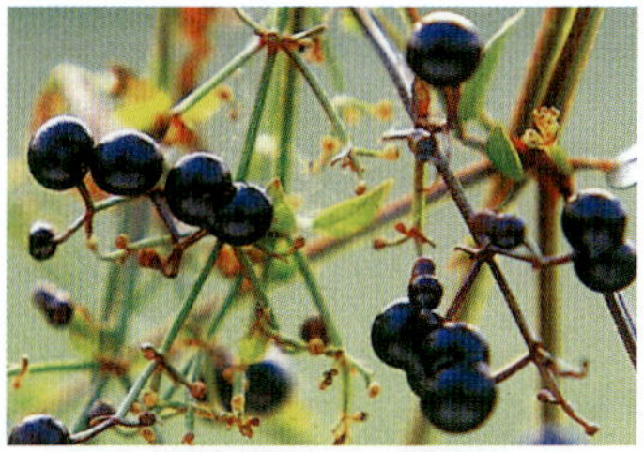

*꼭두서니의 건조근, 천초근

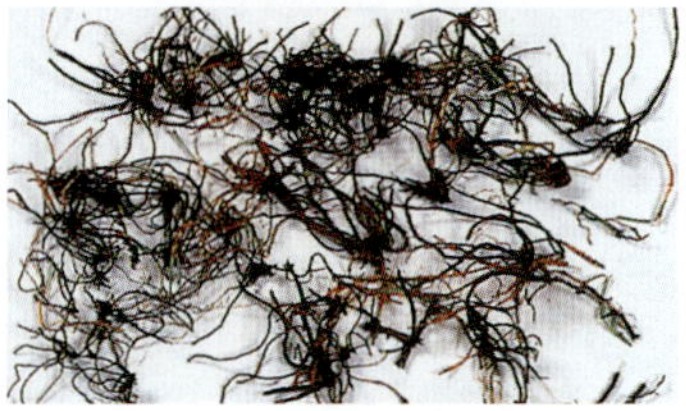

*부인병에는 건조한 열매를 사용

새삼 (無根葛) • 메꽃과

Cuscuta japonica

각지의 산지나 산기슭, 들판, 길가, 황무지의 햇볕이 잘 드는 덤불 등에 자생하는 덩굴성 완전기생(寄生)1년생 식물. 줄기는 철사모양으로 길게 뻗고, 다른 식물에 감겨 붙어 번성한다.
잎은 퇴화하여 인편상, 전체가 황백색으로 보라색의 잔 반점이 있다.
가을에, 짧은 수상화서를 만들어 작은 종모양의 꽃이 밀집하여 맺는다. 열매는 편구형으로 보통2~4개의 종자가 있다.

해설 : 1. 신(腎) 기능 허약으로 발기가 안 되고 허리가 아플 때에 유효하다. 2. 정혈(精血)이 고갈되어 시력이 떨어지고 물체가 흐릿하게 보이는 현상을 다스린다. 3. 소갈증에 단방으로 달여서 복용하거나 알약이나 가루약으로 만들어서 사용한다.

- **완전기생(完全寄生)** 다른 식물의 체표(體表)나 체내에 붙어 영양을 섭취하며 부족함 없이 생활 하는 것.
- **야뇨증(夜尿症)** 밤에 자다가 무의식중에 오줌을 자주 싸는 증세. 유뇨증.
- **여드름** 주로 사춘기의 청소년 얼굴에 생기는 작은 종기(털구멍의 염증으로 깨알만큼씩하게 나며 짜면 노란 비지같은 것이 나옴)
- **주근깨** 얼굴의 군데군데에 생기는 다갈색 또는 암갈색의 작은 점.

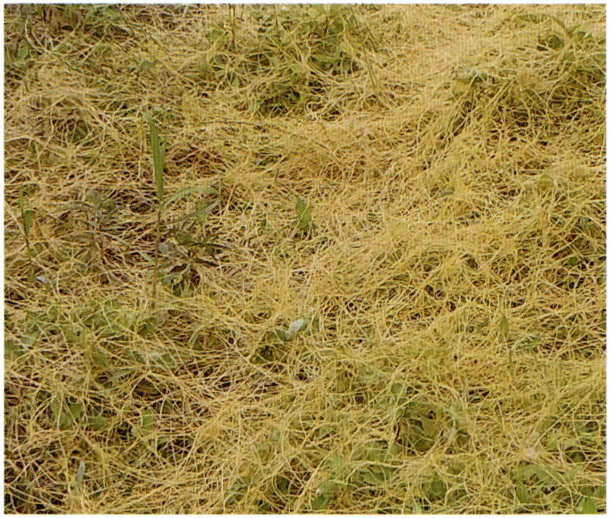

*다른 식물에 감아 붙어서 성장한다.

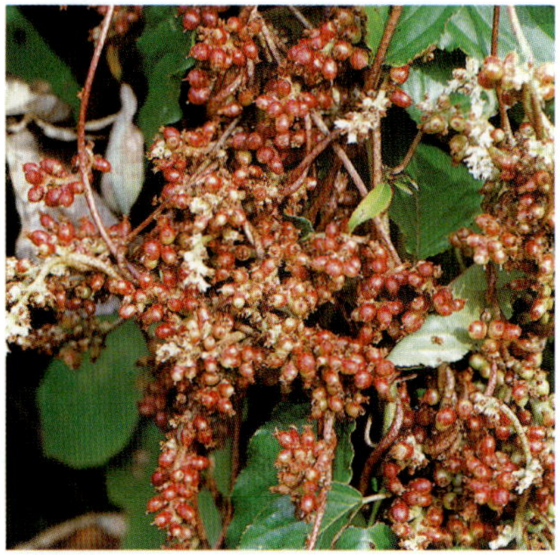

*새삼 열매

이용부위 –종자

약효
자양강장, 야뇨증, 무릎과 허리의 냉한 체질, 땀띠, 여드름, 주근깨

채취 · 보존
10월, 성숙직전의 열매를 채취하여 통풍이 잘되는 장소에서 그늘에 말리고, 건조 후에 손으로 문질러 종자를 꺼낸다. 이것을 토사자라고 한다.

사용법
자양강장, 야뇨증, 무릎과 허리의 냉한 체질에는 건조한 종자 8~15g을 컵3의 물로 반이 될 때까지 끓여서 1일 분량으로 하여 2~3회로 나누어 복용한다. 땀띠, 여드름, 주근깨 등에는 건조한 종자 10g을 컵3의 물로 반이 될 때까지 끓여서 식힌 후 환부에 도포한다.

메꽃 (旋花) · 메꽃과

Calystegia japonica CHOiSY CHOIS.

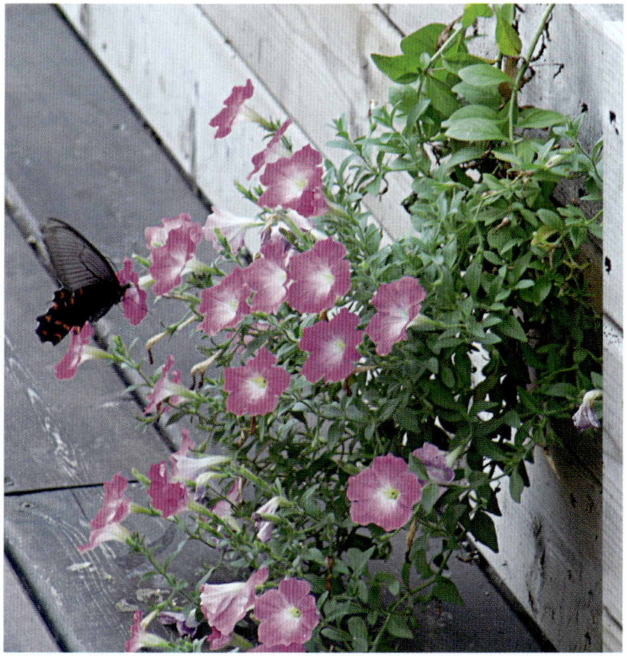

길가, 들판 등에서 흔히 볼 수 있는 덩굴성의 여러해살이풀. 줄기는 길게 뻗어, 다른 식물에 휘감긴다.

잎은 좁은 타원형으로 끝이 뾰족하고, 기부는 귀모양이 된다. 여름에 엽액에서 긴 꽃자루를 내어 핑크색으로 직경4~6cm정도의 나팔모양의 꽃을 대낮에 피었다가 저녁에 시든다.

- 신경통(神經痛) 일정한 감각 신경의 분포 구역에 발작적으로 일어나는 심한 통증.
- 피로회복(疲勞(回復) 피곤하고 고단한 상태에서 원 상태로 돌아 오는 것.

이용부위 -전초, 잎

약효

전초, 부종, 피로회복, 신경통
잎 : 벌레물린데

채취 · 보존

개화기에 지하줄기째 캐내어 물에 씻은 후 햇볕에 말린다. 이것을 선화라고 한다. 잎은 필요시에 채취한다.

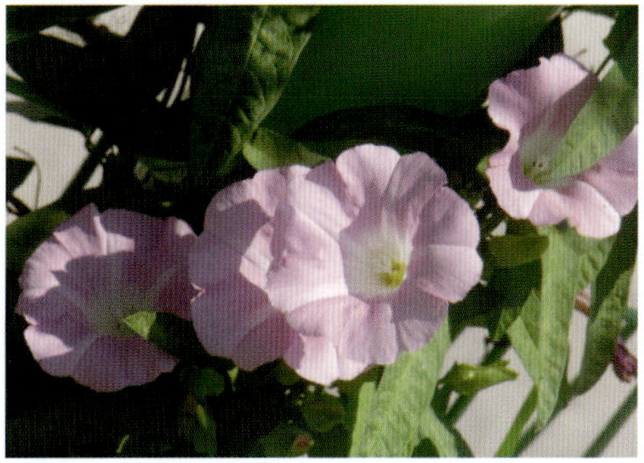

사용법

급성 신장염 등으로 부종이 있을 때와 피로회복에는 건조한 전초 10g을 컵3의 물로 반이 될 때까지 끓여서 1일 분량으로 하여 3회에 나누어 식간에 복용한다. 신경통에는 건조한 전초 50g을 포대 등에 넣어 입욕제로 사용한다. 벌레에 물리게 되면 방금 채취한 생잎을 문질러 그 즙을 환부에 바른다.

치매에 빨리 걸리는 악습 3가지

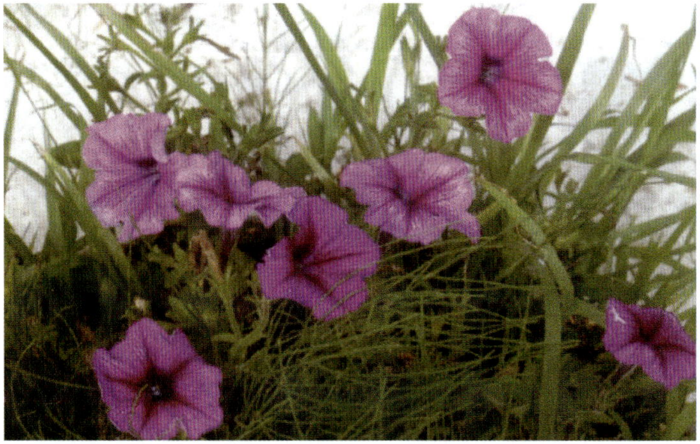

1. 고기 먹을 때 음료수 마시는 거 이게 바로, 첫번째 바보입니다

2. 밥먹고 보통 바로 커피를 마시는데 이게 2번째 바보(최소15분~30분 지나서 마셔야 됩니다) 2시간 이상 지나서 마시면 더 좋고요.

3. 밥먹고 사탕 먹는 것!

식당에서 식사하고 나올때 계산대위에 놓인 사탕하나 집어 입에넣고 우물거리는 최고의 바보짓! 아무리 좋은 음식을 먹었다 하더라도, 식사 후 바로 당 성분이 들어가면, 뇌에서 기억을 못해 계속 지속 될 경우 뇌 손상으로 치매에 빨리 걸리게 되는거죠. 한가지 더 팁으로.!! 제일 많고 흔한 병이 뭘까요? 물으니 대부분 사람들이 감기라 대답 하더라구요. 저도 감기라고 생각했는데 아닙니다.

정답은 두통!!

두통약을 먹거나 병원가시는 분이 대 부분인데, 간단한 음식으로 나을수 있어요. 앞머리 두통은 설탕 반스푼 또는 초콜렛 한조각 드세요. 뒷머리 두통은 멸치똥 떼지말고 된장에 찍어드세요. 고추장에 찍으면 말짱 도루묵.

편 두통은 감식초(시중에 파는 사과식초 말고~) 눈썹 두통은 떫은 식초! (만든요구르트요플레)

치매 걸리기 싫으시면, 식사하시고 절대 바로 커피 드시지 마세요.

팁! 하나 더!!! 간단한 "목 운동입니다" 도리 도리입니다. 현대의학은 "도리도리"운동을 적극 권장하고 있다는거 아시죠! 그 이유는 "혈액 순환 장애로" 인한 뇌 출혈, 뇌경색, 치매, 풍 등의 예방에 탁월한 효과가 있기 때문입니다.

마편초 (馬鞭草) • 마편초과

Verbena officinalis

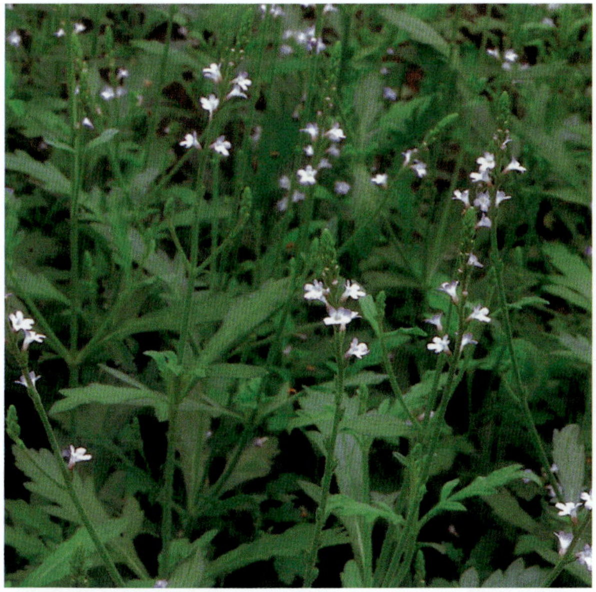

들이나 길가 등에 자생하는 여러해살이풀. 줄기는 4각으로 직립하고, 상부에서 가지가 갈라져서 높이 60cm 정도가 된다.

잎은 대생하고, 난상으로 보통 우상으로 3열해서, 열편은 다시 우상으로 결각(缺刻) 한다. 여름에 가지 끝에 홀쭉한 화수를 세우고 보라색의 작은 꽃이 맺는다.

작은 꽃은 화수 밑의 것에서 차례로 피어오르고, 화수는 그 사이에 자라, 30cm 정도가 된다. 열매는 4개의 분과로부터 열린다.

• **통경(通經)** 여성의 월경이 원활하게 되도록 도와주는 것.

이용부위 –전초

약효

통경(通經), 생리통, 산후 질 분비물, 피부병과 종기

채취 · 보존

8~9월의 개화기, 전초를 채취해서 물에 씻은 후 햇볕에 말린다. 이것을 마편초라고 한다.

사용법

통경목적과 생리통, 산후 질 분비물이 오래 계속될 때에는 건조시킨 전초 6~10g을 컵3의 물로 반이 될 때까지 끓여서 1일 분량으로 하여 3회에 나누어 식간에 복용한다. 피부병과 종기에는 거조한 전초 10~20g을 컵3의 물로 반이 될 때까지 끓여서 그 액으로 환부를 세정한다. 또, 생 줄기와 잎의 즙을 환부에 발라도 좋다.

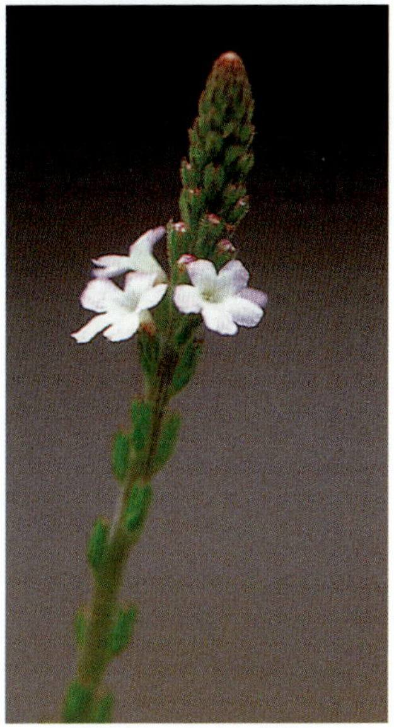

*홀쭉하게 자라는 마편초의 화수

쉽싸리 (白根) · 꿀풀과

Lycopus lucidus

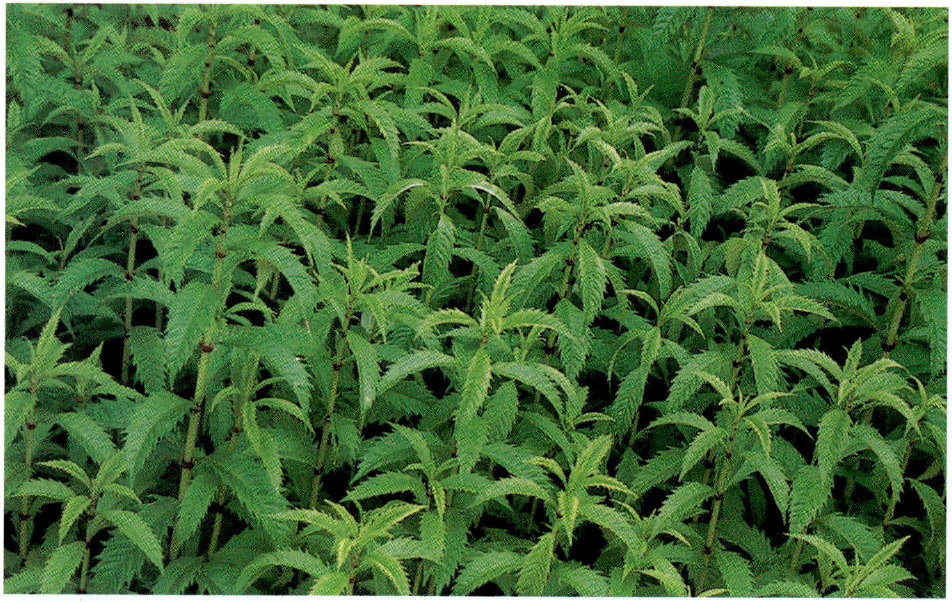

각지물가의 습지에 자생하는 다년초. 약간 비후한 백색의 지하경이 옆으로 뻗어, 4각형으로 분지하지 않는 줄기가 직립하고, 높이1m정도가 된다.

잎은 길이 6~13cm의 협장타원형으로 다수가 대생(對生)하고, 잎 가장자리에는 톱니가 있다. 잎에는 털이 없고, 질은 약간 단단하며 표면에 광택이 있다.

8~10월, 줄기의 상부에 있는 엽액에 백색으로 화관이 4열한 작은 꽃이 수개씩 무리지어 맺힌다.

열매는 길이 2mm정도의 분과로, 선단은 평평하고 편원형을 하고 있다.

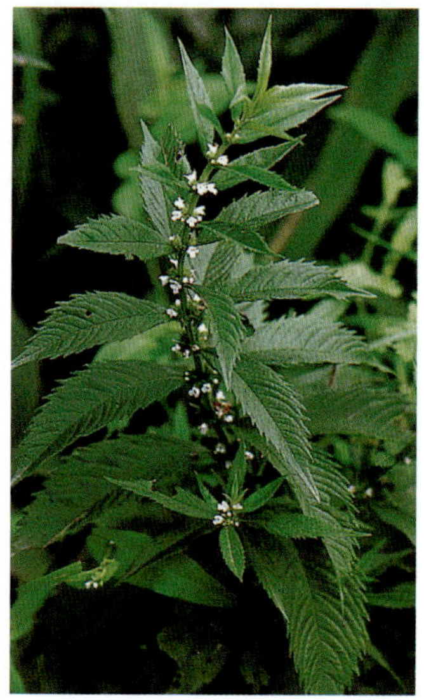

* 엽액 마다 다수의 꽃이 맺혀 있다.

이용부위 –전초

약효

생리불순, 전신의 부종

채취 · 보존

개화기에 전초를 채취하여 물에 씻은 후 햇볕에 말린다. 이것을 택란 혹은 지순 이라고 한다.

사용법

생리불순, 전신의 부종에는 건조한 전초 5~10g을 컵3의 물로 3분의 1분량이 될 때까지 끓여서 1일 분량으로 해서 3회에 나누어 식간에 복용한다.

언월도향유 (偃月刀香薷) • 자소과

Lsholtzia Ciliata

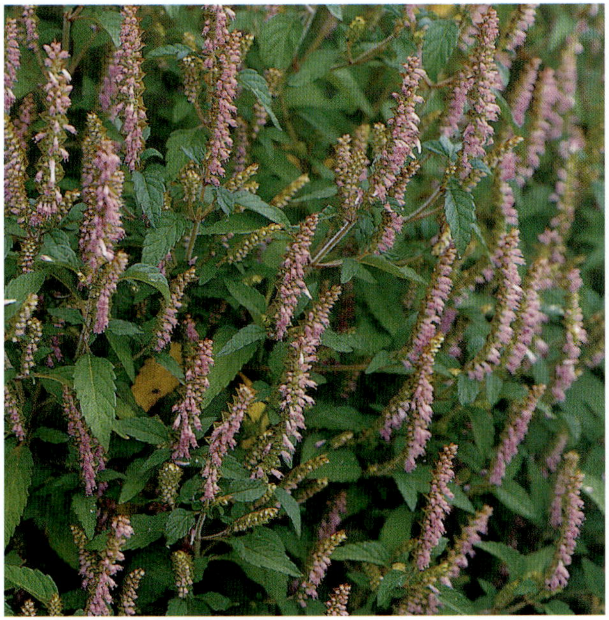

햇볕이 잘 드는 산지의 길가나 초지에 자라는 한해살이풀. 줄기는 4각형으로 직립하여 분지하고, 높이30~60cm정도. 전체에 자소와 박하를 합친 듯한 향기가 난다.

잎은 계란형으로 길이 3~9cm, 가장자리에 톱니가 있고, 짧은 엽병이 있으며 대생한다.

9~11월, 가지 끝에 편원형의 포로 덮인 화수를 맺고, 한편을 향한 담자색의 꽃이 맺힌다. 화관은 대롱 형으로 끝에 털이 있다.

- 발한(發汗) 병을 다스리려고 몸의 땀을 내어 그 기운을 발산시킴. 취한(取汗).
- 류머티즘(Rheumatism) 급성, 만성의 관절 류머티즘 및 근육 류머티즘의 총칭(관절 류머티즘은 한랭, 습기 등이 원인이 되어 관절이 붓고 쑤시며 열이나고, 근육 류머티즘은 등과 허리가 별안간 따끔따끔 아프고 열은 없음).

이용부위 –전초(지상부)

약효

감기의 발한, 해열, 이뇨 줄기

잎 : 류머티즘

채취 · 보존

11월의 꽃이 한창인 시기에 지상 부를 베어서 통풍이 잘 되는 장소에서 그늘에 말린다.

사용법

감기가 든 때에 발한을 촉구하거나 해열을 위해서는 건조한 전초 5~10g을 컵3의 물로 반이 될 때까지 끓여서 1일 분량으로 해서 3회로 나누어 복용한다. 부종을 낫게 하기위한 이뇨에도 마찬가지로 복용한다. 신경통이나 류머티즘에는 건조한 줄기와 잎을 입욕제로 사용한다.

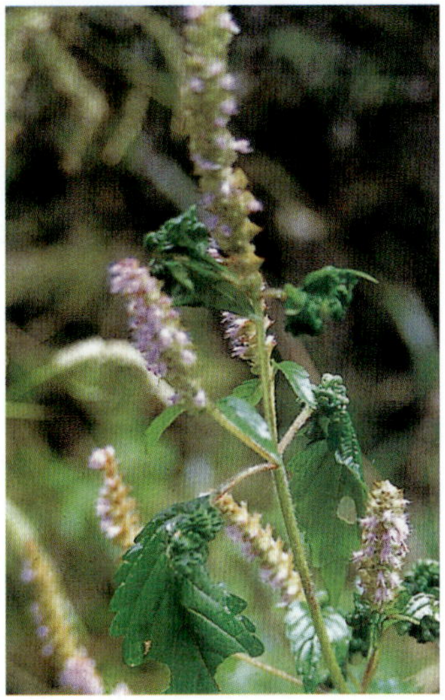

*줄기꼭대기에 피는 언월도향유의 꽃

자소 (紫蘇) · 꿀풀과

Perilla frutescens var. crispa

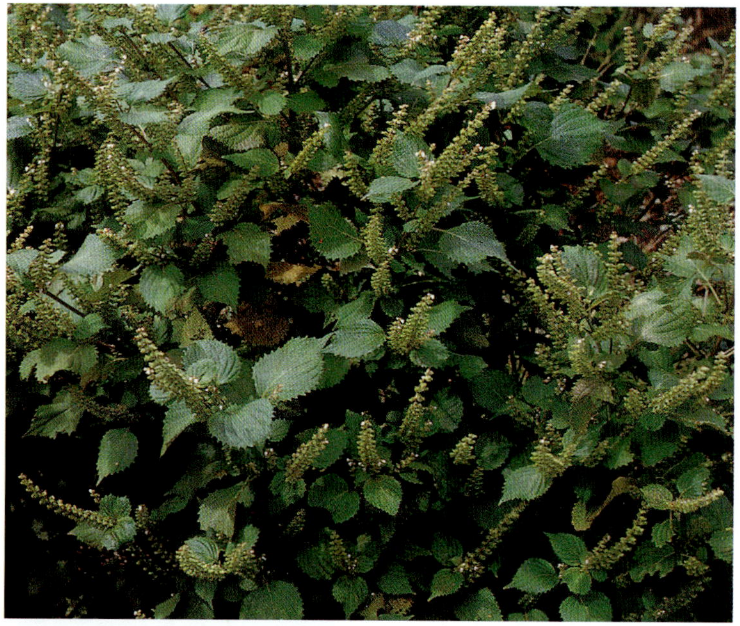

중국이 원산으로 한해살이풀로 줄기는 4각형으로 높이 수10cm ~1m정도가 된다.
잎은 끝이 뾰족한 광란형으로 가장자리에 톱니가 있고, 긴 엽병을 가지고 대생한다. 엽면에는 주름이 있으며, 방향을 갖는다. 잎의 색에 따라 보라색의 적자소와 녹색의 청자소로 대별된다.
초가을에 가지 끝에 작은 진형화를 수상에 꽃피운다. 꽃 색은 홍자색, 혹은 백색, 꽃이 진후, 직경1.5mm정도로 계란모양의 열매가 열어 갈색 또는 암갈색으로 익는다.

사용법

감기가 들었을 때 등, 건조한 잎과 열매 6~10g을 컵2의 물로 반이 될 때까지 끓여서 1일 분량으로 하여 2~3회로 나누어 식간에 복용한다. 생선에 의한 중독에는 건조한 종자 3~6g을 물로 복용, 혹은 건조시킨 잎을 분말로 한 것을 차 수저 하나 분량을 뜨거운 물을 부어 복용해도 좋다.

이용부위 –잎, 열매

약효

잎 : 발한, 진정, 기침 그침
열매 : 생선에 의한 중독

채취 · 보존

6~9월, 적자소의 잎을 따서 반나절 정도 햇볕에 말린 후 통풍이 잘되는 장소에서 그늘에서 말린다. 이렇게 해서 건조시킨 것을 소엽이라고 한다. 10월, 과수를 잘라내서 그늘에 말리고, 건조 후, 비비고 풀어서 열매를 모은다. 이 건조한 열매를 소자라 한다.

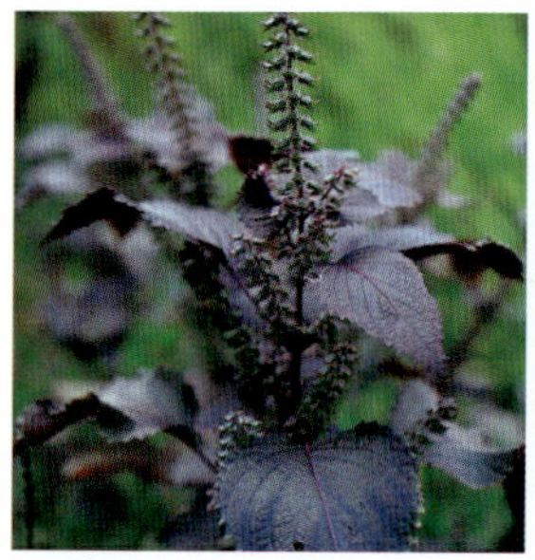

*적 자소
약용으로 이용되는 적자소

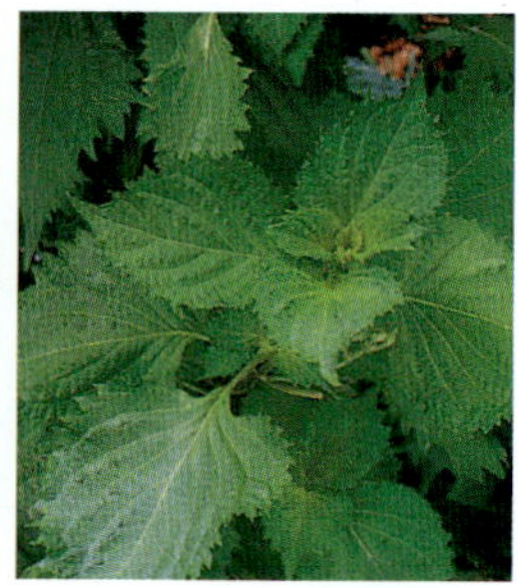

*청 자소
청자소도 요리 등에 잘 이용된다.

긴병꽃풀 (垣通) • 꿀풀과

Glechoma hederacea subsp grandis

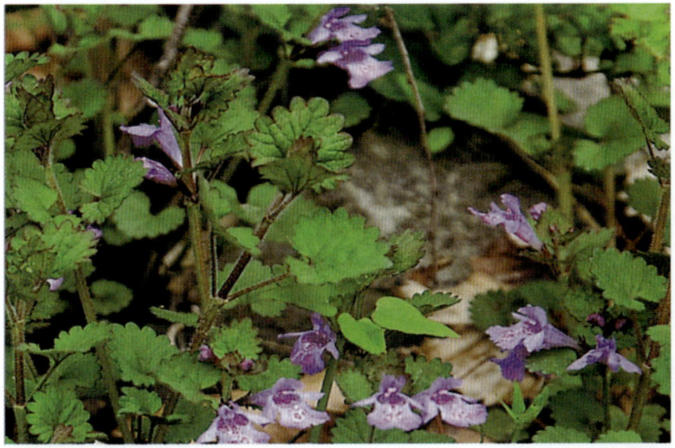

각지의 들판과 길가, 논밭 근처, 정원 등에 군생하는 덩굴성의 다년초. 줄기는 4각형으로 가늘고, 높이 5~25cm 정도까지 직립하고, 그 후 쓰러져서 지상을 덮을 듯이 뻗어, 마디에서 뿌리를 내리고 번성한다.

잎은 긴 엽병이 있고 대생, 엽신은 신장모양의 원형으로 끝은 둥글고, 가장자리에 파상의 톱니가 있다.

- **신장 결석(腎臟結石)** 신장에 결정(結晶) 이나 결석이 생기는 질환(오줌속의 염류(塩類)가 굳어진 것임).
- **방광 결석(膀胱(結石)** 방광속에 결석이 생기는 병(몹시 아프고 피가 나오며 배뇨 장애 등을 일으킴).

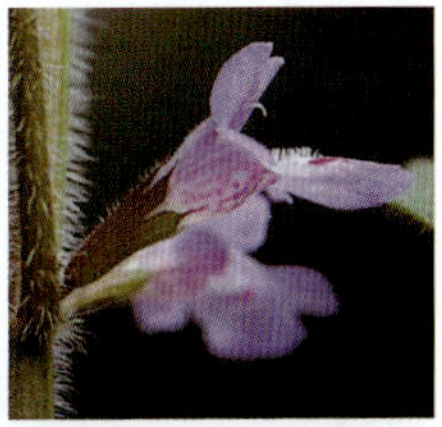

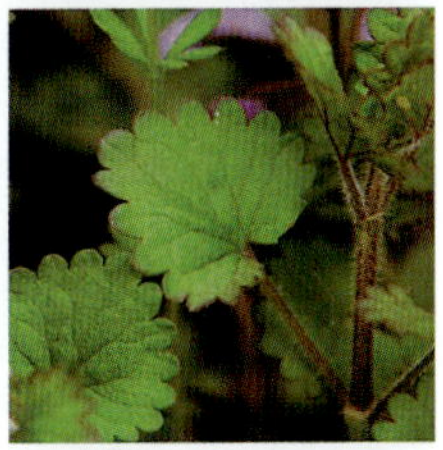

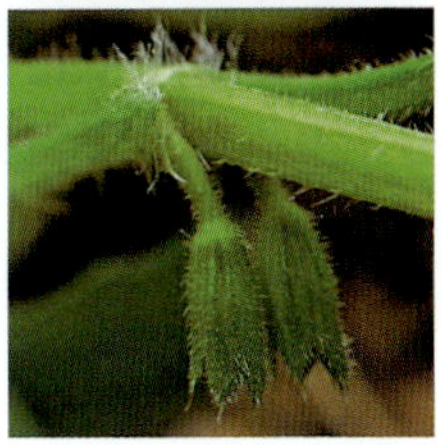

이용부위 –전초

약효

당뇨병, 신장병, 신장결석, 방광결석, 소아의 감질과 허약체질, 습진

채취 · 보존

화기의 도중, 줄기, 잎이 충실한 시기에, 포기밑동에서 줄기 잎을 베어내어 물에 잘 씻은 후 그늘에 말린다. 이것을 연전초 라고 한다.

사용법

신장병과 당뇨병, 신장결석, 방광결석에는 건조한 전초 15g을 컵3의 물로 반이 될 때까지 끓여서 1일 분량으로 하여 3회로 나누어 식간에 복용한다. 소아의 감질이나 허약체질에는 건조한 전초 5~10g을 컵3의 물로 반이 될 때까지 끓여서 1일 분량으로 해서 3회에 나누어 식간에 복용한다. 습진에는 건조한 전초를 진하게 끓여서 환부에 바른다.

해설: 1. 급성간염으로 인한 황달을 치료하고 2. 방광 결석을 용해 시키며, 소변을 잘 못 보는 증상에도 효력이 있다. 3. 폐결핵으로 해수가 심한 것을 다스리며 4: 부녀자의 대하帶下,5: 풍습風濕으로 인한 사지 마비에도 쓰고 6: 종기와 습진에도 효력을 보인다.

임상 보고: 1. 볼거리염에 짓찧어서 환부에 붙여 양호한 효과를 얻었다. 2. 화상에도 신선한 약물을 짓찧어 환부에 붙여 20~30분 후에 떼어 내고 다른 약물을 발라 효력을 얻었다.

질경이 (車前子) • 질경이과 오는 사람 가는 사람의 발에 밟히며 살아가는 풀

Plantago asiatica

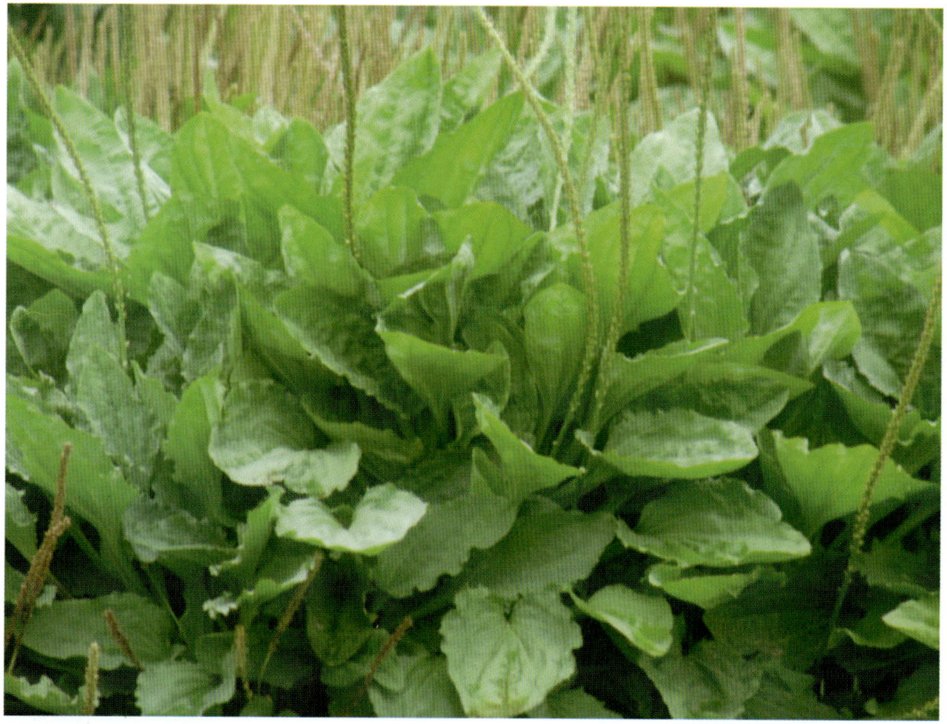

각지의 들판이나 길가에서 흔히 볼 수 있는 여러해살이풀. 잎은 긴 엽병을 가지고, 광란 형으로 가로로 여러 개의 엽맥이 있다. 봄과 가을, 잎 사이에서 몇 개의 꽃대가 뻗어, 수상화서에 작은 꽃이 수없이 맺고, 아래쪽에서 잇따라 개화한다.
꽃은 꽃받침이 4개가 있고, 누두상로 백색의 꽃잎은 끝이 4개로 갈라진다. 꽃이 진 후, 열매가 여물어 익으면 중앙주변에서 옆으로 갈라져, 상반분이 모자와 같이 벗어서 안에 팽이를 작게 한 듯한 흑갈색의 종자 몇알을 볼 수 있다.
질경이는 옛날부터 마차가 다니는 길 가운데에 차바퀴 자리에서 자란다고 하여 차전초(車前草))라 부르기도 한다. 여린 잎은 식용.

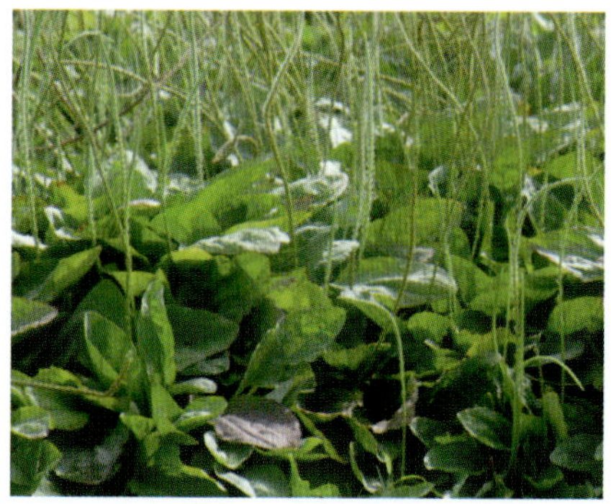

사람왕래가 많은 길가에도 자생한다.

약리작용 : 1. 거담 작용, 2. 항균 작용이 비교적 양호하고 3. 거담, 진해 작용이 입증되었다. 4. 항궤양 작용이 있으며, 장 경련을 완화시킨다.

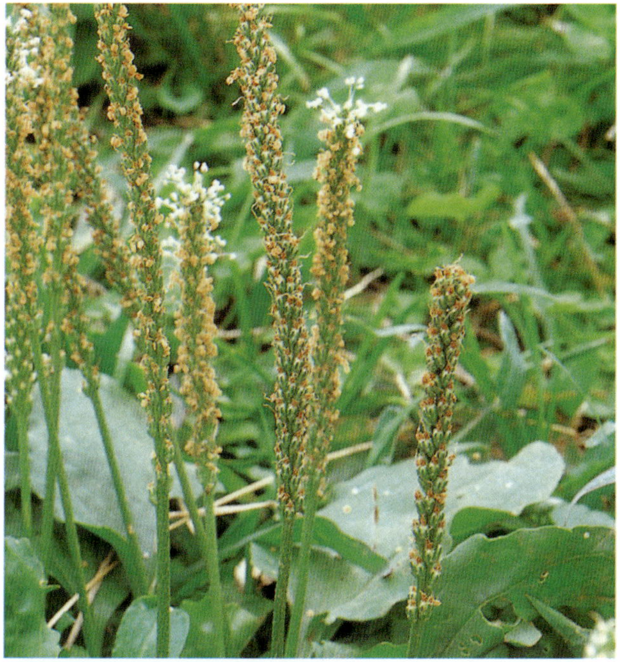

질경이의 성분개요 – 질경이는 무기질과 단백질 그리고 비타민 류와 당분 등이 많이 함유된 영양가가 높은 식물 이다. 질경이의 잎에는 플라보노이드와 탄닌과 더불어 플라타긴 이라는 배당체가 있는데, 이것은 호흡 중추신경계에 작용을 해서 호흡기의 운동을 깊게 하거나 느리게 하는 작용이 있어 기침을 멎게 하기도 한다.

또 체내 분비 신경을 자극 흥분 시켜 기관지의 점액과 소화액 분비를 촉진 증가 시키는 작용을 한다. 분비 신경이란 미주 신경인데 이 신경 말단에 플라타킨이 작용해서 자극을 주어 창자의 근육이나 자궁근육 등의 운동을 촉진 시키는 작용을 한다. 그리고 요산의 배설촉진, 이뇨작용과 위장관계의 궤양에 대해서도 유효한 작용이 있어서 정맥악성궤양, 각막궤양, 접종 염증과 상처 치료에도 이용된다.

- **배당체(配糖體)** 포도당 등의 당류와 히드록시기(基)를 갖는 유기 화합물이 결합한 화합물의 총칭. 글리코시드.
- **거담(去痰)** 가래를 없어지게 함. 84요통(腰痛)–허리가 아픈 병.

이용부위 – 전초, 종자, 잎

약효

전초 : 기침 그침, 거담, 소염, 설사 그침, 이뇨
종자 : 기침 그침, 거담
잎 : 코피, 종기

채취 · 보존

개화 중, 결실한 것으로부터 차례로 뿌리근처로부터 베어서 물에 씻은 후 햇볕에 말린다. 이것을 차전초 라고 한다. 익은 열매를 수확하여 햇볕에 말려 비벼깨어 안에 있는 종자를 모은다. 이것을 차전자라고 한다.

사용법

기침 그침, 거담, 소염, 설사 그침, 이뇨에는 건조한 전초 10~15g을 컵3의 물로 반이 될 때까지 끓여서 1일 분량으로 하여 3회에 나누어 식간에 복용한다. 또, 건조한 종자 5~10g을 컵1의 물로 반이 될 때까지 끓인 것도 마찬가지로 사용할 수 있다. 코피에는 생잎의 즙을 탈지면에 묻혀서 콧구멍을 막는다. 종기에는 생잎을 불로 구워 잘 비벼진 것을 환부에 붙인다.

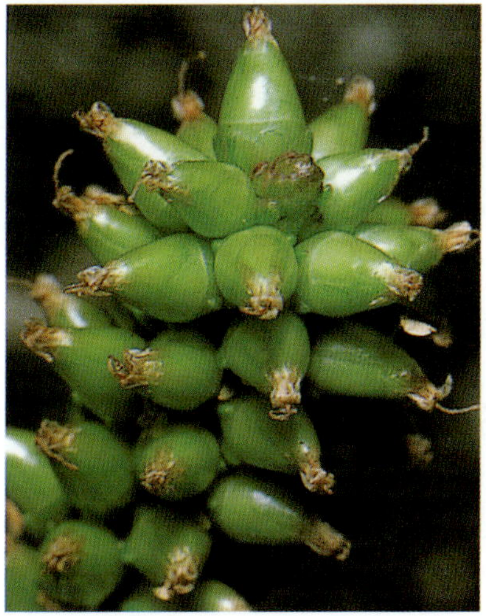

*차전초의 어린열매

꽈리 (酸漿) • 가지과

Physalis alkekengi var franchetii

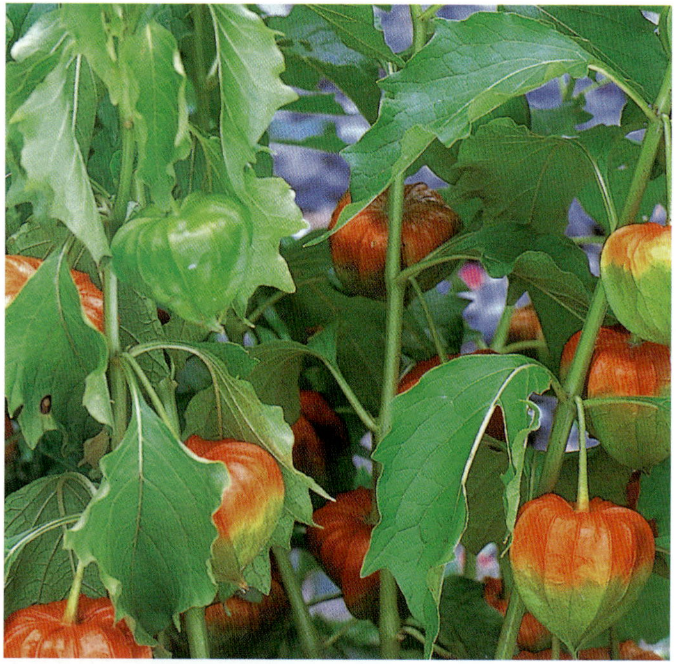

관상용으로 재배되는 다년초로, 원산은 아세아이지만, 자생지는 확실하지 않다.
긴 근경을 가지고, 줄기는 무모로 높이 60~90cm 정도. 잎은 호생하고, 많게는 마디마다 2개의 잎이 1조가 되어 달려있고, 광란 형으로 가장자리에 약간 결각 모양의 큰 톱니가 있다.
6~8월, 엽액에 얕게 5열한 줄기 약 1.5mm의 백색 꽃이 1개 달린다. 잔 모양으로 얕게 5열한 녹색의 꽃받침 통이 있고, 꽃이 진 후 성장하여 액과를 싸 넣고 선명한 붉은색으로 변화한다.
액과는 구형으로 적색, 안에는 다수의 작은 종자가 있다. 수포(水泡)

사용법

기침 멈춤, 해열, 이뇨에는 건조한 지하줄기 3~10g을 컵3의 물로 반이 될 때까지 끓여서 1일 분량으로 하여 3회에 나누어 복용한다.

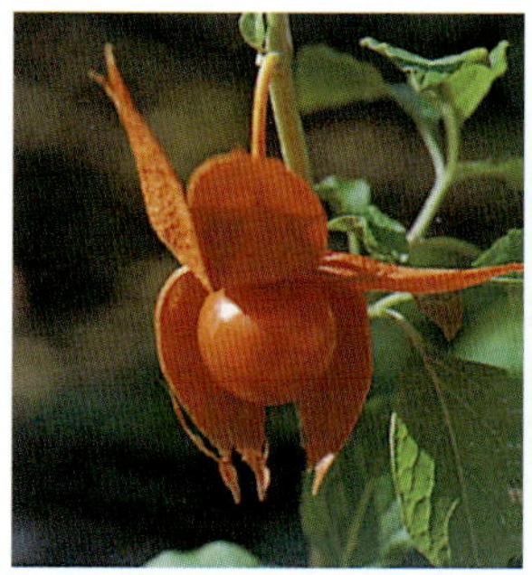

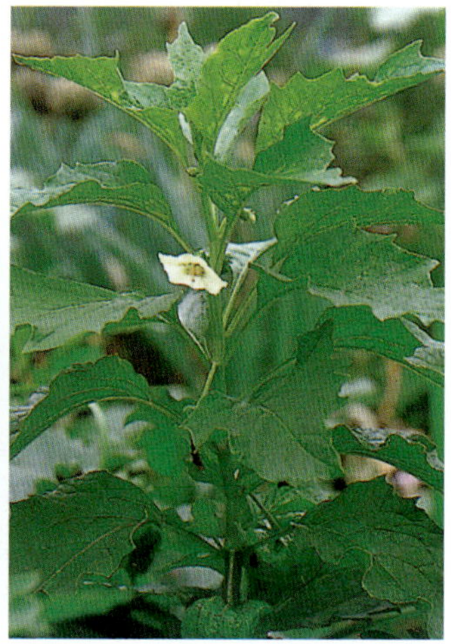

이용부위 - 지하줄기

약효
기침 멈춤, 해열, 이뇨

채취 · 보존
개화기, 지하줄기를 캐내어 물에 잘 씻은 후 햇볕에 말린다. 이것을 산장근이라 한다.

쥐꼬리망초 (鼠尾草) · 쥐꼬리망초과

Justicia procumbens

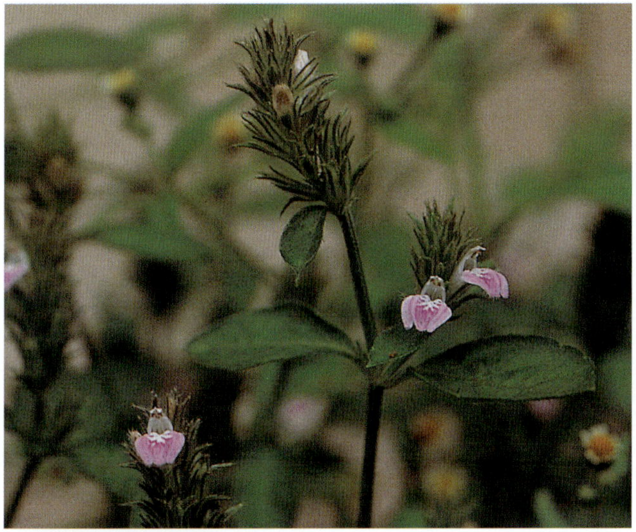

들판이나 밭 등에 자생하는 한해살이풀. 줄기는 4각형으로, 하부는 지면에 엎드려 잘 분지하고, 높이10~40cm가 된다. 잎은 끝이 뾰족한 협란형으로 전연(全緣), 무늬가 있고, 대생한다.
여름~가을, 가지 끝에 이삭모양의 화서를 만들고, 담자색의 작은 꽃이 조밀하게 맺는다.
꽃은 진형으로 드물게 백색의 것도 있다. 꽃이 진 후에 홀쭉한 열매가 열리고 익으면 2개로 갈라져 4개의 종자를 튕겨 낸다.

- 요통(腰痛) 허리가 아픈 병.
- 근육통(筋肉通) 근육이 쑤시고 아픈 병.

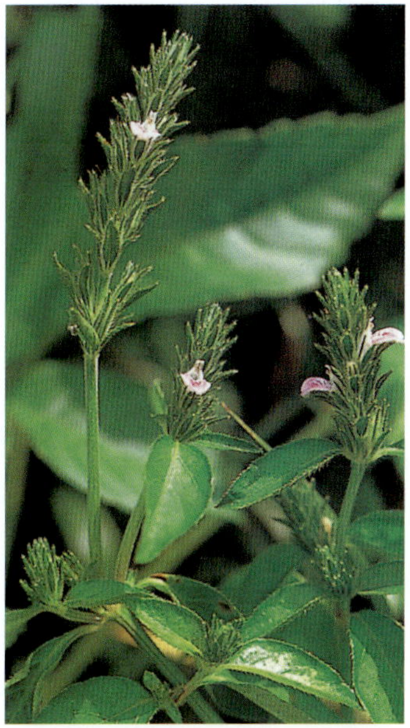

*쥐꼬리망초의 이삭모양의 화서

이용부위 - 전초

약효

해열, 기침 그침, 목의 통증, 요통, 근육통, 신경통, 류머티즘

채취 · 보존

여름에 전초를 채취하여 물로 씻은 후 햇볕에 말린다. 이것을 작상이라 한다.

사용법

감기의 심한 해열, 기침 그침, 목의 통증에는 건조한 전초 5~15g을 컵2의 물로 반이 될 때까지 끓인 것을 1일 분량으로 하여 복용한다. 복통, 근육통, 신경통, 류머티즘에는 건조한 전초를 2줌 정도 포대에 넣고 냄비로 삶아내서, 그 삶은 즙주머니를 욕탕에 넣고 입욕한다.

발레리 (鹿子草) · 여랑화과

Sambucus chinensis

산지의 약간 습기 찬 초지에 자라는 여러해살이풀. 관상용으로도 재배된다. 뿌리는 수염뿌리와 가는 지하뿌리가 있고, 줄기는 직립하여 높이40~80cm가 된다. 잎은 날개모양으로 깊게 결각 대생한다.
5~7월, 줄기 끝에 산방화서를 만들고, 담홍색으로 줄기3mm정도의 작은 꽃이 모여서 핀다. 열매에는 꽃받침이 변화한 백색의 우상관모를 볼 수 있다.

- **히스테리 (독 Hysterie)** 1 정신 신경증의 한 유형. 정신적인 원인으로 운동, 마비, 실성(失性), 경련 따위의 신체 증상이나 건망과 같은 정신 증상이 나타남. 2 정신적 원인에 의하여 일시적으로 일어나는 비정상적인 흥분 상태의 총칭.
- **신경과민증(神經過敏症)** 사소한 자극에 대해서도 민감한 반응을 보이는 신경계의 불완전한 상태.

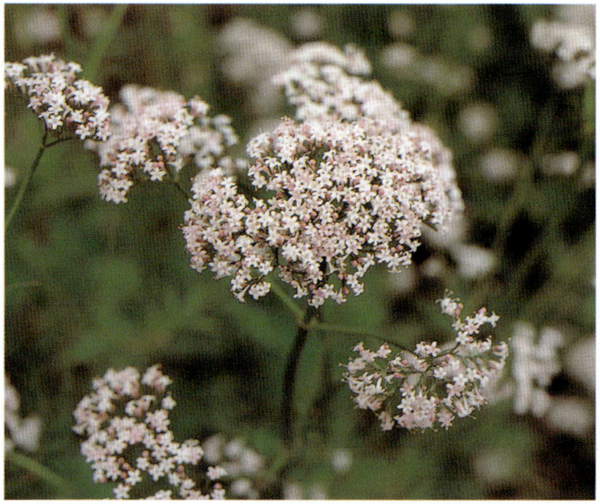

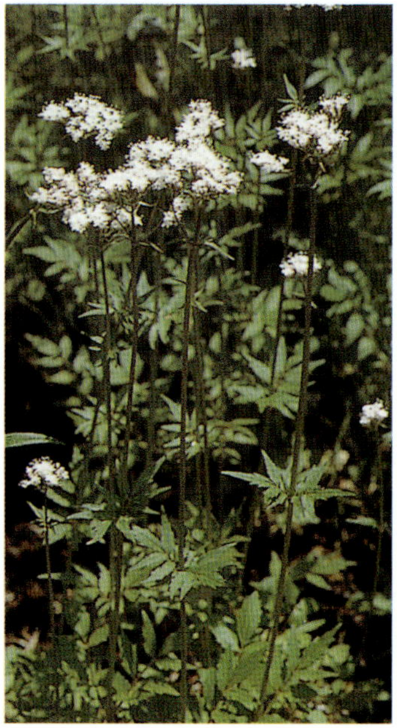

이용부위 - 뿌리, 근경

약효

히스테리, 신경과민증, 정신불안

채취 · 보존

가을에 지상부가 시들기 시작할 무렵, 근경과 뿌리를 캐내어 물에 씻어서 햇볕에 말린다. 이것을 발레리 혹은 길초근이라 한다.

사용법

히스테리, 신경과민증, 정신불안 등에는 건조한 뿌리와 근경 5g을 썰어서 1회 분량으로 하여 찻잔에 넣고 뜨거운 물을 부어 5분 정도 둔 것을 1일 3회 식간에 복용한다.

여랑화 · 마타리과

Patrinia scabiosaefolia

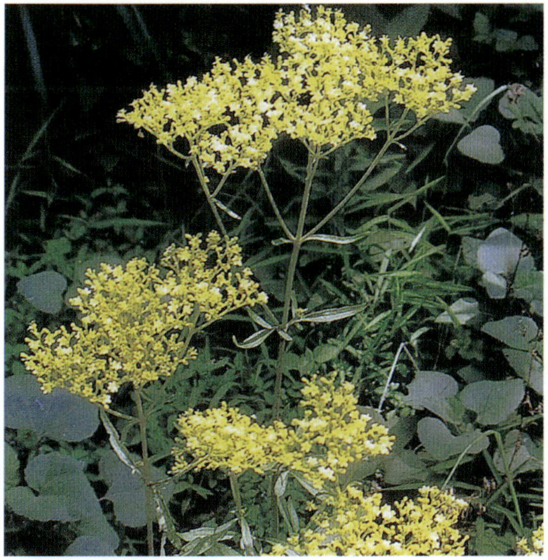

각지의 햇볕이 잘 드는 산야의 초지에 자생하는 여러해살이풀. 줄기는 직립하고, 높이1m정도가 되고, 위쪽에서 분지한다.

잎은 우상으로 깊게 결각 대생. 8~10월, 분지한 줄기 끝에 다수의 꽃이 산방상태로 맺는다.

화관은 황색으로 지름3~5mm로 5열한다. 장타원형으로 편평한 길이3~4mm의 열매를 맺는다. 일명 마타리, 어린잎은 식용함.

• **자궁 출혈(子宮出血)** 자성(雌性) 생식기인 수란관(輸卵管)의 일부가 변화한 근육질의 기관에서 피가 나오는 것.

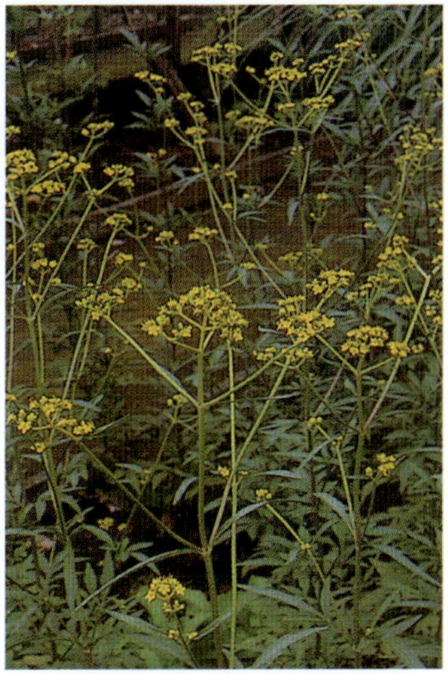

*줄기꼭대기에 노란 꽃이 다수 맺는다.

이용부위 – 뿌리

약효

자궁출혈, 산후의 복통, 통경, 종기, 이뇨, 해독, 설사

채취 · 보존

9~10월, 뿌리를 캐내어 물에 잘 씻은 후 햇볕에 말린다. 이것을 패장근 이라 한다.

사용법

자궁출혈, 산후복통, 통경, 설사 등에는, 건조한 뿌리 6~10g을 컵3의 물로 반이 될 때까지 끓여서 1일 분량으로 하여 3회로 나누어 식간에 복용한다. 종기, 해독, 이뇨에는 건조한 뿌리 2g에 작약 8g을 섞어서 컵3의 물로 반이 될 때까지 끓여서 1일 분량으로 하여 3회에 나누어 식간에 복용한다.

도꼬마리 (卷耳) · 국화과

Xanthium strumarium

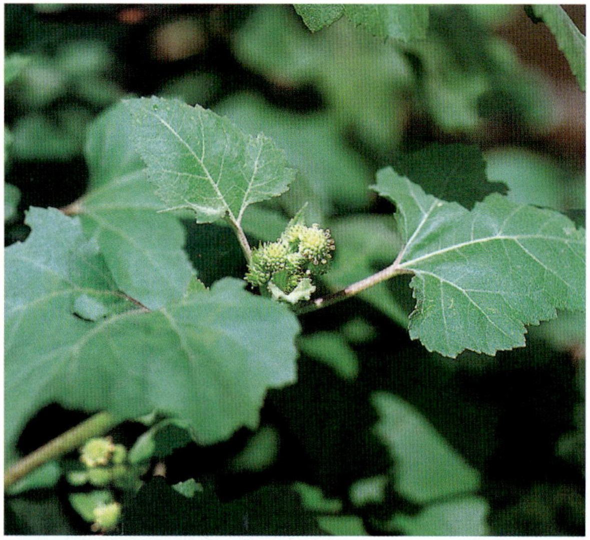

우리나라에 오래된 귀화식물로, 각지의 황무지, 길가에서 자라는 한해살이풀. 줄기는 높이 20~100cm정도 되고, 잎은 3각상심형으로 꽃자루는 길다. 줄기, 잎과 함께 단모가 돋는다. 자웅이화, 8~10월, 가지 끝에 수꽃이 작게 원추화서를 만들고, 엽액에는 암꽃이 맺는다.

꽃이 진 후의 여무는 열매는 갈고리모양의 가시가 있는 단지모양의 총포에 싸여있다. 이 총포갈고랑이는 다른 물체에 부착해서 옮겨진다. 창이(蒼耳).

임상보고 : 1. 허리와 대퇴부 동통에 약침제제로 효력을 얻었으며, 2. 만성 비염에 일정한 효능을 얻었다. 3. 만성기관지염에 유효율을 높였다.

*빈혈로 인한 두통에는 복용을 금한다.

- **두통(頭痛)** 머리가 아픈 증세.
- **축농증(蓄膿症)** 늑막강(肋膜腔). 부비강(腐脾(腔). 관절. 뇌강(腔腔) 등의 체강(體腔) 속에 고름이 괴는 질환(일반적으로는 부비강에 고름이 괴는 것을 말함).

이용부위 – 열매

약효 감기에 의한 발열, 두통, 동맥경화의 예방, 축농증

채취 · 보존

9~10월, 완숙한 열매를 채취해서 햇볕에 말린다. 이것을 창이자라 한다.
초여름에 어린잎을 채취해서 그늘에 말린다.

사용법

발열, 두통에는 건조한 열매 8~10g을 컵2의 물로 반이 될 때까지 끓여서 1일 분량으로 하여 3회에 나누어 식간에 복용한다. 축농증에는 건조한 열매를 분말로 해서 5~9g을 3회에 나누어 백비탕으로 복용한다. 동맥경화증의 예방에는 열매를 구워서 먹기도 하고, 잘게 부수어 열탕에 부어 차로 마신다.

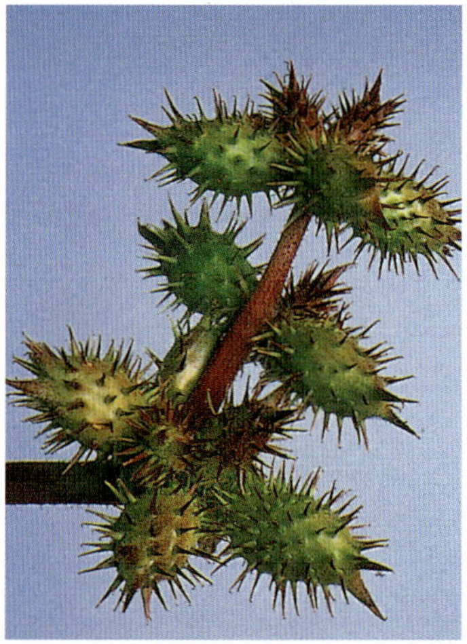

*가시가 발달한 도꼬마리의 총포

거초(톱풀) (鋸草) • 국화과

Achillea alpina

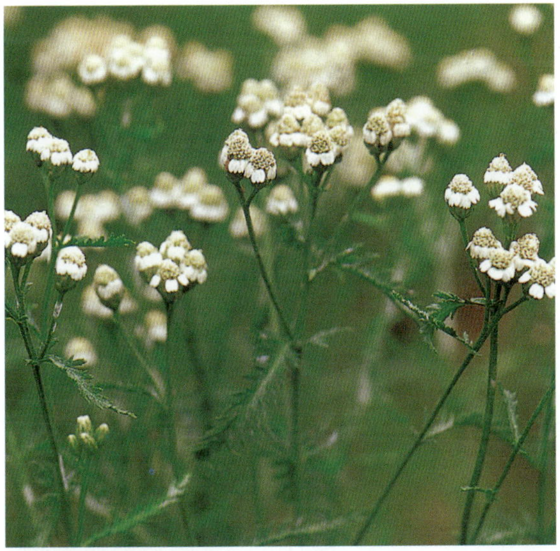

산지의 초원에 자생하는 여러해살이풀. 지하줄기가 옆으로 뻗고, 줄기는 모여 나 직립하고, 높이60~100cm, 줄기상부의 엽액(葉腋)에서 분지한다.
잎은 길이8cm정도의 긴 타원형, 엽병(葉柄)은 없고 기부는 절반 줄기를 품고 호생. 잎 가장자리에는 톱니와 같은 결각이 있다.
여름~가을에 줄기상부에 조밀한 산방화서를 만들고, 작은 두화가 핀다. 설상화는 보통 백색이지만, 담홍색인 것도 있다. 유사한 식물에 서양거초가 있다.
거초에 비하여, 잎이 세열하기 때문에 구별 할 수 있는데 이것도 약초로서 사용할 수 있다.

임상보고 : 급성외과감염증, 급성충수돌기염, 급성장염, 급성편도선염, 부인과의 염증 등에서 백혈구 수의 정상 회복과 소염, 해열, 진통 효과가 나타났다.

• 산방화서(散枋花序) 무한(無限)꽃차례의 하나. 꽃꼭지의 길이가 밑의 것은 길고 위로 갈수록 짧아 각 꽃은 거의 동일 평면으로 나란히 달림.(개망초 따위) 산방화서

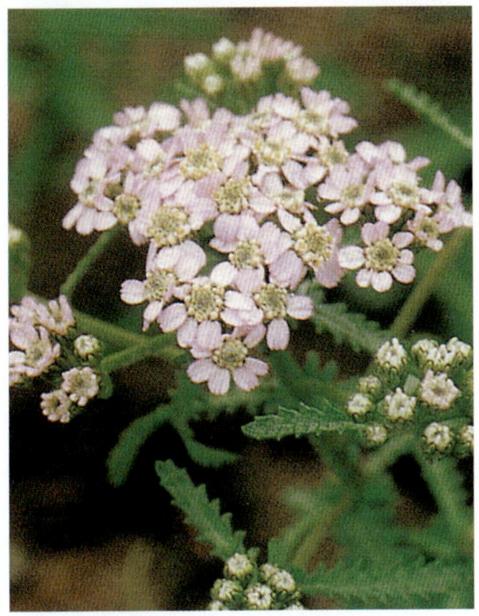

*동속인 북의 거초

이용부위 - 전초

약효 건위, 강장, 감기

채취 · 보존

여름의 개화기, 전초를 채취해서 물에 잘 씻은 후, 햇볕에 말린다.

사용법

건위, 강장에는 건조한 전초 5~15g을 컵3의 물로 반이 될 때까지 끓여서 1일 분량으로 하여 3회에 나누어 복용한다. 감기에는 건조한 전초 2~4g을 컵1의 물로 3분의 1이 될 때까지 끓여서 복용한다.

들국화 (-菊花) · 국화과

ADendranthema japoniccum

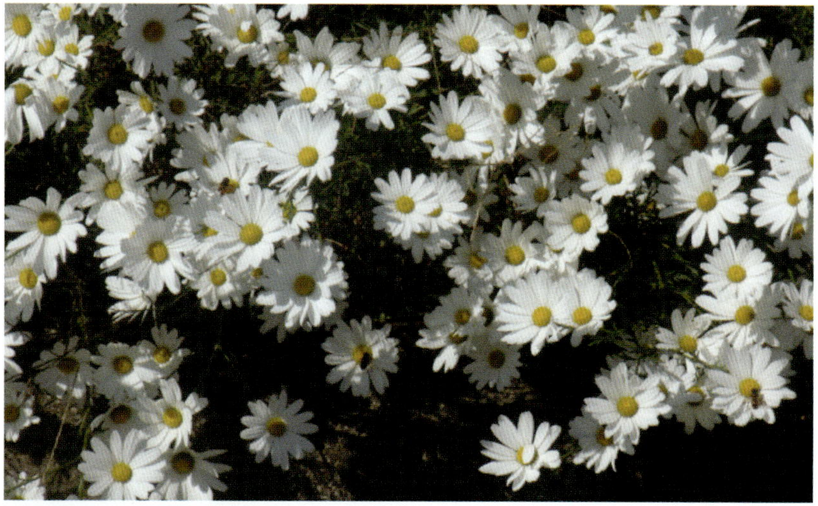

햇볕이 잘 드는 산지 기슭이나 숲가에 자생하는 여러해살이풀. 가는 지하줄기가 땅속 깊숙하게 뻗어 있다. 줄기는 위쪽에서 드문드문 분지하여 높이30~60cm, 얕으며, 때로는 깊게 3열. 잎은 녹색으로 표면에 단모가 있고, 이면에는 회백색의 면모가 밀생해서 희뜩하게 보인다. 10~11월, 가지 끝에 소국에 닮은 백색, 혹은 담홍색의 꽃이 맺는다. 감국(甘菊).

- **견비통(肩臂通)** 어깨나 어깨에서 팔까지의 부분이 아프고 저린 신경통. 89통풍(痛風)-관절이 붓고 아픈 요산성(尿酸性)의 관절염.
- **저혈압(低血壓)** 최고 혈압이 성인(成人)에 있어서 90 mmHg 이하인 혈압.

이용부위 - 줄기, 잎

약효

견비통, 타박상, 요통, 신경통, 류머티즘, 통풍, 만성변비, 저혈압, 냉성, 탈모예방

채취 · 보존

10~11월의 화기, 지상부를 베어서 물에 잘 씻은 후 통풍이 잘 되는 장소에서 그늘에 말린다.

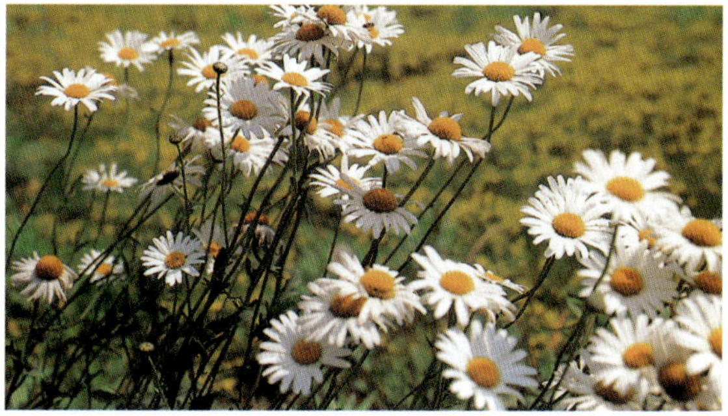

사용법

견비통, 타박상, 요통, 신경통, 류머티즘, 통풍, 만성변비, 저혈압, 냉성에는 건조한 줄기, 잎을 3줌 정도를 잘게 썰어, 포대에 넣어 욕조에 넣고, 입욕제로 사용한다. 탈모예방에는 여름~초가을에 생잎을 채취해서 썰어 소독용 알코올에 적시어 냉암소에 1주일정도 두고, 모발재료로 사용한다.

털머위 (石蕗) • 국화과

Farfugium japonicum

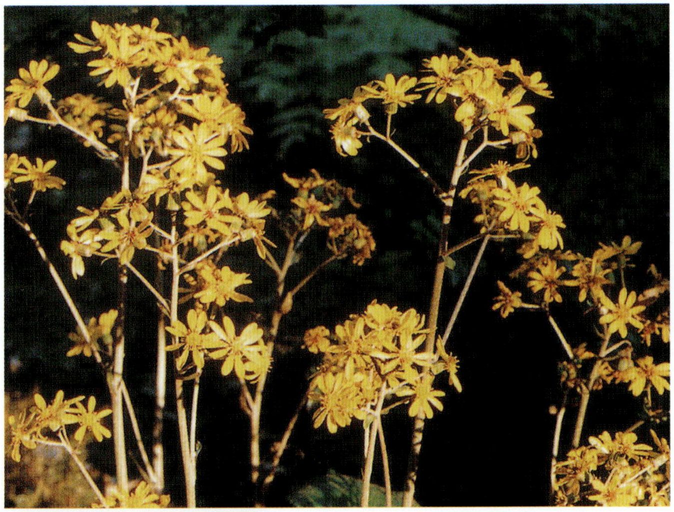

해안에 자생하는 여러해살이풀. 정원에도 심을 수 있다. 굵은 뿌리줄기를 갖고, 잎은 상록으로 긴 엽병을 가지고 있다.
어린잎은 회갈색의 솜털이 있으며, 성장하면 무모가 된다. 잎의 겉에는 농록색으로 광택이 있다. 엽신은 원상신형으로 크다.
10~12월, 잎 사이에서 60cm정도의 굵은 꽃대가 나와서, 지름5cm정도의 황색두화를 산방상으로 맺는다. 열매는 원주형으로 털이 밀생한다. 원예종으로 무늬털머위, 점무늬 털머위가 있다.

- **부스럼** 피부에 나는 종기의 통칭.
- **화상(火傷)** 불이나 뜨거운 물에 데어서 상함. 또는 그 상처.

이용부위 - 줄기, 잎

약효

줄기, 잎 : 건위, 생선에 의한 식중독
잎 : 부스럼, 작은 벤 상처, 가벼운 화상, 치질, 타박상

채취 · 보존

8~9월, 줄기, 잎을 채취하여 햇볕에 말린다. 이것을 탁오라 한다. 10월, 근경을 물에 잘 씻은 후 썰어서 햇볕에 말린다.

사용법

건위, 생선의 식중독에는 건조한 줄기나 잎, 혹은 근경 10~20g을 컵2의 물로 반이 될 때까지 끓여서 1일 분량으로 하여 식간에 복용한다. 부스럼과 작은 벤 상처, 가벼운 화상, 치질 등에는 생잎을 불에 구워서 표피를 제거하고 안의 매끄러운 부분을 환부에 대고 가제 등으로 눌러둔다.

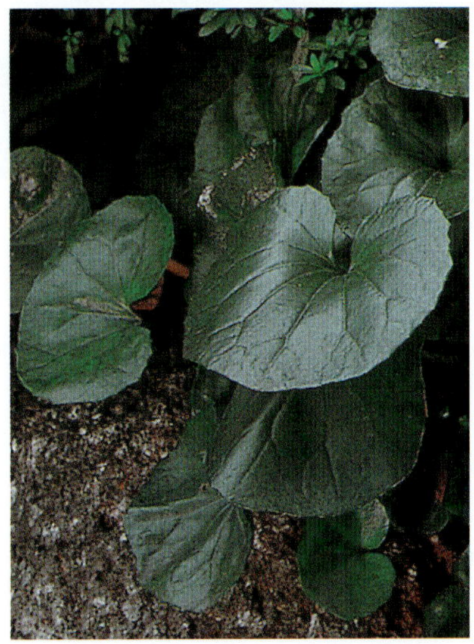

*성숙한 잎

개미취 (紫苑) • 국화과

Aster tataricus

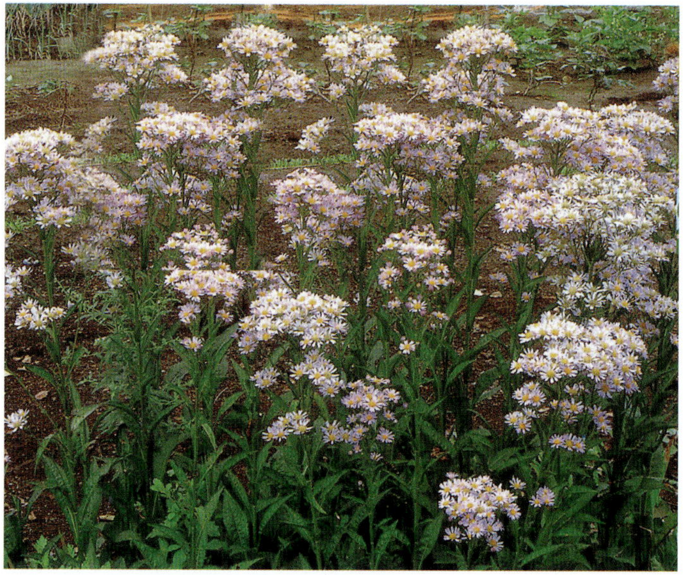

국화과의 여러해살이풀로 산야(山野)에 나는데, 관상용으로서 정원에 많이 심고, 혹은 꽃꽂이로도 이용한다.
줄기는 직립하고, 높이1.5~2m, 근생엽(根生葉)은 무리지어 직립하고, 길이30cm정도의 긴 타원형으로 엽병을 갖는다.
근생엽은 소형으로 호생, 상부의 것은 선형이 된다. 잎의 가장자리에는 톱니가 있다. 여름~가을에 줄기 끝이 잔가지로 갈라져, 산방모양에 두화가 다수 맺는다.
꽃의 중심은 노란 관상화로, 주위의 설상화는 담자색 꽃이 핀다. 반혼초(返魂草) 자완(紫菀) 탱알

이용부위 – 뿌리

약효

거담, 기침 그침

채취 · 보존

10~11월, 뿌리를 캐내어 근주가 풀리도록 하면서 물로 흙을 씻어 내고, 햇볕에 말린다. 이것을 자완이라고 한다.

사용법

건조시킨 뿌리 5~10g을 컵3의 물로 반이 될 때까지 끓여서 1일 분량으로 하여 3회로 나누어 식간에 복용한다.

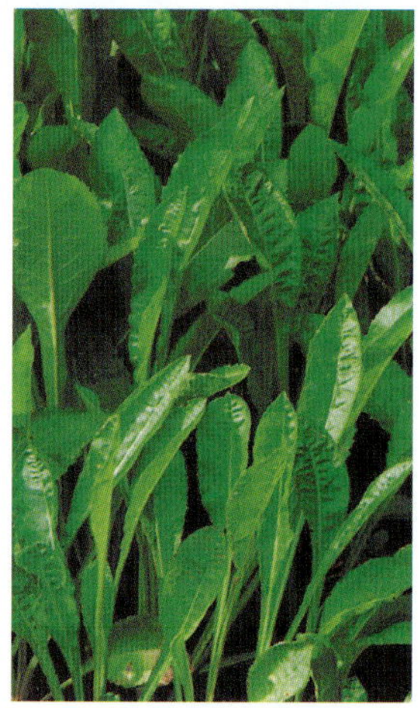

*직립한 근생엽

떡쑥 (母子草) • 국화과

Gnaphalium affine

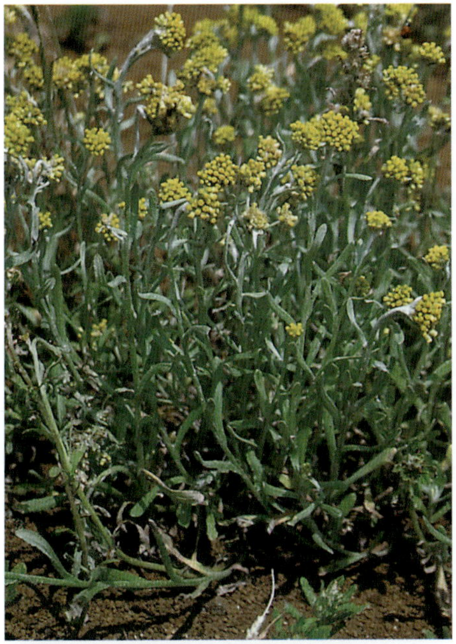

국화과의 두해살이풀로 햇볕이 잘 드는 따뜻한 길가, 논밭, 인가촌 부근의 공터 등에서 흔히 볼 수 있는 있는 식물이다.
일명 모자초 라는 별명도 있고, 봄의 7초의 1종으로서 알려져 있다.
줄기는 높이15~30cm가 되고, 아래쪽에서 잘 분지(分枝)한다. 잎은 도피침형으로, 질은 부드럽고 양면에 솜털이 조밀하게 돋아 약간 희뜩하게 보인다.
4~6월, 줄기꼭대기에 총상화서(總狀花序)를 만들어 황색의 작은 두화를 맺게 한다.

해설 : 1. 해수, 가래, 천식, 기관지염과 감기로 인해 오슬오슬 춥고 열이 나는 증상을 치료한다. 2. 근육통, 요통, 관절염에도 활용되며, 타박상에도 물을 붓고 달여서 복용한다. 3. 위궤양 치료에 쓰이고, 혈압 강하 작용도 나타난다.

이용부위 - 전초

약효 기침 멈춤, 거담, 목의 통증, 부종

채취 · 보존
개화기에 전초를 채취하여 물에 잘 씻은 후, 햇볕에 말린다.

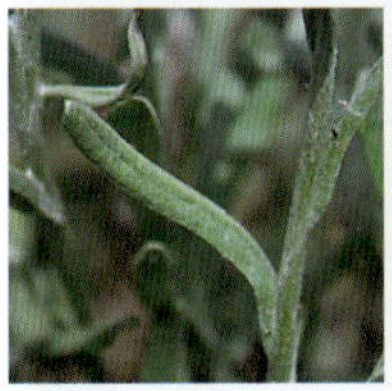
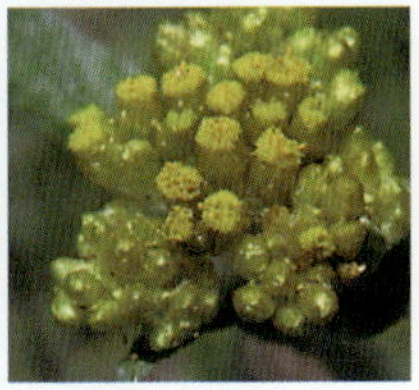
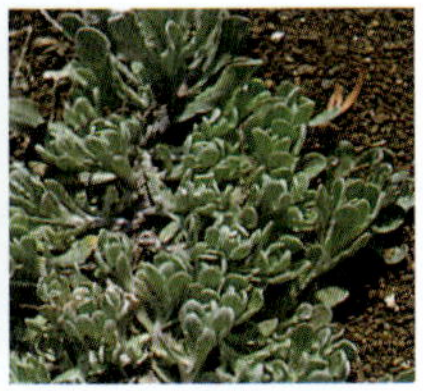

성분: flavonoid, 정유, alkaloid 등이 함유 되어 있다.
약리: 약물 달인 물은 일정한 진해 작용이 있다.

임상 보고: 만성 기관지염에서 가래, 해수, 천식이 개선 되었다.

사용법

감기로 기침과 가래가 나올 때, 그리고 목이 아플 때 등에는 건조한 전초 10~20g을 컵3의 물로 반이 될 때까지 끓여서 그 끓인 액으로 양치질을 한다. 급성신장염 등에서 부종이 생겼을 때에는 이뇨를 목적으로 전술한 끓인 액을 1일 분량으로 하여 3회에 나누어 식간에 복용한다.

등골나물 (藤袴) • 국화과

Eupatorium fortunei

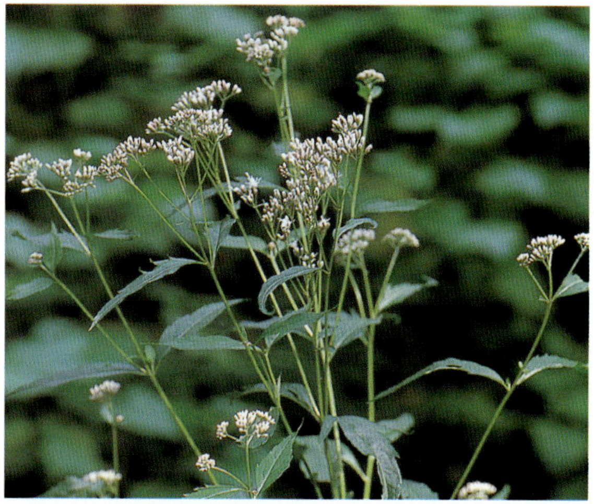

강가의 제방 등에 자생하는 여러해살이풀. 지하줄기가 길게 옆으로 뻗어나가고, 줄기는 직립하여 1m 정도가 된다.

가지에 꼬부라진 털이 있고 원줄기에 자줏빛 점이 있다. 잎은 대생하고 잎자루가 짧고 난상 긴 타원형 또는 타원형이며 끝이 뾰쪽하고 길이 10-18cm로 밑부분이 비교적 규칙적으로 뾰쪽한 톱니가 있다.

질이 두껍고, 밑부분의 잎은 꽃이 필 때쯤 없어지며 중앙부의 잎은 크고 잎 양면에는 털이 있고 뒷면에 선점이 있으며, 잎맥은 6~7쌍으로 올라갈수록 길고 좁아진다.

꽃은 백색 또는 담자색으로, 8~9월 줄기 끝에 산방화서를 이루고 삭과는 원통이고 선(腺)과 털이 있으며 관모는 백색이다.

속명/ ,산란(山蘭), 택란(澤蘭).

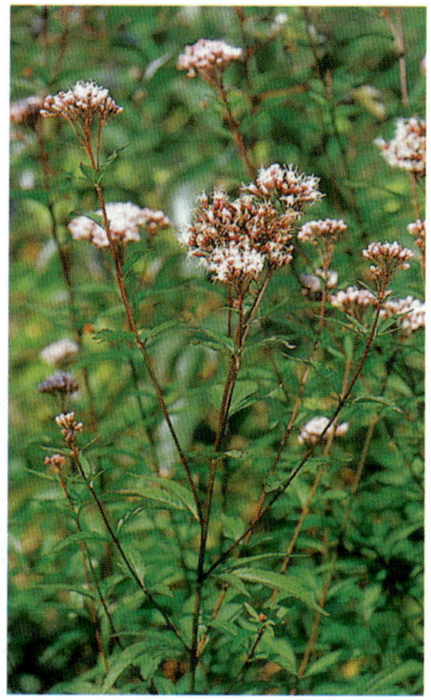

*꼭 닮은 저습지 직바구리

이용부위 - 줄기, 잎, 전초

약효

줄기, 잎 : 신장 등에 의한 부종
전초 : 어깨 결림, 신경통

채취 · 보존

8~9월의 개화기에 줄기, 잎을 채취해서 2~3일간 햇볕에 말린다. 좋은 향기가 나게끔 되면 통풍이 잘 되는 장소에서 그늘에 말린다. 이것을 난초라고 한다. 건조 후에는 밀폐용기로 보존한다.

사용법

부종에는 건조한 줄기, 잎 10g을 컵3의 물이 반이 될 때까지 끓여서 1일 분량으로 하여 3회로 나누어 식간에 복용한다. 어깨 결림과 신경통에는 건조한 전초 300~500g을 잘게 썰어서 포대에 넣고 입욕제로서 목욕탕에 넣는다.

엉겅퀴 · 국화과

Cirsium japonicum

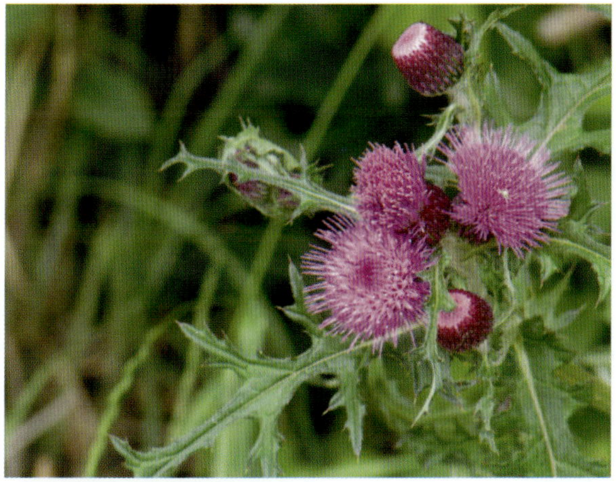

국화과의 여러해살이풀로 마을이나 초원에서 흔히 볼 수 있다. 잎에는 샌 가시털이 있고 초 여름에 자주색 꽃이 핀다. 그리고 높이1m정도가 된다.
줄기의 표면에는 세로의 조선이 있고, 백색면모가 조밀하게 자란다. 잎은 타원상피침형으로, 우상으로 깊게 갈라지고 선단은 뾰족하다. 가지 끝에는 지름4~5cm정도의 두화가 맺는다. 화기는 5~8월이다. 어린잎은 식용한다.

엉겅퀴의 특성과 성분

엉겅퀴의 잎과 줄기에는 단백질, 탄수화물, 지방, 회분 무기질, 비타민 등이 함유되어 있다. 허리가 아플 때 생즙에 밀가루를 반죽하여 아픈 곳에 붙이면 효과가 있다.

해설 : 1. 거풍(祛風) 작용이 있어서 관절염, 류머티스성관절염으로 다리가 시리고 무거우면서 아픈 증상에 유효하다. 2. 청열(淸熱) 작용이 있어서 감기에 효과가 있다. 3. 간염 치료에도 효과를 보인다. 4. 종기에는 짓찧어 환부에 붙인다.

• 지혈(止血) 출혈을 멈추게 함.

이용부위 – 잎, 뿌리

약효

뿌리 : 이뇨, 신경통, 건위, 지혈
잎 : 백선, 습진, 피부병, 생리불순

채취 · 보존

여름~가을의 개화기, 혹은 지상부가 시들기 시작한 시기에 뿌리를 캐내어 물에 잘 씻은 후, 얇고 둥글게 잘라서 햇볕에 말린다. 이것을 엉겅퀴라 한다. 잎은 필요할 때에 채취한다.

실리마린의 성분이 있어 간에 매우 좋다. 엉겅퀴 전초 말린 것을 약 30분 정도 쌀 뜨물에 단궈 두면 부드러워 진다. 이것을 썰어서 밥 위에 얹어 같이 먹으면 간에 매우 유익한 약초이다.

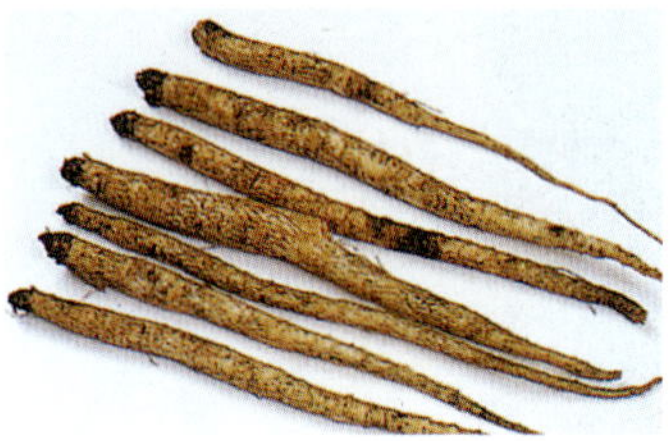

사용법

이뇨, 신경통, 지혈 등에는 건조한 뿌리 8~12g을 컵3의 물이 반이 될 때까지 끓여서 1일 분량으로 하여, 3회로 나누어 복용한다. 건위에는 건조한 뿌리 10~15g을 마찬가지로 끓여서, 3회로 나누어 매식전에 복용한다. 백선 등의 피부질환에는 생잎을 으깨서 환부에 붙인다. 생리불순에는 어린잎 40g, 물 2.5 컵을 약한 불에서 1/2로 달여서 식전 또는 식간에 나누어 마시면 효과가 있다.

삽주 (白朮) • 국화과

Atracrylodes japonica

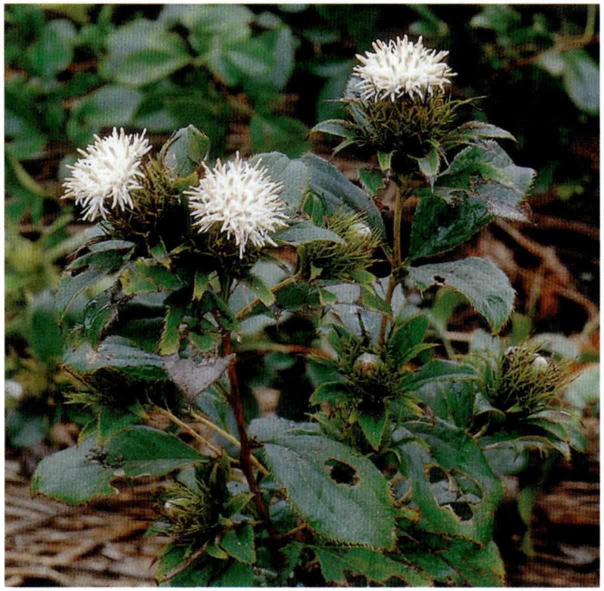

국화과의 여러해살이풀로, 산야의 햇볕이 잘 드는 건조한 초원에 자생한다. 굵은 지하경을 갖고, 줄기는 단단하며 직립하고, 높이30~100cm. 잎은 혁질로 단단하고 가장자리에 가시가 있으며 호생한다.

자웅이주로 가을에 가지 끝에 백색 혹은 담홍색의 엉겅퀴와 유사한 소형의 두화가 맺는다. 표면에 털이 많은 열매가 열린다. 그리고 어린잎은 식용한다. 한방에서는 백출(白朮), 또는 창출(蒼朮) 이라 하여 약제로 쓴다. 또한 삽주는 조혈작용이 뛰어나 빈혈에 특효이며 당뇨병, 폐결핵이나 온몸이 붓고 쑤실 때와 소화 장애와 두발 보호에 효험이 있다.

• 정양(靜養) 심신을 편하게 하여 피로회복이나 병을 요양함.

*근경을 건조시킨 백출

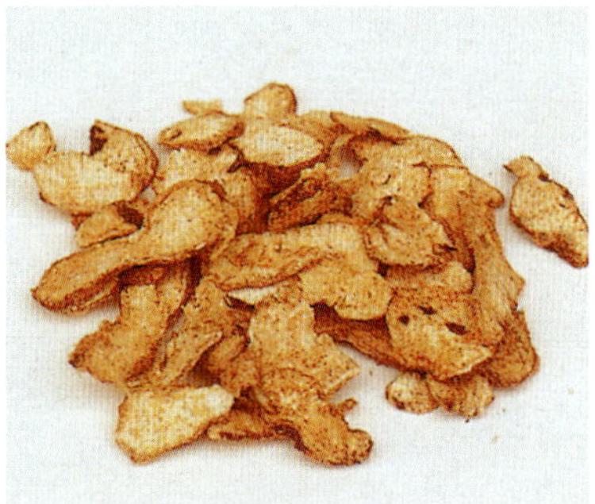

이용부위 - 근경(根莖)

약효

건위(健胃), 정양(靜養), 이뇨(利尿)

채취 · 보존

가을에 지상부가 시들기 시작할 무렵, 근경을 캐내어 물에 씻은 후에 외피를 제거하여 햇볕에 말린다. 이것을 백출이라 한다.

사용법

건위, 정양에는 건조한 근경 6~10을 컵2의 물이 반이 될 때까지 끓여서 1일 분량으로 하여, 3회에 나누어 복용한다. 이뇨, 부종 등에는 건조한 근경 5~8g을 컵3의 물이 반이 될 때까지 끓여서 1일 분량으로 하여, 3회에 나누어 복용한다.

해바라기 (向日葵) · 국화과 해를 무던히도 닮고, 해를 향해 피는 여름 꽃의 대명사

Helianthus annums

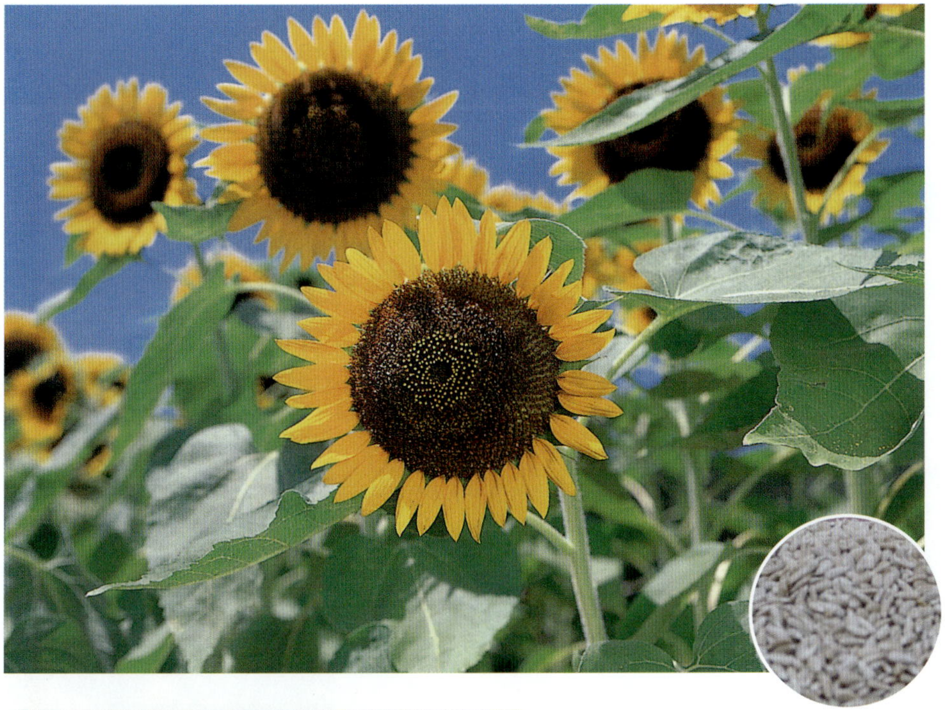

국화과의 한해살이풀로, 북미가 원산인 식물로, 세계 각지에서 재배되고 있다. 줄기는 굵고 직립하며, 높이2m나 된다.

잎은 큰 심장형으로 호생하고, 줄기, 잎과 함께 거친 털이 있다. 두화는 단생 하는 것, 줄기상부가 분지하여 복수로 피는 것 등 갖가지. 큰 것으로는 두화의 직경이 40~50cm나 된다.

꽃이 진후, 결실하면 화반은 하향이 되고, 수과가 다수 여문다. 수과(瘦果)는 기름을 짬 규화(葵花)

약리작용 : 항일규화탁의 알코올 추출물이 혈압 강하 작용을 현저하게 한다.

• **현기증(眩氣症)** 어지러운 기운이 나는 증세. 어질증.

이용부위 – 열매〈수과〉, 화탁(花托)〈꽃받침〉

약효 출혈성인 설사, 자양강, 고혈압, 현기증

채취 · 보존

9~10월, 완숙한 수과를 채취해서 1주일 정도 햇볕에 말린다. 수과를 채취한 후의 화탁을 썰어서 햇볕에 말린다.

사용법

건조한 열매 15~20g을 컵2의 물이 반이 될 때까지 끓여서 1일 분량으로 하여, 3회로 나누어 복용한다. 고혈압, 현기증에는 건조시킨 화탁 60~90g을 컵3의 물이 반이 될 때까지 끓여서 복용하면 좋다.

잇꽃 (紅花) • 국화과

Carthamus tinctorius

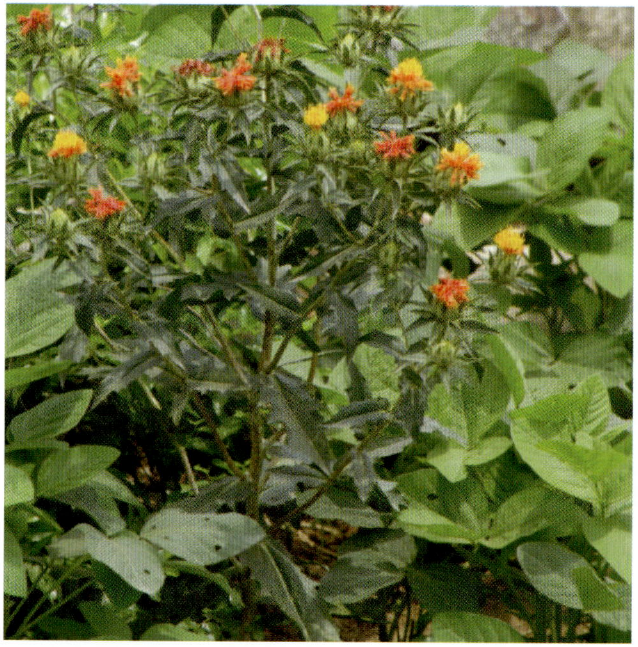

이집트 원산으로 두해살이풀, 예로부터 염료와 채유를 위하여 재배되어 왔다. 근경이 땅속으로 뻗고, 줄기는 직립해서 높이1m정도가 되고, 상부에서 가지가 갈라진다.

잎은 호생하고, 엽신은 약간 홀쭉하며, 엺은 결각 선단에 가시가 있다. 잎이 붙은 뿌리는 원형으로 줄기를 안고, 6월경, 분지한 가지 끝에서 엉겅퀴와 유사한 등황색의 꽃이 맺는다.

꽃 색은 날자가 지나면 적색으로 변한다. 한 개의 꽃에 10~100개의 수과가 맺힌다. 종자는 채유용, 꽃은 약제, 꽃물은 짜서 붉은빛 물감으로 쓴다.

임상보고 : 1. 뇌혈전 억제에 정맥 주사하고 2. 관상 동맥 질환에도 약침 제제로 사용하였다. 3. 신경성 피부염에 높은 효과를 보였다. 4. 급만성 근육 손상에 약침 제제로 효력을 상승시켰다.

• 정혈(精血) 생생하고 맑은 피를 만듬.

이용부위 – 꽃, 열매〈수과〉

약효

꽃 산전산후의 정혈, 통경, 복통, 생리불순 등의 부인병
열매(수과) : 동맥경화의 예방

채취 · 보존

개화시, 관상화를 따서 그늘에 말린다. 이것을 홍화라고 한다. 그리고 수과를 모아서 햇볕에 말린다.

사용법

부인병에는, 건조한 꽃1g씩을 1일 3회 복용한다. 성분은 물에 녹지 않으므로, 술잔한잔의 냉주에 홍화 1g를 넣어 마시면 좋다. 동맥경화의 예방에는 수과5~10g를 끓여서 1일분량으로 하여 먹는다.

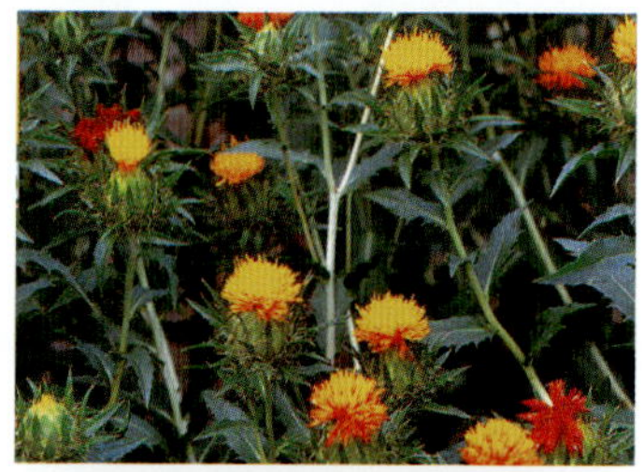

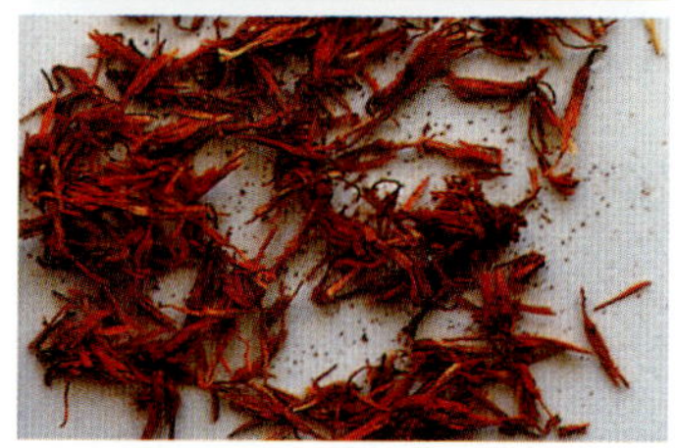

*잇꽃의 건조화, 홍화

공작고사리 (孔雀蕨) • 고사리과

Pteris multifida

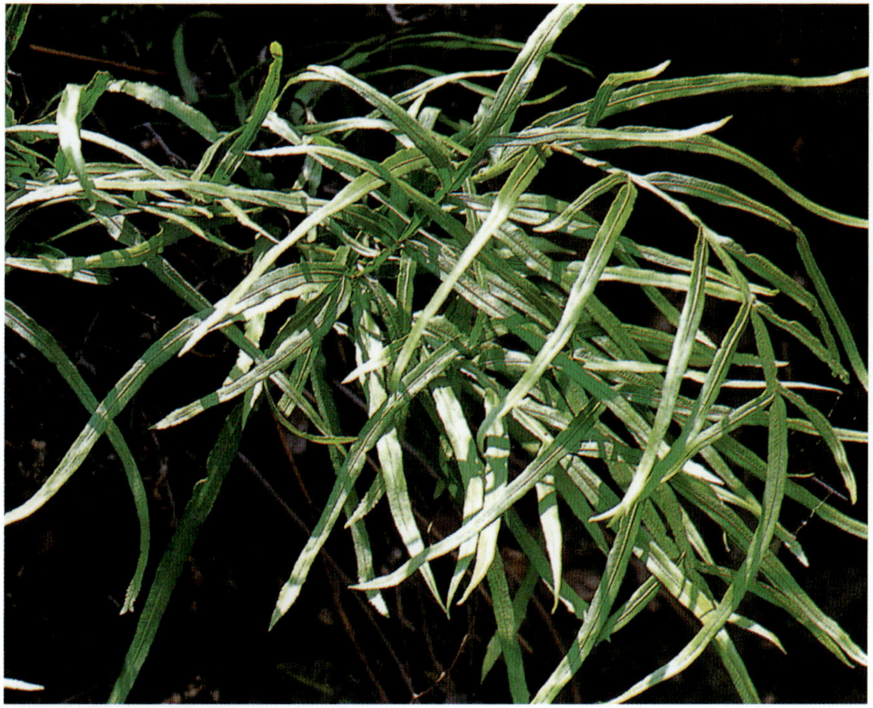

다년생 초본으로 인가의 주변이나 돌담, 벼랑 등에서 흔히 볼 수 있는 양치식물(羊齒植物), 흑갈색의 인편이 있는 짧은 근경이 지면을 덮고 있은 총생 하며, 털이 없고 녹새이며 잎자루는 약40cm, 포자엽은 60cm가 된다.
포자엽은 엽병과 엽신이 대개 같은 길이로, 엽신은 가늘게 우상으로 갈라지고, 우편의 폭은 약5mm, 하부의 우편은 소수의 열편을 붙인다. 속명, 공작초(孔雀草).

• 유선염(乳腺炎) 유방에 생기는 염증(젖샘이 붓고 발개지며 젖 같은 혼탁액을 분비하고 몹시 아픔) 유방염(乳房炎). 유종(乳腫).

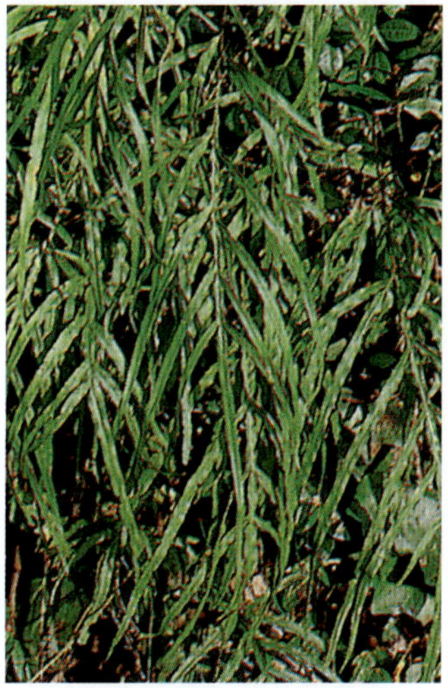

*길가의 돌담 등에도 자란다.

이용부위 - 전초

약효

신장병, 부인병, 산후회복, 유선염

채취 · 보존

필요한 시기에 전초를 베어 햇볕에 말린다.

사용법

신장병과 부인병, 산후회복에는 건조한 전초를 끓여서 차 대신으로 마신다. 유선염에는 채취한 생잎을 소금으로 비벼서 청즙을 만들어 복용한다.

다시마 일엽초 (一葉草) · 고란초과

lepisorus thunbergianus

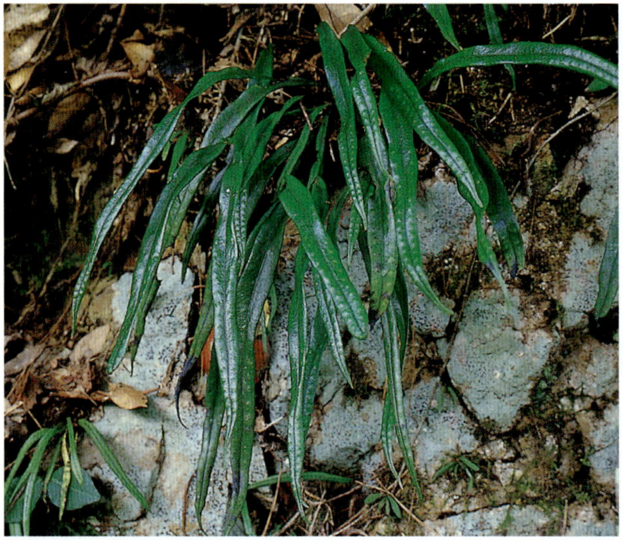

평지나 산지에서 흔히 볼 수 있는 상록 여러해살이풀로 다시마와 비슷한 양치식물이다.
보통수간과 암토, 가옥의 지붕 등에 착생한다. 지름 2~3mm, 길이 3~4mm의 인편이 있는 근경이 옆으로 깔리고, 잎은 근경상에 나란히 조밀하게 나온다.
선형에서 길이 10~30cm, 폭 5~10mm, 전연으로 선단은 뾰족하고, 혁질로 말리면 줄어들고 비를 맞으면 되돌아간다.
포자로 번식하고, 꽃도 피지 않고 열매도 열리지 않는다. 준말–일엽초

이용부위 – 전초

약효

부종이 있을 때의 이뇨, 부스럼 등의 종기

채취 · 보존

필요한 때에 전초를 채취하여, 물에 씻고, 통풍이 잘되는 장소에서 그늘에 말린다. 이것을 와위라고 한다.

사용법

이뇨에는 건조한 전초 10~15g을 컵3의 물로 반이 될 때까지 끓여서 1일 분량으로 하여 3회에 나누어 복용한다. 부스럼 등에는 건조한 전초를 잘게 썰어서 용기에 넣고 가득찰 정도로 참기름을 붓고 1~2개월 두었던 것을 환부에 바른다.

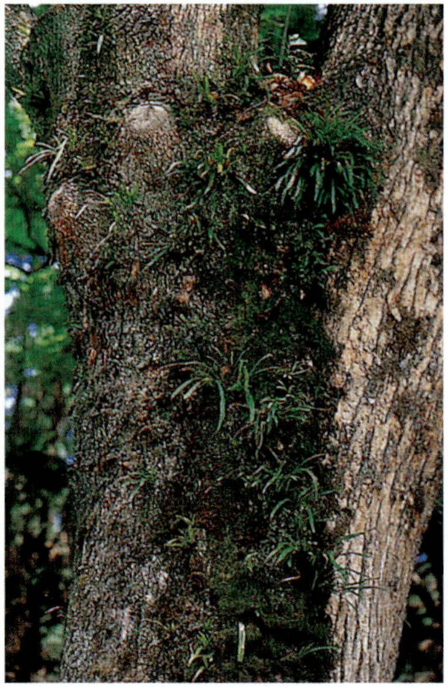

*갖가지 장소에 착생한다.

뱀딸기 (蛇莓) • 장미과

Duchesnea

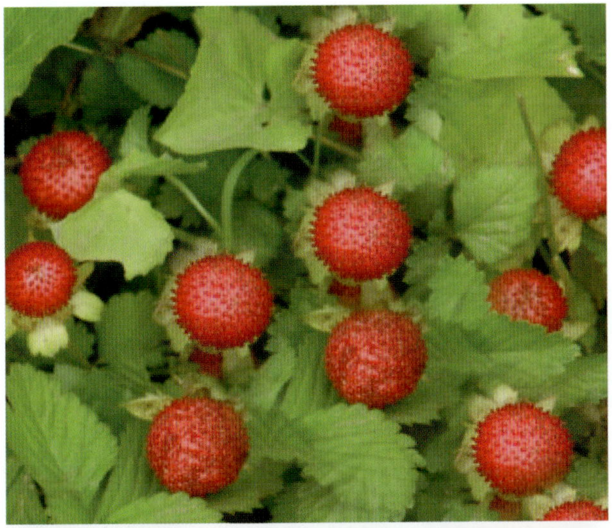

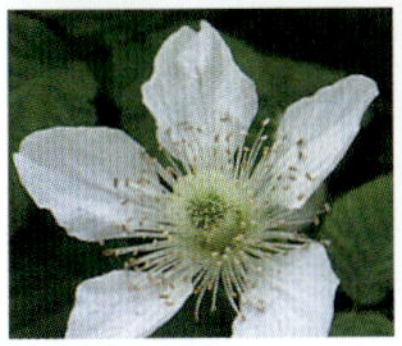

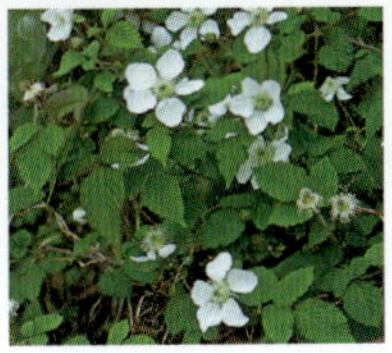

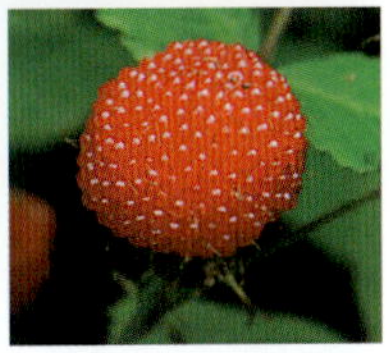

장미과의 여러해살이풀로 들이나 길가에 나는데, 줄기 마디마다 새싹을 낸다. 늦은 봄에 노란 다섯잎꽃이 피고 삭과는 구형의 육질로 붉게 익는다.

약 용 : 청열(淸熱), 소종해독(消腫解毒), 지혈(止血)

약효

1. 청열(淸熱) 작용이 있어서 열로 인한 구내염, 인후염, 종기, 디프테리아, 습진, 화상, 유방염, 타박상 및 뱀이나 독충에 물렸을 때에 물을 붓고 달여서 복용하고, 신선한 것을 짓찧어 환부에 바른다.
2. 최근에는 위암, 자궁경부암, 비암, 인후암 등의 여러 암종(癌腫)에 용규(龍葵)와 같이 사용하여 유효한 반응을 얻고 있다.
3. 진해작용이 있어서 폐열(肺熱)로 인한 해수, 백일해 등에 쓰이며,
4. 지혈 작용이 있어서 코피, 토혈, 각혈, 자궁 출혈에 이용된다.
5. 이질에도 물을 붓고 달여서 복용한다.

약리

일정한 항균 작용과 항암 작용이 인정된다.

임상보고

1. 디프테리아 치유율이 높게 나타났다.
2. 세균성 이질에 매회 12g을 물을 붓고 달여서 복용하였다.
3. 급성충수염〈맹장〉, 복막염 등에도 12gTlr 달여 복용하여 치유반응이 향상되었다.

해설: 1, 청열淸熱 작용이 있어서 열로 인한 구내염, 인후염, 종기, 습진, 화상, 유방염, 타박상 및 뱀이나 독충에 물렸을 때에 물을 붓고 달여서 복용하고, 신선한 것을 짓찧어 환부에 암종붙인다. 2, 최근에 위암, 자궁경부암, 비암, 인후암 등의 여러 癌腫에 용규龍葵와 같이 사용해 유효한 반응을 얻고 있다. 3, 진해 작용이 있어서 폐열肺熱로 인한 해수와 백일해 등에 쓰며 4, 지혈 작용이 있어서 코피, 토혈, 각혈, 자궁 출혈에 활용 된다.

약리: 일정한 항균 작용과 함암 작용이 있음이 인정 된다.

임상 보고: 1, 디프테리아 치유율이 높게 나타났고 2, 세균성 이질에 매회 12g을 물을 붓고 달여서 복용 했으며 3, 급성 충수염, 복막염 등에도 12g씩

아주까리 (피마자) • 대극과

Ricinus communis L.

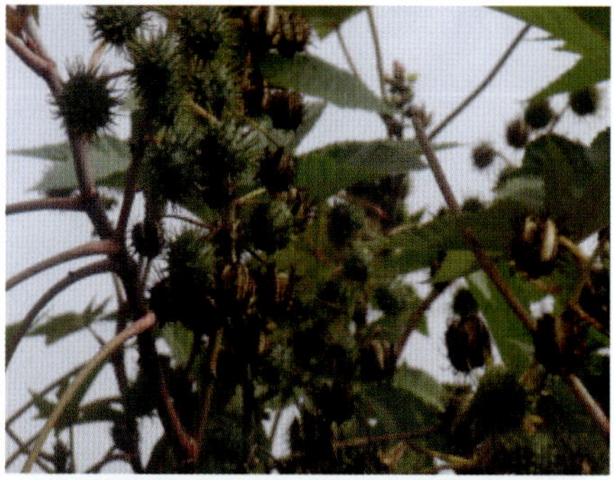

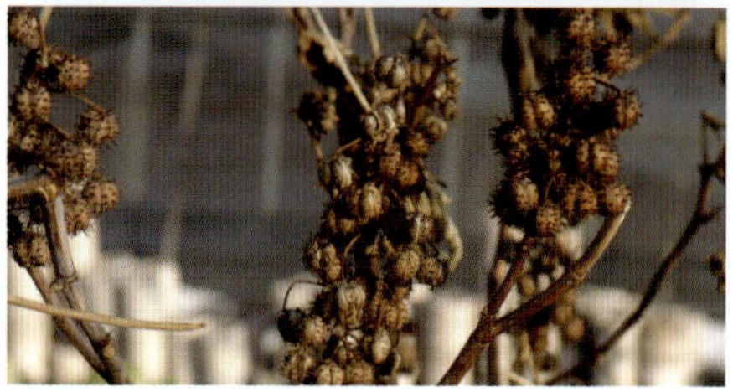

학 명: Ricinus communis L.
과 명: 대극과
원산지: 열대 아프리카
높이 1~2m정도 자라는 1년초로 경우에 따라서는 4,5m까지 자라는 것도 있다. 줄기 속은 비어 있고 잎은 장상엽으로 7~9장이 갈라져 있다. 잎이나 줄기는 털이 없고 광택이 난다. 꽃은 원추화서로 30~50cm 크기로 직립 한다. 자방에 해당 하는 열매는 수십개가 달리는데 각 열매 외부에는 육질의 가시가 있다. 열매는 타원형이며 외피 안에 다시 피마자 씨가 긴 타원형으로 들어 있다. 개화기는 가을이고 종자는 기름을 짜서 사용하며 어린 잎은 삶아서 우려 내고 무쳐 먹는다.

해설: 피마자는 1, 종기 초기, 옴, 버짐, 악창, 경부림프절염에 짓찧어 환부에 붙이고 2, 변비에 효력이 신속하나 독성이 강해 함부로 사용 할 수 없다. 3, 중풍으로 인한 구안와사, 반신불수에 활용 되며 4, 물이나 불에 데었을 때에도 조개 껍데기가루와 함께 외용한다. 피막염은 1, 각기脚氣 2, 고환염 3, 해수, 천식에 유효하며 4, 종기와 악창의 환부에 붙여서 치료 한다. 5, 어린 잎은 식용 한다. 피마근은 1, 파상풍에 쓰고 2, 간질에서 경련을 풀어 주고 진정 효과를 보인다. 3, 풍습성風濕性으로 오는 사지 동통을 치료하며 4, 타박상에도 쓰인다.
약리: 피마자는 십이지장 내에서 지방을 분해 시켜 설사를 일으키게 한다. 피마유는 1, 복통과 설사를 유발 시키며 2, 피부 윤활 작용을 일으켜 피부염과 기타 피부병에 활용 한다. 피마엽 약침액藥針液은 심장의 수축력을 증가 시킨다.
임상 보고: 피마자는 1, 안면신경마비에 짓찧어서 기름을 제거한 다음 하악 관절과 입가에 붙인다. 2, 중독 증상으로 구토, 복통, 설사, 의식마비, 수족냉증, 동공산대를 일으키는데, 병원에서 응급처치에 이용 한다. 피마근은 1, 전간癲癎에 효험이 있고 2, 소아 파상풍 3, 기관지 폐렴, 뇌막염에도 유효성을 나타 낸다.
주의 사항: 피마자는 독성이 강해 함부로 사용하면 안 된다.
잎을 피마엽, 종자와 기름을 피마유, 뿌리를 피마근이라 한다.

생약 명 : 피마자
약　 용 : 설사완화, 변비, 진정, 거담, 화상

이용부위 종자, 뿌리, 잎

채취와 조제

열매는 10월경 채취하고 잎은 여름에 수시로 채취하여 말렸다가 이용하고 뿌리는 9월경 채취하는 것이 좋다.

약효

피마자는 주로 기름을 짜서 이용하지만, 용량과 용법을 조절하여 설사약 또는 변비약으로 이용한다. 뿌리는 진정 작용이 있으며 잎은 식용하거나 해수, 천식이나 음낭종통에 효과가 있다. 피마자유는 화상의 치료에도 효과가 있다.

이용법

설사에는 성인 1회 20cc를 복용하고 변비에는 5~10cc를 복용한다. 민간요법으로 불이나 물에 데었을 때 피마자유를 화상 부위에 바르고 가제나 헝겊으로 도포하면 좋다. 독충에 물려 독종통으로 부어오를 때 아주까리 씨를 짓찧어 붙이면 잘 낫는다.

국화 (菊花) • 국화과 종류도 풍부하고 꽃 색도 선명하여 애호가들에게 사랑을 받는다.

Dendranthema grandiflorum <Ram.>

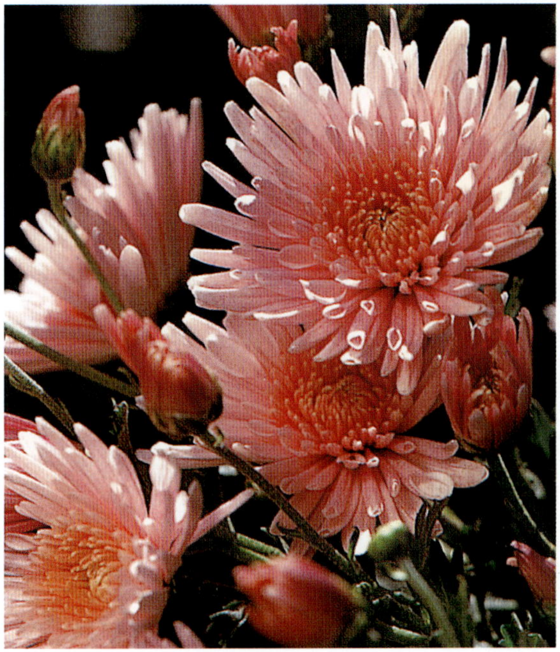

국화과 국화 속의 식물의 총칭으로, 중국, 일본 원산 종의 교배종으로서 화분이나 화단에 심어 관상하는 숙근성 초화류인 관화 식물이다. 줄기의 높이는 60~100 정도 자라고 잎은 호생 한다. 꽃의 크기에 따라 분류하는데, 꽃이 큰 것을 대국(大菊), 작은 것을 소국(小菊), 중간 것을 중국(中菊)이라고 한다.

꽃잎의 형태도 다양하며, 꽃의 색도 흰색, 붉은색, 분홍색, 혼합색 등 다양하다. 개화기는 9~11월이다. 원예품종으로 이용되는 품종만도 수백 종이 있다.

효능

소풍청열(疏風淸熱), 평간명목(平肝明目), 해독(解毒)

약효

1. 외감성으로 인한 오한, 열, 두통, 머리가 어지러운 증상을 개선시키며
2. 신경을 지나치게 써서 일어나는 고혈압으로 머리가 팽창되는 듯 하며 아픈 증상을 다스린다.
3. 간 기능을 활성화시키므로 눈이 충혈되고 아픈 증상을 해소시키며, 간신음허(肝腎陰虛) 증상으로 눈이 어지럽고 꽃이나 별과 같은 것이 헛보이는 구기자, 숙지황과 같이 사용한다.
4. 열독을 제거하므로 피부가 헐어 생긴 발진에 유효하다.
5. 위열(胃熱)을 제거하므로 복통, 위산과다 및 찬 음료를 즐기며 소화가 잘 안되고, 입안에서 냄새가 나는 것을 치료한다.

약리

1. 관상동맥 확장 작용과 혈류 촉진 효과가 입증되었으며
2. 국부 모세 혈관의 저항력을 증강 시킨다.
3. 혈압강하 작용
4. 해열 작용
5. 함염 작용이 있다.

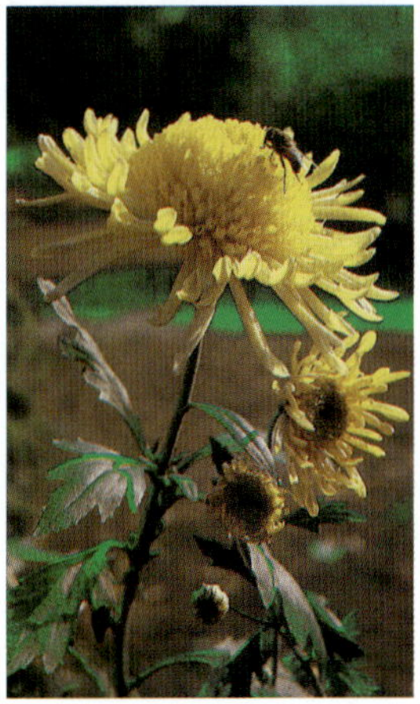

임상보고

1. 관상동맥 질환에 2개월간의 복용으로 심교통(心絞痛)〈관상동맥 내에 지방이 쌓여서 일어나는 병증〉증상과 심전도상에서 유효율을 높였다.
2. 고혈압과 고지혈증(高脂血症)으로 인한 두통, 어지럼증, 불면증이 개선되었다.

구절초 (九折草) • 국화과

Chrysanthemum zawadskii var. latilobum kitamura

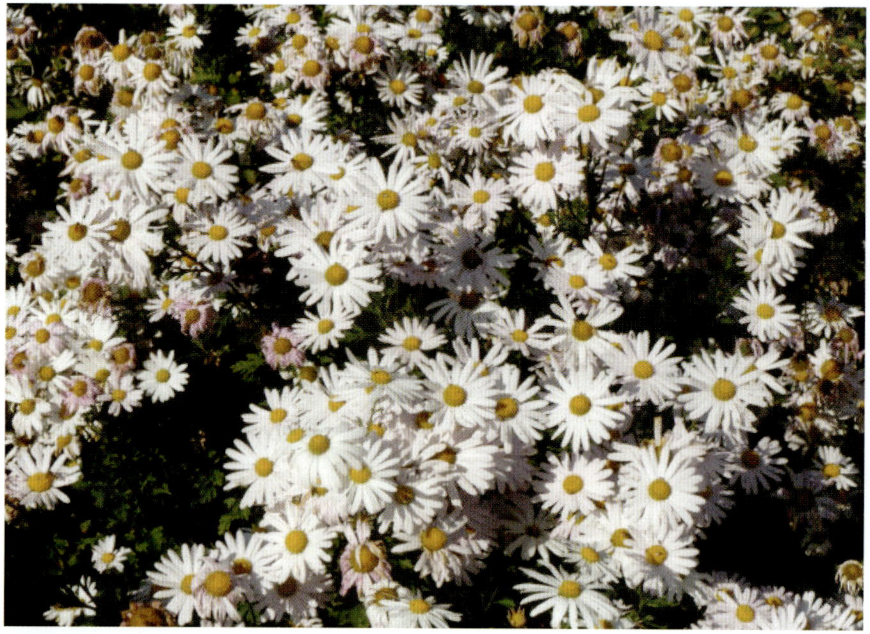

높이 50m 정도 자라는 숙근성 다년초로 지하경이 길게 옆으로 뻗으면서 번식하고 잘 자란 줄기는 1m 정도 자라는 것도 있다. 잎은 엽병이 길고 난형 또는 넓은 난형으로 가장자리가 1회 우상으로 갈라진다. 측열편은 대개 4개로서 타원형이며 잎가는 약간 갈라지거나 거치가 있다. 두화는 직경이 1.5mm로 산야에서 군락을 이룬다. 꽃색은 거의 흰색이지만 붉은색을 띠는 것도 가끔은 있다. 진한 향기가 있다.

1. 여인의 자궁이 허약하고 차서 발병한 생리불순, 생리통, 불임증에 유효하다.
2. 민가에서는 환약 또는 엿을 고아서 장기간 복용하면 생리가 정상으로 유지되고 임신을 하게 된다고 널리 활용된다.

생약 명 : 구절초
약 용 : 부인병, 불임증, 건위 신경통, 식욕촉진, 중풍

이용부위 줄기와 잎

채취와 조제

가을에 꽃이 피기 전 채취하여 그늘에서 말린다.

이용법

말린 줄기나 잎 10~20g을 물 300ml에 넣고 중불에서 반이 될 때까지 달여 식후에 약 한 달 정도 복용하면 효과를 볼 수 있다.

접시꽃 (蜀葵花) • 아욱과

Althaea rosea Cav.

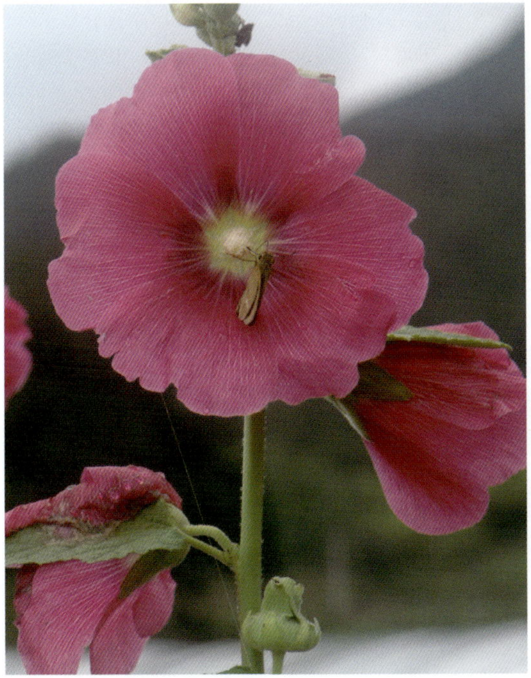

효능

촉규화 : 화혈윤조(和血潤燥), 통리소변(通利小便),
촉규근 : 청열량혈(淸熱凉血), 이뇨배농(利尿排膿).
촉규자 : 이수통림(利水通淋), 골장(滑腸)

- 촉규화
  1. 부인의 백대하(白帶下), 하복부 냉증에 1회 8g을 가루로 만들어 약한 술에 타서 마신다.
  2. 대소변을 잘 보게 한다.
  3. 토혈과 자궁출혈에도 지혈 반응을 보인다.
  4. 뜨거운 물이나 불에 데었을 때 및 코끝이 빨개지는 때에 기름에 개어서 바른다.
- 촉규근
  1. 임질로 인한 소변을 잘 못 보는 증상에 쓴다.
  2. 소변출혈, 토혈, 자궁출혈에 지혈 작용을 보인다.
  3. 충수염에 배농 소염 효과를 나타낸다.
- 촉규자
  1. 소변의 배설을 촉진 시킨다.
  2. 변비에 유효하다.
  3. 윤활 작용이 있어서 점막염에 자극 효과를 나타낸다.

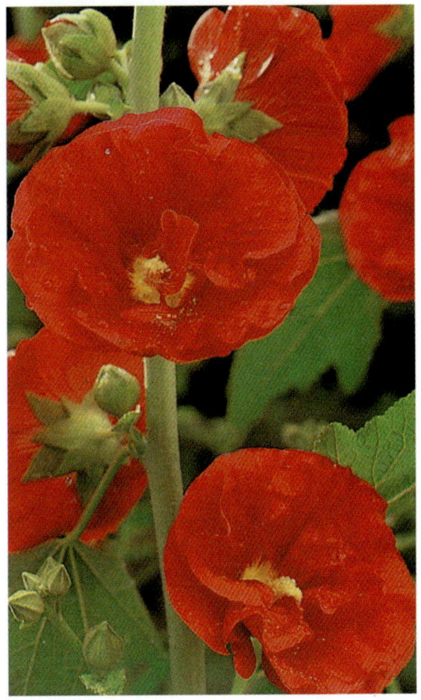

보통 두해살이며 때로는 다년생 숙근 초화로 높이는 1~3m 정도 자란다. 줄기는 단단하며 직립한다. 전주에 잔털이 밀생해 있다. 잎은 대형의 심장형이고 긴 엽병 이다. 보편적으로 5~7장으로 깊이 갈라져 있고 둔한 거치가 있다. 꽃은 중부 이상의 엽맥마다 한두 송이가 피며 원추화서는 1m 이상으로 아래서부터 위로 피어 올라간다.

꽃의 직경은 5~7cm 정도이고 꽃잎 가장자리는 파상 또는 둔한 거치가 있다. 꽃은 흰색, 적색, 연황색, 연홍색, 주홍색, 적자색, 흑홍색, 흑갈색의 여러 가지가 홑꽃과 겹꽃으로 되어있으며, 개화기는 6~8월 이다. 뿌리를 촉규근(蜀葵根), 종자를 촉규자(蜀葵子)라고 한다. 또한 백색꽃을 백규화(白葵花), 적색꽃을 적규화(赤葵花)라고 한다.

개망초 (一年蓬) · 국화과

Erigeron annuus<LINE>PERS.

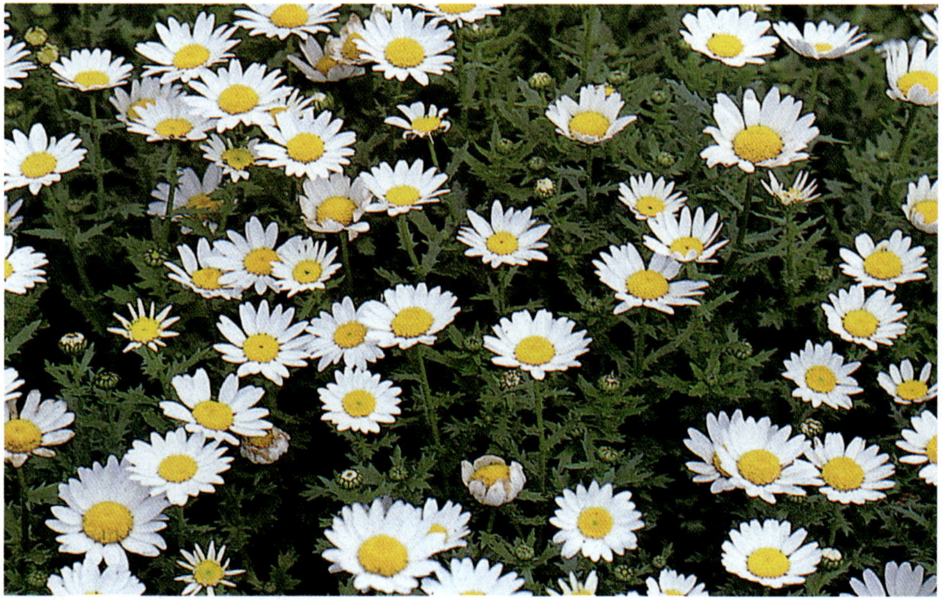

키 50~100cm로 북아메리카 원산으로 국화과의 두해살이 풀로서 식물의 전초에 털이 있고 가지를 많이 단다. 잎은 어긋나며 가늘고 좁은 칼 모양이다. 줄기와 가지 끝에, 6~9월 사이에 흰색 꽃이 핀다. 개망초는 귀화식물인데, 우리나라 토종식물처럼 전국 어디서나 하얗게 피어 보는 사람들을 즐겁게 해준다.

생약 명 : 담(淡), 평(平)

효능 청열해독(淸熱(解毒), 조소화(助(消化)

성분 Pyromeconic acid qurcetin 등이 확인되었다.

약리 혈당 강하 작용을 나타낸다.

약효

1. 소화불량에 효과가 있고
2. 장염으로 인한 복통 설사를 치료한다.
3. 전염성간염, 림프절염, 소변 출혈에도 응용된다.

임상보고

1. 학질에 유효하다.
2. 급성 전염성 간염에 이 약물 80g을 물을 붓고 달여서 1일 2회 복용한 결과, 2주일 후에 일정한 효과를 얻었다.

큰꿩의 비름 (大弁慶草) • 돌나물과

Heterotropa kooyana var. nipponica

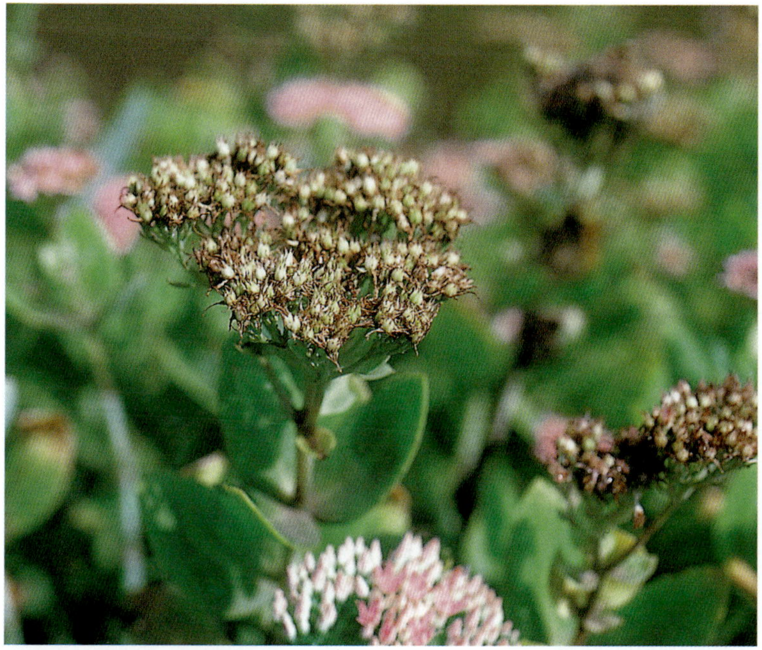

중국 동부, 한반도가 원산지로 관상용으로 재배되는 여러해살이 다육식물. 높이 30~70cm, 잎은 협란 형으로 엽병은 없고, 대생, 윤생한다.
8~9월, 줄기 끝에 대형의 산방화서를 내고 다수의 홍색인 작은 꽃을 맺는다.
수술은 꽃잎의 1.5배이다. 일본산인 보라색 꿩 비름과 꿩 비름은 꼭 닮아 있으나 드문 식물로, 보통 재배되고 있는 것은 큰 꿩 비름

해설 : 1. 혈액 순환을 개선하고 2. 타박상에 응용되며 3. 토혈에 쓰인다.

- **다육식물(多肉植物)** 식물체의 저수 조직이 발달하여 다육화한 식물. 다장식물(多漿植物).
- **윤생(輪生)** 돌려나기 즉 줄기에 잎이 붙는 형식의 하나. 한 마디에 세 개 이상의 잎이 수레바퀴 모양으로 나는 잎.

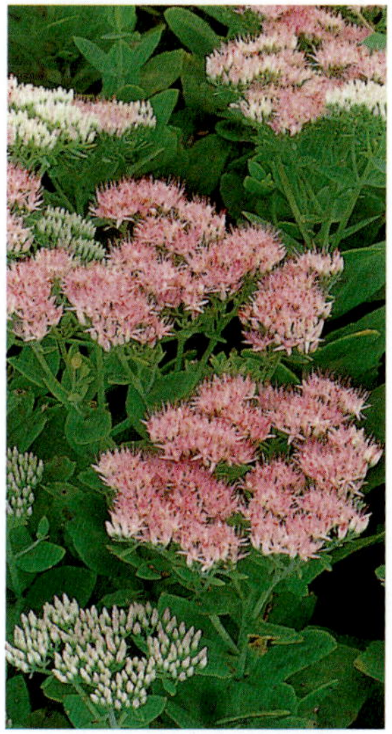

*여름에 줄기 끝에 달린 꽃

이용부위 – 줄기, 잎

약효

부종, 작은 벤 상처, 치질

채취 · 보존

개화기 전초를 베어 햇볕에 말린다. 여름~가을, 잎을 베어 물에 씻은 후 물기를 없애고 생잎 그대로 사용한다

사용법

부종, 작은 벤 상처, 치질에는 건조한 전초 5g을 컵1의 물로 반이 될 때까지 끓여서 환부에 도포한다. 부종 등에는 생잎을 불에 구워, 뒷면의 박피를 벗겨내고 제거, 환부에 바른다. 벤 상처에는 생잎의 즙을 발라도 좋다.

유심자 (乳蕈刺)

Astible microphylla45

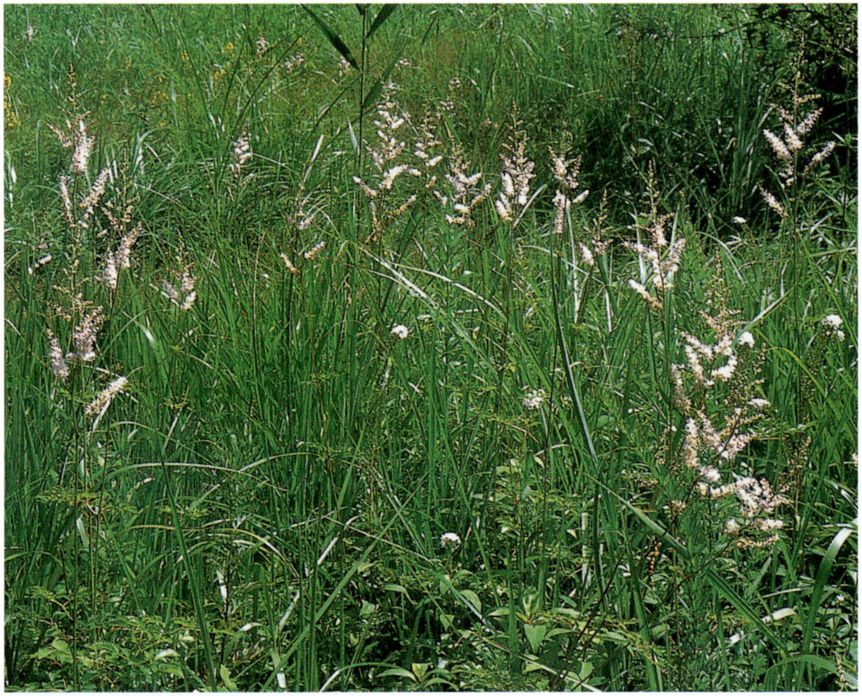

양지바른 초원이나 습기 찬 논의 가장자리, 개천가 등에 자생하는 여러해살이풀. 적갈색의 인편모가 밀생한 굵은 근경이 비스듬하게 뻗고 줄기는 높이 80cm 정도가 된다.

잎은 긴 엽병을 가지고, 2~4회의 우상복엽으로 양면에 단모가 있다. 엽병과 줄기에는 다갈색의 조모가 돋는다. 작은 잎은 타원형이나 도란형으로 길이 2~4cm. 7~8월, 원추화서를 만들어 담홍색의 작은 꽃이 맺는다. 꽃잎, 꽃받침 모두 5개. 꽃이 진후, 끝이 2개의 부리모양으로 뾰족하고, 길이 약 4mm의 열매를 맺는다.

- 밀생(密生) 식물이 빽빽하게 나는 것
- 우상복엽(羽狀複葉) 깃꼴겹잎.

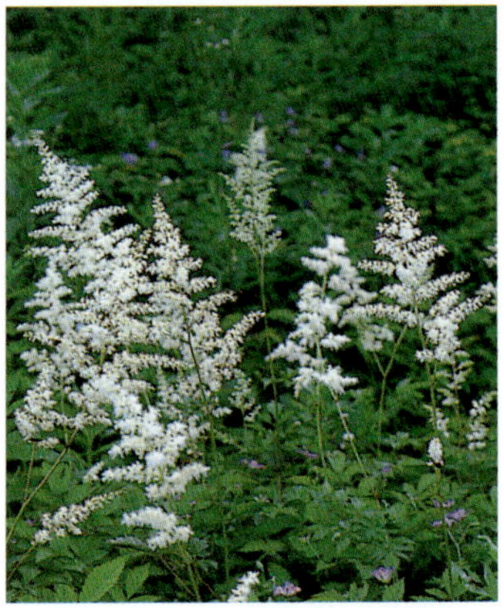

* 포석승마는 약용으로는 사용하지 않는다.

이용부위 – 근경

약효

감기, 두통

채취 · 보존

8~9월, 근경을 캐내어 물에 잘 씻은 후 햇볕에 말린다.

사용법

감기, 두통에는 건조한 근경 10~15g을 컵2의 물로 3분의 1이 될 때까지 끓여서 1일 분량으로 하여, 3회에 나누어 복용한다.

참싸리 (短序胡枝子) • 콩과

Lespedesze cirtobotrya Miq.

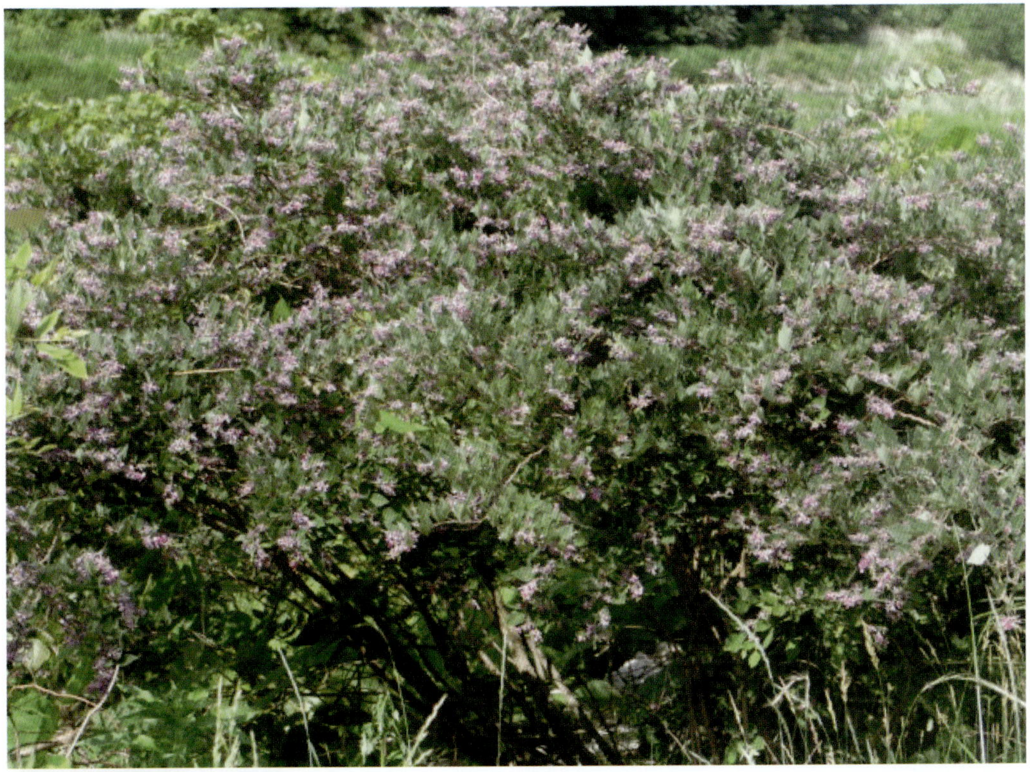

높이 2m 정도 자라는 낙엽 관엽으로 가지가 많이 분지하며 오래된 나무는 가지가 축 늘어진다. 어린 가지에는 능선과 털이 있으며 잎은 세 장으로 작은 잎은 거의 원형 또는 둥근 도란형이며 끝은 둥굴거나 오목하게 들어갔고 거치가 없으며 잎 기부는 둥굴다. 꽃은 총상화서로 액생하며 잎보다 짧고 빽빽이 나며 자홍색이다.

개화기는 7~8월이며 열매는 협과로 타원형이고 협과의 길이는 7mm로 난형이고 털이 있다. 열매는 10월에 익고, 줄기는 세공재, 껍질은 섬유 원료로 이용한다.

효능

윤폐청열(潤肺淸熱), 이뇨통림(利尿通淋)

약효

1. 폐의 호흡 기능을 증강시키고, 열을 내리다.
2. 이뇨작용이 탁월하여 소변을 잘 못 보는 증상에 잎을 달여 복용한다.

적송 (赤松)

Thuja orientalis

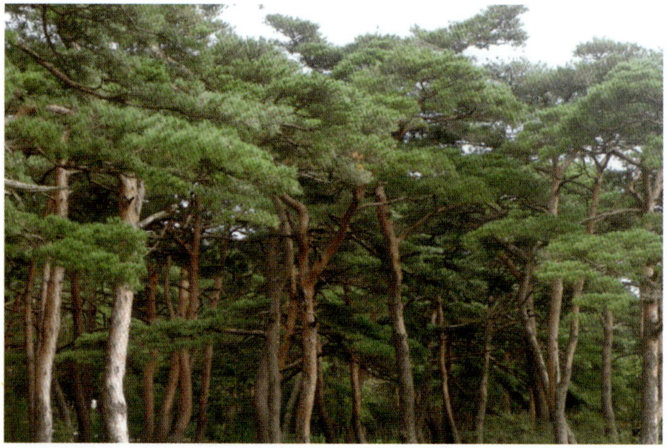

산야에 자생하고, 재배도 되는 상록고목. 높이 30m, 때로는 50m 정도가 된다. 줄기의 수피는 적갈색으로 구갑상(龜甲狀)으로 갈라진다. 잎은 길이 7~12cm, 녹색의 장침 형으로, 2개가 짝으로 속생한다. 4~5월, 새 가지의 선단에 적홍색의 자구화가 1~3개 달린다. 수꽃은 다른 새 가지의 하부의 다수의 인편 엽액에 1개씩 달린다. 구과는 난상원추형, 목질로 단단하고, 종자는 길이 5mm정도의 도란형, 1.5cm 정도의 피침형의 날개가 있다.

• 불면증(不眠症) 잠이 잘 오지 않는 병증.

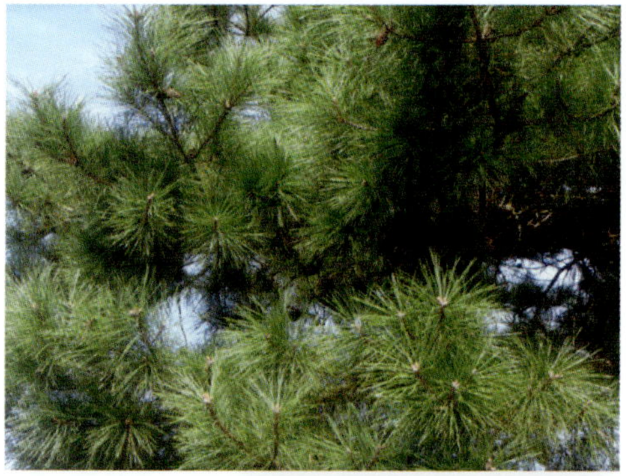

*소나무 잎

이용부위 – 수지(樹脂) 잎

약효

수지 : 거담, 견비통, 타박상
잎 : 저혈압증, 불면증, 냉한 체질, 식욕부진, 자양강장, 동맥경화의 예방

채취 · 보존

줄기에 상처를 내어, 삼출(滲出)한 생 송진을 모아서 건조시킨다. 이것을 송진이라고 한다. 필요에 의하여 잎을 채취해서 물에 씻은 후 이용한다. 수피에 있는 지분을 이용한다. 물에 씻은 후 이용한다. 수피에 있는 지분을 이용한다.

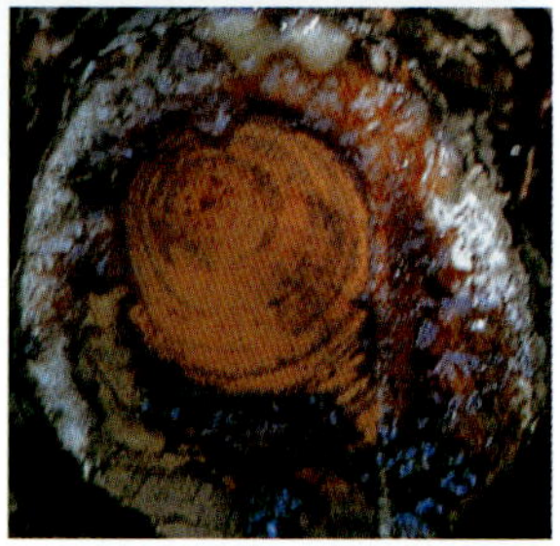

*송진

사용법

거담에는 건조한 송진 1~2g을 에틸알코올 10cc에 녹여서 물을 가하여 200cc로 해서 설탕 3~5g을 가하여 복용한다. 어깨 결림, 근육통, 타박상 등에는 건조한 송진을 따뜻하고 부드럽게 해서 환부에 붙인다. 저혈압증, 불면증, 냉한 체질, 식욕부진, 자양강장, 동맥경화의 예방 등에는 신선한 솔잎 300~400g을 씻어 물기를 없애고 잘게 썰어 정제설탕 100g와 함께 1.8리터의 화이트리커에 스며들게 하여 3개월 정도 둔 것을 취침 전에 술잔 1잔정도 마신다.

측백나무 (側柏) • 측백나무과

Thuja orientalis

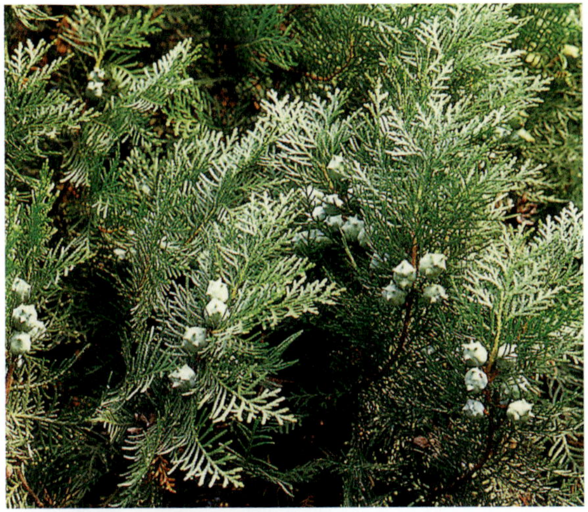

중국이 원산인 상록 소교목. 우리나라에서 정원수로 많이 심는다.
높이5~10m, 수피는 회갈색. 가지는 줄기의 하부에서 갈리고, 평판상으로 직립하고, 조밀하게 분지. 노송나무와 유사한 인편상의 잎을 십자 대생한다.
암수동주로, 3월경 담자녹색의 수꽃과 암꽃을 맺으며, 가을에는 둥근 달걀꼴의 청백색의 구과를 맺는다.

임상보고 : 1. 위, 십이지장 궤양으로 인한 출혈에 이 약물 15g을 물을 붓고 달여서 복용하고 현저한 지혈 효과를 보았으며, 2. 피부 감염성 질환에 다른 약물과 배합해서 효과를 보았다. 3. 폐결핵에도 약침 제제로 효과를 높엿다. 4. 대머리에 이 약물 25~30g을 75% 알콜에 담갔다가 바르며. 5. 볼거리염에 생즙을 달걀과 혼합하여 바른다.

- **월경과다(月經過多)** 성숙한 여성의 자궁에서 정기적으로 며칠 계속하여 출혈하는 생리 현상인데, 너무 많이 나옴. 경도(經度). 멘스. 월사(月事). 생리(生理).
- **토혈(吐血)** 위 식도(食道) 등의 질환으로 피를 토함.

이용부위 – 잎/ 종자

약효

잎 : 혈변, 월경다과, 토혈, 객혈 등의 지혈, 설사 그침
종자 : 자양강장

채취 · 보존

잎을 채취하여, 물에 씻은 후, 햇볕에 말린다. 이것을 측백엽 이라고 한다. 가을에 구과를 채취하고 두드려서 종자를 꺼내고 종자만 모아서 햇볕에 말린다. 이것을 백자라고 한다.

사용법

지혈, 설사 그침에는 건조한 잎 5g을 컵1의 물로 반이 될 때까지 끓여서 1일 분량으로 하여 복용한다. 자양강장에는 건조한 종자를 프라이팬 등에서 가볍게 볶은 후 갈아 으깨어 5~12g을 1일 분량으로 3회에 나누어 복용한다.

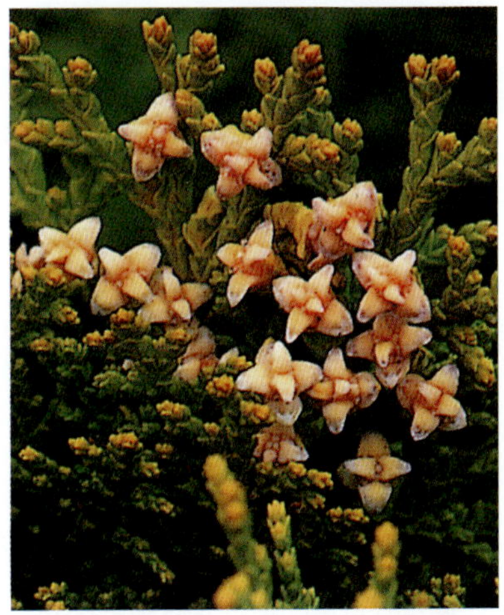

*수꽃과 암꽃

주목 (朱木) · 주목과 (독)

Texus cuspidata

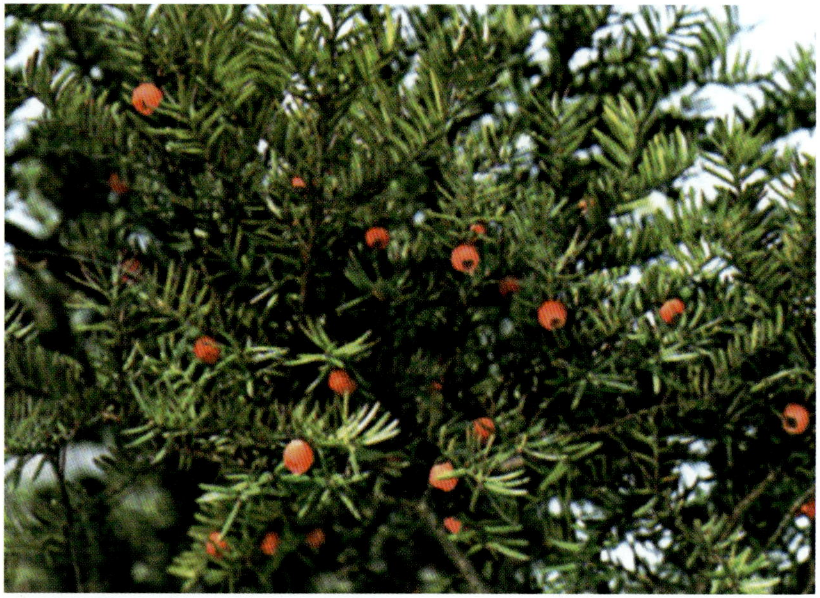

주목과의 상록 침엽 교목, 고산의 약간 습기 찬 산림지에 자생한다. 줄기는 직립하고, 높이 20m정도나 되고 조밀하게 가지가 갈라진다. 잎은 길이 1.5~3cm의 선형으로, 끝은 뾰족하나 날카롭지는 않고, 녹색으로, 위를 향한 가지에서는 나선형이고, 옆 가지에서는 2열상태가 된다. 암수이주. 3~5월, 엽액에 수꽃이, 짧은 쪽 가지에는 암꽃이 탄생한다. 열매는 구형의 다육질. 가종피는 처음에 녹색이지만, 종자가 성장함에 따라 적색이 되고 달아서 식용이 되지만, 종자는 유독성이 있으니 요주의가 필요하다.

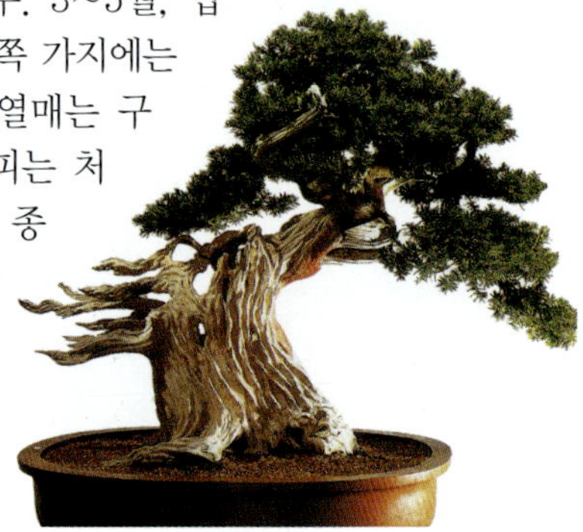

해설 : 1. 신우신염으로 전신이 부었을 때에 쓰고. 2. 당뇨병에는 혈당을 내린다.
약리 : 1. 혈당을 현저하게 내리며. 2. 복수암 세포의 억제 작용을 나타낸다.

이용부위 - 잎

약효 당뇨병, 신장병, 이뇨, 생리불순

채취 · 보존

필요에 따라서 잎을 채취하여 햇볕에 말린다. 이것을 주목엽이라고 한다.

사용법

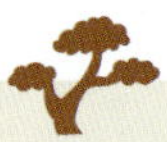

당뇨병, 신장병, 이뇨, 생리불순 등에는 건조한 잎 5~10g을 컵1의 물로 반이 될 때까지 끓여서 1일 분량으로 하여 3회에 나누어 복용한다. 단, 잎에는 타키신 등 유독 물질이 포함되어 있기 때문에 주의가 필요하다.

갯버들 (川柳) • 버드나무과

Salix gilgiana

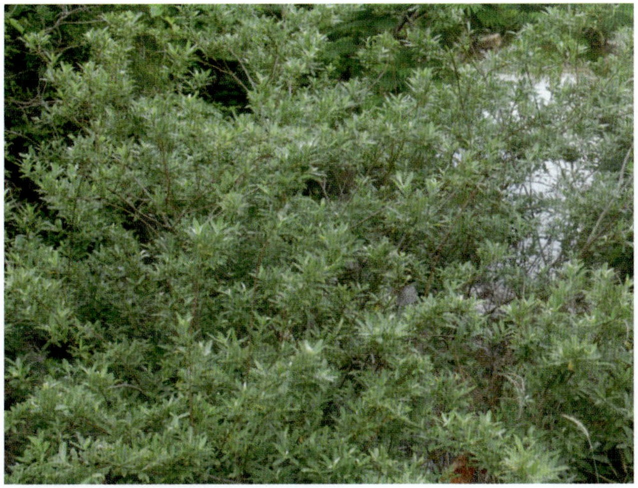

물가에서 자라는 낙엽 활엽 저목. 냇가에서 자라는 버드나무의 유사종, 때로 갯버들, 너구리버들 등으로 부르는 일도 있다.
냇버들은 갯버들과 함께 평야부의 냇가에서 많이 볼 수 있고, 우리나라 전국에 분포되어 있다.
잎은 장타원상 피침형으로 피침형의 탁엽을 갖는다. 이른 봄, 잎보다도 먼저 원주형의 화수를 조밀하게 맺는다.
자웅이주. 꽃이 진후, 삭과가 열리고 익으면 갈라진다. 냇버들은 이른 봄소식을 눈웃음으로 제일먼저 전한다.

이용부위 – 수피

약효 해열

채취 · 보존

가지를 채취해서 잎을 떨어뜨리고, 수피를 벗겨서 모아가지고 물에 씻어서 햇볕에 말린다. 오래된 가지일수록 좋다.

사용법

건조한 수피 5~10g을 컵2의 물로 반이 될 때까지 끓여서 1일 분량으로 하여 복용하면 해열이 완화된다.

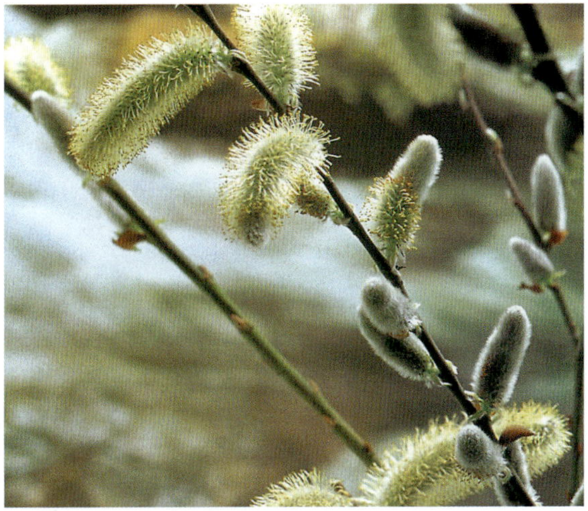

청미래덩굴 (猿捕茨) · 백합과

Smilax china

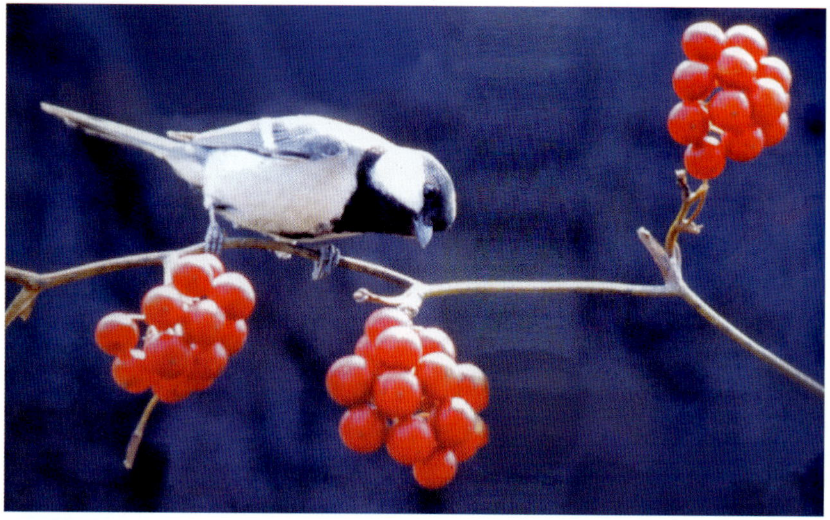

별명-명감나무

임상보고 : 청미래덩굴 잎은 1. 외과의 급성감염증으로 봉와직염, 림프절염, 유선염 등에 현저한 소염 작용을 보이고 2. 풍습관절염에도 약침 제제로 효과를 얻었다. 3. 위암, 식도암, 직장암, 유선암, 자궁경부암, 비암, 인후암 등에도 유효한 반응을 나타냈다.

*잎은 신선한 것을 채취하여 말린 다음 가루로 만들어 탕화창에 연고제로 바른다.

각지의 산지에 많은 백합과의 낙엽 활엽 덩굴성관목. 저목에 휘감기듯 지라서 덤불을 만든다. 땅속 깊이 근경이 불규칙적으로 구부러지면서 옆으로 뻗고, 수염뿌리를 낸다.

줄기에는 굳은 가시가 듬성듬성 나있고, 높이 0.7~2m 이상으로 자란다. 잎은 원형 또는 타원형으로 끝이 짧고 뾰족하다. 질은 두텁고, 표면에는 광택이 나고, 전연, 엽병에는 선단이 덩굴손으로 변화한 엽탁이 있다. 자웅이주. 4~5월, 엽액에서 꽃자루를 내어 산형화서를 만들고, 다수의 황록색의 작은 꽃이 맺는다. 가을에 구형의 열매가 붉게 익는다. 특이하게도 잎자루의 기부에 덩굴손이 둘 있다. 그리고 잔뿌리로 솔을 맨다.

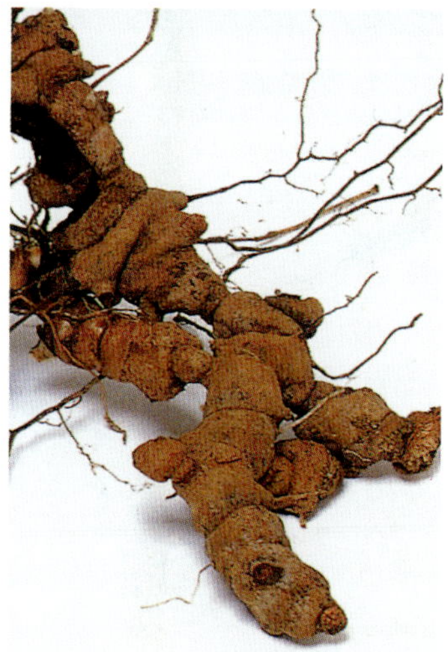

*근경은 물로 씻은 후 썰어서 건조시킨다.

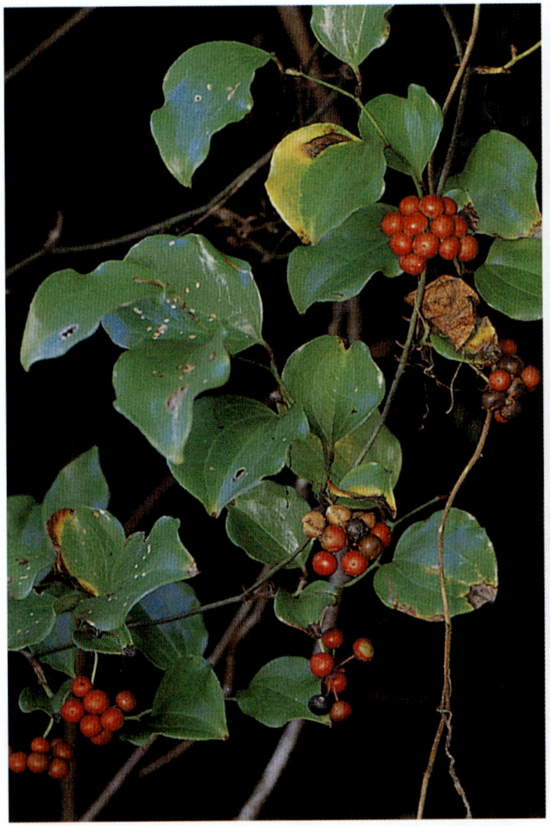
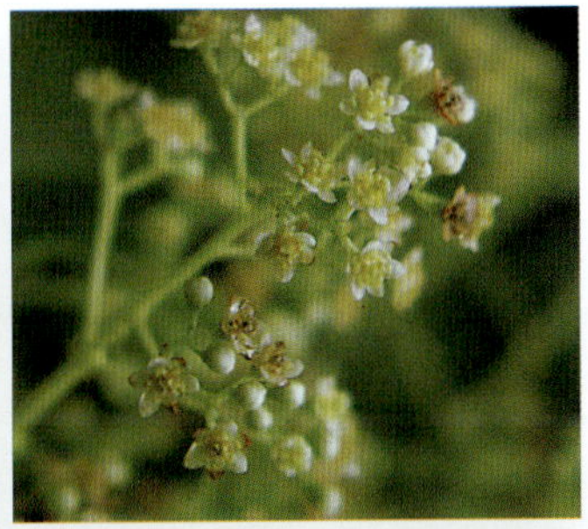
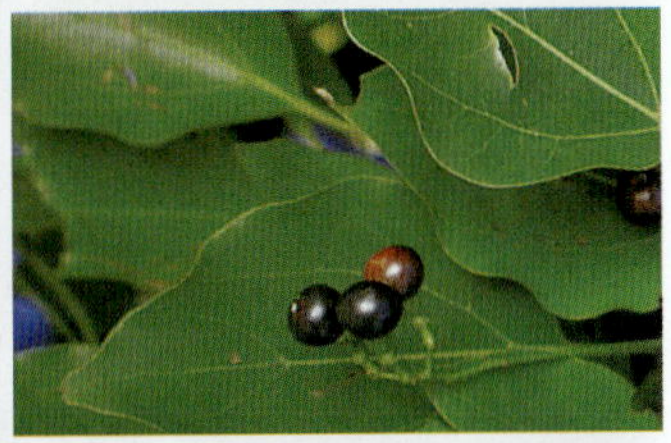
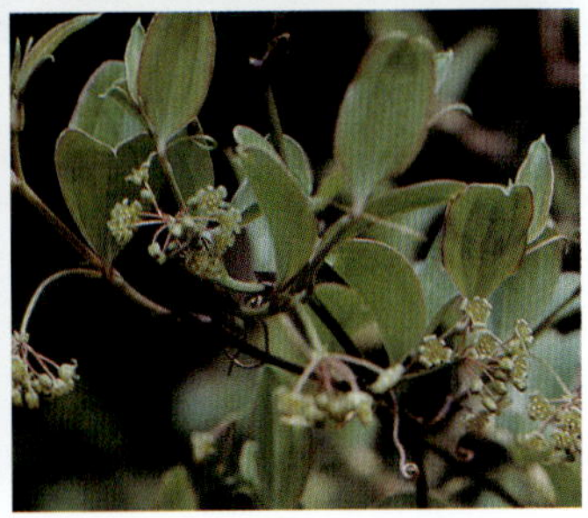

• 부종(浮腫) 신장병에 걸리거나, 어느 국부의 혈액 순환에 탈이 나서 몸이 퉁퉁 부어 오르는 병. 부증(浮症).

이용부위 – 근경

약효 종기, 부종증

채취 · 보존

가을에 근경을 캐내어, 물에 씻은 후, 잘게 잘라서 햇볕에 말린다.

사용법

급성 신장염 등에 의한 부종에는 건조한 근경 10~20g을 컵2의 물로 반이 될 때까지 끓여서 1일 분량으로 하여 3회로 나누어 식간에 복용한다. 부스럼, 여드름 등의 종기에도 마찬가지로 끓여서 액을 복용한다.

산뽕나무 (山桑) • 뽕나무과

Morus australis

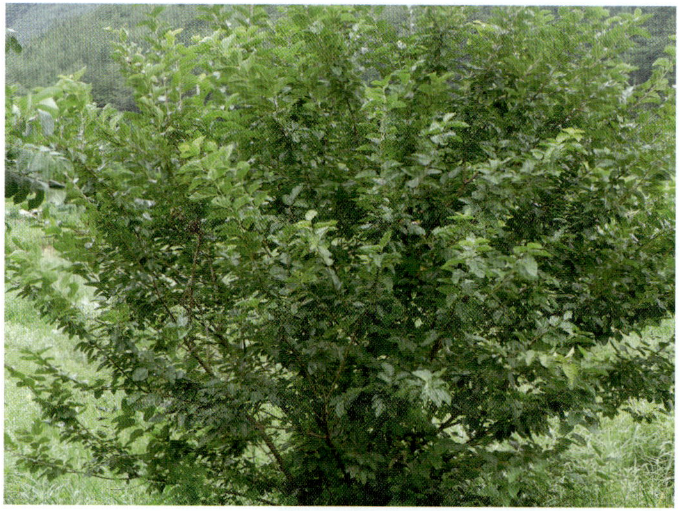

촌락 부근 및 밭둑 그리고 산지에 자생하는 뽕나뭇과의 낙엽 활엽 교목. 높이 10m정도가 되고, 자웅이주 또는 동주. 지역적, 생태적인 변이가 크다.

잎은 길이 7~18cm, 폭 5~15cm 보통 광란 형으로 톱니가 있고, 때로는 3~5열, 6~9월, 길이 5~15cm의 화서를 잎에 대생하고, 흰 꽃잎이 다수 맺는다.

과실은 여름에 익는데, 오디라 하여 식용한다. 잎은 양잠 사료, 나무껍질은 약용이나 제지용으로 이용한다. 산상(山桑) 산뽕

임상보고 : 식도암과 위암에 상백피 40g을 식초에 1시간 동안 담갔다가 몇 번 나누어 복용하고 양호한 결과를 얻었으며, 하지(下肢)의 종기에 상엽 약침 제제를 투여하여 만족할 만한 효과를 얻었다.

• **소염(疏髥)** 세균의 감염 따위로 몸의 어느 부분이 붉게 붓거나 아프거나 열이 나는 병증(이물(異物)의 침입 따위에 대항하기 위한 생체의 방어적 반응임. 염증(炎症).

이용부위 – 상피, 열매

약효

상피 : 소염, 이뇨, 기침 그침
열매 : 저혈압증, 불면증, 냉한 체질, 이뇨, 강장

채취 · 보존

뿌리를 캐어 물에 씻은 후, 건조하기 전에 껍질을 벗겨서 햇볕에 말린다. 이것을 상백피 라 한다. 여름에 익은 열매를 채취해서 햇볕에 말린 것을 상심이라고 한다.

사용법

소염, 이뇨, 기침 멈춤 등에는 건조한 근피 5~10g을 컵3의 물로 반이 될 때까지 끓여서 1일 분량으로 하여 3회에 나누어 복용한다. 저혈압증, 불면증, 냉한 체질, 이뇨, 강장에는 건조한 열매 5~10g을 컵3의 물로 반이 될 때까지 끓여서 1일 분량으로 하여 3회에 나누어 복용한다.

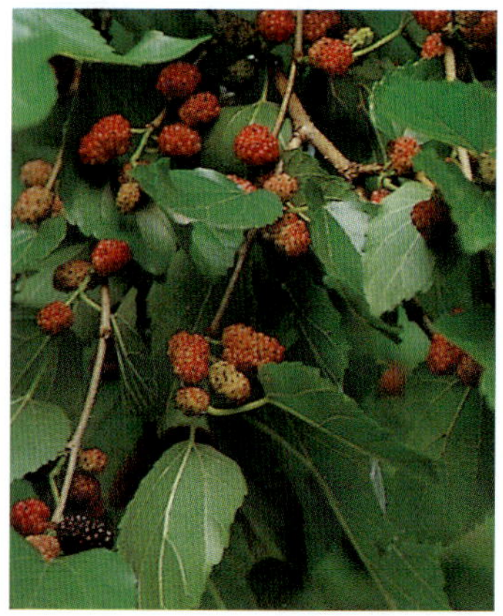

* 가을, 직경 1.5cm정도의 붉은 집합과가 연다.

겨우살이 (宿木) • 겨우살이과

Viscum album subsq coloratum

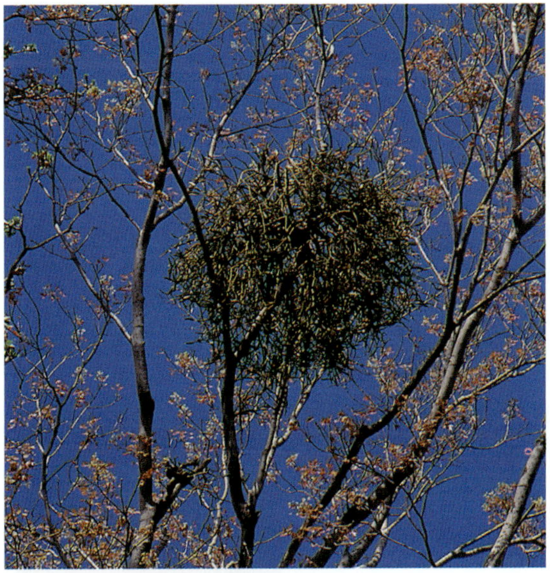

느티나무, 팽나무, 푸조나무 등 느릅나무 과의 식물. 물참나무 등 참나무 과의 식물, 장미과, 뽕나무과 등의 광엽수에 반 기생하는 상록 기생 관목. 높이50cm정도이지만, 큰 것으로는 1m나 된다.

줄기는 녹색으로 원주상, 다육으로 2개, 또는 3개로 가지가 갈라진다. 잎은 엽병이 없이 대생, 엽신은 끝이 원형인 도피침형이며, 길이3~8cm, 기부는 쐐기 형, 양면 모두 털이 없고, 3개의 굵은 맥이 있다.

자웅 이주. 봄~늦봄, 가지 끝이 대생하는 잎 사이에 엽병이 없는 황색의 작은 꽃을 피운다. 열매는 구형으로, 투명감이 있는 황색을 띤 백색. 종자가 1개 있고, 과육은 점액질, 늦가을에 익는다.

임상보고 : 1. 관상 동맥 장애로 인한 심장 부위의 통증 및 심박동 이상에 약침 제제로 활용되었으며, 2. 만성기관지염에 진피(陳皮)와 배합하여 현저한 효과를 나타냈다. 3. 고혈압의 초기 증상에는 유효하나, 말기 증상에는 반응이 없었다. 4. 정신분열증에 현저한 개선 효과를 보였다.

• **산후요통(産後腰痛)** 해산한 뒤 허리가 아픈 병.

이용부위 - 줄기 잎

약효 요통, 산후요통

채취 · 보존

필요한 때에 줄기, 잎을 채취해서, 잘게 썰어서 햇볕에 말린다.

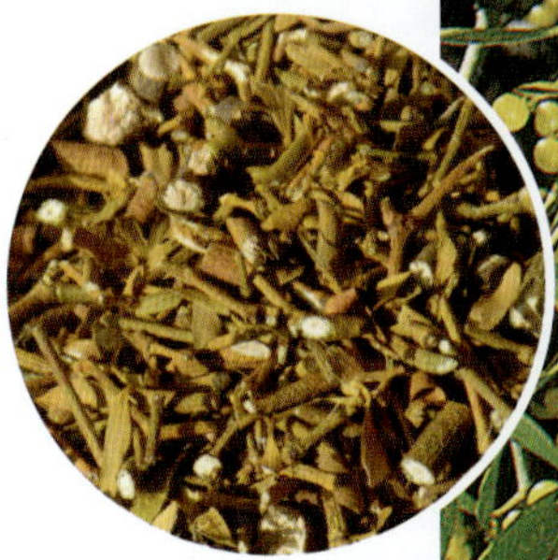

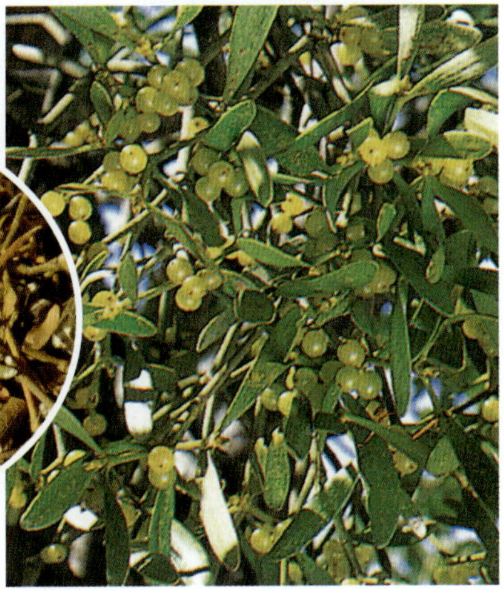

사용법

요통과 산후요통에는 건조한 줄기, 잎 5~10g을 컵2의 물로 반이 될 때까지 끓여서 1일 분량으로 하여 3회로 나누어 복용한다.

후박나무 (朴木) · 녹나무과

Magnolia obovata

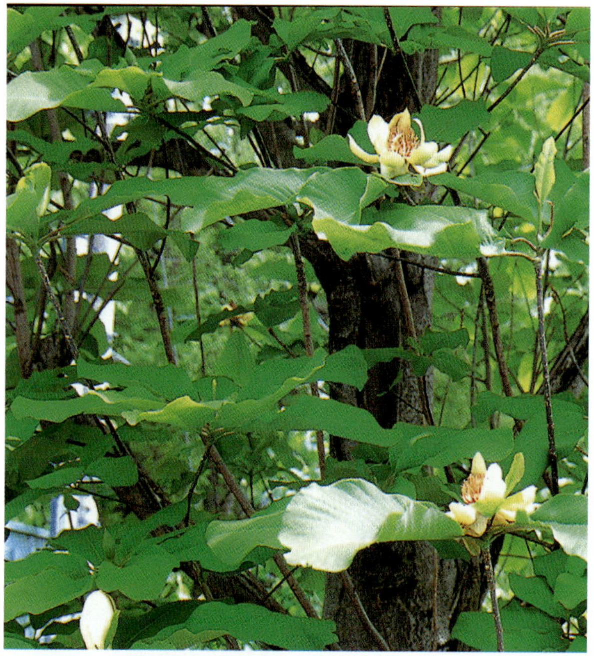

산지와 해변 그리고 평지에서 볼 수 있는 상록 교목으로, 나무 껍질은 회황색, 높이30m, 지름1m가 되는 것도 있다. 잎은 대형으로, 가지 끝에 윤생상태로 모여 달린다.

유병으로 호생, 엽신은 도란상 장타원형으로, 가장자리는 전연, 이면은 분백상태로 연모가 돋는다. 5월경에 가지 끝에 황색미를 띄운 백색으로 지름15cm정도의 9 잎의 꽃을 피운다.

10월경, 길이15cm정도의 장타원형의 열매를 맺고, 익으면 많은 대과에서 붉은색의 종자가 실모양의 주병으로 늘어진다. 껍질은 약제로 쓰이며 목재는 가구 등으로 이용한다.

임상보고 : 1. 자궁 절제 수술시 수술 전에 5 · 10g을 복용하면 수술 중에 나타나는 고창(鼓脹) 현상을 완화 시킨다. 2. 급성장염, 3. 세균성, 아메바성 이질에 효력을 보인다.

- **입덧** 임신한 지 이 삼개월 되어 오심(惡心), 구토, 식욕 부진 등을 일으켜 몸이 쇠약해지며 특별한 음식을 좋아하는 증세. 오조증(惡阻症).

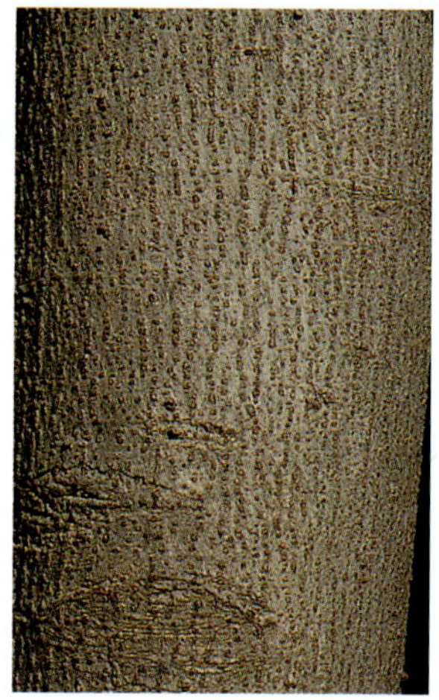

*매끄러운 수피를 하고 있는 후박나무

이용부위 – 수피〈껍질〉

약효

기침 그침, 거담, 위염, 이뇨, 입덧

채취 · 보존

6~8월, 줄기와 가지의 껍질을 벗겨서 햇볕에 말린다. 이것을 후박이라 한다.

사용법

기침 그침, 거담, 위염, 이뇨, 입덧 등에는 껍질만으로 사용하는 일은 없고, 반하 5g, 복령의 건조물 5g, 소엽 2g, 생강의 건조근경 3g에 후박 3g을 섞은 것을 반하 후박탕이라 하고, 1일 3회, 식후 30분 정도에 복용한다.

목련 (木蓮) • 목련과

Magnolia praecocissima

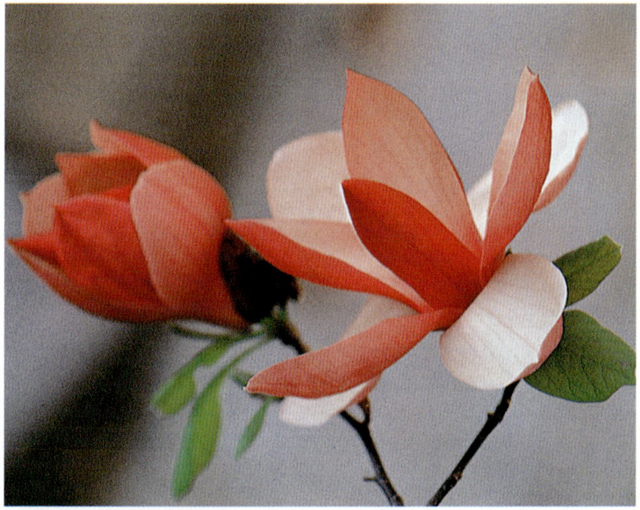

허리나 숲이 그리고 마을에서 볼 수 있는 낙엽교목. 줄기는 직립하여 높이 20m나 되고, 분지를 많이 한다. 봄에 새잎에 앞서서 잔가지 끝에 향기가 있는 흰색으로 대형의 꽃이 핀다.

꽃은 전충엽과 닮았기 때문에 구별하기 어렵지만, 목련에는 꽃 밑에 작은 잎이 한개 달려 있다. 잎은 길이 5~20cm의 도란형으로, 주름이 있다. 늦여름, 길이 5cm정도로 일그러진 장타원형의 대과가 열리고, 익어서 갈라지면 붉은 종자가 흰 실 모양에 의하여 아래로 늘어진다. 나무결이 치밀하여 기구, 건축재로 쓰이고 꽃망울은 약재로 이용한다.

약리 작용 : 1. 비염에 수렴 작용이 있어서 점막 표면을 보호하는 동시에 모세혈관을 확장시키고, 국부의 혈액 순환을 개선시켜 분비물의 흡수를 촉진시키므로 염증을 가라앉히고 호흡을 원활하게 하고 증상을 완화시킨다. 2. 약물 달인 물은 혈압 강하 작용을 보인다.

임상보고 : 비염, 부비동염, 과민성비염에 달인 물로 치유율을 높였다.

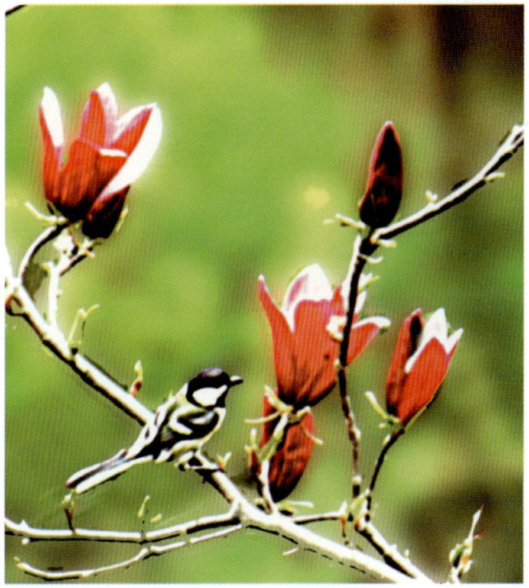

이용부위 – 꽃봉오리

약효

만성비염, 부비강염 콧구멍 종기(코에 생기는 양성의 폴립) 등

채취 · 보존

3월경, 개화전의 꽃봉오리를 채취해서 햇볕에 말린다. 이것을 목련이라 한다.

사용법

만성비염, 부비강염, 콧구멍 종기 등에는 건조한 꽃봉오리 5~10g을 컵3의 물로 반이 될 때까지 끓여서 1일 분량으로 하여 3회에 나누어 복용한다.

녹나무 (樟木) · 녹나무과

Cinnamomum camphora

정원이나 신사, 사원, 난지의 가로수 등에도 심는 상록 활엽 교목. 높이20m 이상, 지름 80~150cm가 되고, 때로는 수고 10m이상, 지름 5~8m에 달하는 것도 있다.
수피는 회갈색에서 암갈색으로 세로로 가늘게 갈라진다. 잎은 길이 2~3cm의 엽병을 가지며, 엽신은 길이 6~9cm, 폭 3~4cm의 계란형, 또는 타원형으로, 표면에 광택이 있고 약간 혁질이다.
4~5월, 새 가지의 엽액에서 원추화서를 내고, 지름 5mm정도의 담황록색의 꽃을 맺는다. 열매에는 지름 7~10mm의 구형의 액과로, 익으면 자흑색이 되고, 종자를 1개 갖는다. 의류 등의 방충용으로서 사용되는 장뇌는 녹나무의 원료. 선재(船材)로 이용

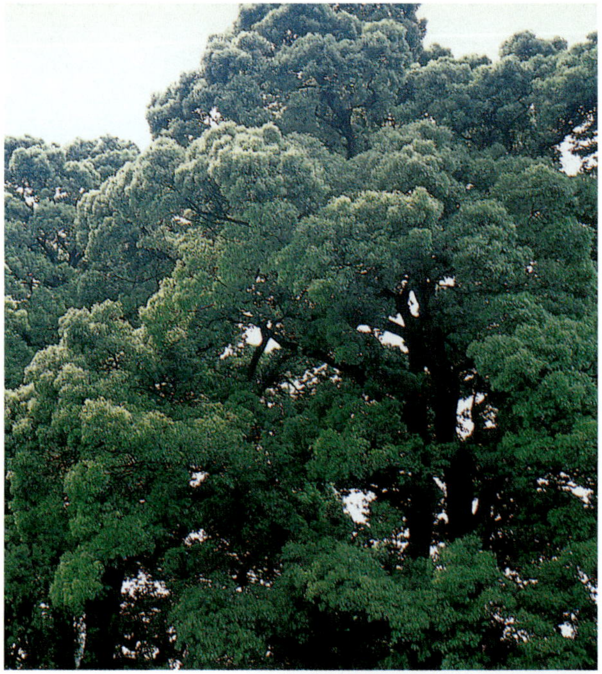

임상보고 : 장뇌를(樟腦)〈녹나무를 증류해 얻는 고체 성분〉 1. 피부에 바르면 진통, 지양(止揚) 작용이 있다. 2. 복용 후 구풍(驅風) 작용과 경미한 거담 작용이 있었다.
*1회 0.3~0.5g을 복용하는데, 0.5~1g 이상을 복용하면 중독 증상을 보인다.

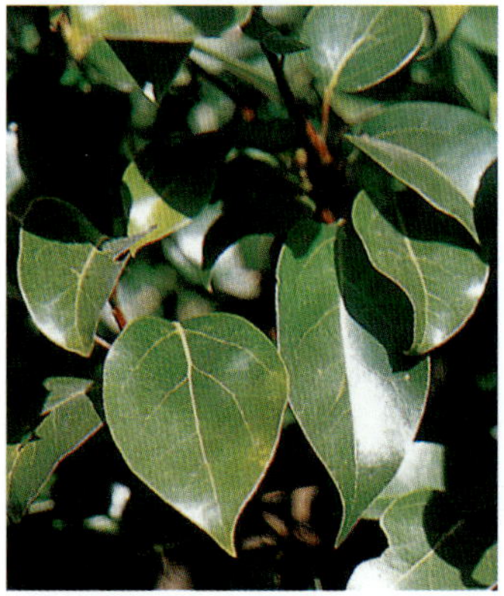

*약간 두꺼운 잎과 줄기를 모아서 약용으로 한다.

이용부위 – 가지, 잎

약효

신경통, 피로회복, 진통

채취 · 보존

가지를 채취해서 그늘에 말린다.

사용법

신경통, 피로회복에는 건조한 가지, 잎 50g을 포대에 넣고 입욕제로서 사용한다. 보온효과도 있다고 한다.

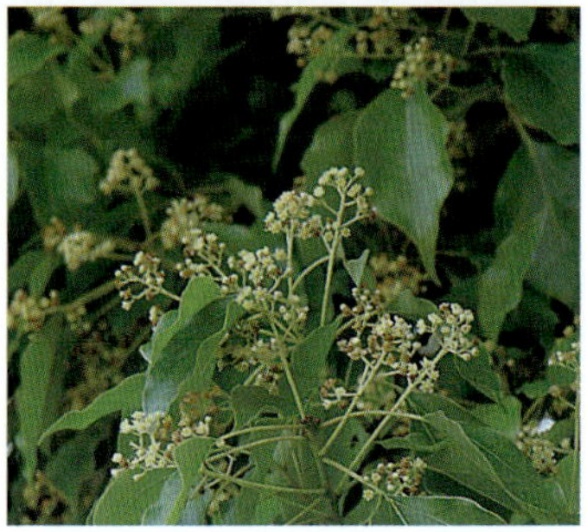

조장나무 (黑文字) • 녹나무과

Lindera umbellata

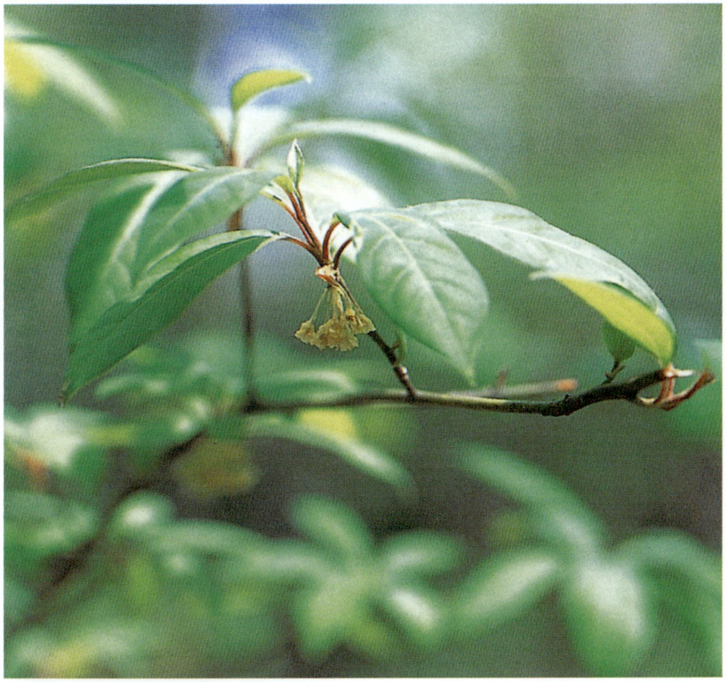

높이 2~3m의 낙엽교목. 수피는 매끄럽고, 회갈색 혹은 흑갈색, 잔가지는 황록색으로 종종 흑반도 있다.

잎은 엽병이 있고 호생, 엽신은 협장 타원형 혹은 도란상 장타원형으로, 길이 5~12cm, 이면은 약간 백색을 띤다. 자웅이주.

3~4월, 산형상의 화서를 만들고, 담황록색의 작은 꽃이 10개정도, 새잎과 함께 핀다.

꽃이 진 후에, 지름 5~6mm의 액과가 열리고, 가을에는 검게 익는다. 안에 1개의 종자가 있다.

- 옴 옴벌레의 기생으로 생기는 기생성 피부병(손, 발가락 사이, 오금, 겨드랑이 등에서 시작하여 퍼져 나가는 몹시 가려운 병). 개선(疥癬).
- 장염(腸炎) 창자의 점막에 생기는 염증(급성과 만성이 있음) 장카타르.

이용부위 - 근피

약효

옴, 습진, 급성위염, 장염, 기침 멈춤, 거담

채취 · 보존

뿌리를 캐서 근피를 벗겨 물에 씻은 후 썰어서 햇볕에 말린다. 이것을 조장근피라 한다.

사용법

옴, 습진 등에는 건조한 근피 20g을 컵3의 물로 반이 될 때까지 끓여서 그 끓인 액으로 환부를 세정한다. 급성위염, 장염, 기침 그침, 거담에는 건조한 근피 10g을 컵3의 물로 반이 될 때까지 끓여서 1일 분량으로 하여 3회에 나누어 복용한다.

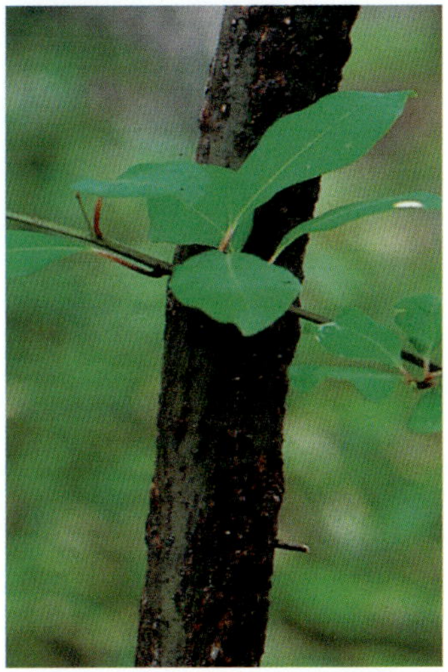

*조장나무의 근피는 거무스름하다.

월계수 (月桂樹) • 녹나무과

Laurus nobilis

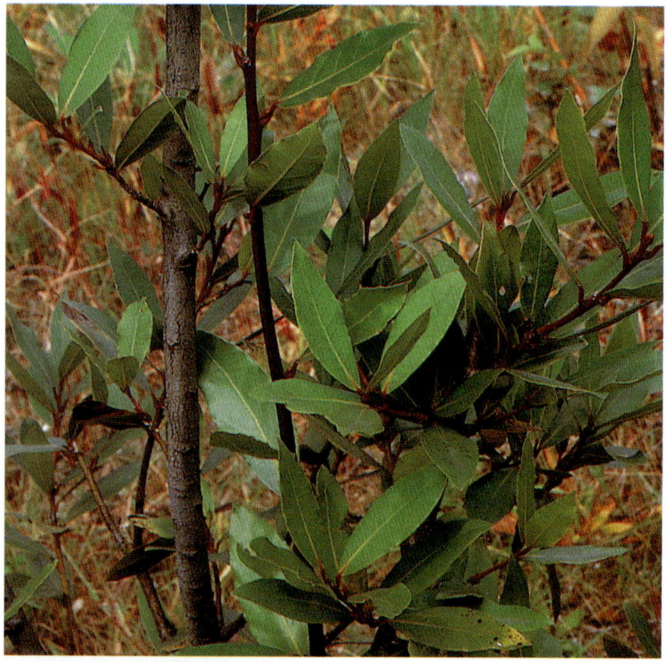

지중해 연안지역이 원산으로, 상록교목(常綠喬木). 암수가 주로 한국에서는 암나무는 비교적 적다. 높이 12m정도, 잎은 길이 8cm정도의 장타원형으로, 심록색, 혁질로, 상처를 내거나 부러뜨리면 특유의 향기가 난다.

봄에, 엽액에 방향이 있는 노란 작은 꽃이 핀다. 화피편은 4심열하고, 열편은 도란형, 10월경, 대두 정도의 크기의 열매가 흑자색으로 익어서 떨어진다.

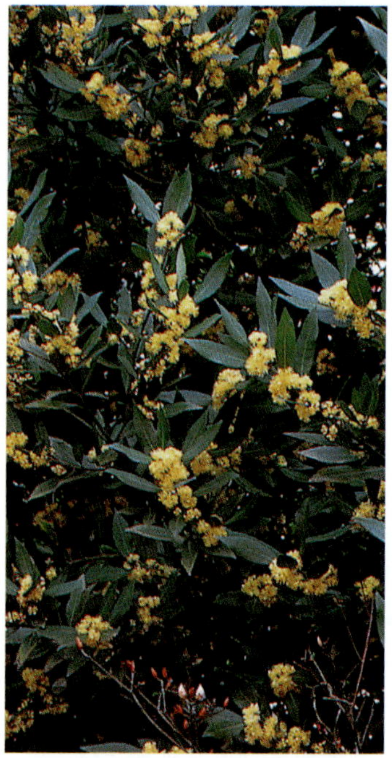

*엽액에 노랗고, 작은 꽃을 맺는다.

이용부위 – 잎, 열매

약효

류머티즘, 신경통 열매 : 건위

채취 · 보존

8월중에 잎을 채취하여, 물에 씻은 후 통풍이 잘되는 장소에서 그늘에 말린다. 이것을 월계잎이라 한다

사용법

류머티즘과 신경통의 통증완화에 건조한 잎 2~3g을 컵2의 물로 3분의 1분량이 될 때까지 끓여서 1회 분량으로 하여 복용한다.

건위에는 건조한 열매를 분말로 한 것을 1g을 컵 반량의 더운물에 섞어서 1일 2~3회 복용한다.

매자나무 (目木) · 매자나무과

Berberis thunbergii

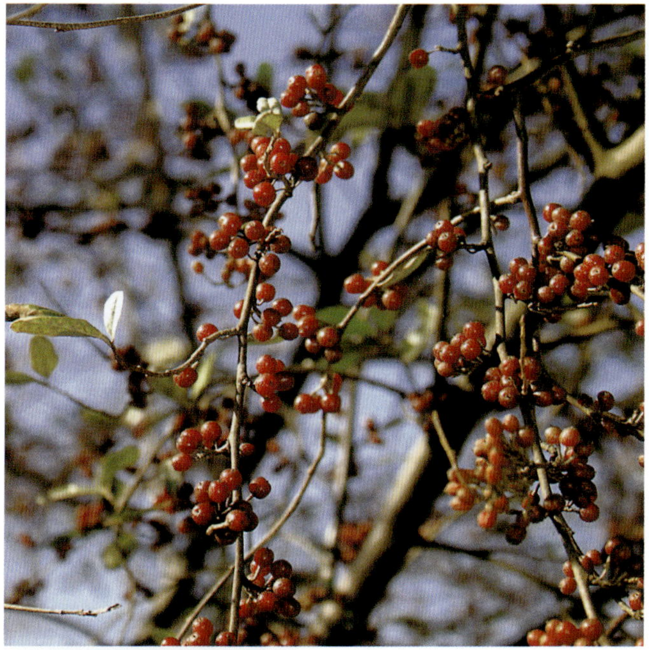

산기슭 양지에 나는 높이1~4m의 낙엽 활엽 관목으로, 줄기에는 모서리가 있고, 다수의 가지가 나온다. 잎은 전연으로 짧은 엽병에 집중해서 달리지만, 새 가지에는 호생 한다. 군생한 잎 밑에는 잎이 변화한 날카로운 가시가 있다.
4월, 가지에서 산형상의 집산화서를 늘어뜨리고, 황색의 6꽃잎을 맺는다. 가을에 광택이 나는 붉은 열매가 익고, 안에는 1~2개의 종자가 있다.

• **눈의 충혈(充血)** 보는 감각 기관, 조직의 혈관속을 흐르는 혈액의 양이 많아진 상태로, 눈이 벌겋게 된 것.

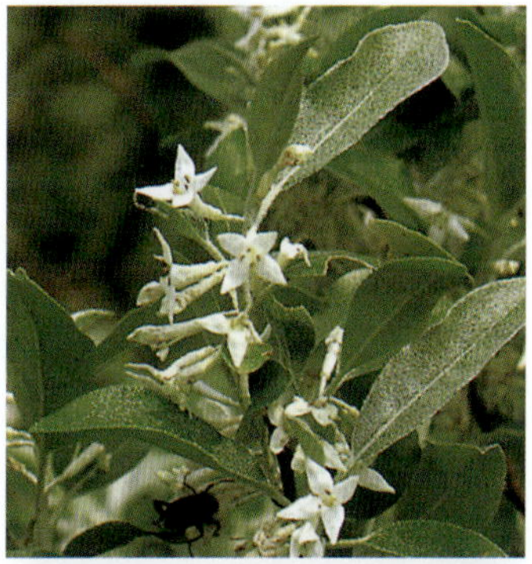

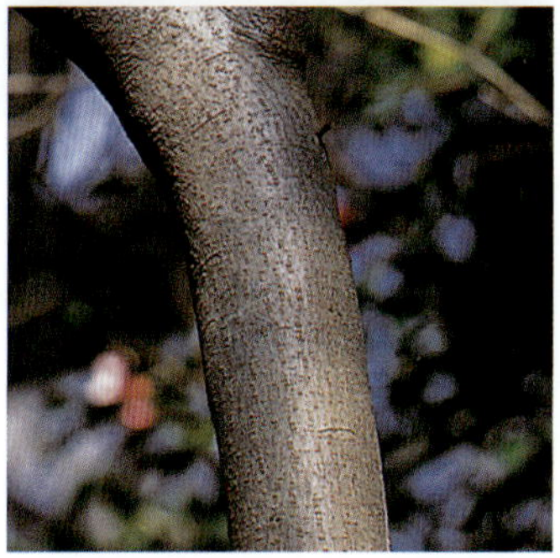

이용부위 – 줄기, 뿌리

약효

눈의 충혈, 결막염, 건위, 정양

채취 · 보존

11월경, 낙엽 진 것을 뿌리만 캐내어, 잔가지와 가시, 수염뿌리를 제거하여, 물에 씻은 후 잘게 썰어서 햇볕에 말린다. 이것을 소벽이라 한다.

사용법

결막염과 눈의 충혈에는 건조한 줄기, 뿌리 5~10g을 컵3의 물로 반이 될 때까지 끓여서 그 액으로 세안한다. 건위, 정장(설사 그침 등)에는 건조한 줄기, 뿌리 15~20g을 컵3의 물로 반이 될 때까지 끓여서 1일 분량으로 하여 3회에 나누어 매식 후에 복용한다.

남천 (南天) • 매자나무과

Nandina domestica

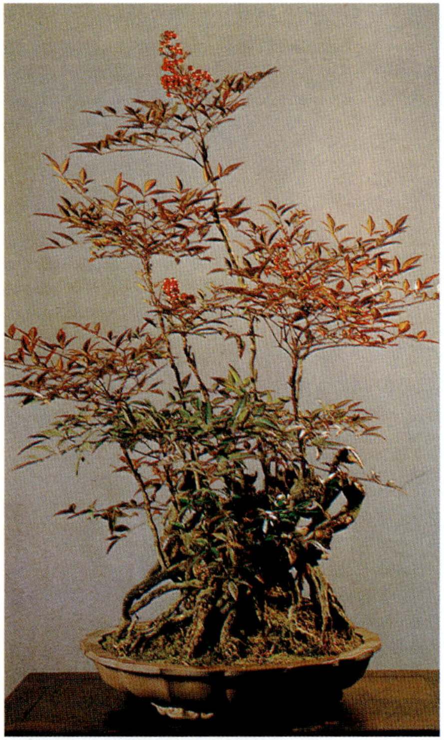

산울타리와 정원수로서 식재되는 상록관목 중국 원산의 관상용. 줄기는 가늘고, 뿌리근처에서 총생하고, 상부에서 잘 분지하고, 높이1~3m정도. 잎은 수회 우상복엽으로 호생하고, 소엽은 길이3~7cm, 피침형으로 끝이 날카롭고 전연. 엽질은 혁질로 표면은 매끄럽다. 6월경, 작은 6꽃잎을 다수 편다. 가을~겨울에, 열매가 붉게 익는다.

약리 작용 : 1. 중추 신경 계통에 작용하여 적은 양도 가벼운 마취 작용을 나타낸다. 2. 평활근에 작용하여 장관(腸管)과 자궁의 긴장도를 높인다. 3. 기타 황문근에도 마비 작용을 보인다.

• **백일해(百日咳)** 백일해균에 의한 어린아이의 기침병(겨울과 봄에 많음, 오래되면 기관지염, 폐렴을 일으키기 쉬움). 백일기침.

사용법

기침 멈춤에는 건조한 열매 10~15g을 컵3의 물이 반이 될 때까지 끓여서 1일 분량으로 하여 3회에 나누어 식간에 복용한다. 어린이의 백일해에는 건조한 열매를 3~5g을 컵3의 물로 반이 될 때까지 끓여서 1일 분량으로 하여 3회에 나누어 설탕이나 벌꿀 등으로 단맛을 가하여 복용하면 좋다. 편도선염에는 건조한 잎 10g을 컵3의 물로 반이 될 때까지 끓인 액으로 양치질을 한다. 습진과 피부병에는 건조한 잎을 적당한 포대에 넣어서 입욕제로 이용한다.

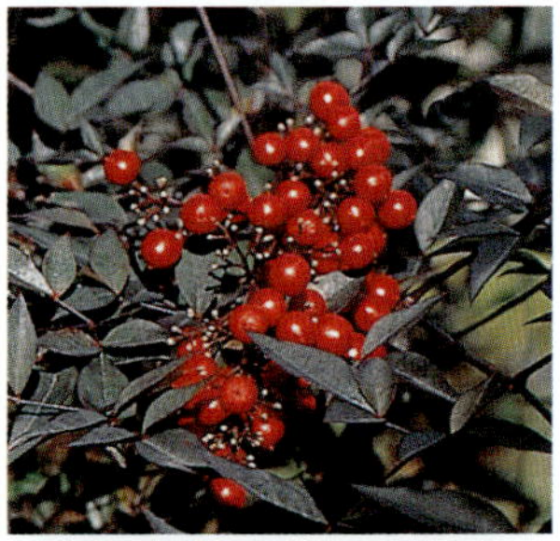

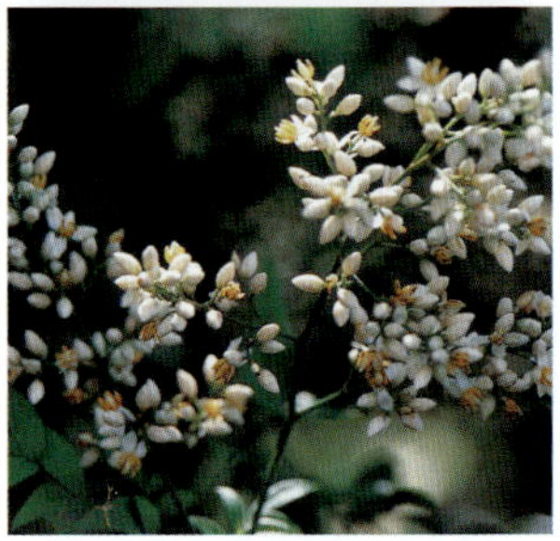

* 열매는 기침 그침에 사용한다.

이용부위 – 열매, 잎

약효

열매 : 기침 그침, 백일해 / 잎 : 편도선염, 습진

채취 · 보존

익은 열매를 채취하여 햇볕에 잘 말린다. 그리고 8~9월에는 잎을 채취해서 햇볕에 말린다.

동백꽃 (藪椿) • 후피향나무과 한국, 일본이 원산지인 꽃의 볼모

Camellia japonica

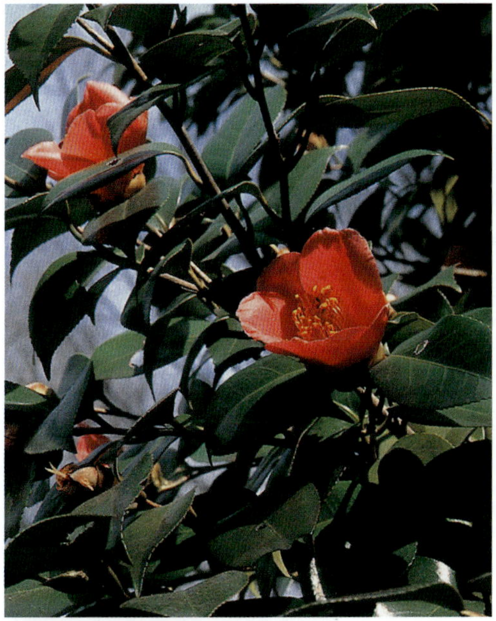

우리나라 각지에 야생하는 상록 활엽 교목으로 높이 6~15m. 줄기는 백색으로 잔 가지가 갈라져 무성하다.
잎은 호생, 엽신은 타원형으로 끝이 날카롭고 뾰족하며, 가장자리에 가는 톱니가 있다. 질은 두텁고, 표면에 광택이 있다. 2~3월경, 꽃자루가 없는 큰 붉은 5변화가 밑을 향해 핀다.
꽃이 진후, 과피가 두터운 구형의 열매가 열린다. 익으면 갈라져서 안으로 부터의 흑갈색의 종자를 2~3개 낸다. 종자는 머릿기름 또는 등잔 기름으로 씀. 다매(茶梅)

해설 : 1. 양혈(凉血) 작용이 있어서 코피, 토혈, 대변 출혈, 자궁출혈에 태워서 복용하고 2. 타박상에도 어혈(瘀血)을 제거시켜 치료반응을 보인다.

약리 작용 : 항문근 세포암의 성장을 억제시킨다.

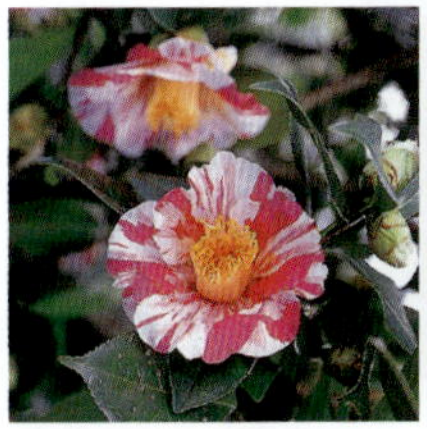

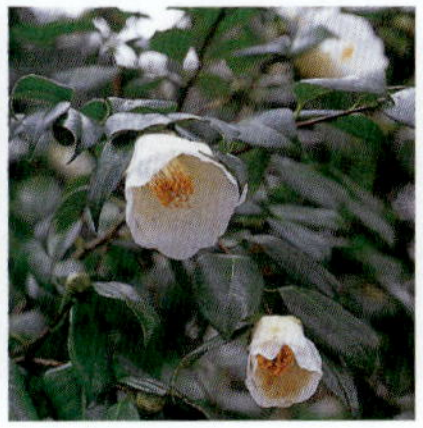

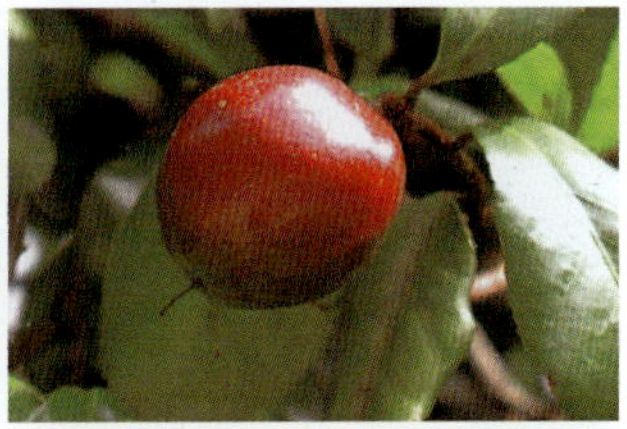

이용부위 – 꽃, 잎

약효

꽃 : 자양강장, 건위, 정장
잎 : 벤 상처, 찰과상

채취 · 보존

2~3월, 개화직전의 꽃을 채취해서 햇볕에 말린다. 이것을 산차라고 한다. 잎은 필요에 의하여 채취한다.

사용법

자양강장, 건위, 정장 등에는 건조한 꽃 10g을 컵 3의 물로 반이 될 때까지 끓여서 1일 분량으로 하여 3회에 나누어 복용한다. 혹은 건조한 꽃을 썬 것을 차 1수저 정도에 더운 물을 부어 차 대신에 복용해도 좋다. 벤 상처와 찰과상에는 생잎을 이겨서 그 즙을 환부에 바르면 좋다.

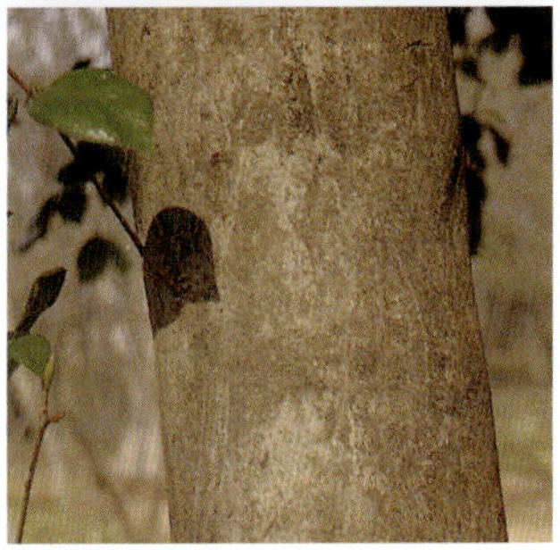

수국 (水菊) · 범의귀과

Hydrangea macrophylly form macrophylla

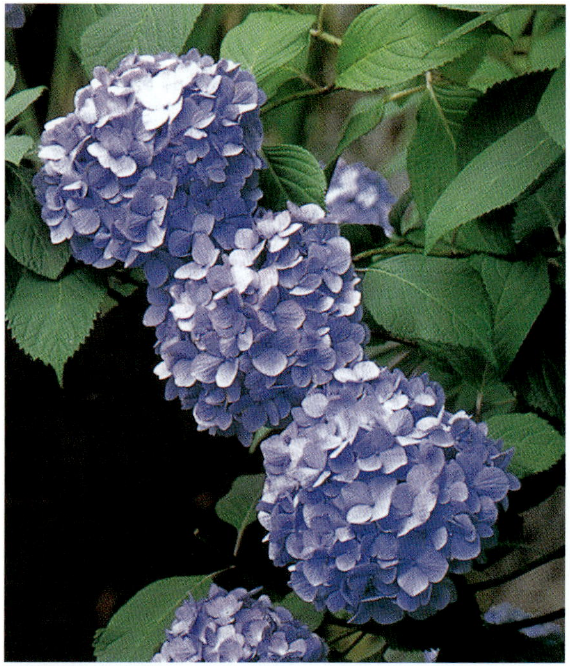

관상용으로서 널리 정원이나 마당에 재배되는 낙엽 저목. 일본에서 만들어진 원예품종으로, 태평양측의 해안근처에 자생하는 수국이 그 원종이라고 한다.
줄기는 군생하여 잘 분지하고 높이1.5m정도가 된다. 잎은 탁엽이 아닌 호생. 엽병이 있고, 엽신은 질이 두텁고 대형. 잎의 모양은 끝이 뾰족한 도란형으로, 가장자리에 톱니가 있다.
6~7월, 가지 끝에 많은 꽃을 구상으로 맺는다. 꽃의 대부분은 꽃받침이 꽃잎상태로 크게 변화한 장식화이며, 색은 보통 청자색이지만 변화가 많다.

약리 작용 : 혈압 강하 작용. 2. 심장 조율성 수축증가 작용을 나타낸다.

사용법

발열에는 건조한 꽃 10g을 컵3의 물로 반이 될 때까지 끓여서 1일 분량으로 하여 3회로 나누어 따뜻한 것을 복용한다.

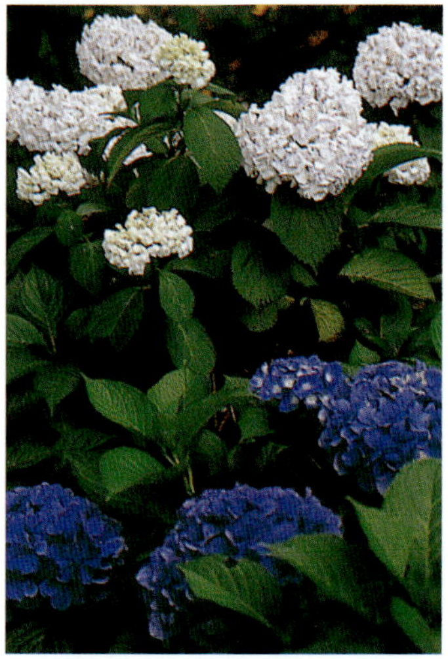

* 갖가지 화색을 가진 수국

이용부위 - 꽃

약효 해열

채취 · 보존

개화시, 꽃을 덩어리 채 채취하여 햇볕에 말린다. 개화 후에도 꽃이 지는 일은 없으므로 시들은 꽃을 사용해도 좋다.

산수국 · 범의귀과

Hydranged serrata

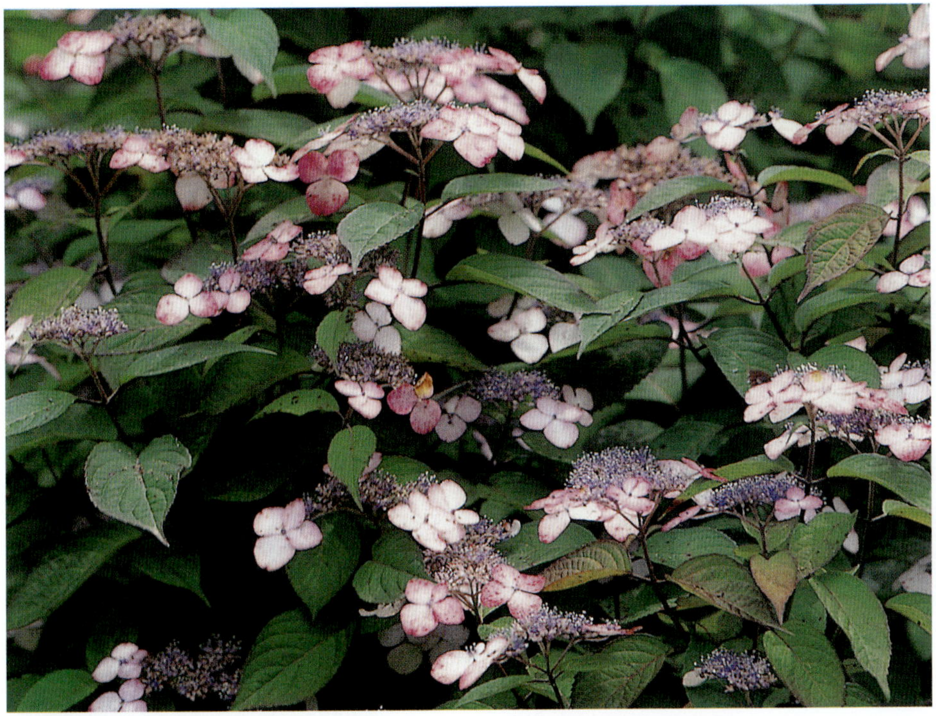

낙엽 저목으로 우리나라 남부에 분포 한다. 그리고 습한 숲속이나 늪가 등에 드물게 자생한다. 산수국의 계통으로 예로부터 관불회(꽃 축제)때 석가 상에 물을 주는「감차」의 원료로 사용해 왔다. 감미성분으로서 피로즈루틴 배당체를 많이 함유한다. 쓴 성분으로서 탄닌은 함유되어 있지만, 카페인은 함유되어 있지 않는다.

수고는 70~100cm로 포기에서 갈라져 나와 자란다. 일반적으로 이용되고 있는 것은 단맛이 강한 개량종으로, 잎은 통상, 적자색을 띠고, 대생한다. 장식화는 처음에는 담자색이지만, 다음에 담홍색으로 변한다. 꽃잎과 같이 보이는 3~5개의 꽃받침은 끝이 둥글고 거친 톱니가 있다. 8월 중순경에 따서 햇볕에서 건조한 잎을 감미음료와 가공식품의 감미재료로서 이용한다.

- **삽목적기** : 3~4월, 7월
- **포기나누기** 적기 : 2월, 9~10월
- **개화기** : 6월 중순~8월 중순
- **이용법** : 음용, 약용

재배 포인트

반그늘을 좋아하고, 건조에 약하다. 토질은 특히 선택하지 않으나, 이식할 때에는 심을 구멍에 부엽토를 충분히 섞어 넣어두면 좋다. 여름철에는 마르지 않도록 충분히 물주기를 한다. 싹이 나오기 전과 5월에, 제각각 한줌 정도의 배합비료를 준다.

해설: 1, 종기에 내복하고 2, 흉복부가 팽만한 증상을 제거하며 3, 옴이나 버짐에 쓴다.

감차 (甘茶) • 범의귀과

Hydrangea serrata var thunbergii

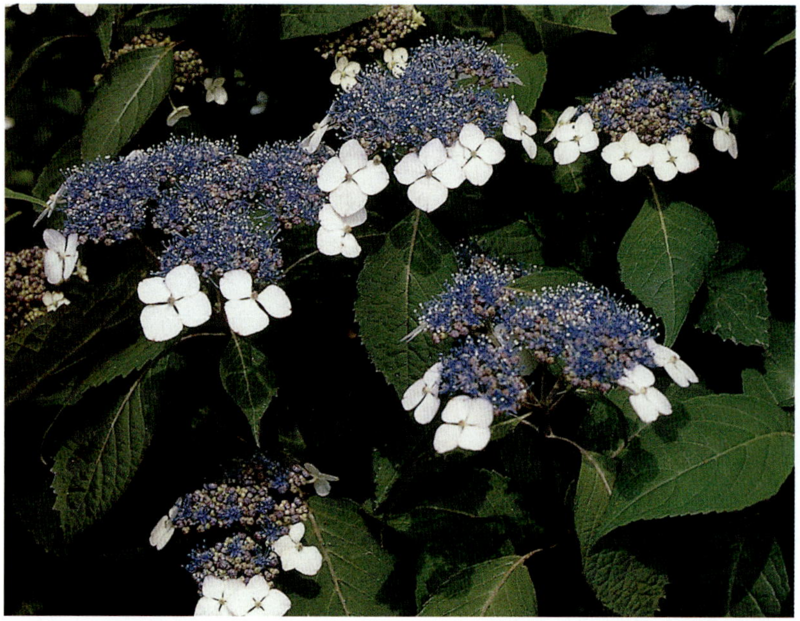

식물학적으로는 산수국의 변이종중, 식물체가 단맛을 지니고 있는 계통인 것을 가리킨다. 줄기는 군생하여 높이 1.5m정도가 되고, 잘 분지한다.

잎에는 탁엽은 없이 호생하고, 엽병을 가지며, 엽신은 대형으로 질이 두텁고, 도란형으로 끝이 뾰족하고 가장자리에 톱니가 있다.

6~7월, 가지 끝에 많은 꽃을 모은 구상의 화서를 만든다. 꽃잎과 같이 보이는 것은 꽃받침이 커져서 변화한 장식화로, 보통은 청자색이지만, 다른 색의 것도 있다.

종자는 대부분 생기지 않는다.

해설: 1, 감차는 단맛이 설탕의 약 1.000배 가량이므로 감미료로 이용 되고, 비만인 사람이나 당뇨 환자에게 음료로 상복하면 이뇨, 혈당 강하 효과를 볼 수 있다. 단맛은 비당성 감미료로 천연 감미료에 해당 된다. 2, 약성이 서늘하여 가벼운 해열 효과를 보이고, 구강 청량제로 쓰인다. 3, 부패 방지 효과가 있어서 음식물의 산화를 억제 시키는 것이 입증 되었다.

이용부위 – 잎

약효 당뇨병환자의 설탕대신의 감미료

채취 · 보존

8월, 잎을 따서, 한번 햇볕을 쪼여 건조시킨 후, 분무기로 물을 뿜어 잎에 수분을 균등하게 스며들게 하면서 용기에 가득 채워, 1주일 정도 방치한다. 발효해서 발열해가면 손으로 비비도록 하여 물기를 없애고, 넓혀서 햇볕을 쪼여 건조시킨다. 이것을 감차라 한다.

사용법

감미료로로 하려면, 감차 3~ 6g을 컵반의 물로 반절이 될 때까지 끓여서 사용한다.

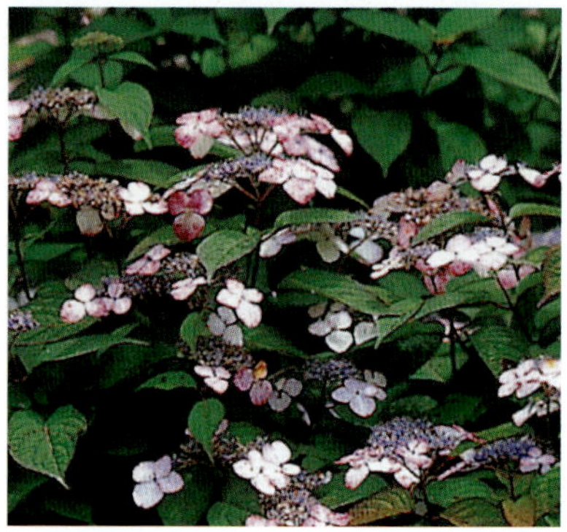

병꽃나무 · 인동과

Deutzia crenata

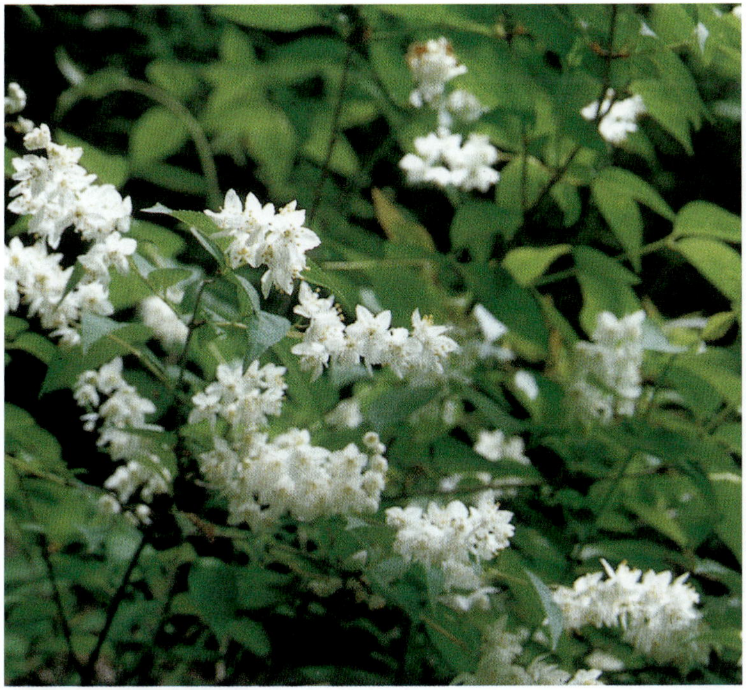

산야의 길가에나 벌채후의 햇볕이 잘 드는 장소 등에서 자생하는 낙엽 저목. 관상용으로서 정원수나 산울타리로 하는 일도 있다. 줄기의 높이는 2m정도로, 자주 분지한다.
가지는 중공. 잎은 엽병이 있어 대생하고, 엽신은 난형 혹은 광피침형으로 가장자리에 무딘 톱니가 있다. 잎의 표리에는 가느다란 성상모가 있으며, 까칠까칠하다.
5~6월, 가지 끝에 늦 봄에 황록색 다섯잎꽃이 병 모양으로 피어 집산화서를 만들고, 다수의 흰 5변화를 맺는다. 화관은 지름 1cm정도의 총상. 열매는 삭과로 목질이다.

이용부위 – 잎 열매

약효 이뇨

채취 · 보존

6월경의 개화기. 잎을 따서 햇볕에 말린다. 9~10월, 열매를 채취하여 햇볕에 말린다.

사용법

신장병의 이뇨에는 건조한 열매 3~10g을 컵2의 물로 반이 될 때까지 끓여서 1일 분량으로 하여 3회로 나누어 복용한다. 잎을 사용하는 경우에는 건조한 잎 10~20g을 마찬가지로 끓인 것을 1일 3회로 나누어 복용한다.

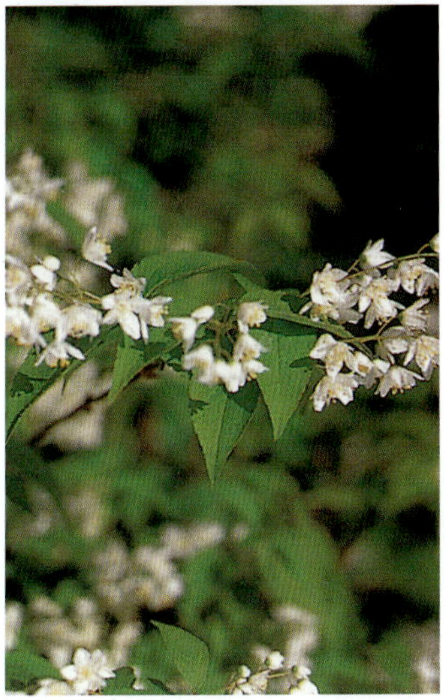

*아름다운 백색 꽃이 하향으로 핀다.

찔레꽃 (野薔薇) • 장미과

Rosa multiiflora

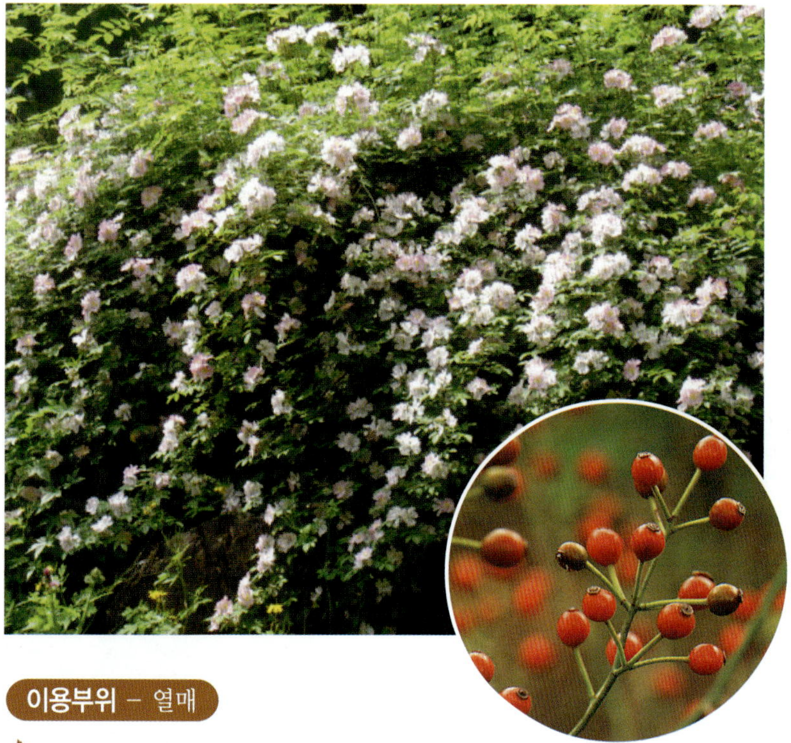

산지, 들판, 산기슭 등에 자생하는 낙엽 활엽 관목. 가장 일반적인 야생의 장미. 줄기는 직립 혹은 비스듬하게 올라가며, 때로는 덩굴상태가 되어 잘 분지하며, 가시가 있다.
잎은 우상복엽, 작은 잎은 길이2~5cm의 난형 또는 장타원형으로, 7~9개, 호생한다.
5~6월, 줄기 꼭대기에 원추화서를 만들고, 5변화를 밀집해서 핀다. 꽃 색은 흰 색, 때로는 담홍색. 가을부터 겨울에, 구형의 열매(위과)가 붉게 익는다.
연한 싹은 먹고 관상용과 울타리로 이용한다.

임상보고 : 1. 노인의 불면증, 건망, 항피로, 성기능 감퇴 등과 뇌 기능을 향상 시킨다. 식욕증가, 수면 촉진 및 정력 개선과 적응력을 향상시킨다. 3. 뿌리는 폐결핵 및 당뇨병에 효력이 있다.

• **변비(便秘)** 똥이 잘 누어지지 않는 것.

이용부위 - 열매

약효

변비, 부종, 여드름, 종기

채취 · 보존

11월경, 완전히 붉게 익지 않고, 아직 푸른 기가 있는 열매를 채취하여 햇볕에 말린다. 이것을 영실이라 한다.

사용법

건조한 열매 2~5g을 컵3의 물로 반이 될 때까지 끓여서 1일 분량으로 하여 3회로 나누어 식간에 복용한다. 효과가 현저하므로 복용량에는 주의가 필요. 여드름과 종기에는 마찬가지인 끓인액을 환부에 바른다.

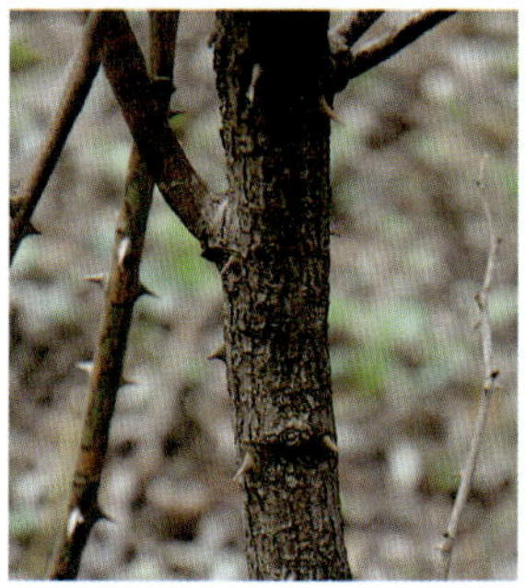

해당화 (海棠花) • 장미과

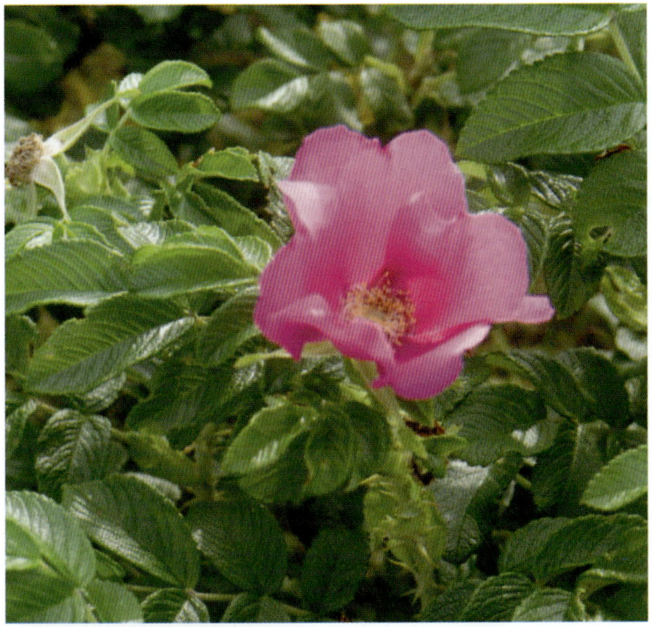

장미과의 낙엽 활엽 관목으로 해변이나 정원용으로 기르는데, 줄기에는 가는 가시가 밀생하고, 전체에 단모가 많으며, 높이 1m정도. 잎은 우상복엽, 소엽은 7~9개로 길이 3~5cm의 타원형 혹은 장타원형. 6~8월, 가지 끝에 지름 5~10cm정도 홍색, 드물게 흰색의 꽃을 1~3개 맺는다. 열매는 구형으로 8~9월경에 빨갛게 익는다. 때찔레.

약리 작용 : 1. 담즙 분비 촉진 작용을 나타낸다. 2. 뿌리는 민간에서는 당뇨병 치료제로 이용 하는데, 혈당을 하강시키기는 하지만, 근복적인 치료제는 아니다.

이용부위 – 꽃, 열매

약효

꽃 : 설사 멈춤, 월경과다의 지혈
열매 : 자양강장, 피로회복

채취 · 보존

초여름~여름, 꽃봉오리, 혹은 개화하지 않고 벙근 꽃을 채취해서 통풍이 잘 되는 장소에서 그늘에 말린다. 그리고 가을에 물들기 시작한 열매를 채취한다.

사용법

설사 멈춤, 월경과다의 지혈에는 건조한 꽃 2~5g을 찻잔에 넣고, 뜨거운 물을 부어 5분정도 두었다가 복용한다. 자양강장, 피로회복에는 열매 10개 정도를 정제설탕 100~150g과 함께 화이트 리커 0.8리터에 넣고 3개월 이상 암냉소에 둔 것을 매일 소주잔으로 한잔씩 마신다.

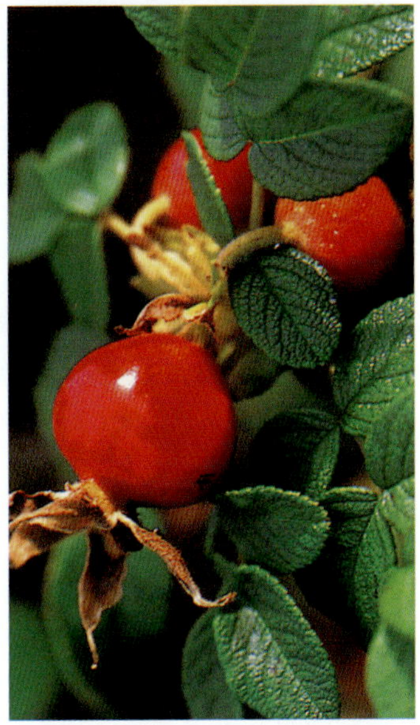

* 약용으로 하는 것은 붉어지기 전의 열매

겨울딸기 (冬苺) • 장미과

Robus buergeri

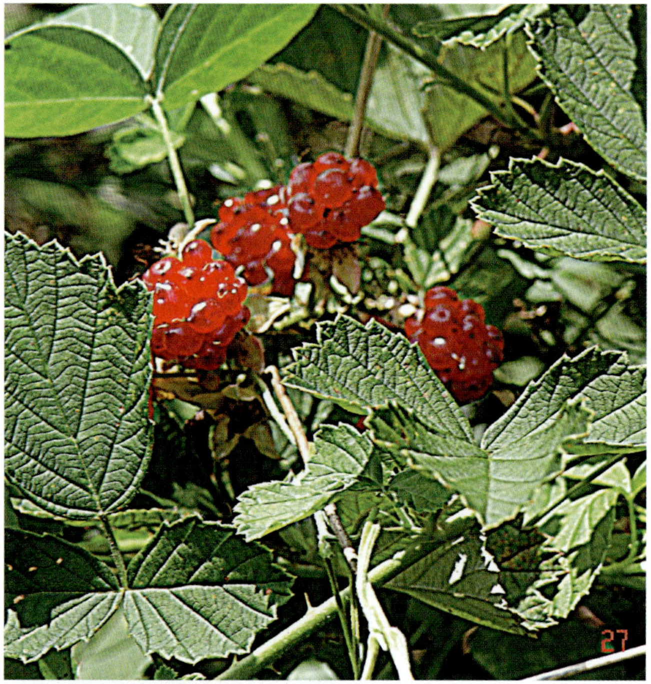

산지의 숲 가장자리, 혹은 소림하에서 볼 수 있는 덩굴성 상록 활엽 관목 가시가 있다. 줄기에 가시가 없는 것도 있다. 갈색단모가 돋아 있다.
잎은 원심 형으로, 엽신의 길이는 5~10cm, 가장자리에는 가는 톱니를 볼 수 있고, 3~5 천열한다.
잎 뒤와 엽병에는 단모를 볼 수 있다. 8~11월, 백색의 작은 꽃이 맺고, 겨울에 지름 7~10mm 정도의 새빨간 열매가 익어 식용이 된다. 몇 개의 열매가 모여서 성숙하는 집합과이다.

• **권태기(倦怠期)** 1. 실증을 느껴 게을러짐. 2. 심신(心身)이 피로하고 나른함. 3. 흔히 부부 관계에서 권태를 느끼는 시기.

이용부위 – 전초, 잎

약효

천식, 권태기의 해소 / 잎 : 종기

채취 · 보존

1년을 통하여, 잎 또는 전초를 베어서 통풍이 잘되는 장소에서 그늘에 말린다.

사용법

전초를 건조시킨 것. 3~5g을 준비하여 컵 3의 물로 끓여서 천식시에 복용한다. 피로감, 권태기를 느낄 때도 같은 끓인 액을 음용한다. 종기에는 잎을 구운 것을 분말 상태로 하여 기름에 개어 환부에 바른다.

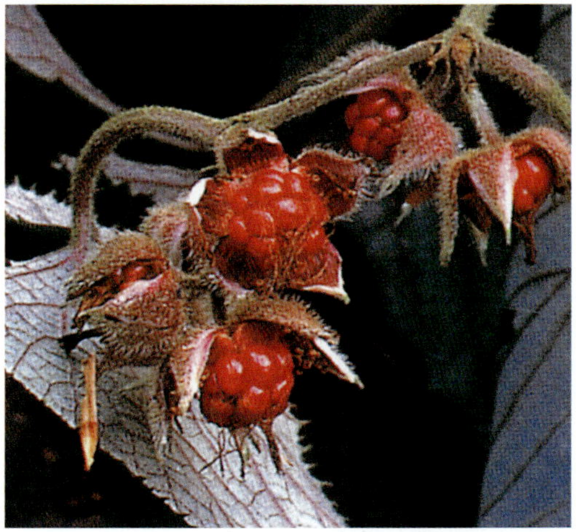

* 겨울딸기의 열매는 집합과

산사나무 (山査子) • 장미과

Crataegus cuneata

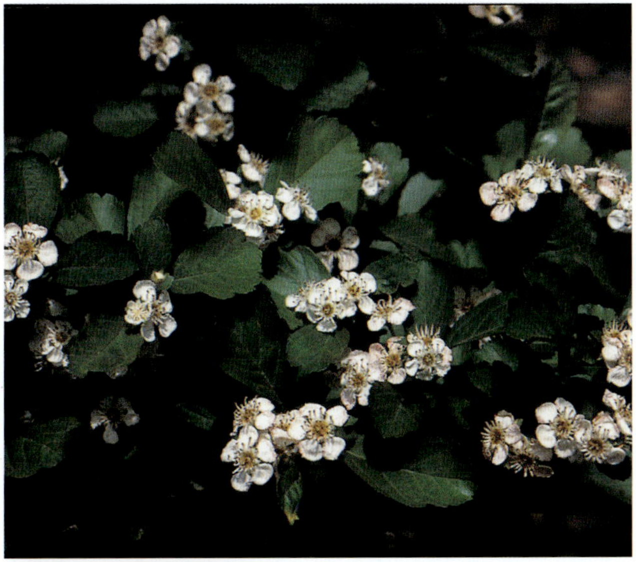

중국이 원산으로, 작은 낙엽 활엽 교목으로, 골짜기와 촌락부근에 나는 높이1~1.5m. 분지를 많이 하고, 새 가지에는 잔가지가 변화한 가시가 있다. 잎은 광도란 형에서 타원상 장란형으로 가장자리에 무딘 톱니가 있으며, 상부에서 2~3열하는 일이 많다.

봄에 새잎을 넓힘과 동시에 가지 끝에 백색으로 지름2cm정도의 5변화를 산방상태로 몇 개 맺는다.

열매는 구형으로, 가을에 적갈색, 혹은 황색으로 익는다. 과실 "산사자"는 약용. 일명 아가위나무.

- 숙취(宿醉) 저녁에 먹은 술이 이튿날까지 개지 않는 취기.
- 식중독(食中毒) 상한 음식물을 먹은 후 설사, 구토, 전신 부조(不調) 등의 증상이나 피부에 발진이 생기는 중독 상태.

이용부위 – 열매

약효

건위, 소화불량, 위염, 정양, 설사, 숙취, 식중독

채취 · 보존

완숙직전의 열매를 채취하여, 안에 있는 핵을 제거하여 햇볕에 말린다. 이것을 산사자라고 한다.

사용법

건위, 소화불량, 위염, 정양, 설사에는 건조한 열매 5~8g을 컵3의 물로 반이 될 때 건조한 열매 9~10g을 컵2의 물로 반이 될 때까지 끓여서 복용한다.

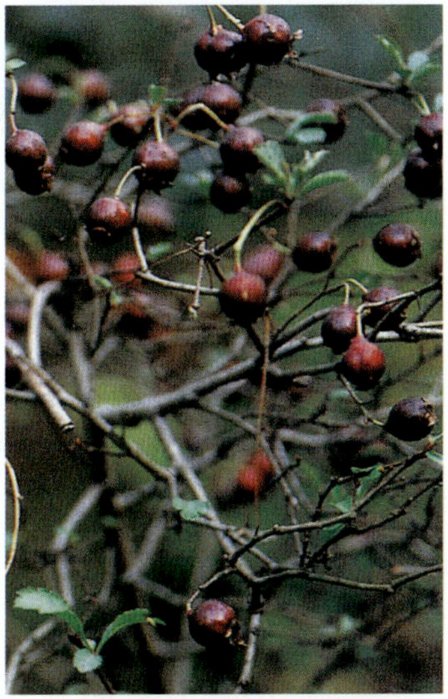

* 완숙직전의 열매를 약용으로 한다.

풀 명자나무 · 장미과

Chaenomeles japonica

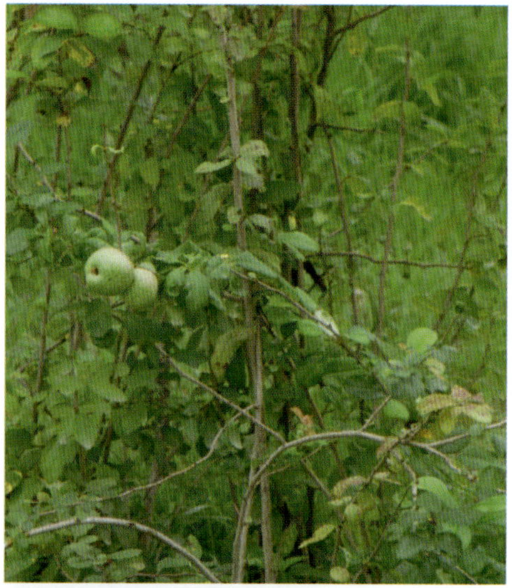

산지, 구릉 등의 햇볕이 잘 드는 장소에서 자생하는 낙엽 관목이다. 줄기의 포기는 땅으로 뻗고, 높이 약40cm, 뿌리는 지하줄기와 같이 뻗어, 싹을 내어 번식한다.
전포기에 작은 가시상태의 잔가지가 있다. 잎은 도란형으로 끝이 둥글고, 가장자리에 둔한 톱니가 있다.
이른 봄에 잎에 앞서서, 주홍색의 5변화가 핀다. 꽃은 짧은 엽병이 있고, 가지밑쪽에 많이 맺는다. 꽃이 진후, 지름2~3cm의 구형의 열매가 노랗게 익는다.

해설 : 1. 여름철에 상한 음식을 먹고 식중독을 일으켜 일어난 사지경련을 풀어주고, 2. 더위로 인한 허탈 상태를 회복시키며, 3. 풍습성(風濕性)으로 인한 사지 동통을 풀어준다.

• 위장염(胃腸炎) 위장에 생기는 염증. 위장 카타르.

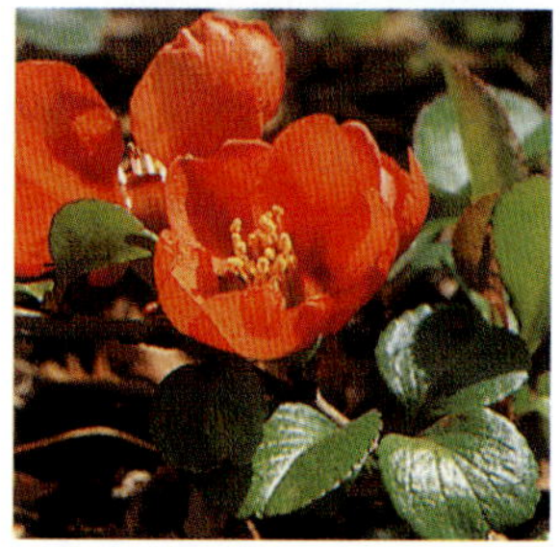

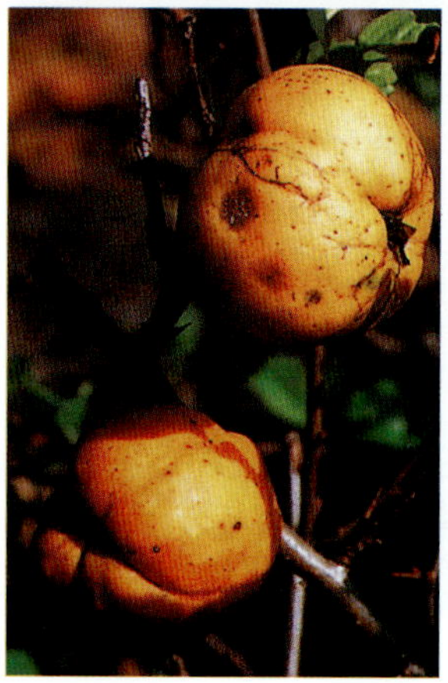

이용부위 - 열매

약효

급성위장염, 정양(靜養), 불면증, 저혈압증, 냉한 체질, 더위 먹음, 피로회복

채취 · 보존

늦여름~초가을, 또는 푸른 기가 있는 열매를 채취하여, 물에 씻은 후, 둥글게 잘라서 햇볕에 말린다.

사용법

급성위장염과 정양에는 건조한 열매 5~10g을 컵3의 물로 반이 될 때까지 끓여서 1일 분량으로 하여 3회로 나누어 복용한다. 불면증, 저혈압증, 냉한 체질, 여름더위, 피로회복 등에는 건조한 열매 800g을 1.8리터의 화이트리커에 담가 1년 정도 둔 것을 취침 전에 술잔 한잔 정도 마신다.

자귀나무 · 콩과

Albizia julibrissin

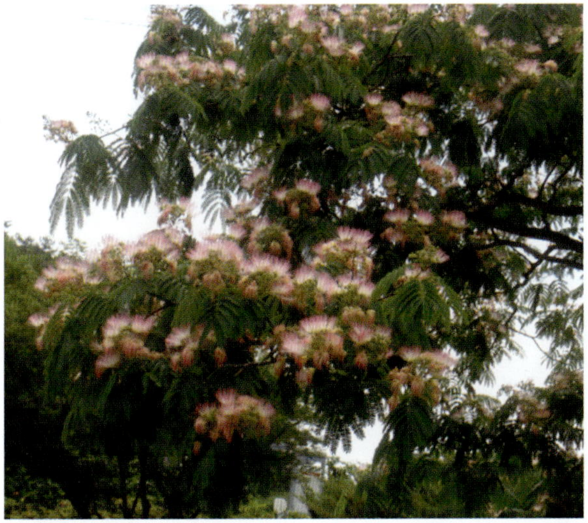

*아름다운 색채의 자귀나무 꽃

산지의 숲가, 들판 등 햇볕이 잘 드는 습지를 좋아하며 자생하는 콩과의 낙엽 활엽의 작은 교목으로. 높이6~9m정도. 잎은 길이20~30cm의 2회 우상복엽으로, 엽병이 있고 호생한다.
우편은 5~15짝, 소엽은 길이6~12mm로 15~40짝이다.6~7월, 잔가지 끝에 꽃자루를 내고, 붉은색 꽃이 10~20씩 모은 산형상의 화서를 맺는다.
열매는 편평한 광선 형, 길이9~15cm의 두과로 다갈색으로 익는다. 야간에 마주보는 소엽이 아래로 늘어뜨려져, 잠자고 있는 듯이 보는 데서 이름이 붙여졌다.

해설 1. 나무피는 우울증을 풀어 주고 정신을 안정시키므로, 우울, 허번(虛煩), 건망증, 불면증 등에 유효하다. 2. 폐농양으로 가슴이 아프고 해수와 토혈이 있을 때에도 활용된다. 3. 심장을 보하므로 생각을 과하게 하여 일어나는 우울증, 심신불안, 건망증에 쓰고, 4. 신경성으로 인한 소화불량, 식욕 감퇴에 유효하며, 5. 혈액순환 개선에도 쓴다.

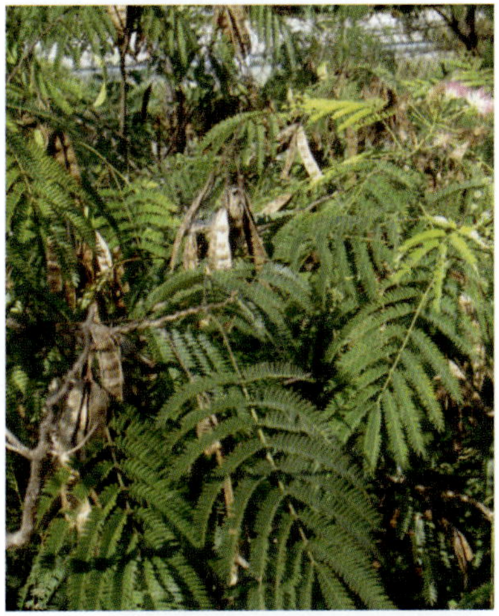

*초가을에 꽃과 열매가 함께 달린다.

이용부위 – 수피

약효 관절염, 요통, 이뇨, 강장

채취 · 보존

7~8월, 수피를 채취해서 햇볕에 말린다. 이것을 합환피라 한다.

사용법

관절염, 요통, 이뇨, 강장에, 건조시킨 수피 10~15g을 컵3의 물로 반이 될 때까지 끓여서 1일 분량으로 하여 3회에 나누어 복용한다. 관절염과 요통에도 마찬가지로 끓인액을 이용하여, 환부를 습포해도 좋다.

등나무 (藤) • 콩과

Wisteria floribunda

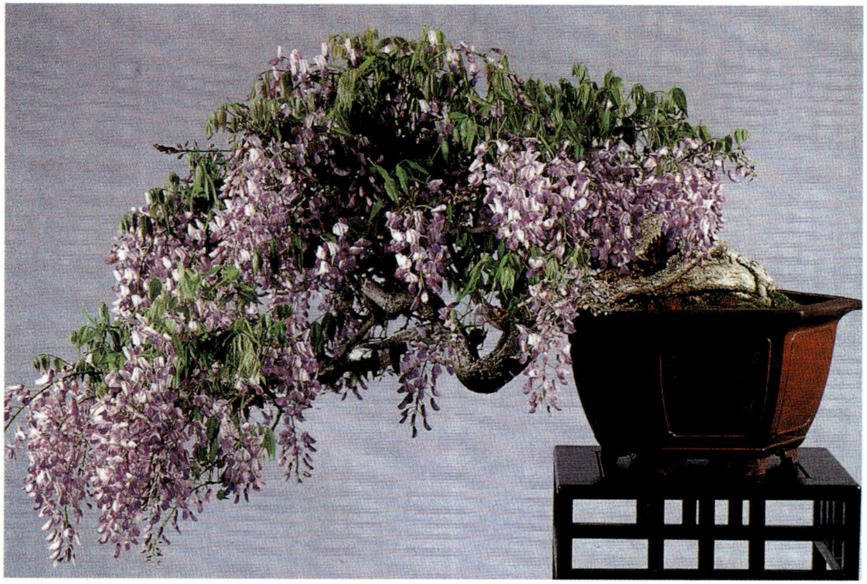

저산지, 평지에 자생하는 낙엽 활엽 덩굴성나무. 관상용으로서 재배된다. 줄기는 처음에는 혁질로서 성장이 빠르고, 다른 물질을 오른쪽으로 감아 붙이면서 길게 뻗는다. 후에 줄기는 본질화 해서 노목이 되고, 줄기가 수 10m 나 된다. 잎은 크고 길이20~30cm. 기수우상복엽으로 호생한다. 소엽은 끝이 뾰족한 계란형으로, 길이4~10cm. 4~5월, 긴 총상화서를 늘어뜨리고, 다수의 접형화를 맺는다. 꽃 색은 보라색이지만, 흰색과 담홍색의 원예품종도 있다. 열매는 편평하고 홀쭉한 두과로 겨울에, 공기가 건조함에 따라 2편으로 터져, 원형으로 편평한 종자를 날린다.

해설 : 뿌리는 근육과 골격의 동통을 치료하고, 종자는 완만한 설사를 일으킨다.

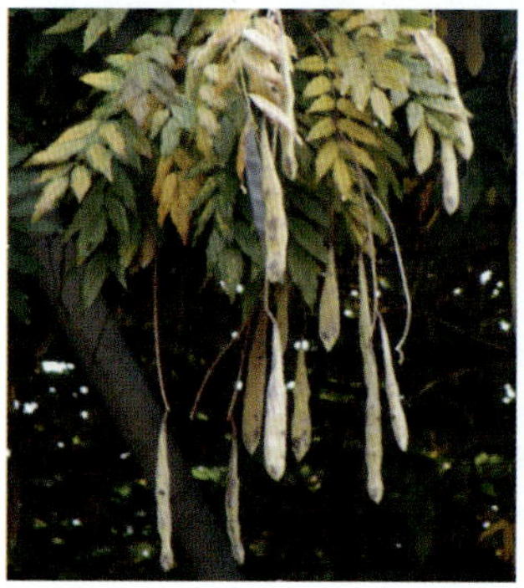

*등나무 열매

이용부위 – 종자

약효 긴장 완화

채취 · 보존

7~8월, 열매를 칼집만 채취해서 햇볕에 말려서 건조하면 안의 종자를 꺼낸다.

사용법

긴장 완화제로서 건조한 종자 1~3g을 컵1.5의 물로 반이 될 때까지 끓여서 1회 양으로서 식간에 복용한다.

예덕나무 · 대극과

Mallotus japonicus

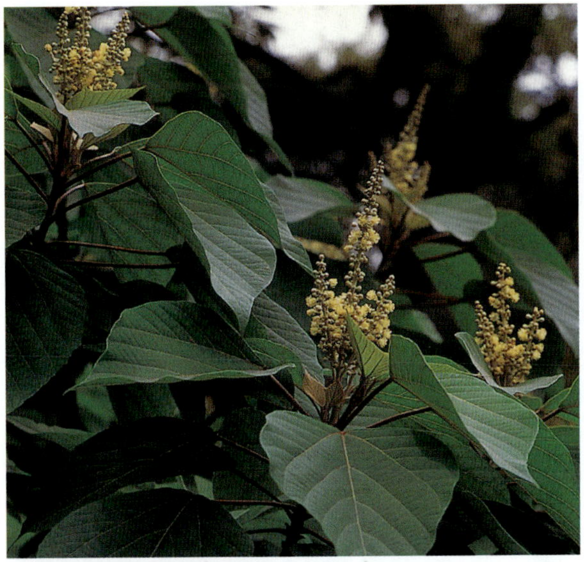

난지의 구릉이나 산야에서 흔히 볼 수 있는 낙엽 활엽 교목. 성장이 빠르고 높이 10m에 달한다.
줄기 살은 회갈색. 잎은 털이 있고, 계란형 또는 마름형으로 끝은 뾰족하고, 얕게 2~3열 하고, 붉은 긴 엽병이 있다.
새잎에는 홍색의 성상모가 밀생하고, 선홍색으로 보인다. 자웅이주. 5~6월, 그해에 자란 가지 끝에 긴 원추화서가 있다.
열매는 삭과로 붉은색을 띠고, 구형의 종자가 3개 있다. 재목은 상자와 가구재 따위를 만든다.

이용부위 – 잎, 수피

약효

잎 : 종기, 수피 : 위궤양 십이지장궤양, 위산과다

채취 · 보존

여름에 충분히 성숙하여 농록색이 된 잎을 채취하여, 통풍이 잘 되는 장소의 그늘에서 말린다. 6~7월, 수피를 벗겨, 3~5cm로 잘라서 햇볕에 말린다.

사용법

종기에는 건조한 잎 15g을 컵3의 물로 반이 될 때까지 끓여서 1일 분량으로 하여 3회로 나누어 복용한다. 위궤양과 십이지장궤양, 위산과다 등에는 건조한 수피 6~10g을 컵3의 물로 반이 될 때까지 천천히 끓여서 1일 분량으로 하여 3회로 나누어 복용한다.

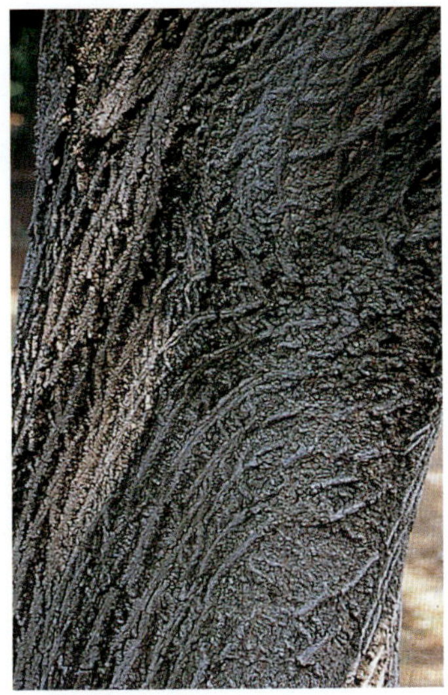

*회갈색의 수피

산초 (山椒) · 운향과

Zanthoxylum piperitum

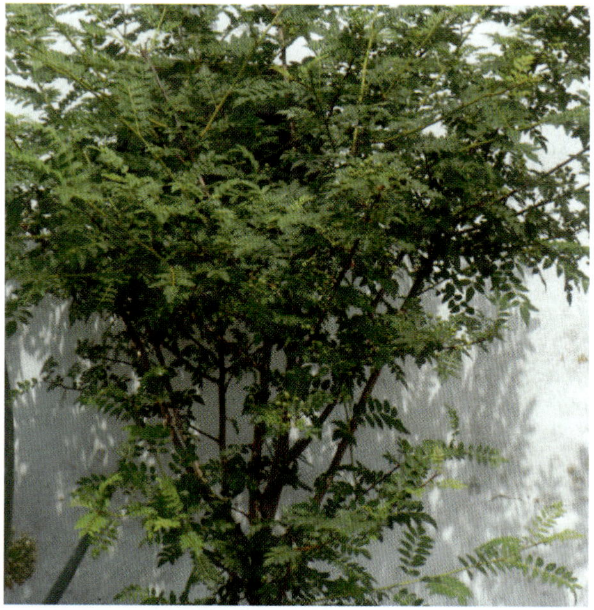

산지에 자생하는 낙엽활엽 관목으로, 인가의 정원 등에도 식재된다. 분지를 잘 하고, 높이 2~3m가 된다.

잎은 길이5~15cm의 기수우상복엽으로, 11~19개의 작은 잎이 모이고, 줄기와 가지에 가시가 있고 호생한다.

4월경, 잎이 달린 뿌리에 화수를 만들고, 다수의 황록색의 작은 꽃이 핀다.

열매는 지름5mm정도의 구형으로 표면이 까칠까칠하며, 가을에 붉게 익고, 과피가 갈라져서 광택이 나는 검은 종자가 나타난다. 종자는 기름을 짠다.

해설 : 1. 온중(溫中)시키므로 복부냉증을 제거하고 구토 설사를 그치게 한다. 2. 회충, 간 디스토마에 효과가 있고, 3. 치통 4. 지루성 피부염에도 효과가 있다.

이용부위 - 과피, 종자

약효

과피 : 소화불량, 위하수, 건위, 회충구제
종자 : 이뇨

채취 · 보존

8월 하순, 열매가 약간 노랗게 물들기 시작하면 채취해서 햇볕에 말린 후, 과피와 종자로 나눈다. 이 과피를 산초라고 한다.

사용법

소화불량, 위하수, 건위에는 건조하여 분말로 한 과피 2g정도(작은 수저 반의 양)를 단번에 먹는다. 회충구제에는 분말로 된 과피 5g을 컵1의 물로 반이 될 때까지 끓여서 복용한다. 이뇨에는 건조한 종자 15g을 컵3의 물로 7할 정도가 될 때까지 끓여서 1일 분량으로 하여 3회에 나누어 복용한다.

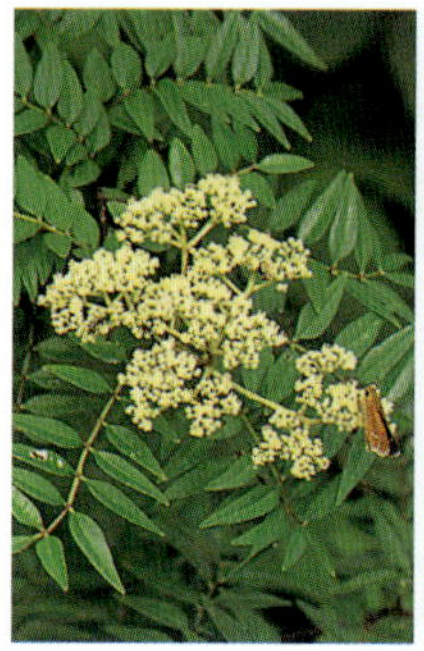

*산초 꽃

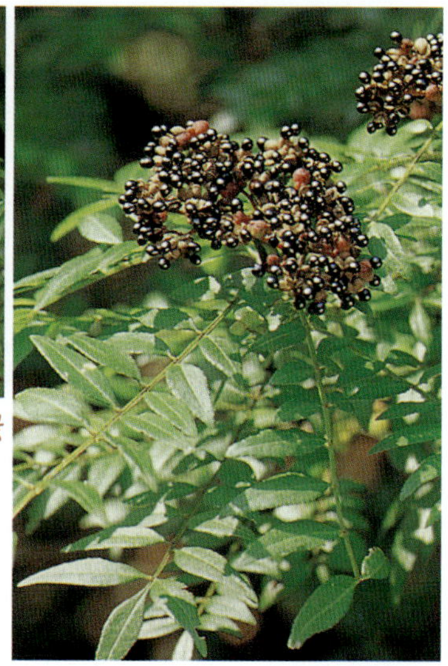

*산초 열매

황벽나무 (黃蘗) • 운향과

Phellodendron amurense

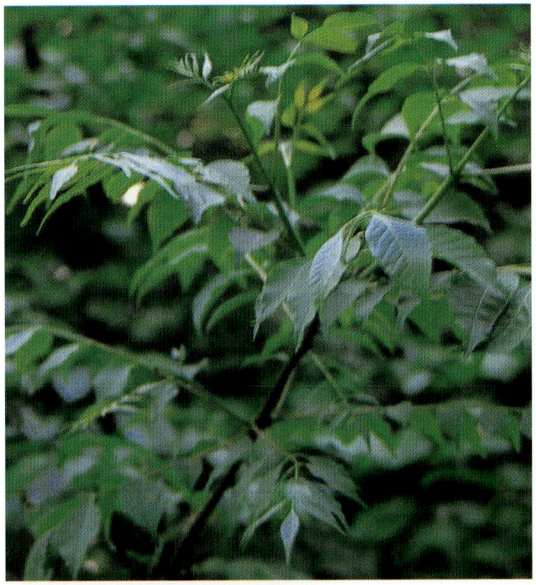

각지의 산지에 자생하는 낙엽 활엽 교목. 가로수로도 이용된다. 높이20m. 수피는 회색 혹은 회갈색으로 깊게 갈라지며, 코르크질이 발달해 있고, 내피는 선명한 황색. 잎은 기수우상복엽으로 길이20~30cm, 대생. 작은 잎은 계란형 장타원형으로 양단이 뾰족하고, 가장자리에 잔 톱니와 연모가 있다. 잎을 문지르면 방향이 있다. 자웅이주. 초여름, 가지 끝에 길이6~8cm의 원추화서를 만들고, 황록색의 작은 꽃이 다수 맺는다. 열매는 지름1cm정도의 구형의 액과상 핵과. 안에 5개의 종자가 있다. 황경나무.

약리 작용 : 1. 항균 작용은 황련(黃連)보다 조금 약하나 피부 진균 억제 작용은 더 강하며, B형간염 치료효과를 보인다. 2. 혈압 강하 활성 작용이 현저하며, 3. 혈당 강하 작용 및 생쥐의 항체 생성을 촉진시킨다.

• **염좌(捻挫)** 관절을 삐는 일.

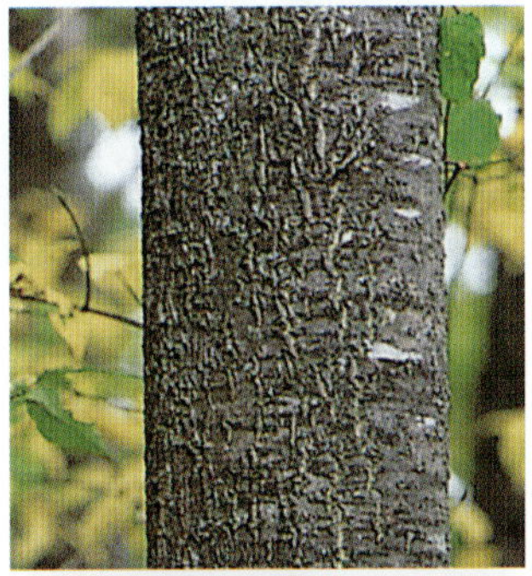

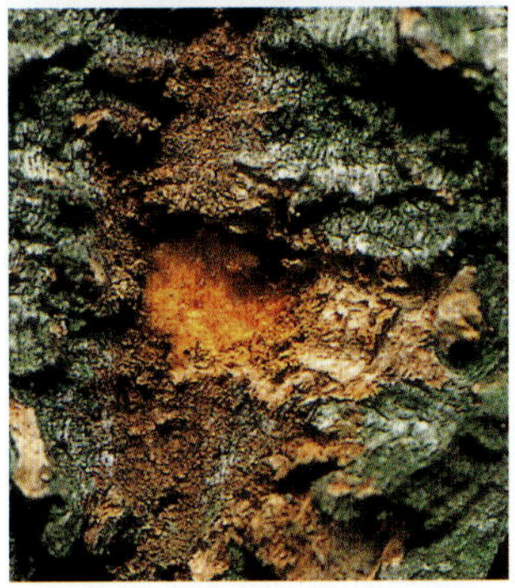

*노란 부분이 수피의 내피

이용부위 – 수피의 내피

약효

급성위염, 설사, 타박상, 염좌, 관절종기, 구두스침, 기저귀 피부병

채취 · 보존

나무의 세력이 가장 왕성한 6~7월, 수피를 벗겨서 나무망치 등으로 두들겨 코르크층을 제거한다. 안에 있는 황색내피를 햇볕에 말려 건조시킨다. 이것을 황백이라 한다.

사용법

급성위염과 설사에는 건조한 수피의 내피를 잘게 썬 것의 10~15g을 컵3의 물로 반이 될 때까지 끓여서 1일 분량으로 하여 3회로 나누어 식간에 복용한다. 끓인액 대신에 분말로 한 건조내피 0.3~0.5g을 1회량으로 하여 1일 3회 복용해도 좋다. 타박상, 염좌에는 건조한 내피를 분말로 한 것에 식초를 가하여 마가린 정도의 단단함에 이겨서 환부에 직접 바르고 가제 등을 대어 둔다. 구두 스침이나 기저귀 피부염에는 건조한 내피를 분말로 하여, 직접 환부에 바른다.

거망옻나무 · 옻나무과

Rhus succedanea

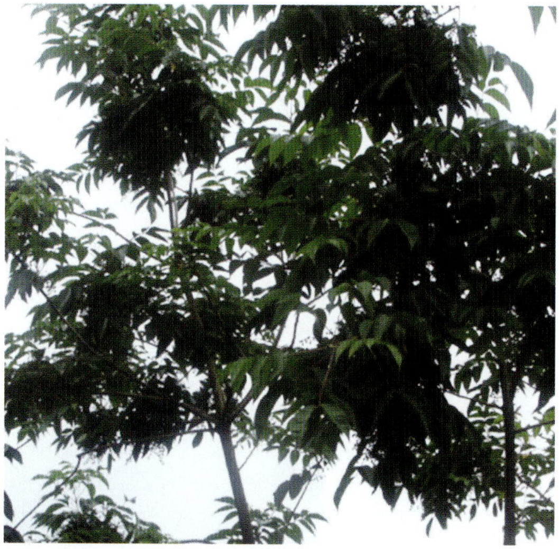

난지의 산야에 자생하는 낙엽 활엽 교목. 전국에에 걸쳐서 재배 되고 있다. 줄기의 직경 60cm이상, 높이 10m에 달한다.

잎은 잔가지의 선단에 호생하고, 길이 15~25cm의 기수우상복엽. 작은 잎은 혁질로 7~15개, 피침형 또는 난상피침형.

초여름에, 엽액에 길이 5~11cm정도의 원추화서를 만들고, 황록색의 작은 꽃이 다수 맺는다.

가을에 편구형으로 광택이 나는 흰 열매를 맺는다. 얼마 안 되어 외피가 갈라져서, 안에는 백색의 줄기가 있는 중과피를 볼 수 있다. 과실은 채랍용(採)蠟用) 황로(黃壚)

약리 작용 : 1. 알코올 추출물은 소장, 대장, 자궁, 기관지의 평활근에 길항 작용을 나타내므로 임상에서는 천식, 해수(咳嗽), 설사, 복통을 치료한다. 2. 소량을 사용하면 토기와 개구리의 심장 작용을 증가시키지만, 다량을 사용하면 억제 작용을 나타낸다.

이용부위 – 근피, 잎

약효

근피 : 지혈, 종기의 해독 / 잎 : 땀띠

채취 · 보존

필요에 의하여 근피를 채취해서 물에 씻고 햇볕에 말린다. 잎도 필요시에 채취한다.

사용법

지혈과 종기에는 건조한 근피 20~30g를 컵2의 물로 반이 될 때까지 끓여서 그 끓인 액으로 환부를 세정한다. 땀띠에는 채취한 잎을 잘게 썰어서 물에 삶아 환부를 세정한다. 덧붙여, 신선한 수피와 잎은 종종 피부염의 원인이 될 수 있으므로 사용은 권할 수 없다.

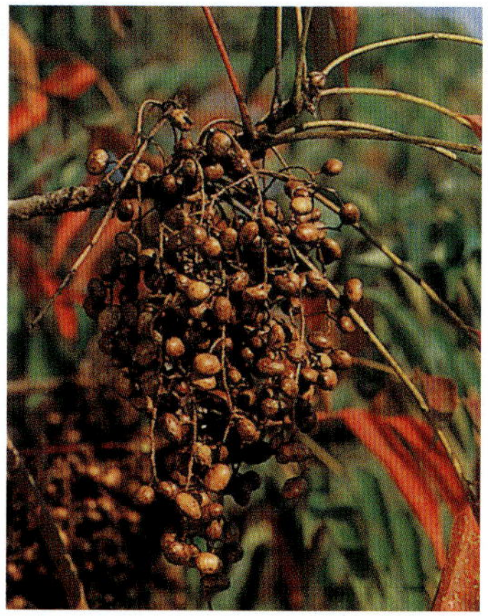

*거망옻나무의 열매

안약나무 (眼藥木)

Acer nikoense

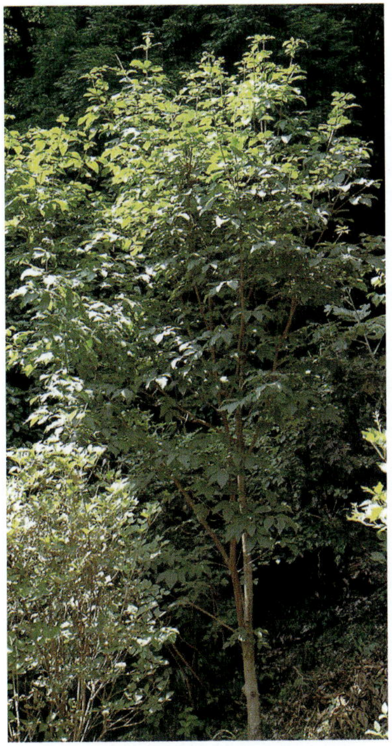

깊은 산에 자생하는 낙엽 활엽 교목으로. 높이10~15m로, 큰 것으로는 25m이상이 되는 것도 있다. 자웅이주. 수피는 회갈색이고, 성목에서는 세로로 활엽(闊葉) 한다.

잎은 3개가 되는 3출 복엽으로, 작은 잎은 타원형으로 전연(全緣) 혹은 파상의 톱니가 있다. 잎 뒤와 엽병(葉柄)에 털이 많이 돋는다. 대생(對生) 5월 지름5mm정도로 황록색의 꽃이 핀다. 수꽃, 암꽃 모두 산형화서(繖形花序)로, 수꽃에는 3~5개, 암꽃에는 1~3개의 꽃이 맺는다. 가을에 익과가 결실한다.

- 각막염(角膜炎) 삼눈의 한 가지. 각막에 염증이 생겨 각막이 흐려지는 병. (삼눈—눈망울에 삼이 생겨 몹시 쑤시고 눈알이 붉어지는 병).
- 백내장(白內障) 눈병의 하나로, 수정체가 회백색으로 변해 흐려지는 병.

이용부위 – 가지, 잎

약효

진 무른 눈, 다래끼, 각막염, 백내장(진행중지), 간염 등 간질환

채취 · 보존

5~6월의 개화기, 잎과 잔가지를 채취해서 거칠게 썰어서 햇볕에 말린다.

사용법

진 무른 눈과 각막염, 다래끼, 백내장의 진행중지, 간염 등에는 건조한 지엽 10~15g을 컵3의 물로 반이 될 때까지 끓여서 1일 분량으로 하여 3회로 나누어 복용한다.

눈의 질환에 관해서는 마찬가지로 끓인 액으로 1일 수회 세안을 하여도 좋다.

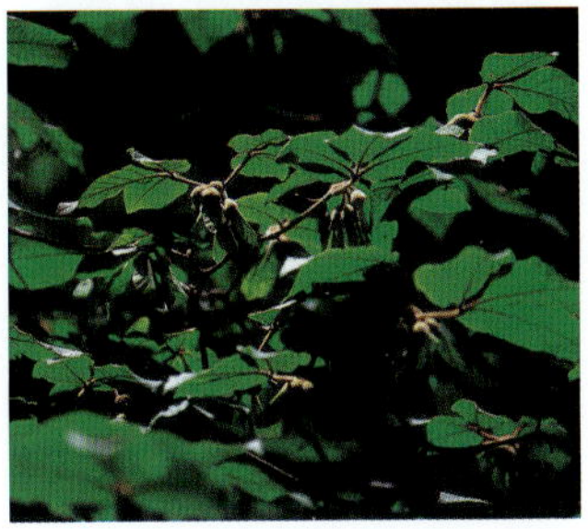

상수리나무 · 참나무과

Aesculus turbinata

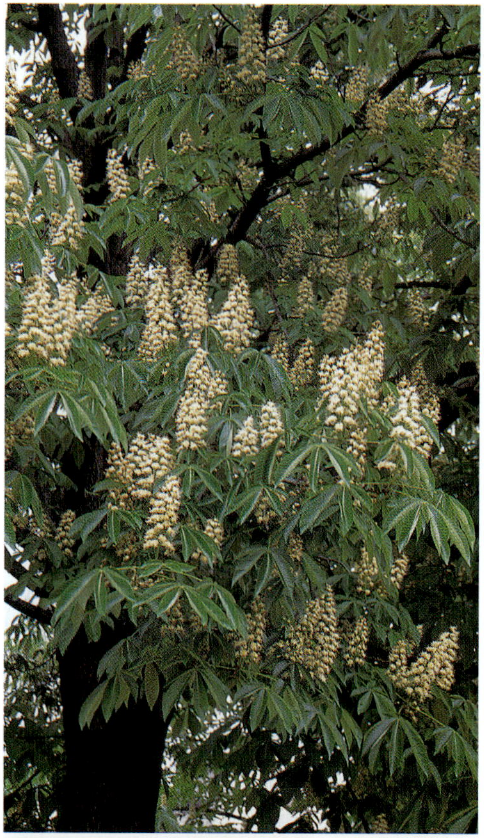

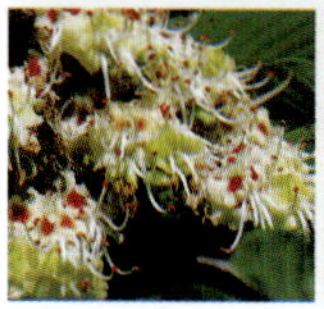
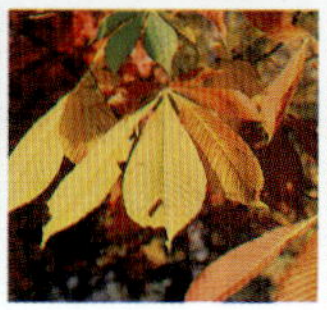
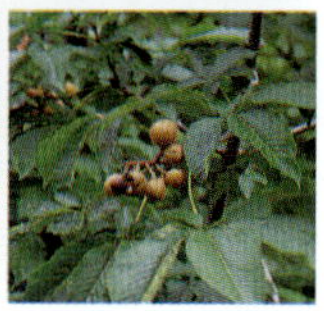

우리나라 전역에 분포하고, 산지의 계곡을 따라 습기 찬 토지 등에서 볼 수 있는 낙엽교목, 높이35m, 직경4m가 되는 것도 있다. 줄기의 수피는 흑자갈색으로, 바깥층을 벗기면 파상의 모양이 나타난다.

가지는 굵게 퍼지고, 큰 수관을 형성한다. 잎은 긴 엽병을 가지고 대생, 작은 엽병이 없고 5~7개, 도피침형으로 가장자리에 무딘 톱니가 있다. 5~6월, 그해에 자란 가지꼭대기에 수꽃과 양성화에서 되는 원추화서를 만들고, 백색으로 기부가 담홍색의 얼룩무늬가 있는 4변화가 핀다.

가을에, 외면에 작은 돌기상태의 돌기가 있는 지름 약 4cm로 구형의 삭과가 여물고, 3열해서 1~2개의 둥근 갈색의 종자를 내놓는다.

• **무좀** 백선균이나 효모균이 손바닥이나 발바닥, 특히 발가락 사이에 잘게 물이 잡히여 몹시 가려운 피부병.

이용부위 – 종자

약효

동상, 무좀, 백선

채취 · 보존

가을에 떨어진 종자를 모아서 햇볕에 말린다.

사용법

무좀, 백선 등에는 건조한 종자를 분말로 한 것과 같은 양의 자주 쓴풀 전초분말을 합쳐서 물로 진하게 끓여서 그 끓인 액으로 환부를 세정한다. 동상에는 건조한 종자의 분말을 물로 개어 환부에 바른다.

화살나무 · 노박덩굴과 (독)

Euonymas alatus

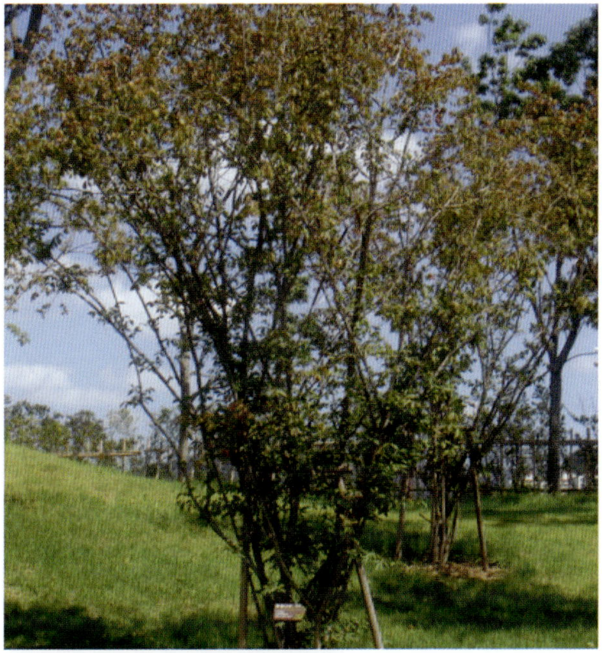

각지의 산야에 자생하고, 또한 정원목으로 많이 심는낙엽 활엽 관목. 높이 2~3m. 가지에 코르크질의 단단한 날개가 4가지로 발달하고 있다. 잎은 양끝이 뾰족한 긴 타원상으로 길이 2~7cm, 대생한다.

엽연에는 잔 톱니가 있다. 5~6월경, 엽액에 담록 색의 지름5mm정도의 작은 4변화가 핀다.

열매는 타원형으로 익으면 세로로 갈라져서 안으로부터 등적색의 가종피에 싸인 종자가 아래로 드리워지듯 나타난다. 종자는 유독성이기 때문에 먹지 않도록 주의해야 한다.

약리 작용 : 1. 심박동 이상 2. 진정 작용 3. 혈압 강하 작용이 있으며, 4. 약물 달인 물은 혈당 강하 작용이 현저 하다. 5. 관상 동맥 혈류량을 증가시킨다.

이용부위 – 날개, 뿌리

약효

가지에 있는 코르크질의 날개 : 생리불순
뿌리 : 당뇨병

채취 · 보존

가지에 있는 날개부분을 채취해서 햇볕에 말린다. 이것을 위모라고 한다. 뿌리는 필요시에 채취한다.

사용법

생리불순에는 건조한 가지의 익상부 15~20g을 컵3의 물로 3분의 1이 될 때까지 끓여서 1일 분량으로 하여 3회로 나누어 식간의 공복시에 복용한다. 당뇨병에는 채취한 뿌리를 물에 끓여서 복용한다.

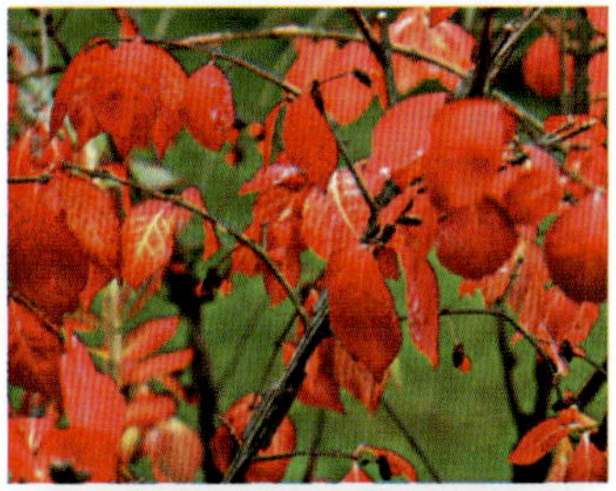

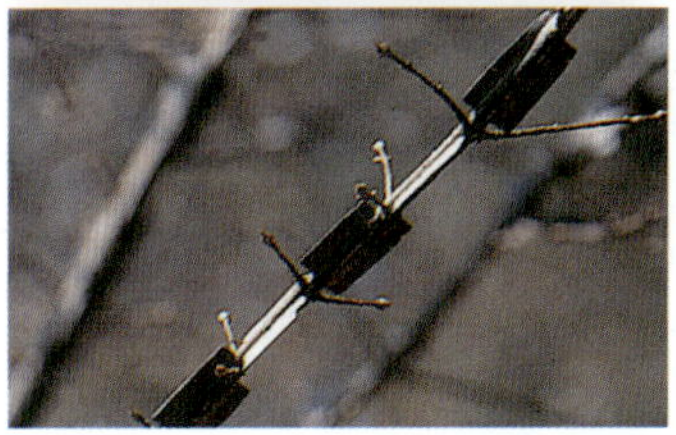

사철나무 · 노박덩굴과

Euonymus japonicus

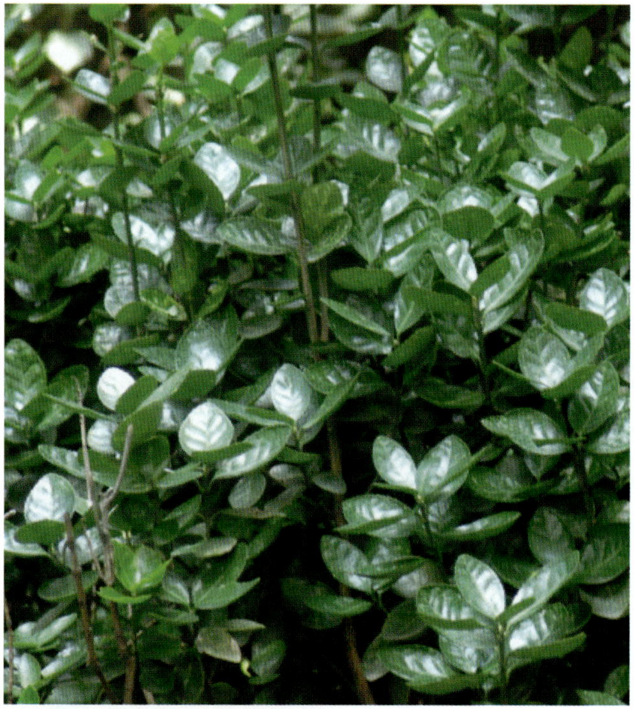

해안근처의 숲에 자생하고, 정원목이나 마을의 산울타리 등에도 이용되는 상록 관목. 난지에 많다.

줄기는 분지를 잘 하고, 높이 3~4m. 수피는 암갈색으로, 세로로 희미하게 홈이 있다. 잎은 길이 3~8cm의 타원형으로, 질은 두텁고, 가장자리에 무딘 톱니가 있으며 호생, 6월 경, 엽액에 집산화서를 만들고, 담록색으로 지름 7mm 정도의 4변화를 맺는다.

가을에 지름 7mm정도로 구형의 열매가 열리며 익으면 4열해서 안에서 붉은 가종피에 싸인 종자가 나타난다.

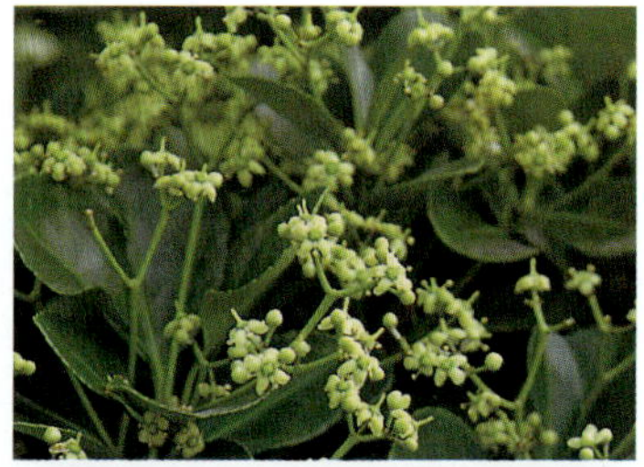

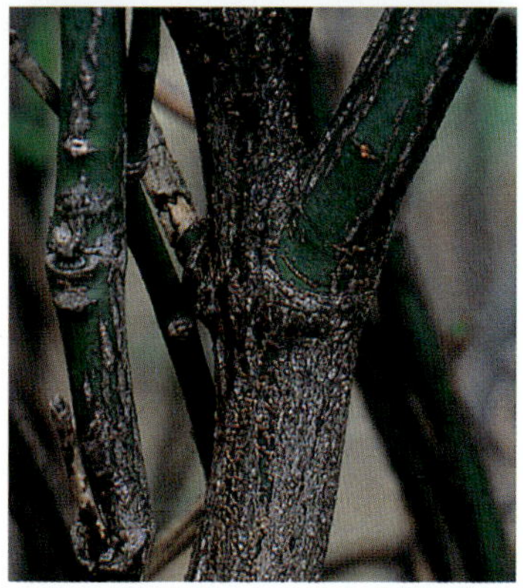

*세로로 홈이 있는 수피. 잘 분지한다.

이용부위 – 수피, 뿌리

약효 강장, 이뇨, 생리불순

채취 · 보존

가을~겨울에, 수피를 벗겨 잘게 썰어 햇볕에 말린다. 뿌리도 같은 시기에 캐내어 물에 씻어서 햇볕에 말린다.

사용법

강장, 이뇨, 생리불순에는 건조시킨 수피 혹은 뿌리 2~6g을 컵1.5의 물로 반이 될 때까지 끓여서 1일 분량으로 하여 복용한다.

청사조 · 갈매나무과

Berchemia racemosa

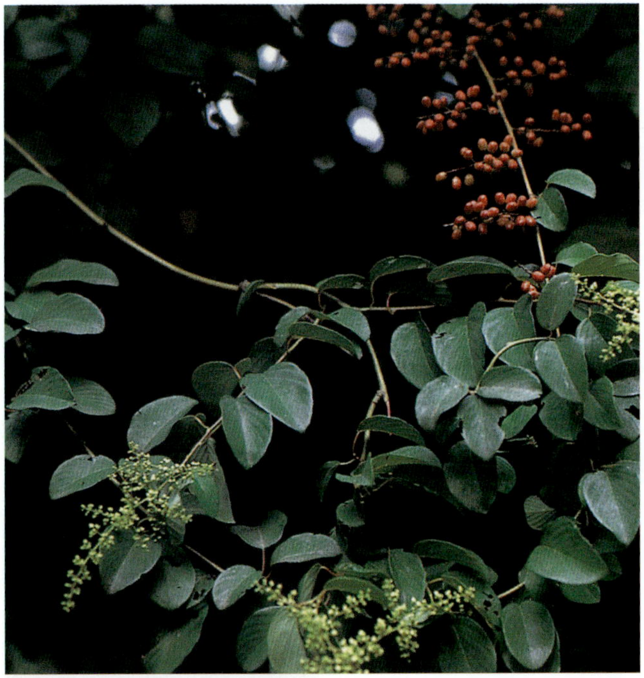

각지의 산야에 자생하는 덩굴성 낙엽 관목식물. 높이 약6m, 다른 식물을 덮어가면서 우산모양의 수간을 이루며, 수피는 자갈색. 가지는 무모로 녹색. 잎은 난형, 혹은 장타원형으로 가장자리에 톱니는 없고, 측맥이 뚜렷하며 위로 기울어져 올라가며 가장자리에서 안쪽으로 구부러진다. 잎 뒤에는 흰색을 띤다. 7~8월, 가지 끝에 원추화서를 만들고, 녹색을 띤 백색의 작은 꽃이 다수 맺는다.
꽃이 진 후, 크기5~7mm로 타원형의 핵과가 여물고, 녹색에서 적색, 다시 흑색으로 변화하면서 익는다.

• 각막궤양(角膜潰瘍) 삼눈의 한 가지로 각막에 발생하는 궤양.

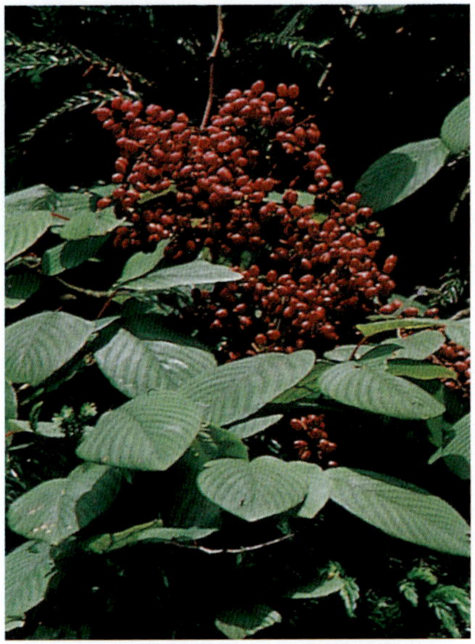

*붉게 물든 열매

이용부위 – 줄기, 잎

약효

해열, 이뇨, 해독, 요통, 류머티즘

채취 · 보존

여름~가을에 걸쳐서 줄기, 잎을 채취해서 햇볕에 말린다.

사용법

해열, 이뇨, 해독, 요통, 류머티즘 등에는 건조한 줄기, 잎6~12g를 컵3의 물로 3분의 1의 양이 될 때까지 끓여서 1일 분량으로 하여 3회로 나누어 복용한다.

개머루 · 포도과

Ampelopsis brevipedunculata var. heterophylla

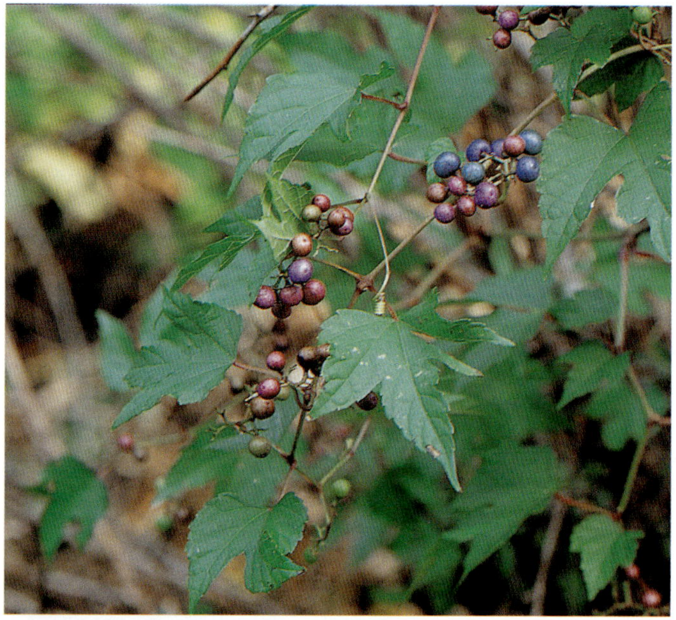

각지의 산야에서 흔히 볼 수 있는 다년생 낙엽 활엽 관목의 덩굴식물. 잎에 대생하는 덩굴손으로 다른 물체를 감으면서 길게 뻗으며 번성한다.

어린줄기에는 털이 있다. 잎은 단엽, 긴 엽병이 있으며 호생, 많게는 3~5열하여, 가장자리에 톱니가 있다.

여름에는 잎에 대생하여 엽병이 있는 집산화서를 만들고, 녹색의 작은 꽃을 다수 맺는다.

열매는 본래구형이지만, 많게는 포도혹파리, 포도혹벌 등 유충이 기생하여 벌레혹이 되고, 불규칙적으로 뒤틀린 구형이 된다.

이용부위 – 뿌리

약효 관절통, 눈의 충혈

채취 · 보존

가을에 뿌리를 캐내어 물에 씻은 후, 썰어서 햇볕에 말린다.

사용법

관절통에는 건조한 뿌리 10~15g을 컵3의 물로 3분의 1이 될 때까지 끓여서 1일 분량으로 하여 3회에 나누어 복용한다. 눈의 충혈에는 건조한 뿌리 5~10g을 컵2의 물로 반이 될 때까지 끓여서 그 액으로 세안한다.

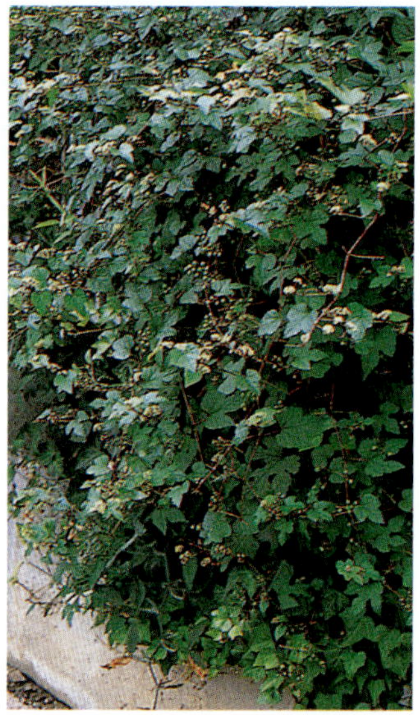

*숲과 덤불 등에 생육하는 낙엽저목

벽오동 (碧梧桐) • 벽오동과

Firniana simplex

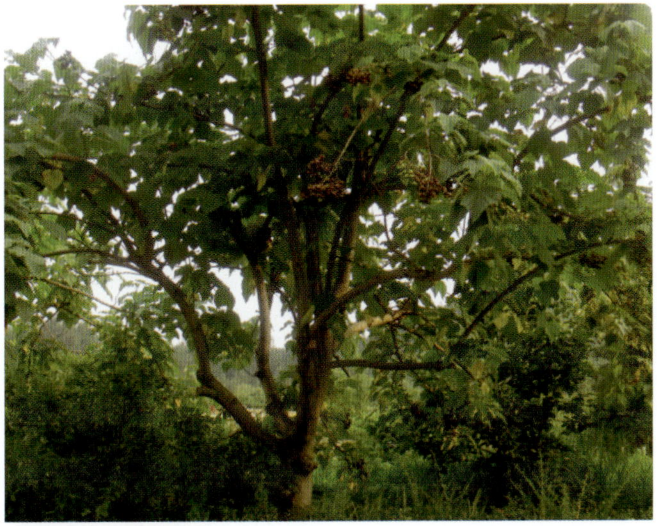

중국이 원산이라고 하는 낙엽 활엽 교목. 높이 10~15m, 직경 30~60cm 정도가 된다. 지난날 우리나라 난지에서 야생화한 것을 볼 수 있으나, 현재는 정원수와 공원수, 가로수 등으로서 심어진다.

잔가지는 굵고, 잎은 대형으로 호생, 가지 끝에 모여서 가지가 달린다. 엽병은 길이 10~30cm, 엽신은 직경 15~30cm. 기부가 심장형으로, 장상에 3~5열한다.

자웅동주. 6~7월, 가지 끝에 대형의 원추화서를 만들고, 황록색을 한 작은 수꽃과 암꽃을 맺는다. 열매는 대과. 익기 전부터 5열해서 열고, 각 열편의 가장자리에 지름 6mm 정도의 구형의 종자수를 몇 개씩 맺는다.

임상 보고 : 고혈압 환자에게 생약 2g에 해당하는 약물을 1일 3회 약침제로 투여하자 효력이 있었다. 여성환자를 치료 한 후에 이뇨 작용이 현저 하였다.

이용부위 – 잎

약효 작은 상처의 지혈, 고혈압증

채취 · 보존

초여름, 잎을 채취해서 햇볕에 말린다.

사용법

작은 벤 상처의 지혈에는 건조한 잎을 분말로 해서 환부에 붙인다. 고혈압증에는 건조한 잎 10g를 컵3의 물로 3분의 1이 될 때까지 끓여서 1일 분량으로 하여 3회로 나누어 복용한다.

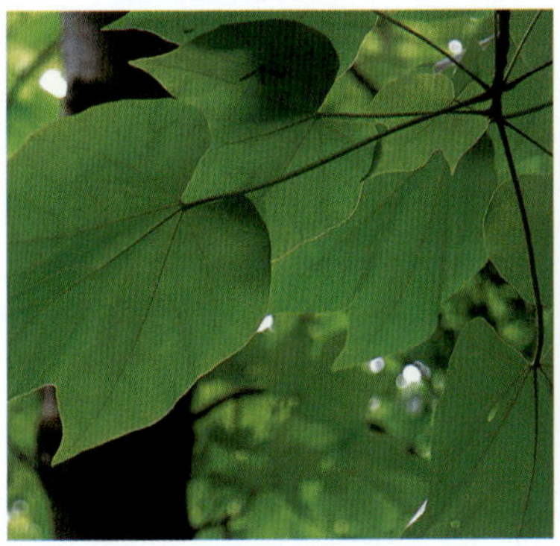

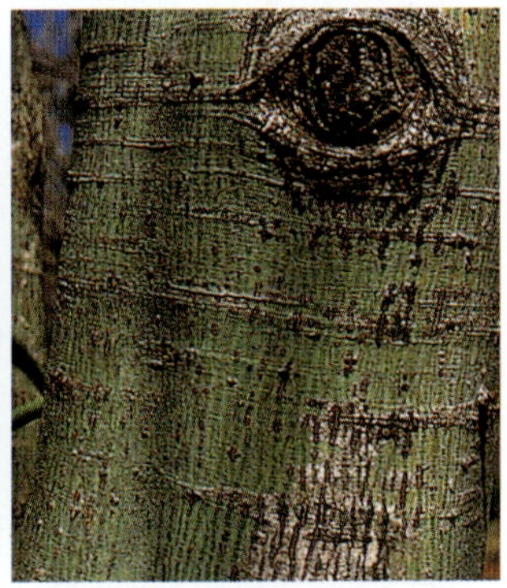

*녹색이 깃든 수피를 하고 있다.

식나무 • 층층나무과

Aucuba japonica

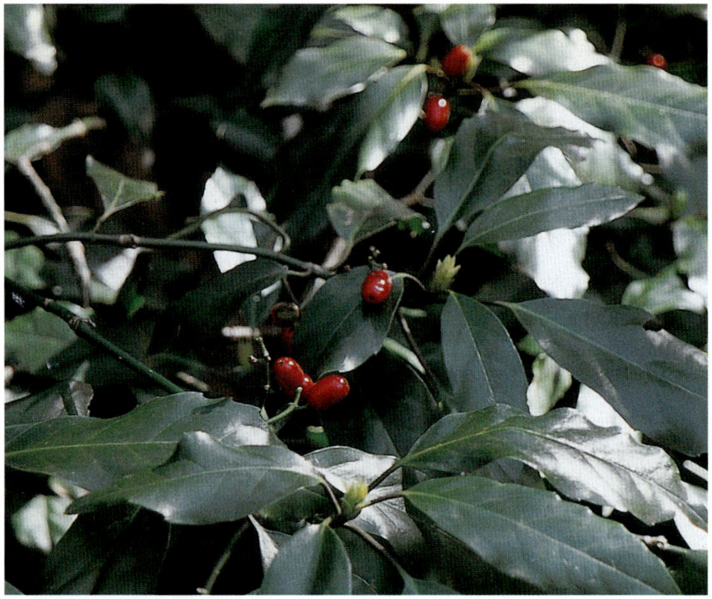

햇볕이 잘 안 드는 산림지 내에 자생하는 상록활엽 관목. 높이 2~5m가 된다. 상부에서는 분지가 잘되고, 수피는 녹색으로 횡장의 피목이 있다.
노목이 되면 수피의 색은 회갈색이고, 세로로 가늘게 갈라지며, 정원 목으로서 활발히 재배된다.
잎은 장타원형으로 양단이 뾰족하고, 가장자리에 거친 톱니가 있다. 잎 색은 농록색으로 혁질, 광택이 있다. 자웅이주. 길이 4~5월, 자갈색의 작은 4변화가 맺는다. 겨울에 길이 1.5~2mm로 장타원형의 열매가 붉게 익는다.

이용부위 – 잎

약효 가벼운 화상, 동상, 종기

채취 · 보존

필요한 시기에 잎을 채취해서 물에 씻은 후 사용한다.

사용법

가벼운 화상, 동상, 종기 등에는 생잎이 불에 타지 않도록 약한 불로 굽는다. 부드럽게, 그리고 거무스름하게 되면 환부에 대고 가제 등을 붙여 가볍게 붕대 등으로 눌러 둔다.

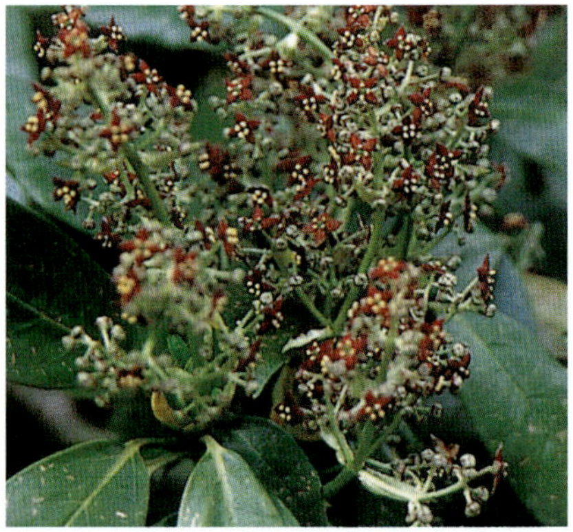

*숲과 덤불 등에 생육하는 낙엽저목

팔손이나무 · 두릅나무과 (독)

Fatsia japonica

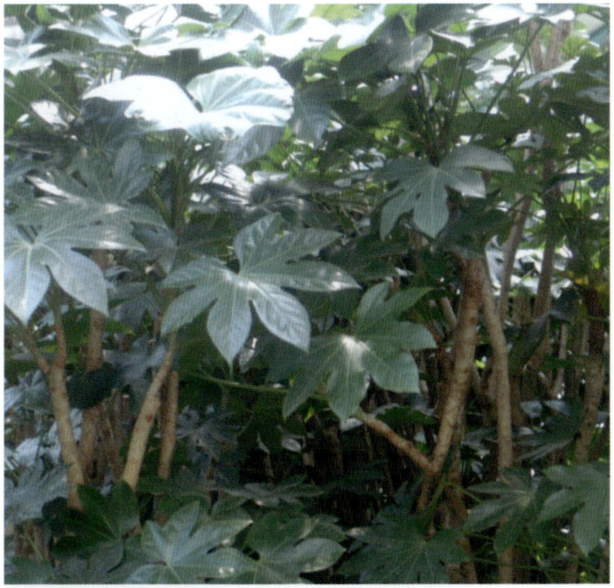

해변근처의 숲 밑 등에 자생하는 상록 활엽 교목. 정원목과 화분에 심는 초목으로서 널리 재배 된다.
한 포기에서 갈라져 나와 자라게 되고 드문드문 분지하여 높이 2~3m가 된다. 잎은 줄기 끝에 속생 하듯 호생하고, 긴 엽병이 있다.
엽신은 손바닥모양으로 7~9열하고, 농록색, 질은 두텁고 광택이 있다. 11월경, 구상의 산형화서가 모이고, 길이 20~40cm의 큰 원추화서를 만든다.
작은 꽃은 백색의 5변화. 다음해의 4~5월에 열매가 자흑색으로 익는다.

해설 : 1. 어혈(瘀血)을 제거하므로 타박상으로 인한 동통에 쓴다. 2. 잎은 거담(祛痰) 작용을 한다.

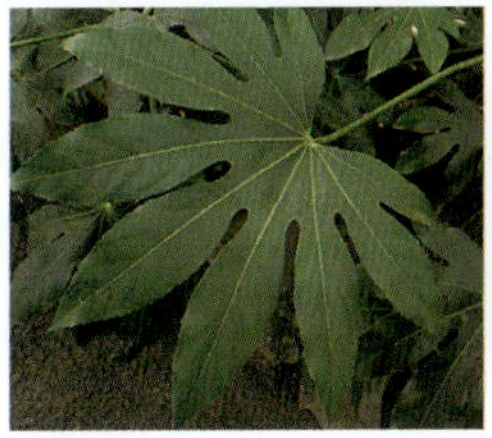

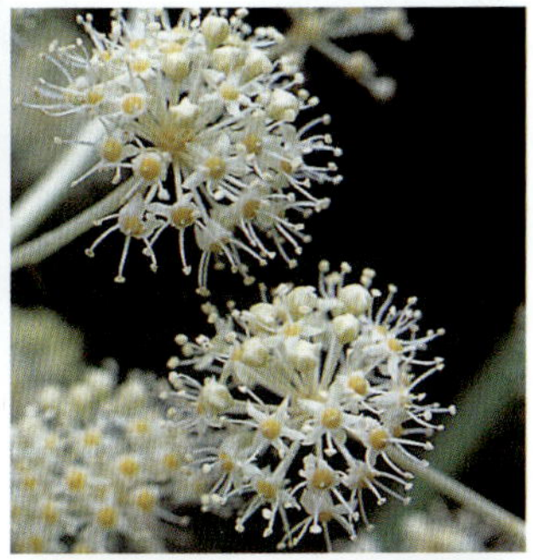

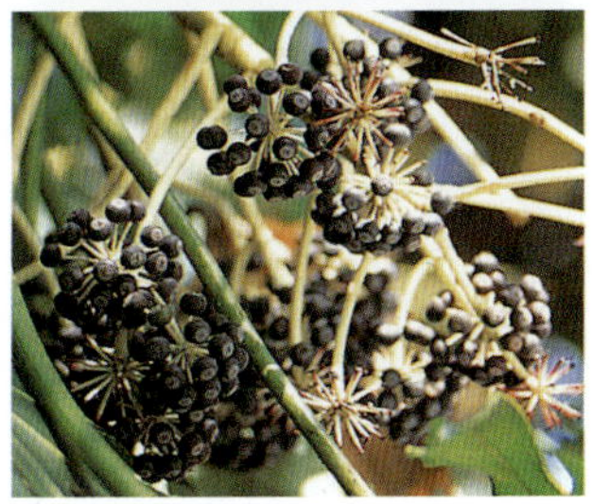

이용부위 - 잎

약효 류머티즘

채취 · 보존
8~9월, 잎을 채취하여 물에 씻은 후, 썰어서 햇볕에 말린다.

사용법

류머티즘 등에는 썰어서 건조한 잎 2~3줌 정도를 포대에 넣고 냄비에 끓여내어 그 끓인 즙과 함께 욕조에 넣고, 입욕제로 한다. 잎에는 사포닌의 1종이 포함되어, 거담작용이 있는 것인, 용혈작용도 함유되어 있기 때문에 민간요법에서는 내복은 하지 않도록 한다.

오갈피나무 · 두릅나무과

Acanthopanax sieboldianus

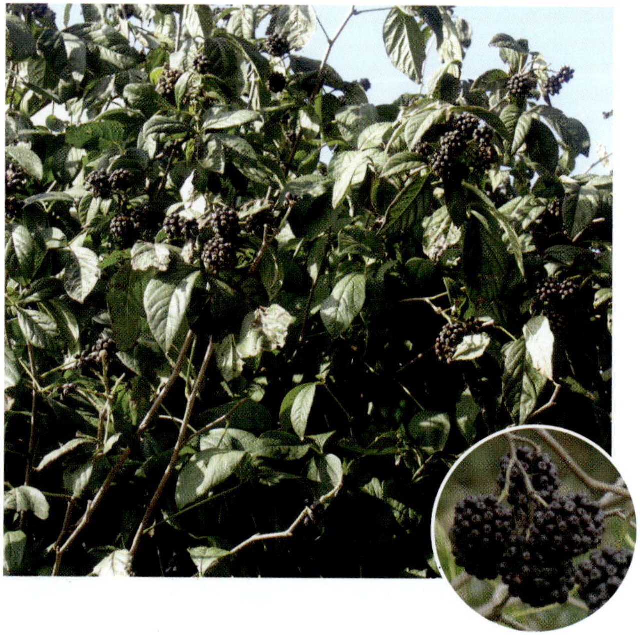

중국 원산으로 산촌 등에서는 산울타리 등으로 사용된다. 또한 야생화 한 것도 볼 수 있는 낙엽 관목. 높이 1~2m. 줄기는 총생해서 많이 분지하고, 가지에는 침모양의 가시가 있다.
잎은 진한 녹색으로 5소엽으로 되어 있고, 긴 엽병이 있다. 긴 가지에서는 호생, 짧은 가지에는 다발이 되어있다. 5~6월경, 짧은 가지 끝에 긴 엽병이 있는 산형화서를 만들고, 담록색의 작은 꽃이 다수 핀다.
자웅이주. 가을에 구형의 핵과가 한데모아 뭉쳐 열리고, 검게 익는다.

임상 보고 : 1. 뇌혈전 억제 효과가 있었으며, 2. 고지혈증 치료에 양호한 반응을 보였다. 3. 저혈압을 치료하고, 4. 관상동맥경화증과 심교통의 치료 효과를 높였다.

이용부위 – 근피

약효

냉한 체질, 갱년기장애, 불면증, 강장

채취 · 보존

3월경, 싹이 나오기 직전의 뿌리를 캐내어 근피를 벗겨서 물에 씻은 후 햇볕에 말린다. 이것을 오갈피라고 한다.

사용법

냉한 체질과 갱년기장애, 불면증, 강장목적에는 건조한 근피 150~200g을 1리터의 화이트리커에 담가, 반년 정도 둔 후 취침 전에 술잔으로 1잔정도씩 마신다.

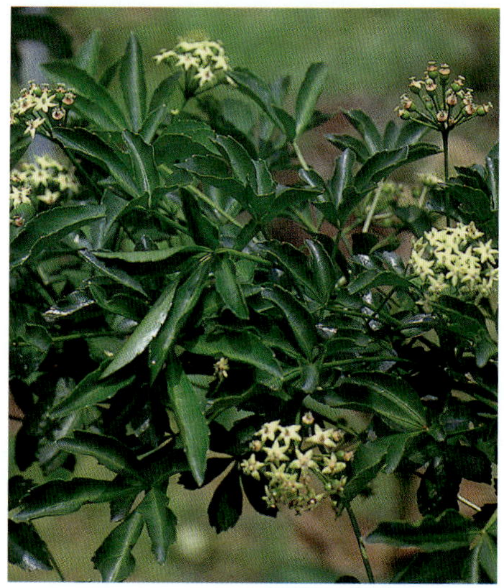

두릅나무 · 두릅나무과

Oplopanax japonicus

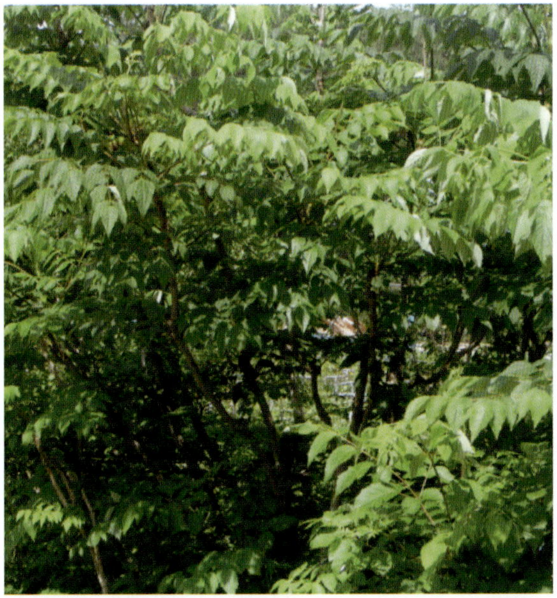

두릅나뭇과의 낙엽 활엽 관목으로 산과 들에 자생한다.
줄기는 많은 경우 직립하여 대부분 가지 갈림을 하지 않고, 높이2-5m로, 바늘모양인 가시로 조밀하게 덮여 있다. 잎은 원형 또는 심 원형으로 크고, 지름20~40cm, 가장자리에 고르지 못한 손바닥모양의 결각이 있고, 열편에는 날카로운 결각 모양의 중톱니가 있다.
잎 양면의 맥상과 엽병에는 바늘모양의 가시가 있다. 6~7월, 줄기의 선단에 원추화서를 만들고 황록색으로 작은 5변화가 맺는다.
꽃이 진후, 길이 6~7mm로 약간 장원형의 열매가 붉게 익는다.

약리 작용 : 1. 항피로 작용이 있으며, 2. 면역기능 항진 3. 중추신경 흥분, 4. 혈압강하 등의 작용을 나타낸다.
*장복하면 독성이 발생한다.

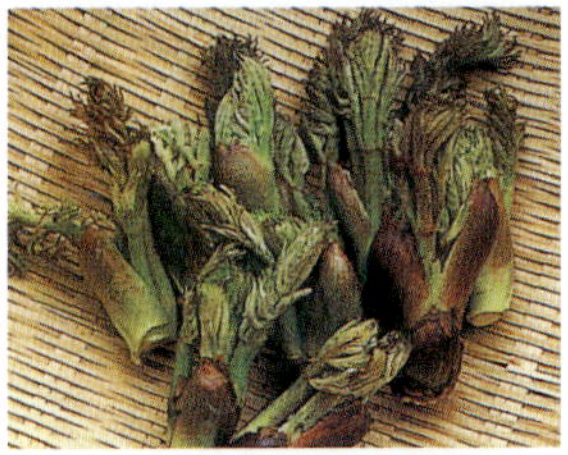

*두릅 순

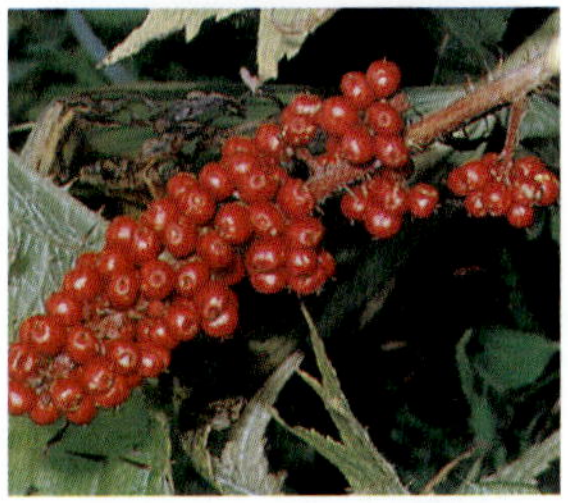

*두릅 열매

이용부위 – 뿌리, 열매

약효

뿌리 : 해열 / 열매 : 이뇨

채취 · 보존

여름, 뿌리를 채취해서 물에 씻은 후, 잘게 썰어서 통풍이 잘 되는 장소에서 그늘에 말린다. 가을에 열매를 채취해서 햇볕에 말린다.

사용법

해열에는 건조한 뿌리 5g을 컵2의 물로 반이 될 때까지 끓여서 1회 분량으로 하여 복용한다. 부종이 있는 때의 이뇨에는 건조한 열매를 3~6g을 컵3의 물로 반이 될 때까지 끓여서 1일 분량으로 하여 3회로 나누어 복용한다.
두릅의 한방요법 – 남자의 발기력 부족, 심신피로에 쓰이며 위암, 신경쇠약, 당뇨병에 약효가 있다. 나무껍질은 당뇨병, 신장병에 약제로 사용한다. 또한 두릅은 봄철 산나물의 왕자라할 만큼 특유의 향미가 있어 고급나물로 이용되고 있으며 그리고 뛰어난 미각이 있어 건강식품 중 으뜸으로 여긴다.

목단 (牧丹) • 미나리아재비과

Paeonia suffruticosa

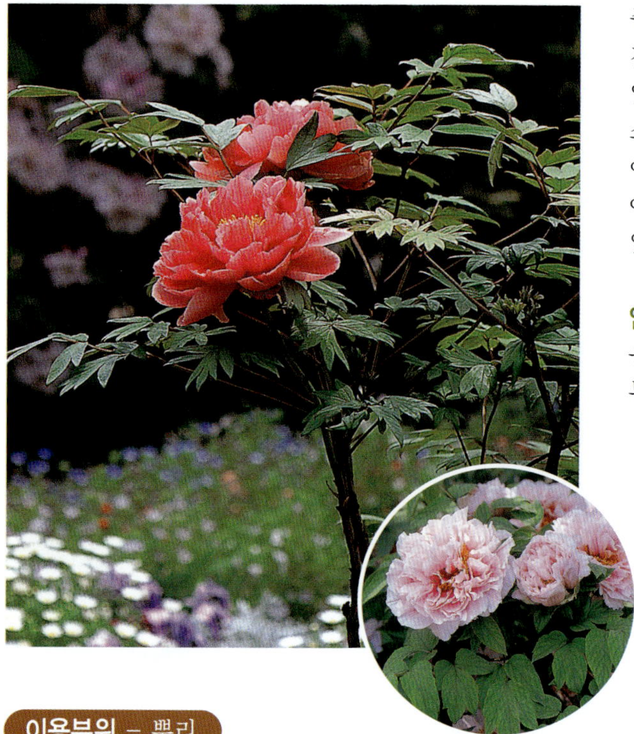

중국이 원산인 낙엽 활엽 관목. 관상용으로서 재배된다. 높이 1~1.5m. 오래 된 것으로는 3m가 되는 것도 있다.
잎은 2회 3출 복엽으로 호생하고, 엽병의 기부는 퍼져서 줄기를 안는다.
소엽은 계란형으로 전연, 끝이 2~3열한다. 늦봄~초가을, 새로 자란 가지 끝에 지름 5~7cm의 큰 꽃을 1개 맺는다.
야생종으로는 꽃잎은 5~10개, 백색 혹은 담홍색이지만, 재배품종으로는 꽃잎이 많고, 색의 변화도 많다. 일명 모란.

임상 보고 : 과민성 비염에 달인 물을 매일 밤 50mLTlr 복용하고 일정한 반응을 얻었으며, 2. 원발성혈소판 자반병(紫班病: 목이나 몸 등 땀이 많이 나는 부위에 자줏빛 반점이 생기는 병)에 유효하며, 이질 치료에 효험을 보였다.

해설:1, 혈열로 인한 반진班疹, 코피, 토혈에 유효하며 2, 부인의 생리 전 전신통과 발열을 치료하며 3, 허열虛熱을 내리므로 땀이 안 나면서 뼛골을 쑤시는 증상을 다스린다. 4, 간울화왕肝鬱火旺으로혈압이 높고 가슴이 답답 하면서 열이 많은 증상을 치료하고 5, 혈액 순환을 촉진 시키고 어혈을 제거 하므로 생리 기간이 지나도 생리가 없고 간혹 생리가 있어도 통증이 심한 증상을 완화 시킨다. 6, 타박상이나 어혈로 인한 통증을 치료한다. 7, 소염작용이 있어 신체의 내부나 외부에 발생된 종기를 치료하고 충수염 초기에진통력을 보인다.

이용부위 – 뿌리

약효 생리불순 등의 부인병, 변비, 치질

채취 · 보존

뿌리를 캐내어 물에 씻은 후 갈라진 틈에서 단단한 심을 제거하여 껍질 부분을 10cm 정도로 잘라서 햇볕에 말린다. 이것을 모란피라고 한다.

사용법

각종 부인병과 변비, 치질 등에 건조한 근피 4g, 도인(복숭아 씨) 4g, 망초(천연의 함수나트륨) 4g, 동과자(동과자의 건조 씨앗) 6g, 대황(대황의 건조근) 2g을 컵3의 물로 반이 될 때까지 끓여서 1일 분량으로 하여 3회로 나누어 복용한다.

물푸레나무 • 물푸레나무과

Fraxinus japonica

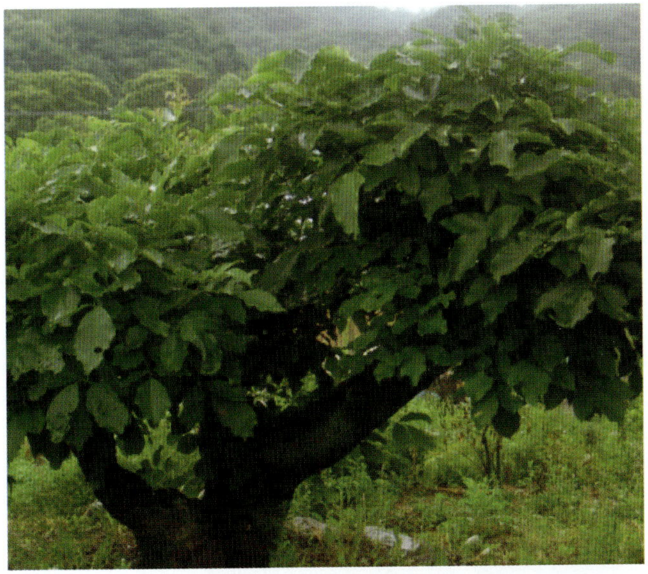

온대의 산간습지에 자생. 또는 각지에 식재되는 낙엽 활엽 교목. 높이 15m, 직경60cm에 달하는 것도 있다. 줄기는 직립하고, 위쪽에서 분지한다.
수피는 담회갈색. 잎은 기수우상복엽으로 소엽은 장란 형으로 5~9개, 길이 5~15cm로 대생한다. 4~5월, 새잎에 앞서 그해에 자란 가지 끝에 원추화서를 만들고 작은 꽃을 맺는다.
꽃잎은 없고 자웅이주. 가을에 길이 3~4cm로 도피침형의 익과가 생긴다. 황록색에서 갈색으로 길이는 3~4cm, 폭 6~7mm. 나무는 가구재이다. 목서(木犀)

약리 작용 : 1. 소염, 진통 작용이 나타나고, 2. 요량(尿酸) 및 요산(尿量)의 배설을 촉진시키고 3. 진해 거담 작용이 현저하였다.

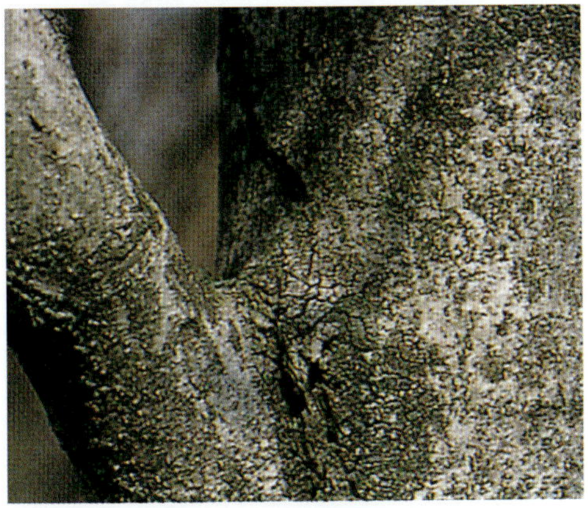

*수피를 설사 그침 등에 사용한다.

이용부위 - 수피

약효

설사, 해열, 눈의 충혈

채취 · 보존

8~9월, 수피를 벗겨 내어 햇볕에 말린다. 이것을 진피라고 한다.

사용법

설사. 특히 열성인 설사에는 건조한 수피 5~10g을 컵3의 물로 반이 될 때까지 끓여서 1일 분량으로 하여 3회로 나누어 복용한다. 결막염 등으로 눈이 충혈 되어 있을 때에는 마찬가지의 끓인 액으로 잘 세정한다.

개나리 · 물푸레나무과

Forsythia koreana Nakai

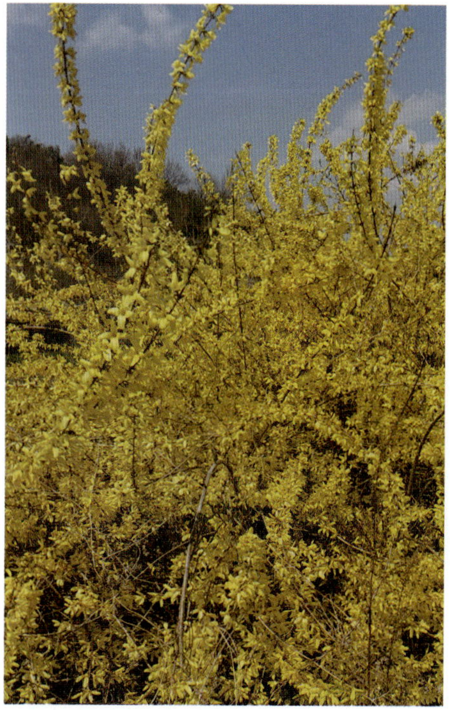

중국이 원산으로 낙엽 활엽 관목으로,인가 부근에 산울타리용으로 심는데, 한 포기에서 갈라져 나와 자라고, 생육력의 왕성으로 새가지는 길게 자라 축 늘어지고, 끝이 지면에 닿으면 뿌리를 내려서 활착하고, 드디어 별주가 된다.
수피는 다갈색으로, 세로로 갈라진 곳이 있다. 마디는 있는 것. 가지는 중공, 잎은 대생, 보통 계란형에서 타원 상란 형으로 엽병이 있다. 3~4월, 잎의 전개에 앞서서 전년의 가지의 엽맥에 화관이 깊게 4열한 선황색의 꽃이 핀다.
열매는 길이 약1.5cm의 계란형의 삭과로 과피는 단단하고, 끝이 뾰족하다. 익으면 열개하고, 작은 날개를 가진 길이 7mm, 폭2mm정도의 종자가 있다. 연교(連翹)

임상 보고 : 1. 급성신우신염, 신장 결석에 1일 30g에 물을 붓고 달여서 식전에 복용 후 양호한 반응을 보였다. 2. 폐농양에 약침 제제로 호전 반응을 보였다.

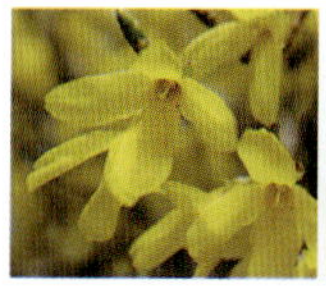

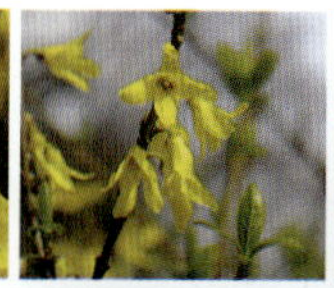

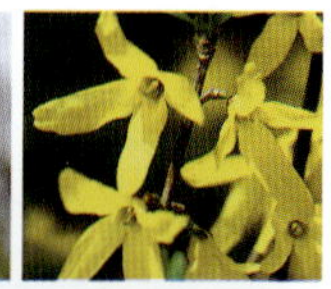

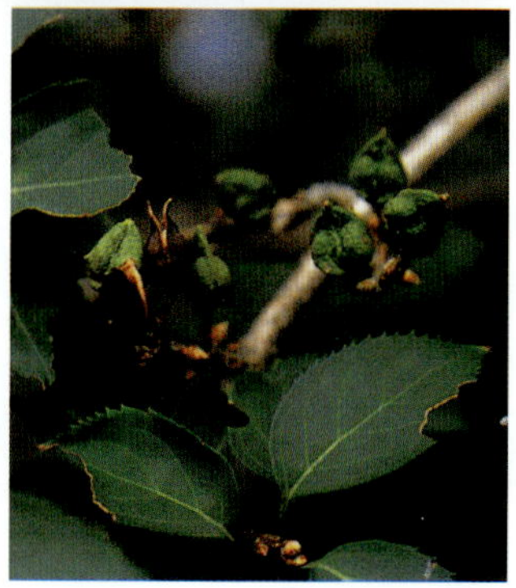

*개나리의 삭과

이용부위 – 열매

약효 소염, 이뇨, 해독

채취 · 보존
가을에 익은 열매를 수확해서 한번 찐 후 햇볕에 말린다. 이것을 개나리라고 한다.

사용법
소염, 이뇨, 해열에 건조한 열매 12~20g을 컵3의 물로 반이 될 때까지 끓여서 1일 분량으로 하여 3회로 나누어 복용한다.

박달목서 · 물푸레나무과

Osmanthus fragrans var. aurantiacus

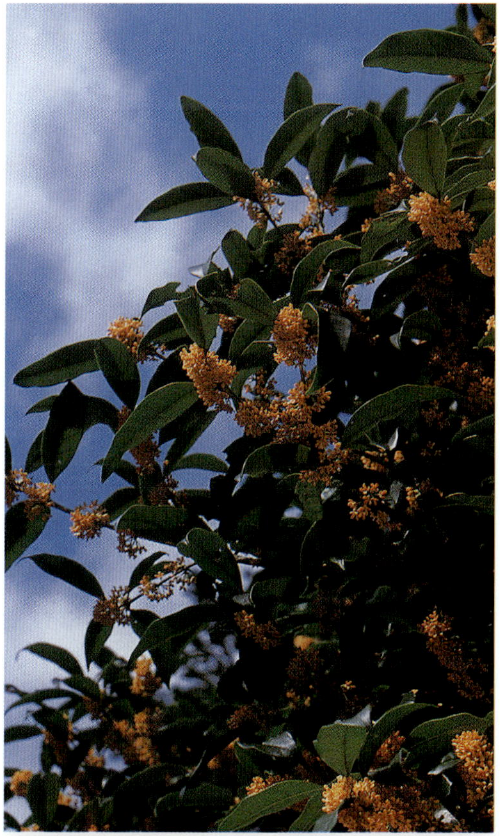

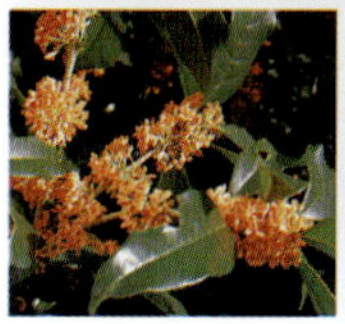

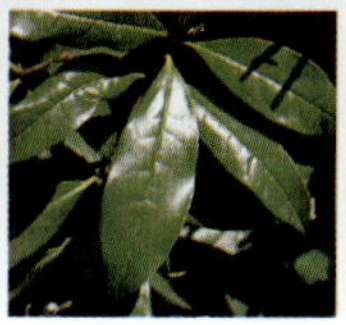

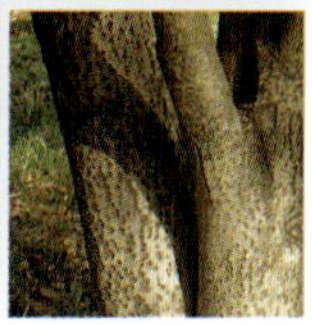

정원 목으로 심어지는 상록 활엽 교목. 중국이 원산이라고 하는데, 일본에서 육성되었다고 하는 설도 있다. 목서중, 화색이 등황색의 것을 박달목서라고 한다.
높이 3~6m. 줄기는 몇포기로 갈라지고, 수형이 타원형이 된다. 수피는 회갈색. 잎은 혁질로 심록색, 길이 8~15cm의 장타원형으로 끝이 뾰족하고, 가장자리에 거친 톱니가 있다.
자웅이주. 9~10월, 엽액에 짧은 엽병을 내고, 향기가 좋은 지름 5mm정도의 등황색의 꽃을 산형상에 속생한다. 화관은 4심열 한다.

해설 : 1. 담음(痰飮)으로 인한 해수, 천식을 치료하고. 2. 대변을 볼 때에 피가 섞이는 이질에 효력을 보인다. 3. 입 안에서 냄새가 나는 증상에 이 약물 달인 물을 입 안에 머금고 있다가 뱉는다.

이용부위 – 꽃

약효 위장장해, 저혈압증, 불면증

채취 · 보존

개화기에 떨어진 꽃을 모아서 통풍이 잘 되는 장소에서 그늘에 말린다. 나무아래에 비닐 등을 깔면 채취하기 쉽다.

사용법

위의 상태가 좋지 않을 때 등에는 건조한 꽃 30~50g을 화이트리커 1.8리터에 담가 넣고, 3개월 정도 냉암소에 둔다. 술잔으로 한잔 정도를 물이나 뜨거운 물로 엷게 해 마신다. 저혈압과 불면증의 경우는 마찬가지의 목서주를 취침 전에 마신다.

광나무 · 물푸레나무과

Ligustrum japonicum

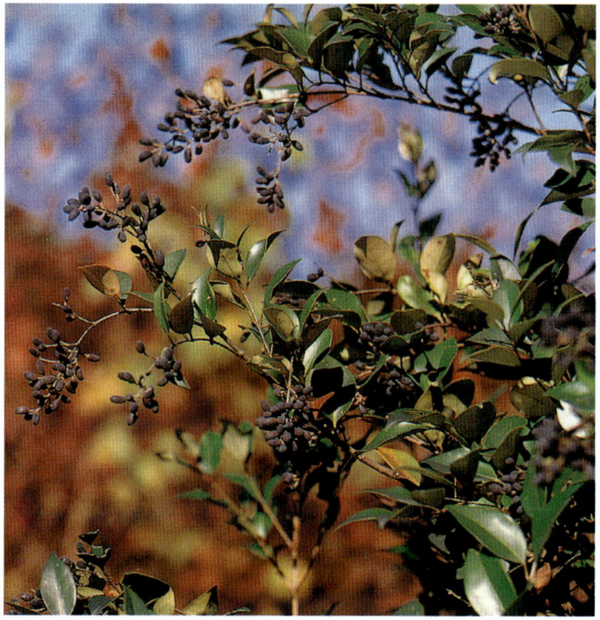

난지의 해변 가에서 흔히 볼 수 있는 목서과 수렵목 속의 상록 활엽 교목. 나무줄기는 직립하여 높이 6m정도가 된다. 수피는 회갈색이지만, 당년의 가지는 회청색을 하고 있다. 잎은 계란형으로 길이 4~8cm. 대생 하고, 질은 두텁다.

6월경, 당년 가지에 원추화서를 만들고, 지름 5mm정도의 작은 흰 꽃을 조밀하게 맺는다. 11월경, 길이1cm 정도로 타원형의 핵과가 자흑색으로 익는다.

임상 보고 : 1. 백혈구 감소증에 약침 제제로 효력을 얻었고, 2. 만성 간염에 유효율을 높였다, 3. 고지혈증 환자가 1개월 복용하여 총 콜레수테롤치를 7.6%를 내렸다.

이용부위 – 열매, 잎

약효

열매 : 병후의 체력회복, 허약체질 등
잎 : 습진, 피부병, 종기

채취 · 보존

가을에 익은 열매를 채취해서 햇볕에 말린다. 이것을 여정이라고 한다. 여름에 잎을 채취해서 햇볕에 말린다. 생잎은 필요한 때에 채취한다.

사용법

병후의 체력회복과 허약체질의 개선에 건조한 열매 10g을 컵3의 물로 반이 될 때까지 끓여서 1일 분량으로 하여 3회로 나누어 식간에 복용한다. 습진, 피부병에는 건조한 잎 2줌 정도를 포대에 넣어 욕조에서 입욕제로 사용한다. 종기에는 생잎을 물로 부드럽게 될 때까지 삶아서 환부에 붙인다.

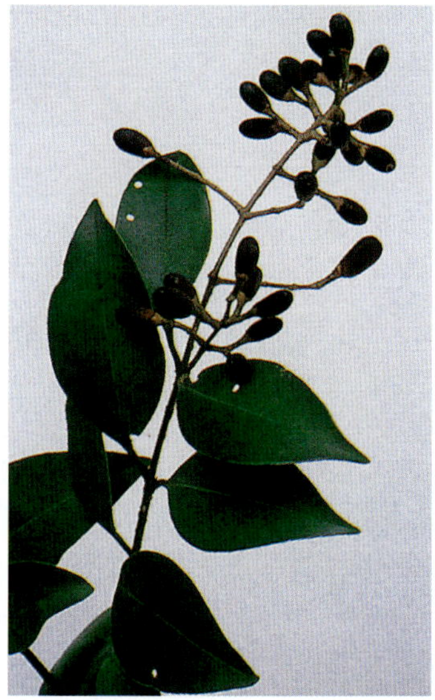

*중국원산인 광나무

치자나무 · 꼭두서니과

Gardenia jasminoides

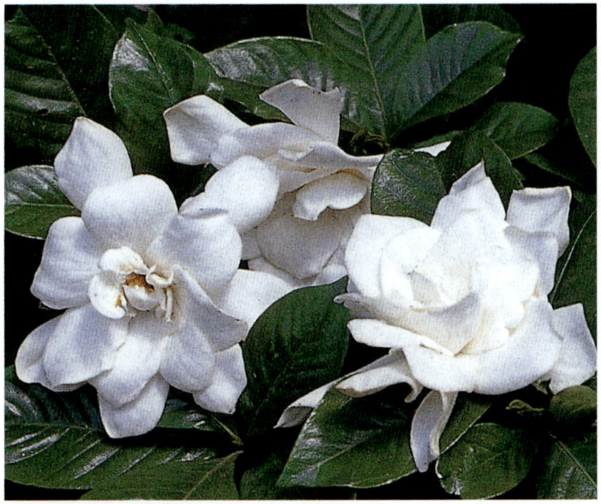

우리나라 난지에서 자라는 상록 활엽 관목. 높이 1~5m. 꽃과 열매를 관상할 목적으로 정원 목으로서도 재배된다.
잎은 대생, 때로는 3륜생. 탈락성의 탁엽이 있고, 엽신은 장타원형으로 전연, 광택이 있다. 6~7월, 가지 끝의 엽액에 지름2~3cm로 백색, 후에 황색으로 변하는 꽃을 맺는다.
열매는 6모가 있는 타원체로 11~12월에 적황색으로 익는다.

해설 : 1. 열병으로 인해 가슴 속이 답답하고 편안치 않아서 팔다리를 가만히 두지 못하는 증상에 쓰이며, 우울 증상을 풀어 주고 마음이 답답하고 괴로운 증상을 환화해 준다. 2. 습열(濕熱)이 원인이 되어 일어나는 황달 및 적색 소변, 소변의 양이 적고 잘 나오지 않는 증상에 활용하는데, 황달은 급성전염성간염, 담낭염, 담낭결석 등을 총괄한다. 3. 열을 내리며, 양혈 작용이 있어서 코피, 토혈, 소변 출혈 등의 증상에 유효하다.

이용부위 - 열매

약효

요통, 타박상, 염좌(관절을 삠)

채취 · 보존

11~12월, 잘 익은 열매를 따서 그늘에서 말린다. 채취 후 더운물에 2~3분정도 담그고 나서 그늘에 말려도 좋다. 이것을 산치자라고 한다.

사용법

요통에는 건조한 열매 5~10g을 컵3의 물로 반이 될 때까지 끓여서 1일 분량으로 하여 3회로 나누어 복용한다. 타박상과 염좌에는 건조한 열매를 분말로 한 것에 밀가루를 3분의 1정도 혼합하여 식초를 가하여 갠 후, 천에 늘려서 환부에 대고 냉 습포로 한다.

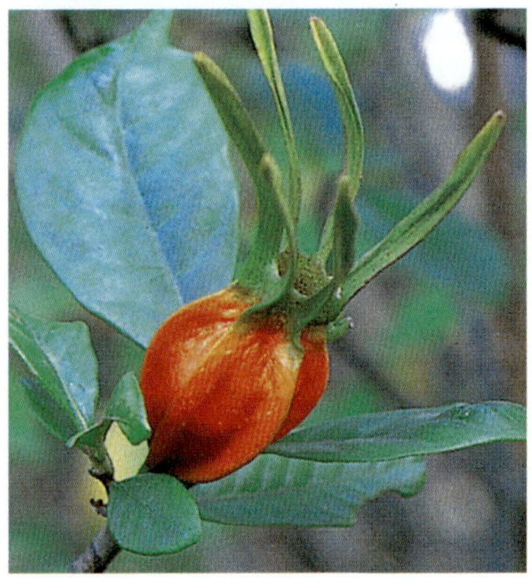

*치자 열매는 삼베옷감 물들이는데 이용한다.

순비기나무 (蔓荊)

Vitex rotundifolia

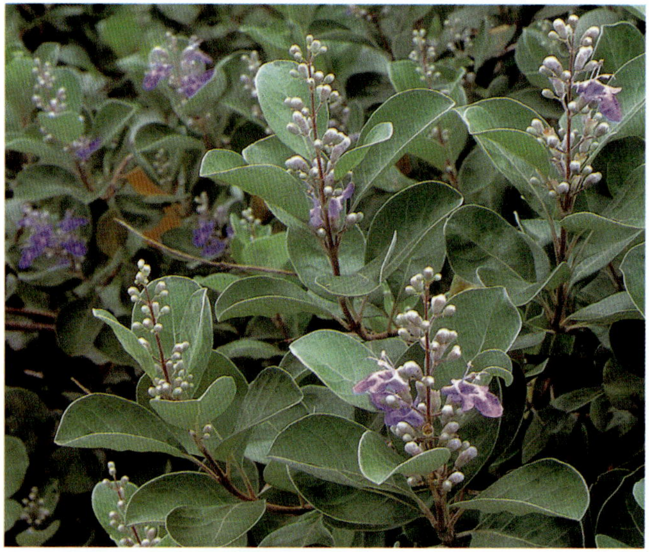

해안의 모래밭에 군생하는 낙엽 저목. 긴 주간이 모래 속을 가로로 뻗고, 군데군데 에서 뿌리를 내놓는다.

가지가 모래위에 일어나 높이 30~60cm가 된다.

잎은 도란형 또는 타원형으로 전연, 드물게 하부의 잎이 3열하는 일이 있고, 대생. 여름에, 가지 끝에 원추화서를 만들고, 길이 13~16cm의 2진형으로 청자색의 꽃을 맺는다.

꽃이 진 후, 지름 5~7mm로 구형인 열매를 맺는다.

약리 작용 : 1. 진정, 진통 작용이 증명 되었고, 2. 해열 작용도 나타난다. 3. 내장의 순환을 촉진시킨다. 4. 과민성 비염에 달인 물을 코에 떨어뜨려 좋은 반응이었다.

• **수족(手足) 저림** 손 발이 오래 눌려서 피가 잘 통하지 않아 힘이 없고 감각이 둔하여 찌릿찌릿하는 현상.

이용부위 – 열매, 줄기

약효

열매 : 감기에 의한 발열, 두통

줄기, 잎 : 신경통, 요통, 근육통, 어깨 결림, 수족 저림

채취 · 보존

10~11월, 열매를 채취하여 햇볕에 말린다. 이것을 만형자라 한다. 화기에 줄기, 잎을 채취하여 통풍이 잘되는 장소에서 그늘에 말린다.

사용법

감기에 의한 발열 · 두통에는 건조한 열매 10g을 컵3의 물로 반이 될 때까지 끓여서 1일 분량으로 하여 3회로 나누어 복용한다. 신경통, 요통 등에는 건조한 열매 10~150g과 건조한 줄기, 잎 210~350g을 합쳐서 포대에 채워 넣고 물 1리터로 삶아내서 자루만을 욕조에 넣고 입욕제로 한다.

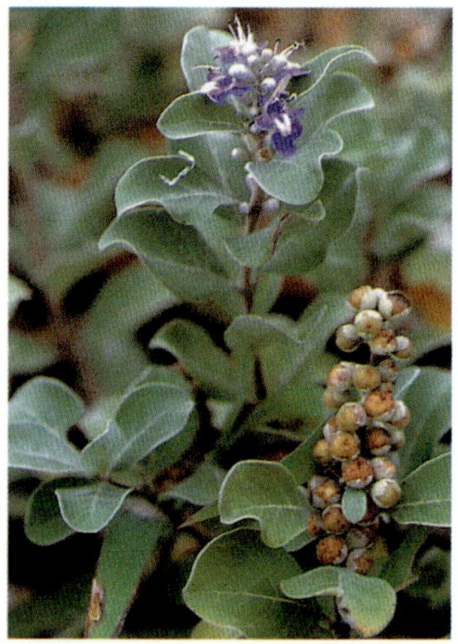

*해안에서 볼 수 있는 순비기나무의 꽃

개 오동나무 · 능소아과

Catalpa ovata

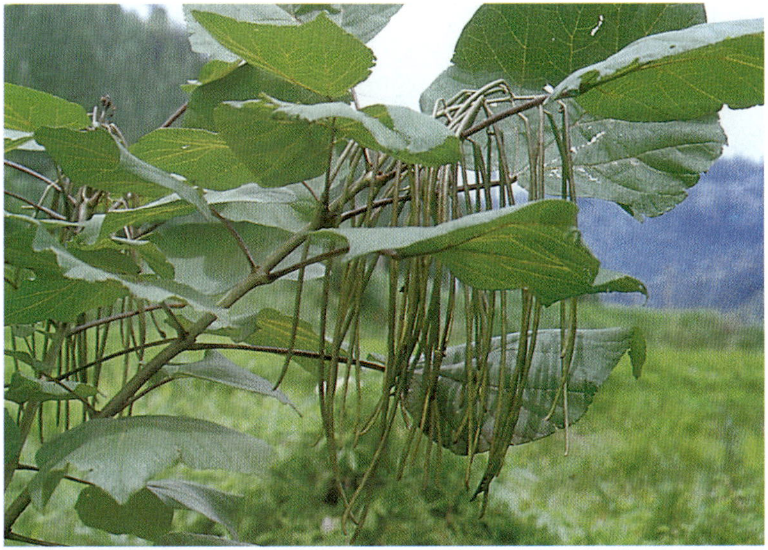

중국이 원산으로 관상용, 혹은 약용으로서 재배되는 낙엽 활엽 교목. 냇가 등에서 많이 자생한다.
높이 6~9m, 직경 60cm 정도나 된다. 잎은 넓은 달갈꼴이며, 혹은 약간 원형으로 길이 10~25cm로 끝은 뾰족하고, 기부는 심형, 대생한다. 7월경, 가지 끝에 대형의 원추화서를 만들고, 종형으로 담황색으로 암자색의 반점이 있는 2cm정도의 꽃이 다수 맺는다.
삭과(蒴果)는 길이 20~30cm로, 종자는 긴 타원형.
노나무, 가목(榎木) 개오동.

이용부위 – 열매

약효

신장염, 부종, 이뇨

채취 · 보존

가을에 칼집모양의 열매가 아직 녹색을 하여 완숙하지 않고, 안의 종자가 튀어나오기 전의 것을 채취하여 2~3cm로 썰어서 햇볕에 말린다.

사용법

신장염, 부종, 이뇨 등에는 건조한 열매 10~20g을 컵3의 물로 반이 될 때까지 끓여서 1일 분량으로 하여 3회로 나누어 식간에 복용한다.

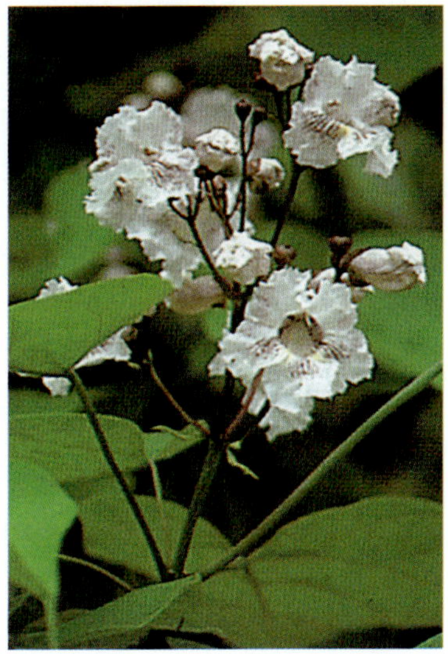

*개오동 꽃

인동 덩굴 (忍冬) • 인동과

Lonicera japonica

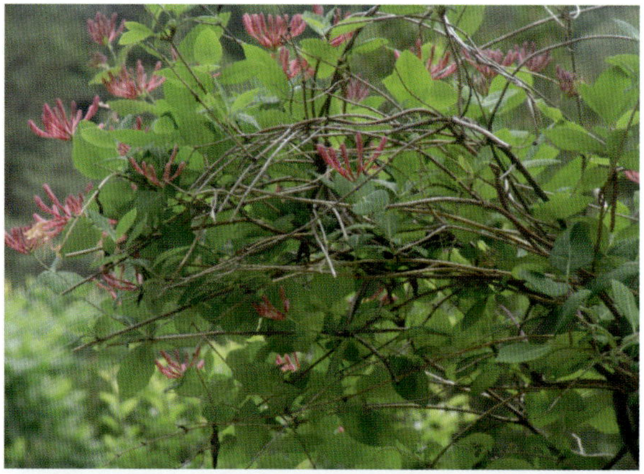

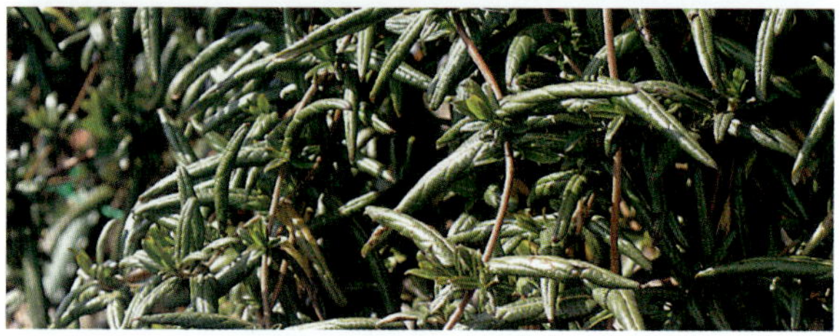

각지의 산야에 흔히 볼 수 있는 상록의 덩굴성 낙엽 활엽 관목. 줄기가 길고 덩굴상태로 자라고, 다른 물체를 우측으로 감으면서 번성한다.
수피는 회갈색이고, 노목에서는 세로로 갈라진다. 잎은 대생. 엽신은 긴 타원형으로 길이 3~7cm로 전연. 5~6월경, 화관의 길이 3~4cm의 꽃이 2개씩 짝을 이루어 핀다.
꽃 색은 처음에는 흰색에서 엷은 분홍색으로, 후에 노랗게 변화한다. 가을에 구형의 열매가 검게 익는다. 줄기와 잎은 한방에서 "인동" 꽃은 "금은화"라 하여 약재로 씀. 겨우살이덩굴.

이용부위 – 꽃

약효

관절통, 감기의 발열, 몸의 부종

채취 · 보존

개화기에 꽃을 따서 통풍이 잘 되는 장소에서그늘에 말린다. 이것을 금은화라 한다.

사용법

관절통에는 건조한 꽃 5~10g을 컵3의 물로 반이 될 때까지 끓여서 1일 분량으로 하여 3회로 나누어 식후에 복용한다. 감기의 발열, 몸의 부종에는 건조한 꽃 10g을 컵3의 물로 반이 될 때까지 끓여서 1일 분량으로 하여 3회로 나누어 식간에 복용한다.

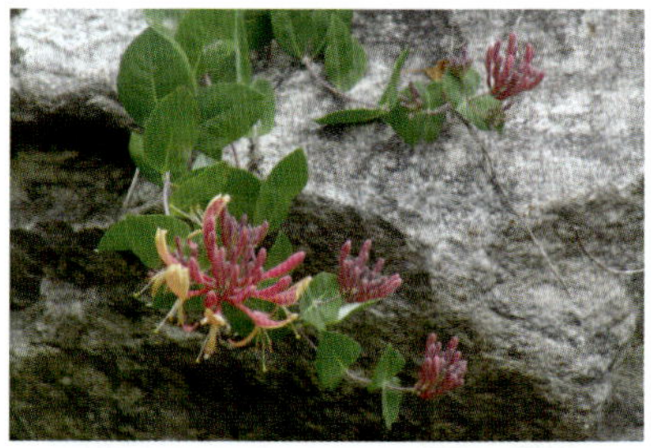

*관절통과 열 식히기 등에 꽃을 이용한다.

비자나무 (榧) • 주목과

Torreya nucifera

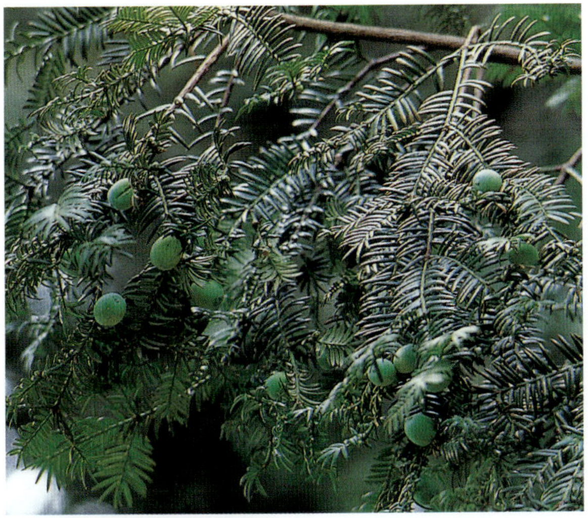

난지의 삼림 내에 자생하는 상록 침엽 교목. 높이 25m, 줄기 지름90cm가 되는 것도 있다. 수피는 회색으로 매끄럽고, 노목에서는 세로로 갈라진다.
작은 가지를 대생하고, 잎은 나선상으로 자라지만, 옆가지에서는 가지의 좌우에 2열로 나란히, 선형으로 길이 1.5~2.5cm, 끝은 날카롭고 뾰족하다.
암수이주. 4~5월에 개화한다. 수꽃은 전년가지의 엽액에 탄생한다. 암꽃은 새 가지의 하부 엽액에 2개씩 붙고, 그 중의 1개가 10월경 석과 모양으로 익고, 다음해 가을 가종피가 갈라져 단단한 담갈색의 종자가 떨어진다.

• 기생충(寄生蟲) 1. 다른 생물에 기생하며 사는 동물의 총칭. (회충, 십이지장충, 촌충 따위) 2. 스스로 노력하지 않고 남에게 의지해 살아가는 사람을 낮잡아 이르는 말.
• 야뇨증(夜尿症) 밤에 자다가 무의식중에 오줌을 자주 싸는 증세. 유뇨증.

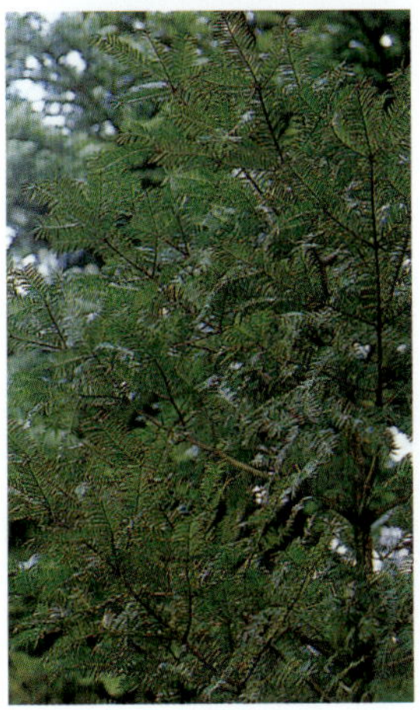

*잎은 주목과 유사하지만, 선단이 보다 날카롭다.

이용부위 – 종자

약효

장기 기생충의 구제, 야뇨증

채취 · 보존

10월경에 석과 모양으로 익은 열매를 채취하여, 육질의 가종피를 제거, 종자를 햇볕에 말린다. 이것을 비자라고 한다.

사용법

장기 기생충의 구제에는 건조한 종자 10~20g을 컵3의 물로 반이 될 때까지 끓여서 1일 분량으로 하여 3회에 나누어 복용한다. 소아의 야뇨증에는 생 종자를 1~2개를 구워서 먹이기도 하고, 볶은 씨앗 0.1~0.2g을 1회 양으로서 1일 3회 복용한다.

주엽나무 (皁莢) • 주목과

Cleditsia japonica MiQ.

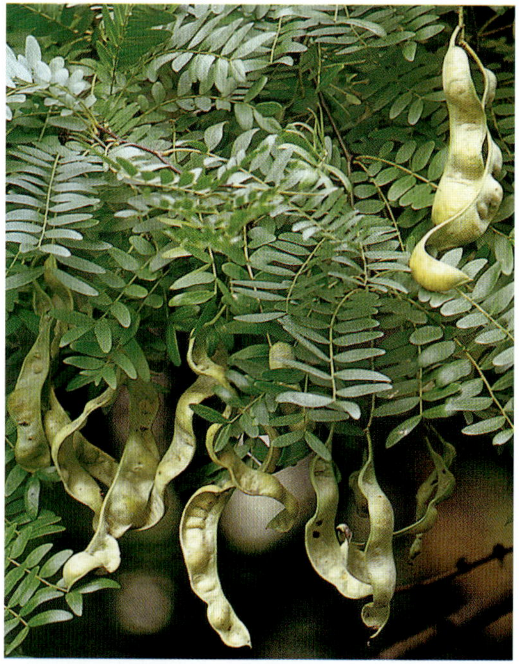

물가나 들판에서 볼 수 있는 낙엽고목. 높이 15m. 줄기에는 가지가 변화한 대형의 가시가 있다. 잎은 우상복엽으로, 소엽은 12~24개의 우수. 소엽은 길이 1.5~4cm의 타원형으로 무모. 6월경, 길이 6~10cm의 총상화서를 만들고 소형의 단생화와 양성화를 조밀하게 맺는다. 꽃은 황록색으로 접형. 열매는 편평하며 비틀어진 광선 형, 길이 20~30cm로 흑색으로 익고, 10~25개의 종자가 들어있다. 줄기의 가시를 조각자(皁角刺), 종자를 조협자라 한다.

이용부위 – 열매, 가시

약효

열매 : 거담 종자, 가시 : 종기

채취 · 보존

10월경, 거무스름하게 익은 두과를 채취하여 햇볕에 말린다. 이것을 조협이라 한다. 익은 칼집과 같은 깍지속의 콩을 꺼내서 모아, 뜨거운 물로 씻어내고 나서 햇볕에 말린다. 이것을 조각자라 한다. 줄기에 있는 가시도 이용된다.

약리작용

1. 위점막 자극 작용과 호흡기도 내의 점액 분비 촉진으로 거담 작용이 있다.
2. sapdnln 성분은 위점막을 부식시키므로 중독 증상을 일으킨다.
3. 항균 작용이 있다.
4. 과다 복용을 하면 중추신경 계통의 흥분과 마비로 사망하게 된다.

사용법

거담에는 건조시킨 종자 1~1.5g을 컵1.5의 물로 반이 될 때까지 끓여서 1회 양으로 하여 복용한다. 종기에는 건조시킨 가시 3~10g과 건조시킨 종자 4.5~9g을 컵3의 물로 3분의 1량까지 끓여서 1일 분량으로 하여 3회에 나누어 복용한다.

*주엽나무 가시

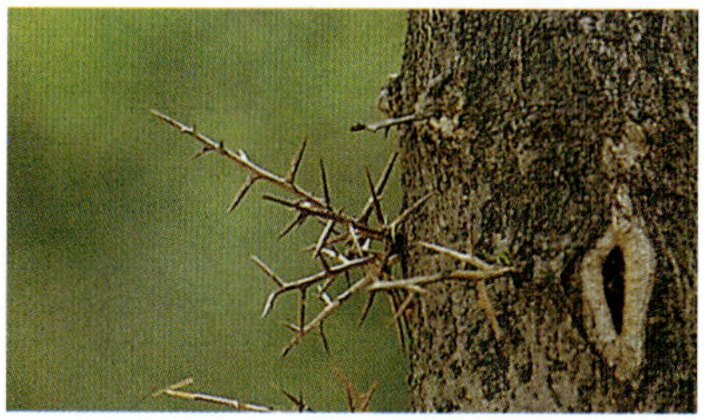

누리장나무 (臭木)

Clerodendrum trithotomum Thunb

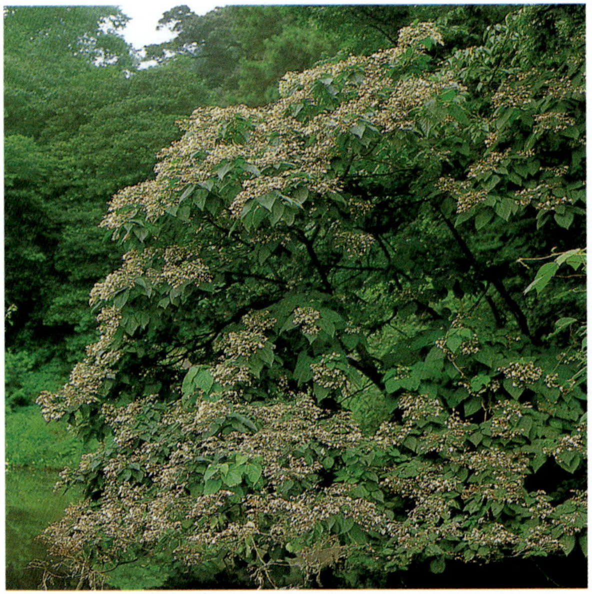

우리나라 중부 이남지역의 산야의 길가나 숲 가장자리 등에 많은 낙엽 간엽 저목으로. 높이1~3m로, 위쪽에서 약간 드문드문 분지한다. 잎은 대생 하고, 엽신은 삼각 상란형으로, 짧은 털이 돋는다. 보통 마주보는 2개의 잎 중 1개가 크고, 그 밖의 것이 다소 소형이 되는 일이 많다. 만지면 독특한 냄새가 난다. 여름~가을, 가지 끝에 집산화서를 맺고, 끝이 5열하여 평개한 대롱모양의 흰 꽃을 맺는다. 열매는 청자색으로, 평개한 붉은 꽃받침 안에 있다.

사용법

설사, 고혈압증, 류머티즘에는 건조한 줄기, 잎 10~15g을 컵3의 물로 반이 될 때까지 끓여서 1일 분량으로 하여 3회로 나누어 복용한다. 이뇨와 건위에는 건조한 근피 6~10g을 컵3의 물로 반이 될 때까지 끓여서 1일 분량으로 하여 3회에 나누어 복용한다.

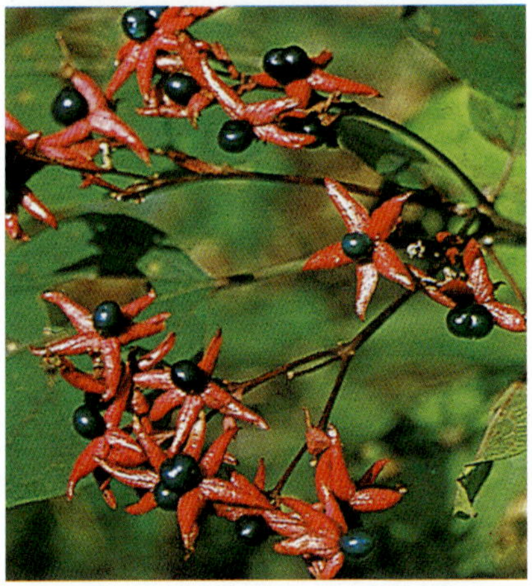

*열매가 붉은받침에 얹혀있다.

이용부위 – 줄기, 잎, 근피

약효

줄기, 잎 : 설사, 고혈압증, 류머티즘 / 근피 : 이뇨, 건위

채취 · 보존

8~9월, 잔가지에만 잎을 잘라 햇볕에 말린다. 또, 뿌리를 캐내어 물에 씻어 근피를 벗겨서 햇볕에 말린다.

무궁화 (無窮花) · 아욱과

Hibiscus syriacus

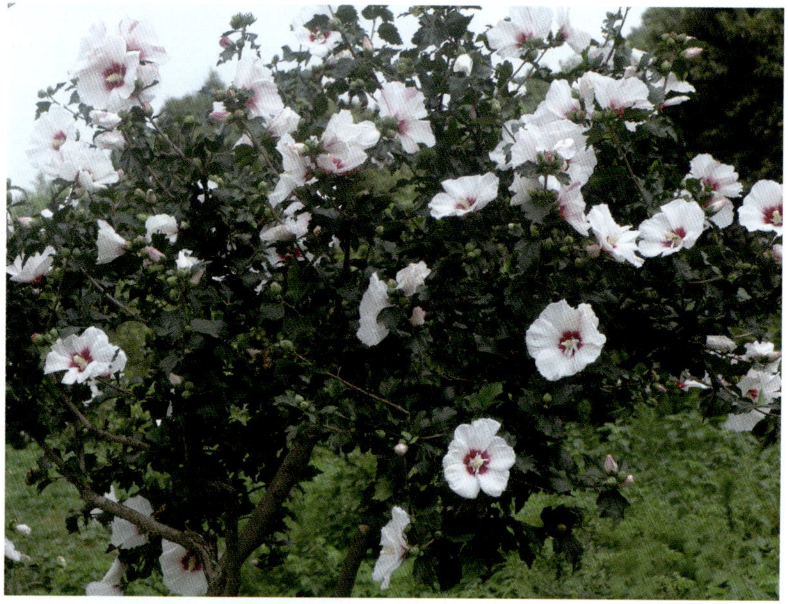

중국 · 인도가 원산이라고 하며, 우리나라의 국화이다. 우리나라에서 예전부터 정원에 심은 낙엽 활엽 관목. 높이2~4m. 수피는 회색으로 평활, 줄기는 직립하여 지분이 많이 된다. 잎은 짧은 엽병이 있고 호생, 엽신은 끝이 뾰족한 계란형으로 때로는 얕게 3열하고, 가장자리에는 거친 톱니가 있다. 여름~가을, 그해에 자란 가지의 엽액에 지름 5~10cm의 5변화의 꽃을 피운다. 열매는 타원형으로 끝이 뾰족하고, 종자에는 털이 있다.

해설 : 목근피는 1. 치질과 탈하에 달인 물로 환부를 세척하거나 증기를 쬐고, 다시 백반(白盤)과 오배자(五倍子)를 가루내어 붙인다. 2. 습열(濕熱)이 과다하여 발생하는 적백대하(赤白帶下) 〈여성의 질에서 흘러나오는 붉거나 흰 분비물〉증과 외음부가 가려움증에도 유효하다. 3. 장출혈에도 물을 붓고 달여서 복용한다. 목근화는 1. 대장에 열이 축적되어 일어나는 출혈에 쓰고, 2. 부인의 백대하에도 활용된다. 목근은 1. 해수와 폐농양에 유효하며, 2. 충수염에도 소염 작용이 있고 3. 대변 출혈에도 활용된다.

이용부위 – 수피, 꽃봉오리

약효 수피 : 무좀, 꽃봉오리 : 위장염, 설사

채취 · 보존

6~7월, 줄기와 가지의 수피를 벗겨서 햇볕에 말린다. 이것을 목근피(木根皮)라고 한다. 또한, 8~9월의 개화기에 꽃봉오리를 따서 햇볕에 말린다. 이것을 무궁화라고 한다.

사용법

무좀에는 건조한 수피를 잘게 썰어서 10g정도 컵1의 화이트 리커에 담가서 밀봉하여 냉암소에 3개월 정도 두고, 그 액을 환부에 바른다. 위장염이나 설사에는 건조한 꽃봉오리 3~5g을 컵1의 물로 반이 될 때까지 끓여서 따뜻할 때에 식간에 복용한다. 끓인 액은 복용할 때마다 만든다.

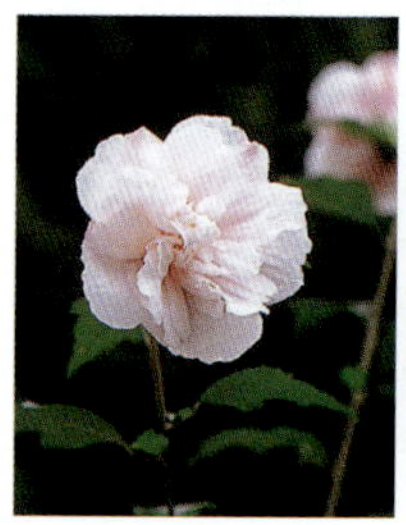

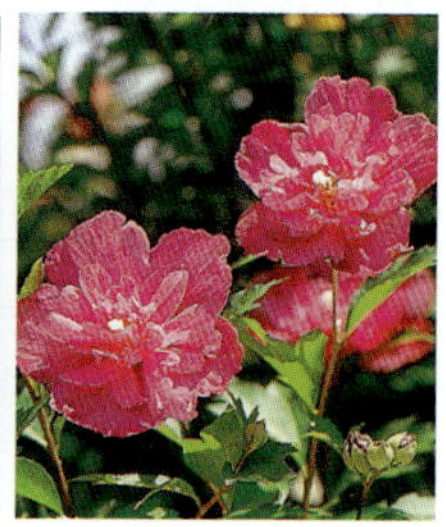

왕벚꽃나무 (野櫻(化) · 장미과

Prunus yedoensis Matsumura

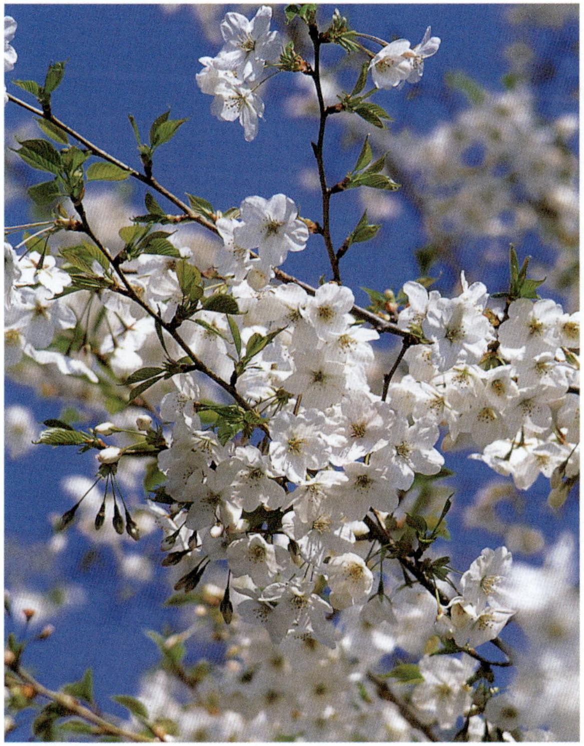

우리나라 각지에서 재배되는 낙엽 활엽 교목으로 일본의 국화이며, 높이는 8~12m정도. 잎은 호생. 엽신은 광도란 형으로 끝이 뾰족하고, 가장자리에 톱니가 있다. 3월 하순~4월 상순, 새잎보다 먼저 산형상으로 밀집한 담도색의 5변화가 꽃이 핀다. 꽃이 진 후 주름 7~8mm의 구형의 열매가 열리고, 자흑색으로 익는다. 열매는 식용한다.

산지에 자생하는 상록고목. 높이 10m. 줄기는 직립하고, 잎은 가지 끝에 총생한다. 엽신은 길이 10~20cm. 협장타원형으로 전연, 질은 두텁고 잎의 표면에는 심록 색으로 광택이 나고 이면은 분백색. 적색을 띤 긴 엽병이 있다.

잎은 2년 남짓 되면 낙엽이 진다. 초여름에 새잎이 나는 1년 잎, 2년 잎과 함께 단계를 만든다. 5~6월, 1년 잎의 엽액에 길이 5cm 정도의 총상화서를 만들고, 황록색의 꽃이 맺는다. 꽃받침은 대부분 볼 수 없다. 꽃이 진 후, 타원형의 액과가 암청색으로 익는다.

이용부위 – 수피

약효

수피의 내성 : 거담, 기침 멈춤, 습진, 종기, 부스럼

채취 · 보존

6~7월, 수피를 벗겨, 외부의 코르크질을 제거한 내피를 햇볕에 말린다.
이것을 앵피라 한다.

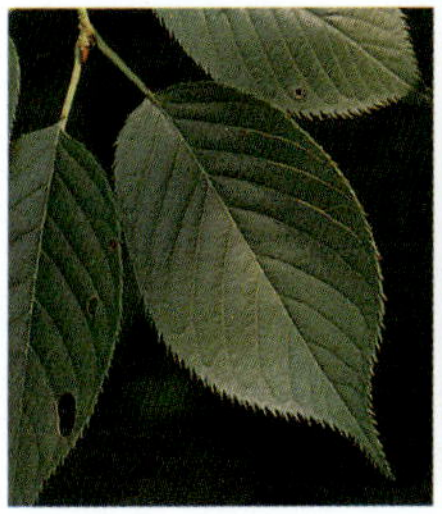

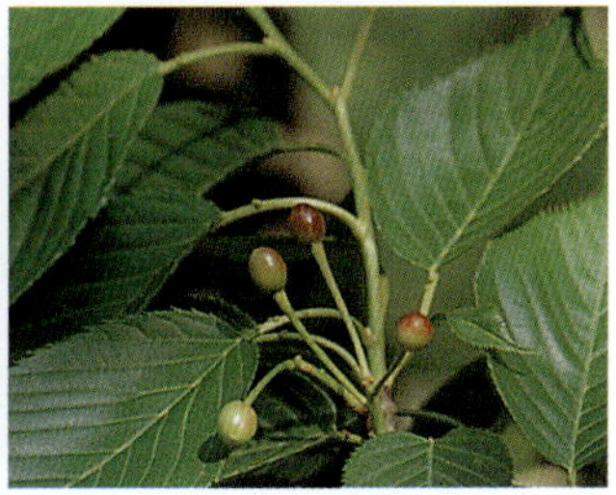

사용법

거담, 기침 멈춤, 습진, 종기, 부스럼에는 건조한 수피의 내피 5~10g을 컵3의 물로 반이 될 때까지 끓여서 1일 분량으로 하여 3회로 나누어 복용한다.

약효

1. 폐열(肺熱)을 내리므로 해수와 천식에 좋다.
2. 홍역에도 쓰인다.

굴거리나무 (牛耳風)

dephniphyllum macropodum MiQ.

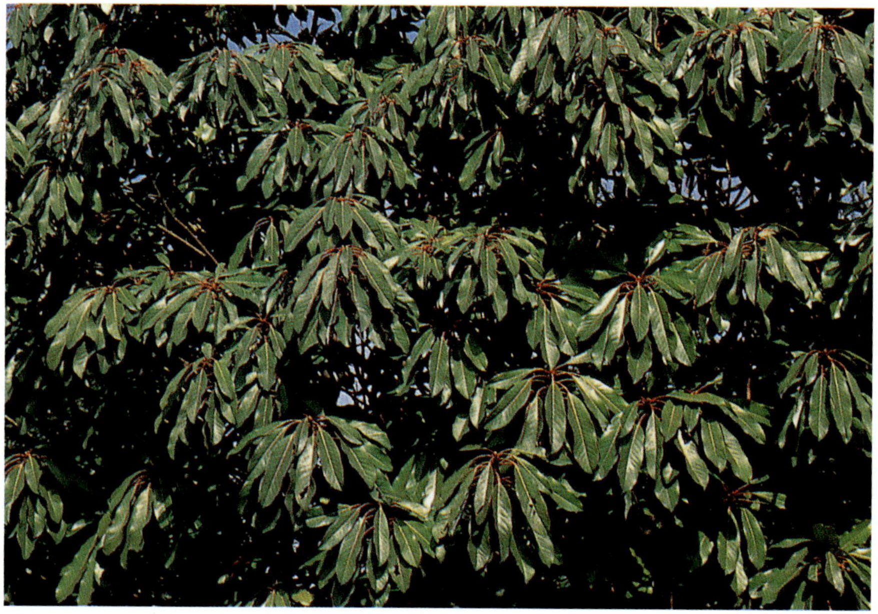

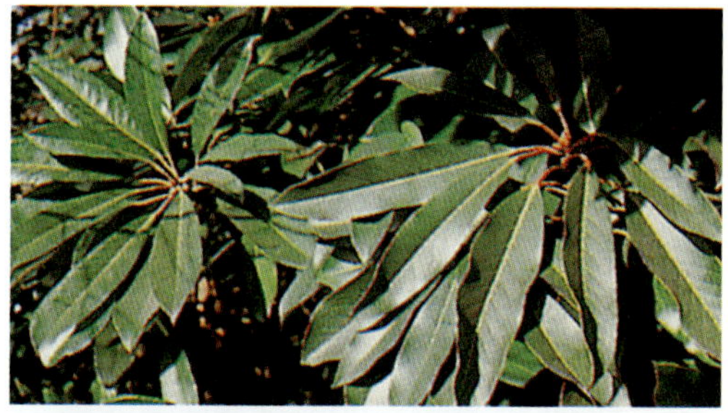

이용부위 – 수피, 잎

약효

수피, 잎 : 피부병, 가축 · 페트의 기생충 구제

채취 · 보존

필요에 의하여 수피와 잎을 채취해서 햇볕에 말린다.

사용법

쇠버짐 등 기생성의 피부병에는 건조한 수피 혹은 잎 10g을 컵3의 물로 반이 될 때까지 끓여서 찌꺼기를 제거한 후, 끓인 액으로 환부를 세정한다. 벼룩과 진드기 등 가축과 페트의 기생충 구제에도 마찬가지의 끓인 액으로 세정한다.

골담초 (骨擔草) • 콩과

Caragana sinica Rehder

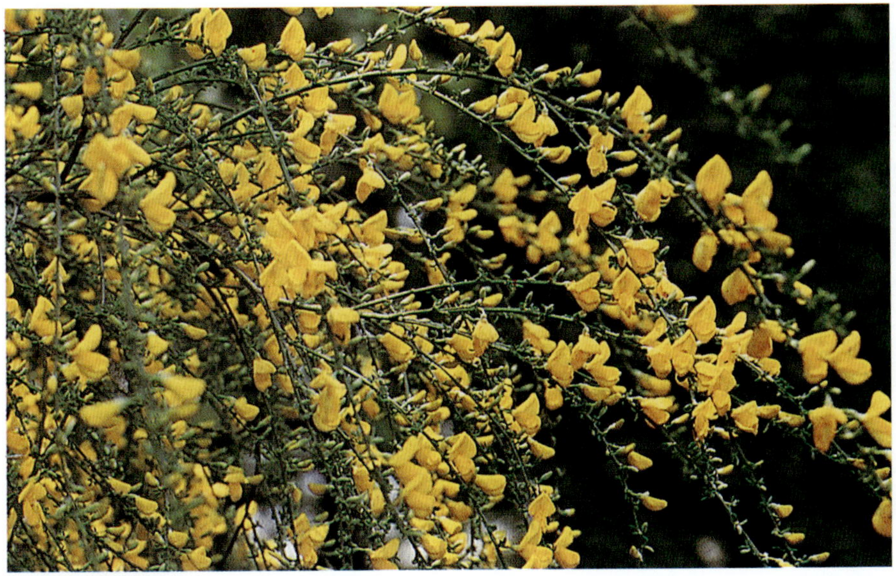

한국, 중국이 원산지로, 낙엽 관목 관화식물이다. 높이는 2m 정도 자라며 줄기는 비스듬히 자란다. 그리고 잎은 호생 한다. 개화기는 4월 말에서 5월이며, 꽃의 윗부분에는 황적색, 밑부분에는 연황색 꽃이 핀다. 열매는 협과이며 9월에 익는다.

생약 명 : 금작근(金雀根), 골담근(骨擔(根), 금작화
용　 도 : 관상용, 약용〈뿌리〉
약　 용 : 해수, 대하, 고혈압, 타박상, 신경통, 관절염

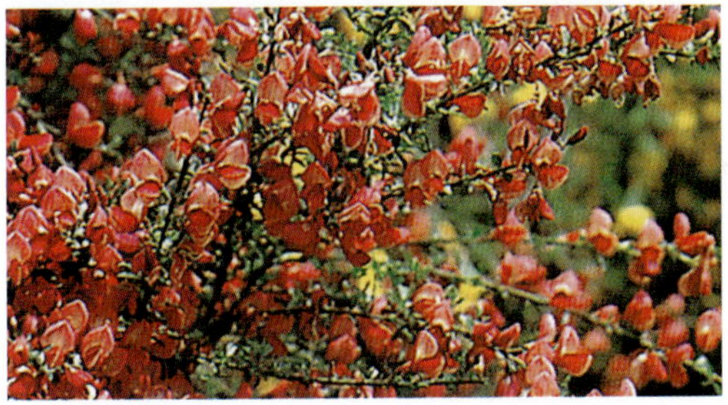

이용부위 뿌리와 꽃

채취와 조제

가을에 채취하여 잔뿌리를 따버린 다음 햇볕에 말려서 이용한다.

약효

뿌리를 말린 것을 골담근 또는 금작근이라 하는데 관절염의 염증과 진통–통맥痛脈)의 효능이 있으며 말린꽃은 어린아이의 기침과 성인의 대하증과 요통에 좋다. 이 밖에 고혈압, 타박상, 신경통, 각기병을 다스린다.

이용법

말린 꽃 20g에 물 800ml을 붓고 중불에서 서서히 반이 될 때까지 달여 액을 조석으로 식전에 한 달 정도 복용하면 효과가 있다.

블루베리 • 진달래과 푸른 열매는 보기에도 좋고 비타민의 보고로 각광 받는

Bule berry

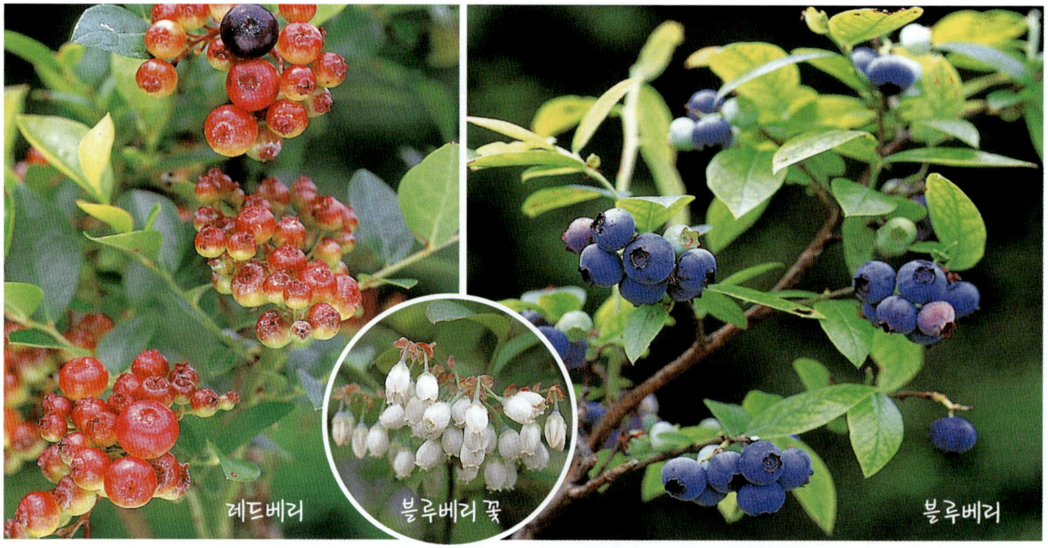

요리상식

베리류는 제각기 적당한 신맛과 풍미가 있어서 잼, 주스, 파이, 과자 등에 이용하면 좋다. 그리고 쏘스는 디저트, 과자 등에 이용하면 좋다. 또 소스는 디저트 과자뿐 아니라 구운 고기 요리에도 잘 어울린다. 간단한 이용 방법에는 아이스크림, 생크림, 요구르트 등을 첨가해 디저트로 먹는 방법이 있으며, 이것은 베리의 신맛과 유제품이 서로 궁합이 잘 맞기 때문이다.

원산지는 유럽에서 아시아 일대의 지역으로, 낙엽 반 상록 저목으로서 종류는 나무딸기류의 라즈베리와 블랙베리 그리고 블루베리는 월귤나무류로 알려져 있다. 블루베리는 4월 중순~하순에 흰 항아리 모양으로 작은 꽃을, 꽃송이 상태로 맺는다. 과실은 6월 중순~9월 중순에 흑자색으로 익고 생식할 수 있다. 과실이 익으면 하얀 가루가 생긴다. 그리고 과실은 부드러우며 과즙은 달고 특유의 향기가 있다. 또한 과자의 재료로 이용되며, 잼과 주스와 과실주 등으로 가공된다.

성분의 특성

블루베리는 가식부 100g당 수분이 80~85%를 차지하며 비타민A가 33IU를 함유하고 있다. 비타민 B1, B2도 미량 함유하고 있으며 비타민 C가 10mg들어 있다. 특히 칼륨이 140mg, 칼슘이 7mg, 인이 2mg, 단백질이 1.3g을 차지하고 있다. 그리고 눈에 유익한 안토시아닌을 다량으로 함유하고 있어 주목을 받는 인기 과실이다.

*베리류는 과피가 매우 얇기 때문에 저장이 매우 어렵다. 숙성하는 시기도 여름이기 때문에 썩거나 곰팡이가 생기는 것에 주의 하여야 한다. 보관 안정온도는 1.1℃를 유지하고 그 이하일 경우 자체 소화해 버린다.

쥐똥나무 (水蠟果) · 물푸레나무과

Rigustrum obtusifolium SIEB. et Zucc.

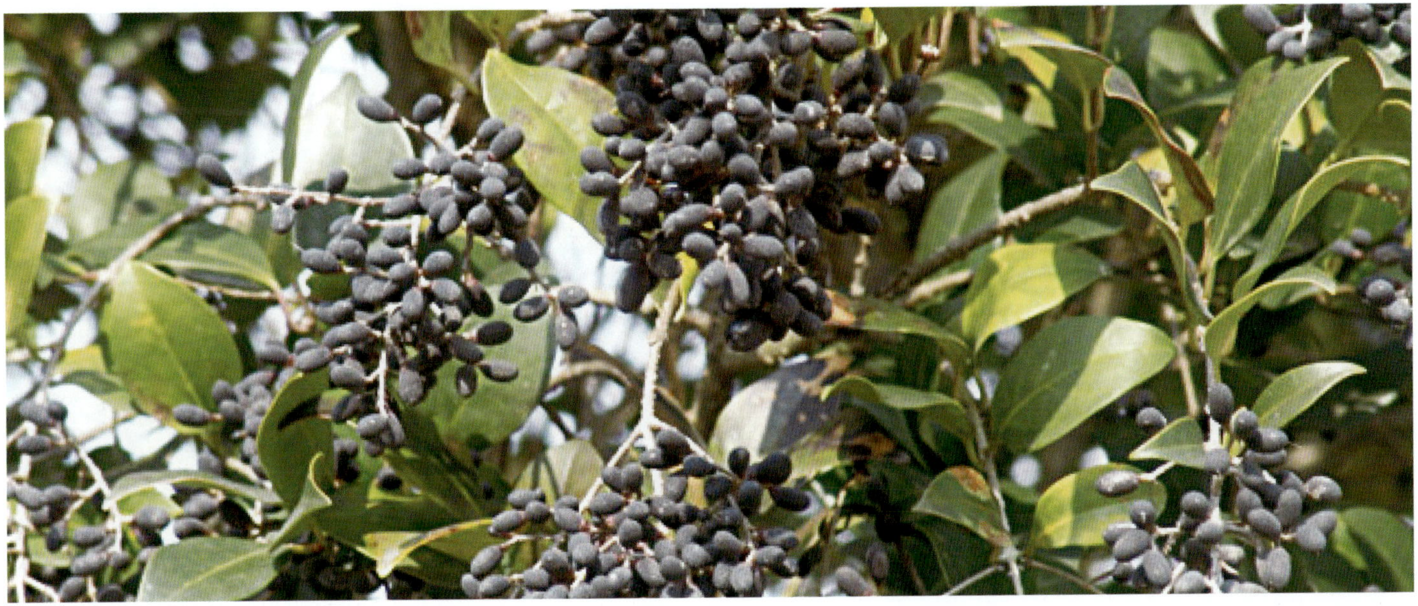

높이 2~3m 정도 자라는 낙엽 관목 또는 반 낙엽송 관목으로 많은 가지가 분지하며 새 가지에는 잔털이 있고 2년부터는 없어지며 회백색이 난다. 잎은 대생하며 긴 타원형 또는 도피침형으로 양 끝이 뭉툭하고 거치가 없으며 뒷면의 중맥에 짧은 털이 나 있다. 길이는 2~7cm이다. 폭 8~20mm로 엽병은 짧으며 길이가 1~2mm이다. 잎은 조금 얇으며 녹색으로 약간의 털이 나 있다.

꽃은 총상 또는 복총상화서로 정생하며 흰색의 꽃이 5~6월에 많이 핀다. 수술은 2개로 짧으며 화통에 달리고 암술대는 길이가 3~4mm로 한 개이며 과실은 구형 또는 난상 원형이다. 핵과는 길이가 7~8mm로 10월에 검게 익으며, 흡사 쥐똥처럼 생겼다 하여 쥐똥나무라 한다. 생울타리 용으로 많이 심어진다.

감기 등으로 목이 헐어 아플 때와 구내염과 입 냄새 제거에 입을 씹어 먹으면 입 안의 모든 질병에 좋다. 이때 생잎을 최대한 잘게 씹어 진을 환부에 발라준다. 약간의 마취 효과도 있어 잎사귀 세 장이면 통증을 완화해 준다.

※ 1. 신체 허약으로 식은땀을 흘리고 2. 신(腎 허약으로 유정(遺精))이 있는 것을 치료하며, 3. 토혈, 코피, 대변 충혈에 지혈 작용을 나타낸다.

탱자 • 운향과 〈밀감과〉

Poncinus trifoliata <L.>Rafinesque

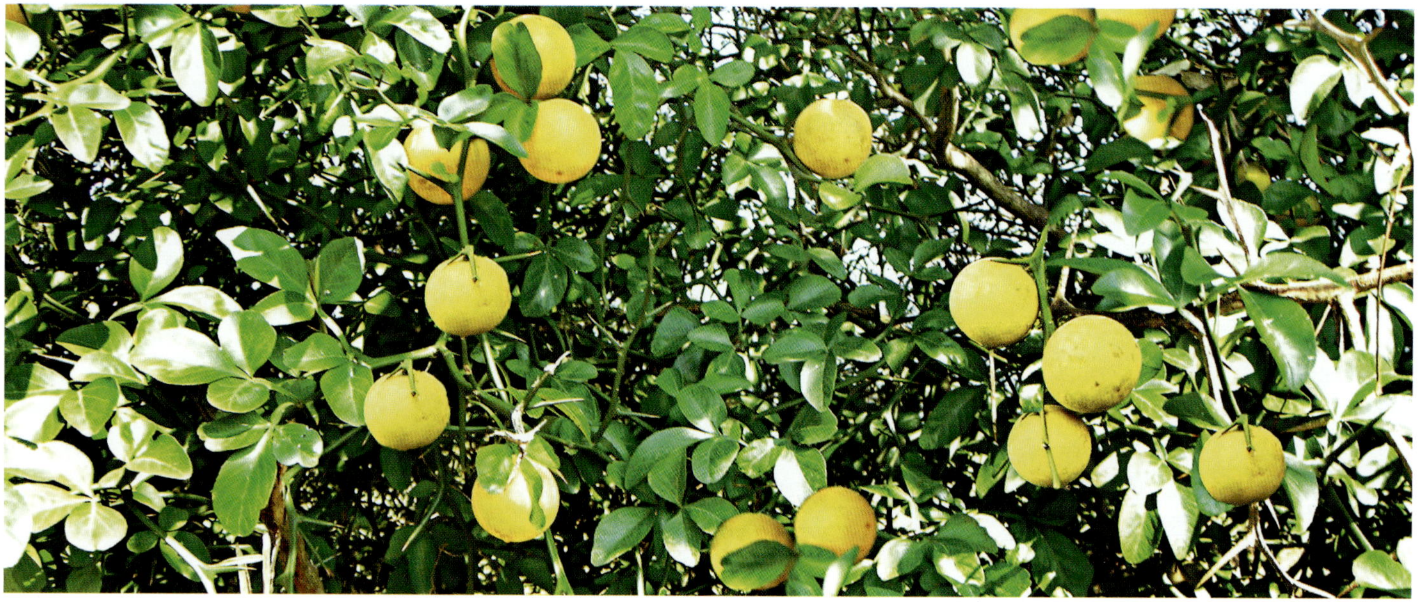

한국 남부와 중국 중부가 원산인 낙엽 활엽 관목으로 보통 2m 정도 자란다. 줄기는 가시가 호생하며 나며 잎은 한 엽병에 3개씩 나고 작은 잎은 난형으로 잔 거치가 있다. 잎자루는 좁은 날개가 있으며 꽃은 엽액에 1~2개가 피며 꽃자루는 없다.
꽃잎은 5장이고 흰색이다. 꽃은 4~5월에 피며 열매는 장과로 구형이다. 가을에 황색으로 익으며 향기가 짙다. 감귤류의 대목용으로 쓰이거나 생울타리 용으로 이용되며 열매는 약용으로 쓰인다

임상보고 : 탱자의 덜 익은 열매는 1. 일반 쇼크에 정맥 주사제로 치유율을 높였고, 2. 심장쇠약의 약침 제제로 유효성을 보였다. 완숙 열매는 1. 자궁탈수, 2. 위하수에 유효율이 탁월하였다.
*임산부는 복용을 금한다.

생약 명 : 구귤(枸橘), 지각(枳殼)
용 도 : 약용, 관상용, 울타리용
약 용 : 소화불량, 변비, 위통, 황달, 건위, 이뇨, 거담

이용부위 익기 전 열매

채취와 조제 6~7월경에 채취하여 적당한 크기로 잘라 햇빛에 잘 말린 후 이용.

이용법

1회 복용 시 말린 약재 2~4g에 200ml의 물을 붓고 중불에서 은근하게 양이 반이 될 때까지 달이거나 가루로 빻아서 자주 복용하면, 효과가 있다. 두드러기에는 말린 탱자와 민들레를 물로 달여서 마시고, 두드러기가 난 부위에 바르면 잘 낫는다.

진달래 (迎山紅) • 진달래과 우리 민족에게 가장 사랑 받아온 순정의 꽃

Rhododendron mucronulatum Turcz.

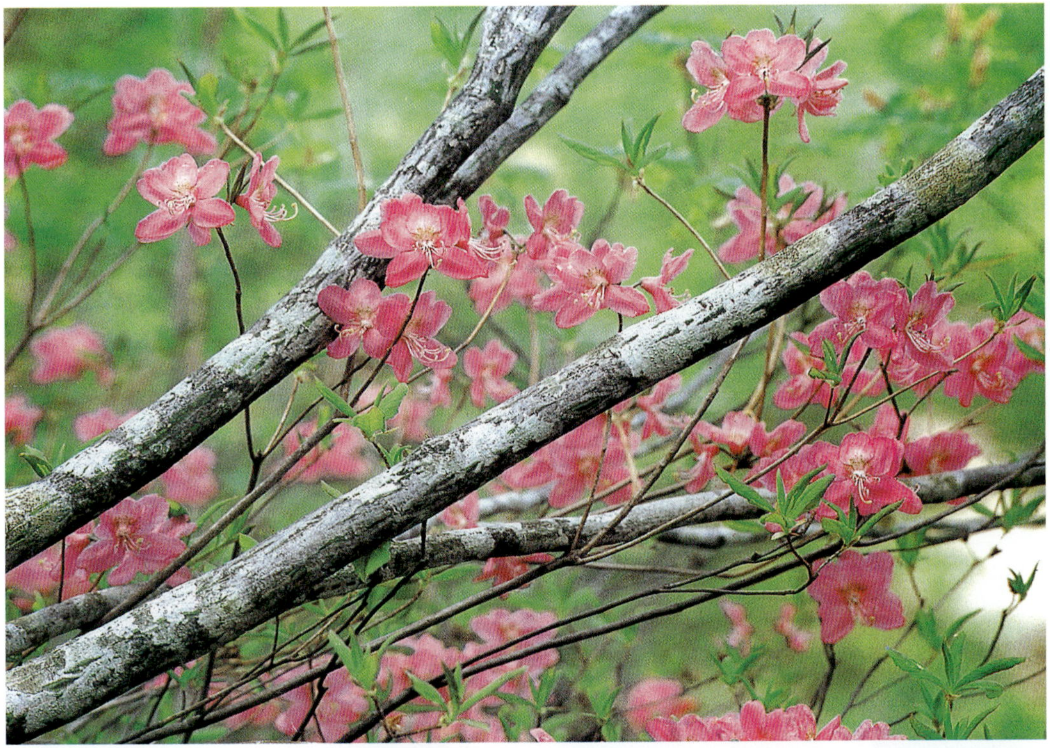

한국, 중국, 일본이 원산지로 우리나라 산 전체에 자생하고 있는 낙엽 관목 관화식물이다. 높이는 2m 정도 자란다. 꽃은 4월에 가지 끝에서 3~4개가 잎보다 먼저 연분홍색으로 피며, 열매는 원형이고 10월에 익는다. 원예품종에는 흰색 진달래도 있다.

효능

해독(解毒), 청폐(淸肺)

약리

1. 청폐(淸肺) 작용이 있어서 해수, 기관지염에 유효하고
2. 감기로 인한 두통을 치료한다.
3. 이뇨작용이 있고
4. 쥐나 고양이에게 물렸을 때 이용한다.

성분

Saponin, Tannin 다당류, Flavonoid, 중성수지, Sitos-Terol 등이 확인되었다.

양앵두 · 장미과

Chinese bush

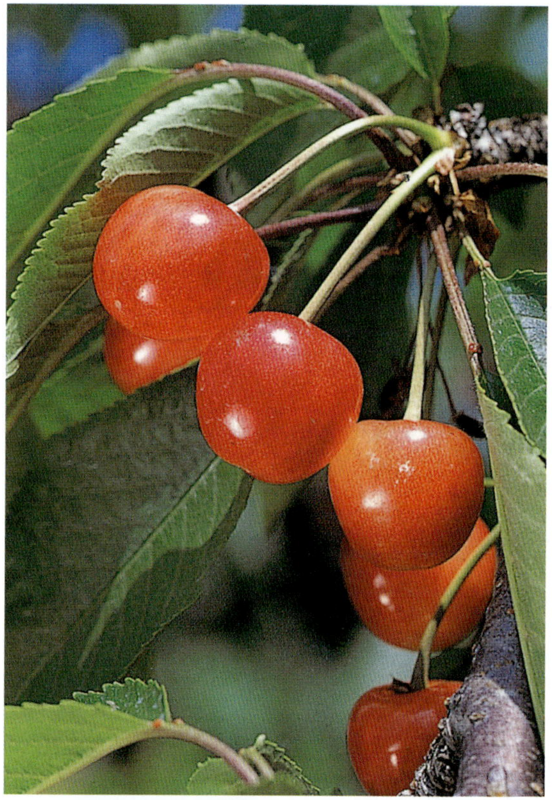

양앵두의 주성분은 당질로 가식부 100g당 8.3%를 함유하고 있으며 새콤한 맛의 성분은 사과산과 구연산 등의 유기산으로 구성되어 있다. 이러한 유기산은 체내에서 신진대사를 도와주며 피로회복에 효과가 크다. 앵두 씨의 성분은 씨 안에 있는 배당체인 아미그달린의 성분 중 만데로리트릴의 분해 산물 중의 하나인, 맹독성인 청산으로 인체에 매우 해로우니 반드시 씨를 먹지 말아야 한다.

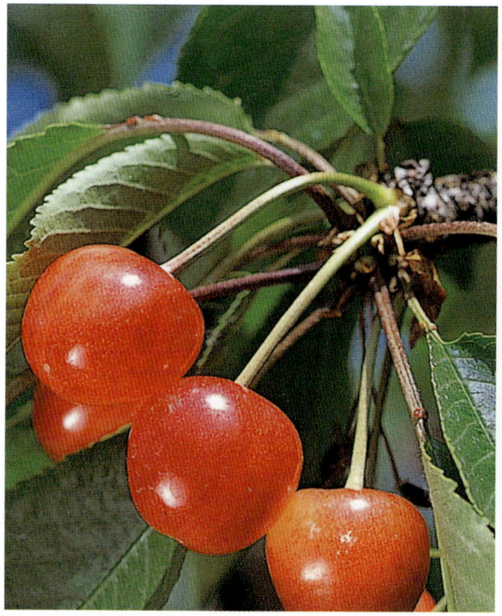

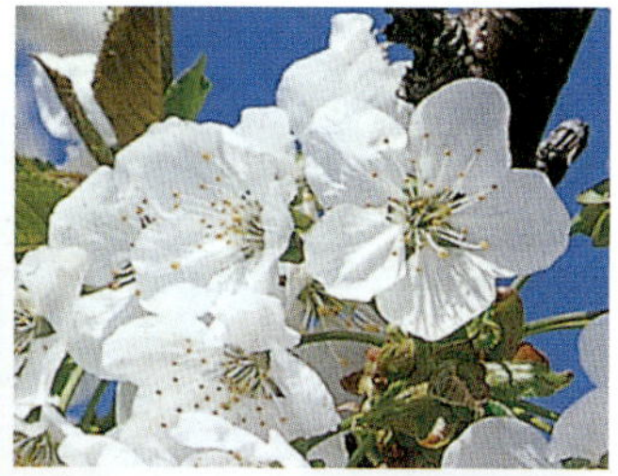

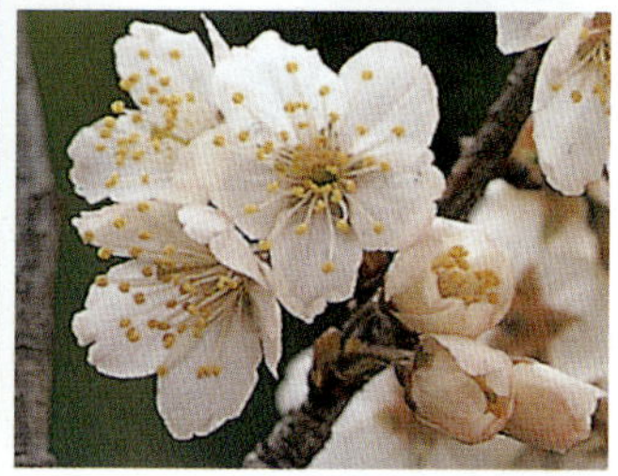

한방요법

양앵두를 먹어서 체내에 흡수되면 비위와 심기〈마음이 좋아지는 기분〉에 좋고 원기회복에 도움이 되며 비위 허약에서 오는 설사나 이질에도 효과가 있다. 특히 태양인 체질에는 아주 좋은 과실이다. 그리고 모양이 예쁜 만큼 식욕 증진에 효험이 있고 폐기능을 강화시키며 담을 없에주는 작용을 한다. 하지만 너무 과용하면 오히려 폐를 손상 시키므로 주의 하여야 한다.

보리수 (菩提樹) · 뽕나무과

Elaeagnus umbellata Thunb.

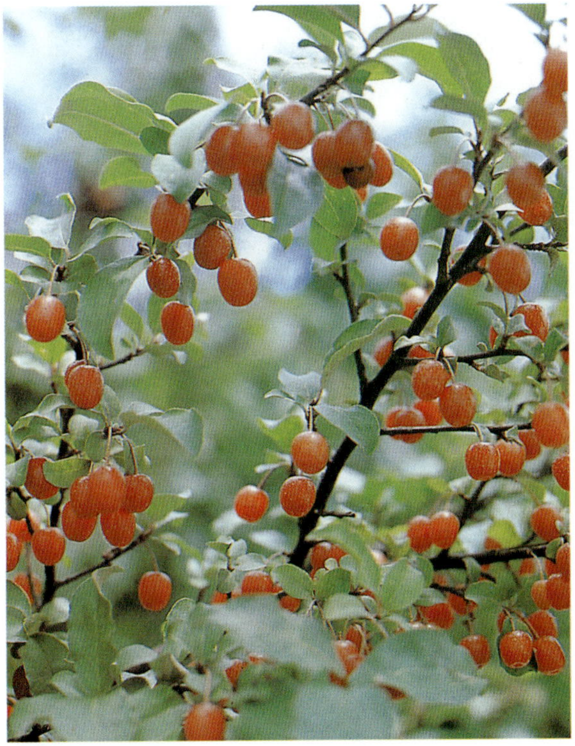

석가가 그 아래 앉아서 도를 깨달아 정각(正覺)을 성도(成道) 하였다는 나무로서, 뽕나뭇과의 낙엽 관목으로 인도 원산인, 높이 3~4m가량이며, 잎은 심장형으로 끝이 꼬리처럼 되고 혁질 이다. 그리고 산기슭 및 인가 주변에서 자란다. 대개 가시가 있으며, 어린 가지는 은백색 또는 갈색이다. 잎은 호생하고 타원형 또는 난상 긴 타원형이며 끝이 둔하고 길이 3~7cm로 잎자루가 있고 가장자리가 밋밋하고 잎 표면의 털은 곧 떨어지며 뒷면에 은백색의 인모〈鱗毛〉가 밀생한다. 꽃은 백색에서 연한 황색으로 변한다. 수술은 4개, 암술은 1개이고 암술대에는 인모가 있다. 열매는 둥글고 인모로 덮여있고 붉은색으로 익으며 식용한다.

해설 : 1. 청열(淸熱) 작용이 있어 발열성 해수에 유효하고, 2. 이습(利濕) 작용이 있어 설사와 이질에 쓰이며, 3. 부인의 자궁 출혈, 대하에 활용된다.

생약 명 : 우내자, 양내자
용 도 : 관상용〈정원수〉, 식용〈과실〉
약 용 : 기침, 설사, 천식, 이질, 대하증, 월경이 멈추지 않는 증세, 기관지염

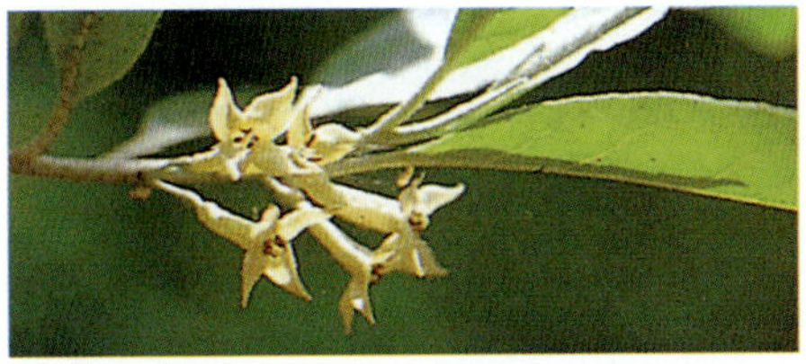

이용부위 잎과 줄기 및 뿌리

채취와 조제

7·8월에 열매를 채취하여 깨끗하게 손질을 한 후 햇볕에 말려서 이용

약효

특히 기침이나 천식, 기관지염에 좋고, 대하증과 월경이 멈추지 않는 증상에 효능이 있다

이용법

말린 뿌리와 잎 15g에 물 700ml를 붓고 중불에서 반이될 때까지 서서히 달인 액을 조석으로 식간에 2주정도 복용하면 효험이 있다.

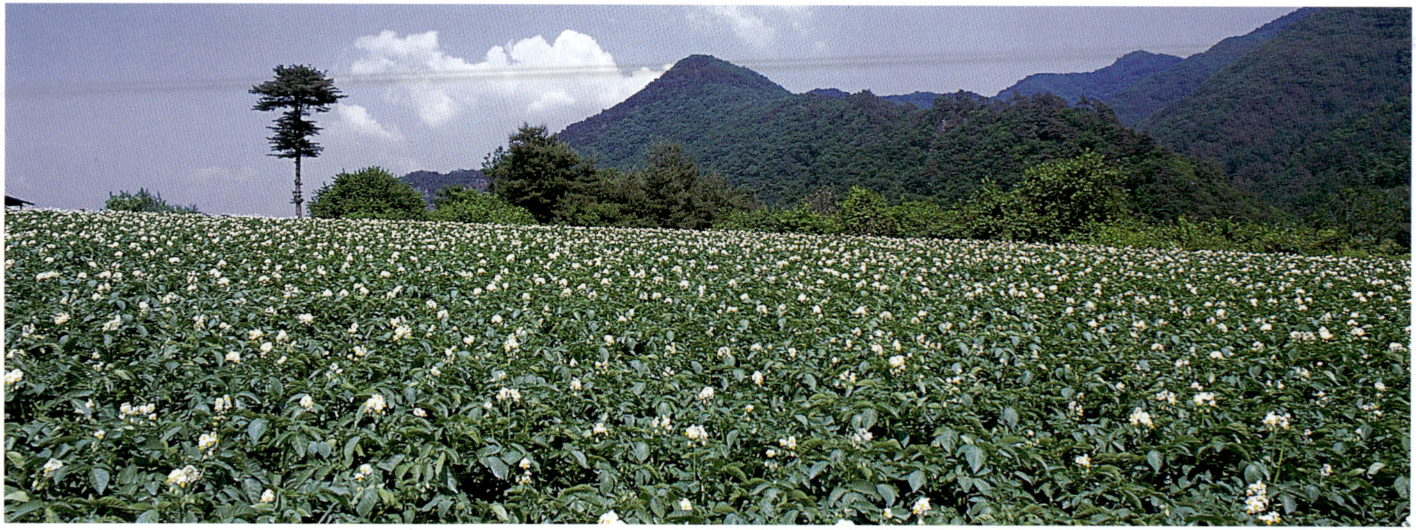

간장병 肝腸病

간장병은 간장에 생기는 질환의 총칭으로 간질환, 간장 질환이라고도 한다. 바이러스 감염〈A, B, C형 바이러스〉, 급만성간염 〈간장염〉, 간경변증 〈간경화〉 등이 가장 많으며 모두 중한 간장 질환들이다. 그리고 약물로 인한 간장장애가 생겨 황달을 일으키는 경우가 많아지고 있으며 우리나라에서는 원발성 간암이 많지만, 위장, 췌장, 폐 등의 암이 간에 전이된 속발성 간암도 많다.
이밖에 간농양, 간 매독이 있고 대사성 질환으로 지방간, 아미로이드증, 당원축적증 등도 있다. 또 기생충에 의한 간장병으로 간 흡측증이 있으며 문맥혈전증, 문맥염 등이 있다. 간장병은 이처럼 많은 종류가 있지만, 그 증상은 대체로 공통적인 것이 많은데 주요 증상에는 전신권태감, 식욕부진, 미열, 황달, 피부의 혈관증, 손톱의 변화, 손바닥이 빨개지는 수장 홍반 등이 나타난다.
이러한 증상들이 계속 진행되면 출혈경향, 복수, 소화관출혈, 간성혼수 등이 나타난다. 간장병〈간질환〉의 치료에는 안정과 식이요법 그리고 배변의 조정 등이 중요하고 전문의의 지시에 따라 약물요법을 병행하여야 한다.

부종 浮腫, 수종 水腫

온몸이 붓는 것은 심장질환〈심장판막증, 심막염〉, 얼굴이 붓는 것은 신염 및 네프로제〈,독 Nephrose-신장의 세뇨관에 생기는 병〉 때문이다. 발이 붓는 것은 심장질환, 간 기능장애, 복막염, 임신중독 등이 원인이며, 간혹 장기간 운전을 하면 일시적으로 발이 붓는 경우도 있다. 부종이 있을 시는 병의 중증의 원인이 될 수 있으므로 전문의와 상담과 진찰이 필요하다. 수종이 있으면 체내의 수분 조절이 어려워 비, 폐, 신을 비롯한 모든 장기의 기능이 나빠진다. 그리고 혈액순환에도 지장이 많다. 따라서 신장이나 신장 질환이 있는 사람은 수분, 식염, 화학조미료의 섭취를 줄여 수독이 몸에 쌓이지 않도록 유의하여야 한다.

쇠비름 (馬齒莧) • 쇠비름과

Portulaca oleracca

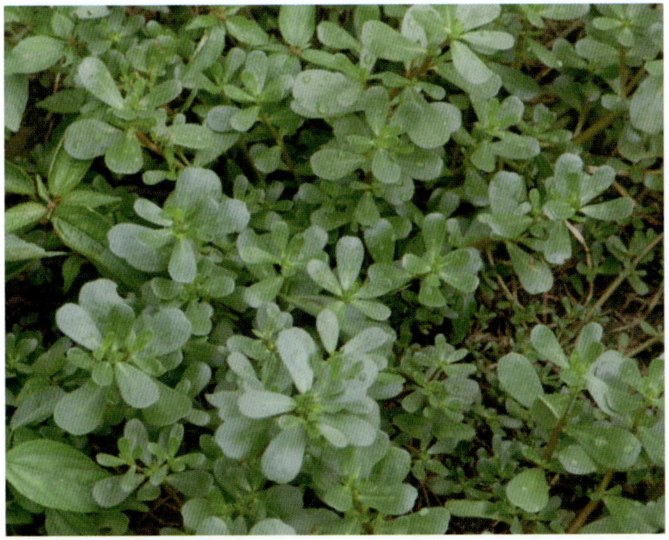

밭이나 길가에서 자주 볼 수 있는 한해살이풀로. 전체가 육질, 줄기는 원주, 표면은 매끄럽고 적자색을 띠며, 뿌리 밑동에서 분지해서 지면을 덮고, 혹은 비스듬하게 일어서는 잎은 주걱형으로 두껍다.

8~9월, 가지 끝에 노란 5변화가 맺고, 꽃이 진 후, 끝이 뾰족한 원형의 열매가 생기고 익으면 위쪽이 뚜껑과 같이 되어 있어 많은 잔 씨앗을 내놓아 이듬해 발아하여 번식력이 왕성한 식물이다.

특이한 것은 꽃꼭지가 없고 아침에 피었다가 한낮에 오므라진다. 어린잎은 식용한다. 오행초(五行草), 장명채(長命菜), 마치견(馬齒莧)으로도 부른다.

- 십이지장 궤양(十二指腸潰瘍) 십이지장 위쪽 유문에 근접한 부분에 발생하는 궤양.
- 가슴앓이 위염이나 신경쇠약 따위로 가슴 속이 켕기고 쓰리며 아픈증세 또는 괴로움으로 마음을 앓는 일. 흉복통.

이용부위 – 전초

약효

이뇨, 벌레 물린데, 여드름

채취 · 보존

7~8월, 충분히 번성한 시기에 뽑아내어 물에 씻어서 햇볕에 말린다. 한번 찌고나서 햇볕에 말리면 건조하기 쉽다.

사용법

이뇨에는 건조한 전초 5~10g을 3컵의 물로 반이 될 때까지 끓여서 1일량으로 하여 3회로 나누어 복용한다. 벌레를 물리면 생잎을 짓이겨서 그 즙을 바른다. 여드름에는 생잎을 끓여서 그 끓인 액으로 여드름을 끈기 있게 씻는다.

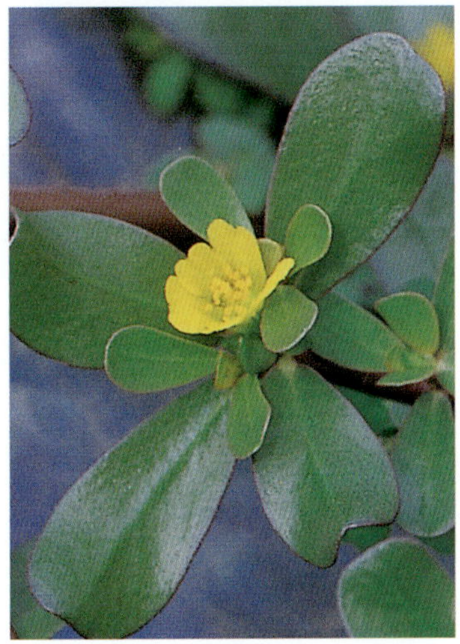

개화기직전이 채취에 적합하다.

개다래나무 (木天蓼) · 다래과

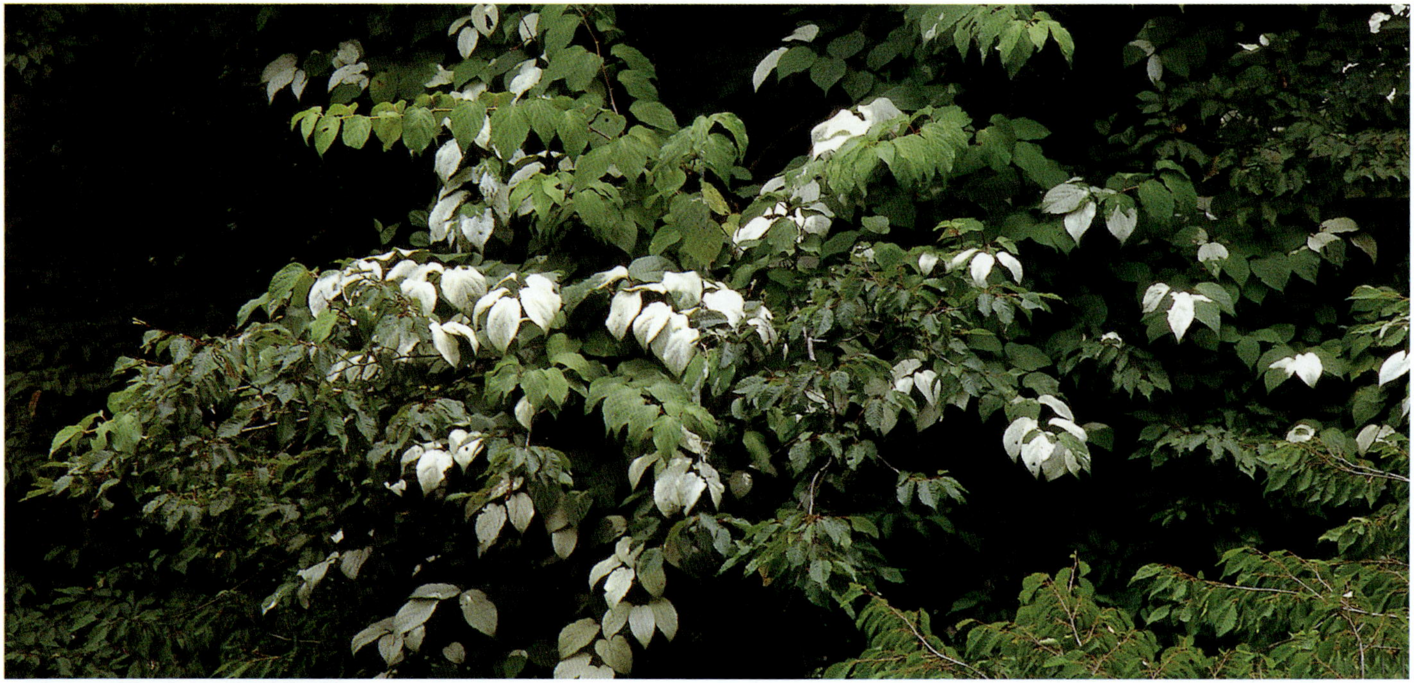

각지의 산야에 자생하는 낙과 덩굴성목본. 높이 5m 정도가 되고, 어린 가지에는 부드러운 털이 있으나, 성장함에 따라서 무모가 된다. 덩굴은 자흑색, 어린 가지는 담갈색을 하고 있다. 잎은 길이8~14cm의 광란 형 또는 난상타원형으로, 막질, 가장자리에 얕은 톱니가 있으며, 호생. 화기의 엽색은 위의 사진과 같이 희게 된다. 수꽃과 양생화의 포기가 있다. 6~7월, 매화꽃과 닮은 향기가 좋은 흰 꽃이 핀다. 수꽃은 액상의 집산화서에 보통 3개가 맺고, 암꽃은 엽액에 단생 하여 아래로 늘어뜨린다. 꽃이 진 후, 끝이 약간 뾰족한 장타원형인 열매가 열리며, 노랗게 익는다. 열매 중에는 작은 종자가 다수 있다.

약효

열매(벌레 혹이 있는 것) : 냉한 체질, 신경통, 부종

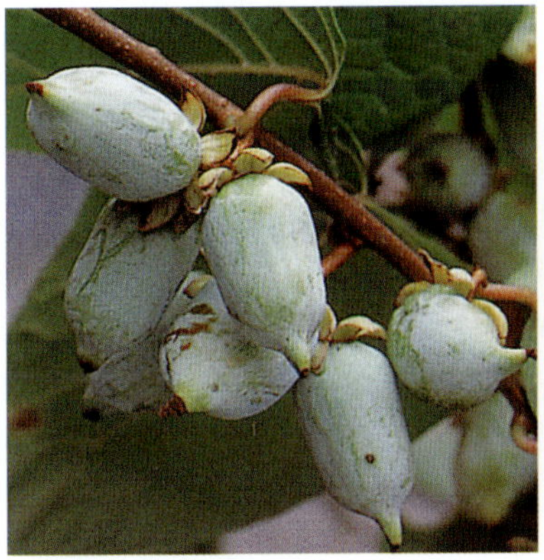
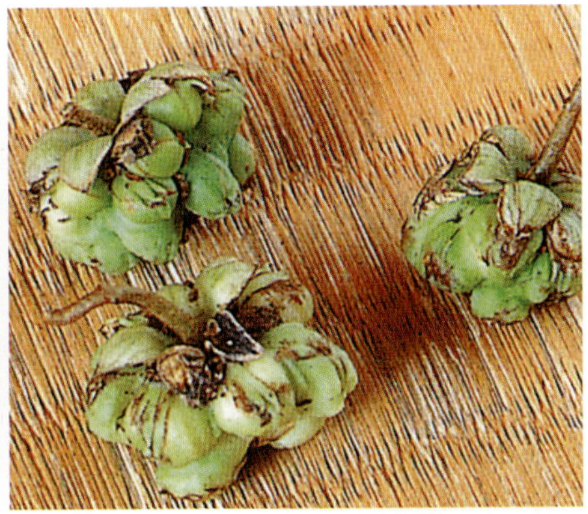

채취 · 보존

10월경, 개다래나무 진딧물이 기생하여 벌레 혹이 된 열매를 채취하여 뜨거운 물에 넣어 안에 있는 벌레를 죽이고 나서 햇볕에 말린다. 이것을 개다래나무라고 한다.

사용법

냉한 체질, 신경통, 부종 등에는 벌레 혹이 된 열매 200g를 1.8리터의 화이트리카에 담가, 반년 정도 냉암소에 둔 것을 매일 조석 2회, 술잔으로 1잔 마신다. 열매를 담가 넣을 때에 정제설탕 100g을 가해도 좋다.

증상 및 복용법

600~700ml를 부어 반이 될 때까지 달여 하루 2~3회 복용한다.

간염(肝炎) : 1회 복용 시 뿌리 4~6g을 물 400~500ml에 넣고 반이 될 때까지 달여 1일 2~3회씩 1주일 정도 복용하면 효과적이다.

강장보호(腔腸保護), 건위(健胃) : 물 500ml에 뿌리 4~6g을 넣고 약한 불로 반 정도까지 달여서 조석으로 식간에 10일간 복용하고, 열매를 생식하면 좋다

관절통(關節痛) : 다래가지 4~6g을 물 300~400ml에 넣고 약한 불로 반이 되도록 달여서 하루 2~3회씩 복용, 열매는 20g을 1회분 기준으로 생식한다.

기관지염(氣管支炎) : 1회 기준으로 잔가지나 뿌리 4~6g을 물 400500ml에 넣고 약한 불에 달인액을 6~7회 정도 복용한다.

소화불량(消化不良) : 1회 기준으로 잔가지 5~6g을 물 400~500ml에 넣고 약한 불로 반이 될 때까지 달여서 하루 2~3회씩 복용하면 좋다. 그리고 열매 20g을 1회분 분량으로 수시로 생식하여도 좋다.

황달(黃疸) : 잔가지 4~6g을 1회 기준으로 400~500ml의 물에 넣고 약한 불에 반이 되도록 달여 하루에 2~3회씩 나누어 1주일 정도 복용한다.

동충하초

Corduceps militaris Fr.

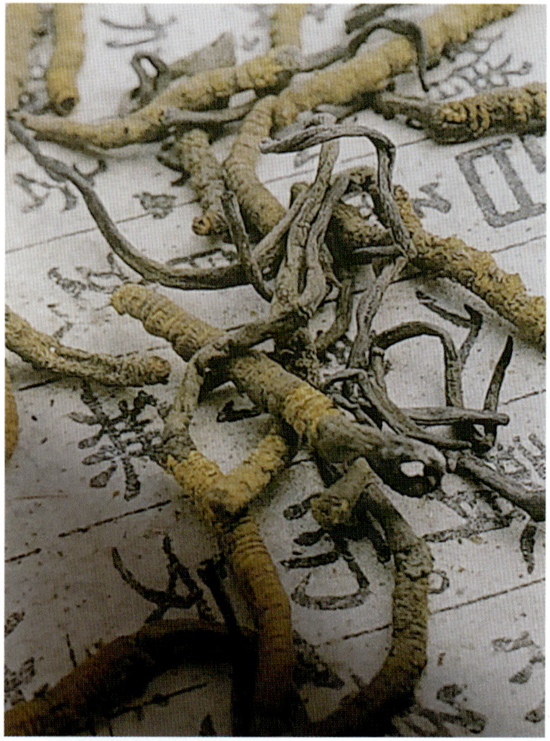

주산지

세계적으로 300여 종이 분포하며 국내에서는 번데기 동충하초 등 현제까지 78여 종의 동충 하초가 발견되고 있다.
이것들은 대부분 계곡에 잡초가 비교적 적게 있는 습지에서 자생한다. 장백동충하초는 99년도에 인공 생산하여 판매하기 시작한 품종이다.

채집시기

동충하초는 대부분 크기가 작은 것이 특징으로 주로 채집되는 시기는 5~8월이며, 자연산은 기후 변화에 민감하여 주로 여름철에 채취된다.

동충하초의 분류

겨울에는 곤충의 몸에 기생 하다가 여름에 곤충이 죽으면 풀처럼 나온다고 해서 생긴 말이다. 동충 하초는 다른 버섯과는 다른 다른 환경을 가지고 있다. 살아있는 곤충 등에 침입해 곤충을 매개체로 발생하는 버섯이므로 생존 기간은 1~5~6년 기간 이다.

요리상식

동충하초 다리는 법~물 6L에 동충하초 50g을 넣고 3/1이 되도록 달인다. 중국 요리는 불도장과 상어지느러미 찜에 사용하며, 생선이나 육 요리에 찜을 끓일 때 함께 넣어서 많이 이용들 한다.

한방 요법

동충하초는 면역력을 강화하는 성질이 함유되어 있어 체력을 증감시킴으로써 감기, 폐결핵, 만성기침, 천식, 발작, 빈혈, 허약 남성의 성기능 장애, 고혈압, 신장병, 피로 등에 탁월한 효험이 있는 것으로 알려져 있다. 중국에서는 인삼 녹용과 함께 동충하초가 귀한 3대 한방 재료로 알려져 있으며 불로장생의 비 약으로 알려져 있다.　동충하초는 종양 억제율이 8.3%로 대단히 높은 항암 효과가 잇으며, 부작용이 전혀 없고 저항력 증강, 세균이나 바이러스 감염에 대한 면역 작용이 뛰어난 것으로 알려져 있다.　그리고 마약중독의 해독제로도 이용되고 있다.
중국의 진시 황제와 양귀비가 상비 약으로 이용했다고 알려져 있으며, 등소평도 평상시 강정 강장제로 즐겨 복용 했다는 설도 있다.

상황버섯

Phellinus Linteus

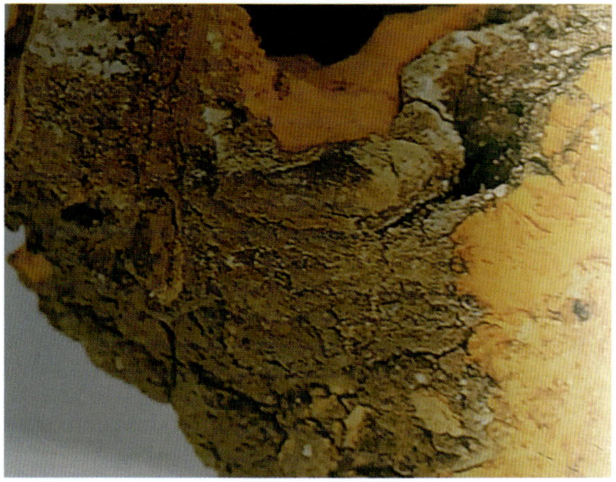

주산지

강원도 홍천, 강릉과 정선이 주산지로 자연산 상황버섯은 극히 소량씩 채취된다. 성수기~주로 뽕나무 줄기에 그루터기로 자생하며, 3~4년 동안 생장生長한다. 갓의 두께가 두꺼울수록 품질이 양호하다.

개요

진흙 버섯속에 속하는 흰색 부후균이다. 뽕나무와 활엽수의 줄기에 자생하며, 일반적으로 목질 진흙 버섯이라 한다. 고서 "봉황록"에 의하면 늙은 뽕나무에 달린 황색 버섯은 죽은 사람도 살린다는 불로초이다. 라고 쓰여 있을 정도의 "버섯의 왕"이다. 초기에는 노란 진흙덩이가 뭉친 것 같은 형태로 유지 되다가 다 자란 후의 모습은 나무 그루터기에 혓 바닥을 내민 모습으로 "수설"이라고도 한다.

버섯을 물에 달일 경우 색깔이 노랗거나 담황색으로 맑게 나타나며, 맛이 없는 것이 특징이다.

요리상식

이 버섯에는 독성이 있으므로 체질에 따라 다르지만, 너무 많이 복용하는 것은 위험할 수 있다. 상황버섯을 가장 안전하고 효율적으로 먹는 방법은 액체로 해서 복용하는 것이다. 언제든지 상황버섯 물을 복용할 때는 따뜻하게 데워 먹어야 하고 제탕도 데워 먹는다.

상황버섯 차 / 상황버섯 10g을 물 200mg을 약한 불로 끓여 150mg이 되도록 한다. 상황버섯은 맛이 없으므로 영지를 3~5g을 옥수수 볶은 것 5g을 섞어서 함께 달이면 이상적인 차를 만들어 먹을 수 있다.

참조 면역 기능을 강화하고 항암력을 발휘하기 때문에 기존의 항암제와 병행하면 이상적인 치료 효과를 기대할 수 있다.

한방 요법

예로부터 식용과 민간약으로 쓰여 왔으나 항암 효과에 대한 과학적인 연구로 강력한 항암력을 지니고 있다고 밝혀지고 있다.
말기 암이나 전신 상태가 매우 나쁜 경우에는 효과가 별로지만, 초기적인 암에 대해서는 암의 종류를 가리지 않고 효과가 있는 것으로 알려져 있다. 소화기 계통의 암의 절제 수술 후 화학 요법을 병행할 때 면역기능이 항진亢進되며. 자궁출혈 및 대하, 월경불순, 장출혈, 오장 및 위장 기능을 활성화해주고 해독 작용을 한다.

영지버섯

Ganoderma Lucidum Krast

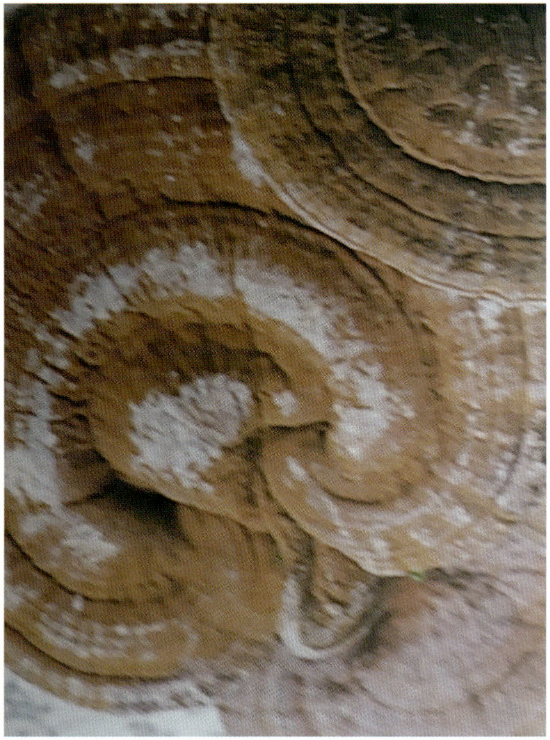

주산지

북반구 온대 이북에 널리 분포하며, 주산지는 한국, 중국, 동아시아 및 북 아메리카, 유럽 등이다.

성수기

중부지방 4월 중순에 시작해 6월 하순에 수확, 8월 중순~10월 중순이다.

개 요

대와 갓의 표면 모두 광택이 나는 1년생 버섯류로 자생목은 주로 참나무류이지만, 복숭아나 아카시아 감나무 등에서도 발생 한다. 영지버섯은 십장생의 하나로 만년초, 신초, 복초, 불사초라 불리우는데, 우리나라에서는 산삼과 같이 불로초로 여겨진다.

버섯의 뒷면이 노란색일 때 수확하면 수량도 많고 품질도 최상이다. 종류는 갓과 색상에 따라 적지, 후지, 황지, 청지, 백지로 구분하며, 뒷면의 황색이 변질되지 않아야 품질이 좋다.

성분의 특징

영지는 다당체이며, 쓴맛을 내는 테르페노이드〈Terpenoid〉 성분을 지녔다.

또한 아다프트겐이란 약 성분의 조건을 갖춘 재료로써 1, 부작용이 전혀 없고 2, 약효가 어느 지점에 한정되지 않고 3, 신진대사를 촉진 시켜 정상화 되도록 돕는 3가지 성질을 갖고 있다.

불면증 / 영지에는 진정 작용이 있어 영지 12g을 물 100L에 넣고 달여서 하루 2번 정도로 나누어 마시면 불면증에 아주 효과적이다.

한방 요법

본초 강목에는 "오래 복용하면 몸이 상쾌하며 늙지않고 수명을 연장하고, 신선에 이르게 한다. 한밤중의 비상약"이라고 말하고 있다.

영지에서 추출한 고분당 다당체는 암의 진행을 억제 시키고 어혈을 제거 및 혈압을 조절해 면역항체증강 작용을 한다.

피를 맑게하고 신진대사를 촉진 시켜 몸 속의 노폐물을 제거함으로써 체질 개선에 효과가 있다. 고혈압 환자의 혈압을 높이는 정혈 작용을 한다. 그리고 혈압조절, 감당, 천식억제, 알레르기 억제 장암 면역증강 작용 등 만병통치라고 할 정도로 효험이 있다고 한다.

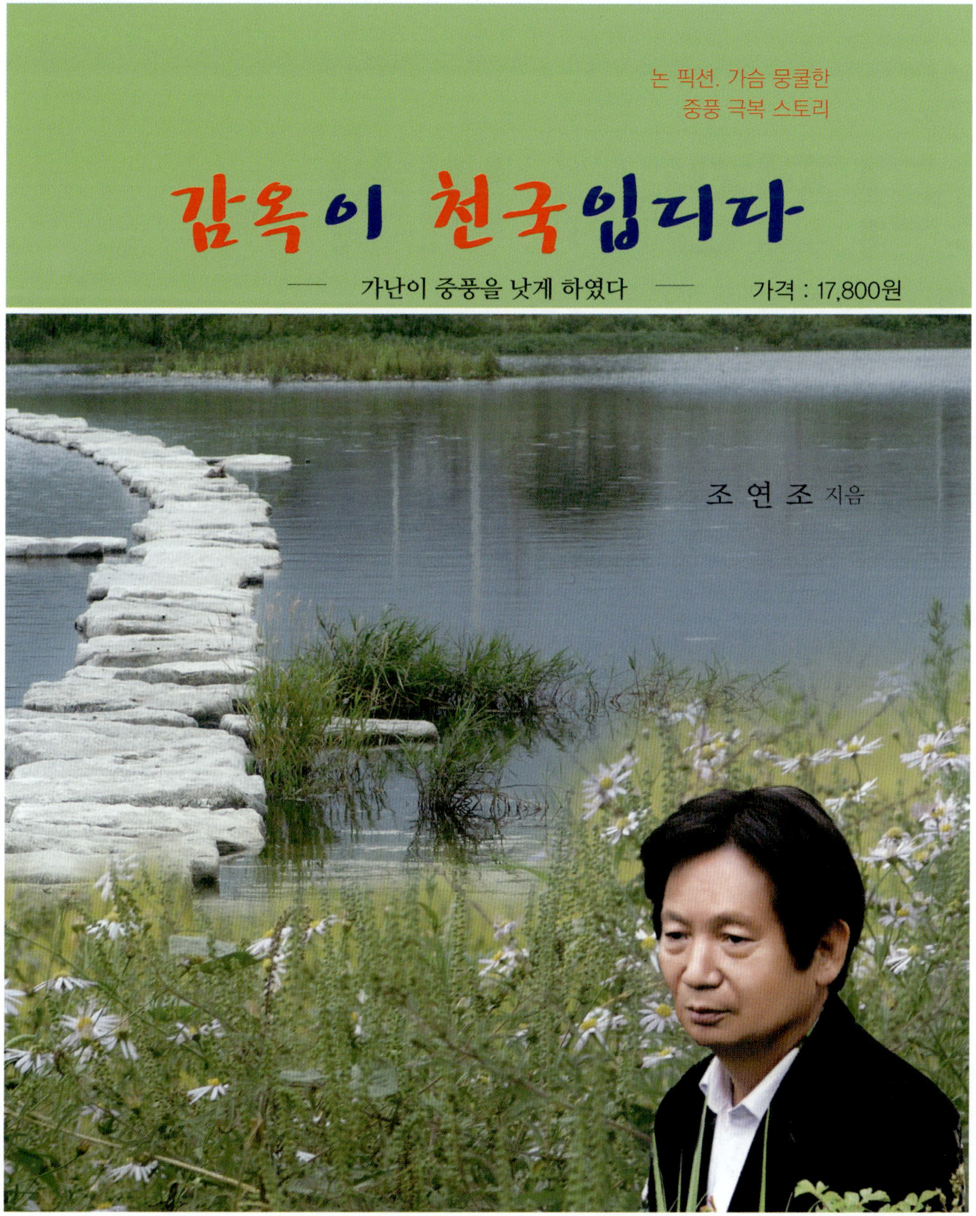

"작은 일에 감사할 줄 알고, 책을 가까이 한 사람이 행복하다"고 한다.

그런데 사람들, 더러는 책을 가까이 하려고 해도 재미가 없다고들 한다.

여기에 필자도 공감 하는 바이다. 다시 말하면 책이란 재미가 있어야 읽는 다는 말이기도 하다.

재미가 없고 자신에게 유익하지 않는 책을 누가 읽는단 말인가? 그런 사람들은 이 책을 한 번 읽어 보시라고 감히 권하고 싶다.

책이란, 문학성과 예술성, 오락성, 게도성이 있어야 읽는 다는 말이기도 하다.

필자는 감히 말한다. 예술성과 오락성 그리고 게도성 이 세 마리 토끼를 다 잡으려고 최선을 다했노라고!

여기서 독자들은 한 마리의 토끼만 잡아도 좋은 것 아니냐고 지신 있게 말하고 싶다.

저자 조 연 조

사진과 함께 수록한 역사 자료집

"개전초기의 우수한 장비와 우악스러운 농민들을 훈련시킨 북한군에게 우리국군은 고전을 면치못하고 초기병력의 60~70%를 잃은 아픔을 겪어야 했다."

민족의 비극이 깃든 격량의, 세계 3대 전쟁 중의 하나인 6.25전쟁 비화는 우리 국민 모두가 읽어야 할 필독서!!

1950년 궂은비가 내리는 미명未明에, 북한이 적화 야욕을 위해 소련제 T_34탱크를 앞세우고 평화로운 조국 한반도 허리에 포탄을 퍼 부우며 총칼로 조국 산하를 피로 물들이고 상처투성이로 만든 지도 어언 7~80년의 세월이 흐르고 흐르려 한다. 다른 민족도 아닌 동족이 저지른 만행으로 생활 터전은 페허가 되고 죽임을 당한 동족의 수와 유엔군의 수는 헤아리기 어렵다. 6.25전쟁이 얼마나 처절한 싸움이었기에 세계 인류의 전쟁사에서 3대 전쟁 중의 하나였을까... 이제 많은 세월이 흘러 그 상처들이 치유되었다고 하지만, 우리 민족의 가슴속에는 영원히 지울 수 없는 앙금으로 남아있다. 그리고 동작동 국립 현충원에, "중대장님 괴물이 옵니다"고 외치며 탱크에 뛰어들고, 전선 이곳저곳에서 피 흘리며 전사한 청춘의 고혼孤魂 들과 이산의 아픔으로 고통을 당하는 수는 얼마인가?